阜外医院
心血管病学专科医师
规范化培训教程

主　编　杨伟宪

主　审　张　澍

副主编　马文君　窦克非　宋　雷　于丽天

人民卫生出版社
·北京·

图书在版编目（CIP）数据

阜外医院心血管病学专科医师规范化培训教程 / 杨
伟宪主编 . —北京：人民卫生出版社，2022.11（2024.3重印）
ISBN 978-7-117-33116-6

Ⅰ.①阜… Ⅱ.①杨… Ⅲ.①心脏血管疾病 – 诊疗 –
岗位培训 – 教材 Ⅳ.①R54

中国版本图书馆 CIP 数据核字（2022）第 084913 号

阜外医院心血管病学专科医师规范化培训教程

Fuwai Yiyuan Xinxueguanbingxue Zhuanke Yishi Guifanhua Peixun Jiaocheng

主　　编	杨伟宪	
出版发行	人民卫生出版社（中继线 010-59780011）	
地　　址	北京市朝阳区潘家园南里 19 号	
邮　　编	100021	
印　　刷	北京顶佳世纪印刷有限公司	
经　　销	新华书店	
开　　本	889×1194　1/32　印张:17	
字　　数	628 千字	
版　　次	2022 年 11 月第 1 版	
印　　次	2024 年 3 月第 3 次印刷	
标准书号	ISBN 978-7-117-33116-6	
定　　价	88.00 元	

E – mail　pmph @ pmph.com

购书热线　　010-59787592　010-59787584　010-65264830

打击盗版举报电话　010-59787491　　E-mail　WQ @ pmph.com
质量问题联系电话　010-59787234　　E-mail　zhiliang @ pmph.com
数字融合服务电话　4001118166　　　E-mail　zengzhi @ pmph.com

编委（按姓氏笔画排序）

于丽天	马文君	吕 滨	朱振辉	刘亚欣
关 婷	李 佳	李 薇	杨艳敏	吴 瑛
邹玉宝	宋 雷	陆敏杰	罗 勤	周 琼
郑欣馨	赵世华	逄坤静	娄 莹	顾 晴
高 扬	高 歌	黄静涵	蒋 文	蒋雄京
窦克非	谭晓燕	谭慧琼		

编者（按姓氏笔画排序）

万琳媛	马文韬	王 东	王 娟	王 娟*
冯广迅	朱 佩	华倚虹	刘立旻	闫丽荣
孙 奇	李 卫	杨瑶瑶	吴伟春	吴雪怡
汪 蕾	宋 雷*	宋光远	张 涛	张 璇
陈 静	陈若菡	罗 芳	罗晓亮	金元昊
胡海波	姜 莉	钱海燕	卿 平	高一鸣
郭晓刚				

秘书

刘佩玉

*：相同姓名

3

临床医师的培养包括院校教育、毕业后教育和继续教育三个部分，通常毕业后教育应包括住院医师规范化培训和专科医师规范化培训两个部分。专科医师规范化培训在国际医学界已有广泛共识和长期实践。建立适合国情的心血管病学专科医师培训制度是我国深化医改、全面建成小康社会亟待解决的问题，是功在当代、利在千秋的伟业，任重而道远，需要政府、行业和每位心血管专业从业医生的参与和支持。

中国心血管病学专科医师规范化培训（简称"专培"）制度的建设从 2015 年拉开序幕，在国家八部门文件精神的指导下，由中国医师协会管理和组织，成立了心血管病学专培制度试点专科专家委员会，并分别设立了标准制定、培训实施、基地建设、师资及监督、考核认证和专科技术六个工作委员会，也参照了美国毕业后医学教育认证委员会（ACGME）的标准，制定了"5 + 3 + 3 + 1"的心血管病学专培认证体系，即 5 年院校教育，3 年住院医师规范化培训、3 年心血管专培，1 年亚专科技术培训（如冠心病介入治疗、心律失常介入治疗、结构性心脏病介入治疗、心脏影像等），并于 2017 年在国家层面启动专培体系、管理体系和支撑体系的建设试点。旨在面向具备医师资格证且已完成住院医师规范化培训并取得培训合格证，拟从事心血管内科临床工作的医师；或需要进一步提升心血管内科专业水平的中级及以上职称的心血管专业从业医师。通过 3 年全面、系统、严格的理论知识和技能培训，使其达到合格的、具有高素质的心血管病学专科医师的要求，能够在上级医师的指导下独立完成心血管病学专科的基本操作和临床工作，同时具备基本的教学能力和临床科研能力。

中国医学科学院阜外医院拥有雄厚的师资力量和优越的教学条件，承担着国家心血管病学专培、心血管病防治水平提升的重任。作为国家首批专培试点单位，医院各位同道，既感到光荣，又深感责任重大。医院各位教师及管理团队积极探索、勇于创新、扎实推进，严格按照国家要求，建立了完善的组织管理体系、培训体系和有效的社会支撑保障体系；把培养能看病、看好病的临床医生作为目标，切实提高所有参与心血管病学专培的医生们的专业水平。

在专培工作的推进过程中，阜外医院培训团队深感急需一本规范、实用、有针对性的培训教程，既作为专培医师临床学习的规范教材，也便于专培带教老师深刻了解专培规范和细则。基于这样的初衷，主编杨伟宪教授及其编写团队脚踏实地、科学严谨地完成了本书的编写，前后历时1年余，数易其稿。参与编写的编者都是在临床带教过程中有丰富经验的临床医师。本书内容全面，简明扼要，条理清晰，实用性强，故乐为作序，并推荐给广大读者。愿本教程在心血管病学专科医师的培训中作出贡献！

于 中国医学科学院阜外医院

2022 年 4 月

前言

2015 年，国家心血管病中心，中国医学科学院阜外医院编制了专科医师规范化培训（以下简称"专培"）细则的试行稿。2017 年阜外医院申请国家专培基地并获批复，正式开始招收专培学员。2019 年在基地全体工作人员的共同努力下，制定了专培细则的教师版和学生版，以便基地对学生更好地进行专科培训。

近年来，在各项工作的开展和督导自查过程中发现，尽管心血管病专业的各种参考书很多，但是专培医师缺少一本针对性和实用性强的培训教程。为此，阜外医院专培基地心内科、心外科、影像学、功能检测等专业具有丰富临床工作经验和教学经验的老师编写了本书。

本书依据心血管病学专培细则的具体要求，结合临床实践，在查阅大量文献的基础上，结合临床研究与指南，条理清晰，简明扼要地归纳，总结了心血管内科常见疾病的临床表现及诊断与治疗要点，非常适用于指导专培医师完成心血管病学专科培训，同时可以指导一线医师进行临床实践，也弥补了专培医师缺少统一培训教程的不足。

在编写的过程中，各编写小组成员都尽心尽力，付出了辛勤的劳动和汗水。在此表示由衷感谢。同时也感谢基地的全体工作人员，包括医院教育处、内科管理委员会对此项工作给予的大力支持。

非常期待专培医师能够对该教程多提宝贵意见和建议，也恳请同道对其中的不足和疏漏予以批评指正。最后，让我们共同努力，把心血管病学专培工作越做越好，努力培养出更多优秀的心血管病学专科医师。

2022 年 4 月

北京协和医学院学科建设项目
"双一流"临床医学学科建设子项目资助
（项目编号：2019-XK04-02）

目录

第十七章　有创检查技能

第十八章　有创治疗技术

第一章

冠状动脉疾病

第一节　正常冠状动脉解剖

一、冠状动脉血管树

冠状动脉血管树解剖示意图见图 1-1。

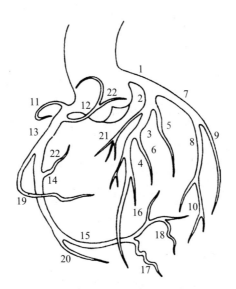

1. 左主干；2. 前降支近段；3. 前降支中段；4. 前降支远段；5. 第一对角支；6. 第二对角支；7. 回旋支近段；8. 回旋支远段；9. 钝缘支；10. 后降支；11. 窦房结动脉；12. 圆锥支；13. 右冠状动脉近段；14. 右冠状动脉中段；15. 右冠状动脉远段；16. 房室结动脉；17. 后降支；18. 左心室支；19. 右心室支；20. 锐缘支；21. 室间隔穿支；22. 左心房支。

图 1-1　冠状动脉血管树解剖示意图

1. 左主干　起源于主动脉根部左冠窦上部的中央，向左或后伸展，0.2～4cm，行至前室间沟分为左前降支和左回旋支，有时发出中间支。

2. 左前降支　沿前室间沟走行，下行至心尖或绕过心尖，止于膈面。供应大部分左心室、心尖部、右心室前壁及室间隔前 2/3 的血液。

（1）室间隔支：几乎成直角发出，第一室间隔穿支较粗大，越接近心尖部越细小，共 12～17 支。

（2）对角支：成锐角发出，位于左心室表面，一般有 2～6 支，相互平行，自近端至心尖，逐渐变细小。偶然一支粗大的对角支可以与前降支相似或更粗大。

3. 左回旋支　几乎成直角起自左主干，向后下至左心房室沟，止于膈面。

（1）钝缘支：1～4 支。第一钝缘支较粗大，其后的左回旋支明显变细。供应左心房、左心室外侧壁及前上壁的血液。

（2）后降支：约 10% 的左回旋支达后室间沟，下行至心尖。

（3）窦房结支：50% 的窦房结动脉分支源于左回旋支。

（4）左心房支：心房的大多数血液由左心房支提供。

4. 右冠状动脉（right coronary artery，RCA）　起源于右冠窦中部，行于右心房室沟内。供应右心房、右心室前壁与左心室后下壁的血液。

（1）圆锥支：为第一分支，半数发自 RCA 开口前方 1～2cm 处，沿右心室圆锥部到达肺动脉瓣。

（2）窦房结动脉：约 50% 的窦房结动脉起源于 RCA 近端右上方，与圆锥支径路相反。

（3）锐缘支：较粗大，行向心尖，供应室间隔。

（4）后降支：于室间沟内下行至心尖。

（5）左心室后支：进入心肌呈"U"形，然后下行至心尖时发出 1～2 支供应左心室后部。

二、冠状动脉分布类型

以后降支的来源为冠状动脉分布类型的分类标准，即采用 Schlesinger 等的分类原则，将冠状动脉分布分为三种类型（图 1-2）。

1. 右优势型　RCA 在心脏膈面除发出后降支外，还发出分支分布于整个右心室膈面和左心室膈面的部分或全部。

2. 均衡型　两侧心室的膈面各由同侧冠状动脉供应，互不越过房室交点区，后降支为右侧或左侧冠状动脉末段或同时来自两侧冠状动脉。

3. 左优势型　左冠状动脉分支除供应左心室膈面外，还发出后降支和分支分布于部分右心室膈面。

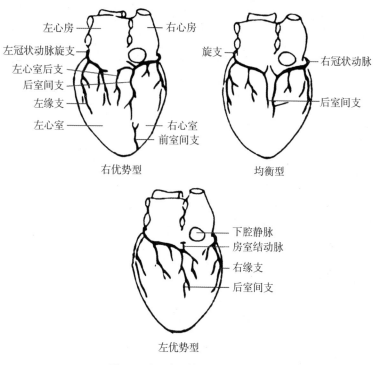

图 1-2 左、右冠状动脉的分布类型

（谭晓燕）

第二节 动脉粥样硬化

一、主要危险因素

1. **年龄、性别** 动脉粥样硬化多见于 40 岁以后的中、老年人，近年来发病年龄有年轻化趋势；女性与男性相比，女性发病率较低，但在围绝经期后发病率增加。

2. **血脂异常** 脂质代谢异常是动脉粥样硬化最重要的危险因素。以总胆固醇（total cholesterol，TC）及低密度脂蛋白胆固醇（low-density lipoprotein cholesterol，LDL-C）增高最受关注。

3. 血压 血压增高与本病关系密切，高血压患者患本病的风险较血压正常者高 3~4 倍，收缩压与舒张压增高都与本病密切相关。

4. 吸烟 与不吸烟者比较，吸烟者本病的发病率和病死率增高 2~6 倍，且与每日吸烟的支数成正比。被动吸烟也是危险因素。

5. 糖尿病和糖耐量异常 糖尿病患者中本病发病率较非糖尿病者高数倍，且病变进展迅速。

二、发病机制

在长期高脂血症等情况下，可导致冠状动脉内皮的损伤，从而对低密度脂蛋白（low-density lipoprotein，LDL）的通透性增加，进而 LDL 沉积到内皮下，被氧化修饰后形成氧化 LDL（oxidized LDL），对动脉内膜造成功能性损伤，使内皮细胞和白细胞（单核细胞和淋巴细胞）表面黏附因子表达增加。单核细胞黏附在内皮细胞的数量增多，并从内皮细胞之间移入内膜下成为巨噬细胞，通过清道夫受体吞噬 oxLDL，转变为泡沫细胞形成最早的粥样硬化病变脂质条纹。巨噬细胞能氧化 LDL，形成过氧化物和超氧化离子，还能合成和分泌至少 6 种细胞因子，在这些细胞因子的作用下，使中层平滑肌细胞迁移到内膜并增殖，同时合成多种细胞外基质，脂质在平滑肌细胞及细胞外基质中堆积，随着脂质池形成，发展为纤维斑块。

三、一级预防

动脉粥样硬化的一级预防主要有：①降低升高的血压；②降低血清胆固醇水平，以 LDL-C 为干预的靶目标；③控制好血糖；④改变不良生活习惯，构建健康生活方式，包括戒烟，减轻体重 [建议体重指数（body mass index，BMI）< 24kg/m^2]，合理膳食（如低盐、低脂饮食，多吃蔬菜、水果等），增加体力活动，减轻精神压力、保持平衡心理。

（谭晓燕）

第三节 稳定型心绞痛

一、心绞痛分型

1. 按性质分型 世界卫生组织（World Health Organization，WHO）将心绞痛分为劳力性心绞痛和自发性心绞痛。

（1）劳力性心绞痛：是由运动或其他增加心肌耗氧量的情况所诱发的短暂的胸痛发作；疼痛经休息或舌下含服硝酸甘油后可迅速消失。劳力性心绞痛分三类。

1）初发劳力性心绞痛：劳力性心绞痛病程在 1 个月以内。

2）稳定劳力性心绞痛：劳力性心绞痛病程稳定在 1 个月以上。

3）恶化劳力性心绞痛：同等程度劳力所诱发的胸痛发作次数、严重程度及持续时间突然加重，病程在 1 个月以内。

（2）自发性心绞痛：特征是胸痛发作与心肌需氧量的增加无明显关系，可单独发生或与劳力性心绞痛合并存在。某些自发性心痛患者在发作时出现暂时性的 ST 段抬高，被称为变异性心绞痛。

2. Braunwald 心绞痛分型

（1）稳定型心绞痛。

（2）不稳定型心绞痛（unstable angina，UA）：除稳定劳力性心绞痛以外的所有类型，包括初发劳力性心绞痛、恶化劳力性心绞痛和自发性心绞痛（表 1-1）。

表 1-1 不稳定型心绞痛的分型

分型表现	有心外因素（继发性）	无心外因素（原发性）	心肌梗死后 2 周以内
Ⅰ.初发或恶化劳力性心绞痛，无休息时发作	Ⅰ A 级推荐	Ⅰ B 级推荐	Ⅰ C 级推荐
Ⅱ.1 个月内的静息心绞痛,48h 内无发作	Ⅱ A 级推荐	Ⅱ B 级推荐	Ⅱ C 级推荐
Ⅲ.48h 内的静息心绞痛	Ⅲ A 级推荐	Ⅲ B 级推荐	Ⅲ C 级推荐

二、危险分层

1. 严重程度分级 加拿大心脏病协会（Canadian Cardiovascular Society，

CCS）心绞痛严重程度分级见表 1-2。

表 1-2　加拿大心脏病协会（CCS）心绞痛严重程度分级

分级	临床表现
Ⅰ级	日常活动不引起心绞痛发作，大量体力活动时才发生心绞痛
Ⅱ级	日常活动轻度受限，平地走 2 个街区以上或以正常速度上 1 层楼梯以上才引起心绞痛
Ⅲ级	日常活动严重受限，平地走 1～2 个街区或以正常速度上 1 层楼梯即引起心绞痛
Ⅳ级	无法进行日常活动，很小的活动量或静息时即引起心绞痛

2. 稳定型心绞痛危险分层　见表 1-3。

表 1-3　稳定型心绞痛危险分层

组别	CCS 心绞痛分级	运动试验指标 [Bruce 或代谢当量（MET）方法]	发作时心电图
低危险组	Ⅰ级、Ⅱ级	Ⅲ级或 6MET 以上	ST 段压低 ≤ 1mm
中危险组	Ⅱ级、Ⅲ级	低于Ⅲ级或 6MET 心率 > 130 次 /min	ST 段压低 > 1mm
高危险组	Ⅲ级、Ⅳ级	低于Ⅱ级或 4MET 心率 > 130 次 /min	ST 段压低 > 1mm

注：CCS，加拿大心脏病协会。

三、稳定型心绞痛的药物治疗

稳定型心绞痛的药物治疗见图 1-3。

对于因稳定性冠状动脉疾病而接受金属裸支架（BMS）治疗的患者，推荐至少 1 个月的双联抗血小板治疗（阿司匹林 75～100mg/d，氯吡格雷 75mg/d）；对于置入药物洗脱支架（DES）的患者，建议双联抗血小板 6 个月并根据缺血及出血风险调整时程。

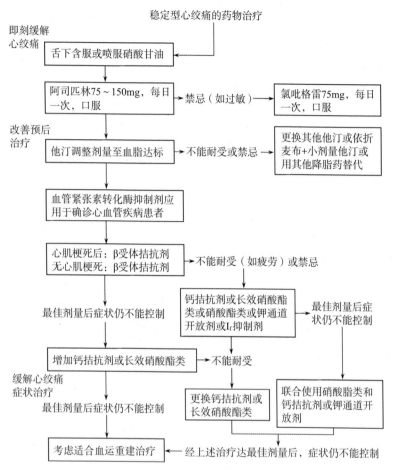

图 1-3　稳定型心绞痛的药物治疗

四、稳定劳力性心绞痛的冠状动脉造影适应证

1. Ⅰ类适应证（心脏病专家的普遍共识）

（1）严重的心绞痛症状（CCS Ⅲ级或Ⅳ级），已经采取最佳药物治疗。

（2）负荷试验提示的冠心病（coronary artery disease，CAD）高危人群。

（3）心脏骤停的幸存者。

（4）有充血性心力衰竭的症状同时伴有心绞痛。

（5）具有严重 CAD 的临床预测因素。

2. Ⅲ类适应证（不推荐使用冠状动脉造影）

（1）症状较轻，药物治疗即可解决。

（2）患者不接受血运重建治疗。

（3）患者尽管要求明确诊断，但罹患 CAD 的概率较低。

五、稳定劳力性心绞痛的综合治疗建议

1. 负荷试验成像　对稳定性 CAD 患者进行危险分层是可行的，如核素显像或超声心动图。

通过超声心动图评估左心室收缩功能，以识别有适度左心室收缩功能不全的患者并指导其治疗。

当患者具有小面积灌注缺损或轻微室壁运动异常、高阈值心肌缺血、左心室收缩功能正常和明确的症状时，应给予药物治疗。

2. 冠状动脉造影检查　若给予充分药物治疗后症状持续存在，应行血管造影检查。当有证据表明患者存在多部位心肌灌注缺损、低阈值心肌缺血、中度左心室收缩功能不全时，亦应进行冠状动脉造影检查。

3. 药物治疗并控制危险因素　对于单支病变的 CAD 患者，未涉及左主干或供应大面积心肌区域的冠状动脉分支，给予药物治疗并控制危险因素是首选方法。

4. 药物治疗联合其他方法　对于多支病变 CAD 患者，当左心室功能正常、临床症状轻微或心肌缺血风险较小时，药物治疗仍可作为可选方法。

（1）对这类患者选择行多支经皮冠状动脉介入治疗（percutaneous coronary intervention，PCI）或冠状动脉旁路移植术（coronary artery bypass grafting，CABG）时，应进行个体化评估，充分考虑到血管造影解剖、左心室功能、患者并发的疾病、手术风险及患者的偏好。

（2）进行血运重建之前，关于缺血部位心肌存活存在任何疑问都应行相应的检查，以明确诊断。

5. 介入治疗　对于无保护左主干狭窄患者，既往建议对能够耐受手术的所有患者行 CABG，近期有所修改，即对某些严重左主干病变的患者，PCI 可作为选择。

6. 控制危险因素　无论采用何种治疗策略，积极控制危险因素，包括使用降脂药物、改善生活方式、服用阿司匹林等，是疾病管理的重要组成部分。

（谭晓燕　窦克非）

第四节 急性冠脉综合征

一、定义

急性冠脉综合征（acute coronary syndrome，ACS）是指冠状动脉不稳定的粥样硬化斑块破裂或侵蚀继发血栓形成所导致的心脏急性缺血综合征。涵盖 ST 段抬高型心肌梗死（ST-segment elevation myocardial infarction，STEMI）、非 ST 段抬高型心肌梗死（non-ST-segment elevation myocardial infarction，NSTEMI）和不稳定型心绞痛（UA），其中 NSTEMI 与 UA 合称非 ST 段抬高型急性冠脉综合征（non-ST-segment elevation acute coronary syndrome，NSTE-ACS）。

NSTE-ACS 是指患者有急性胸痛的症状但无 ST 段持续抬高，心电图（electrocardiograph，ECG）可以出现一过性 ST 段抬高、持续或一过性 ST 段压低，T 波倒置、低平，T 波假性正常化或 ECG 完全正常。

二、发病机制

ACS 的发病机制是冠状动脉斑块破裂、斑块侵蚀或钙化结节等伴发附壁血栓形成，导致急性冠状动脉闭塞或血流减少，从而引起心肌缺血或坏死。

三、临床表现

1. 诱发因素

（1）应激反应增强：饱餐和排便、重体力劳动、情绪激动等。

（2）交感神经活动增加：清晨、天气剧烈变化等。

（3）冠状动脉血氧供需失衡：脱水或出血、严重心律失常、冠状动脉痉挛或栓塞等。

2. 症状

（1）胸痛：注意胸痛的部位（胸骨后、心前区）、性质（压榨样、紧缩样、闷钝痛）、持续时间（超过 30min）、缓解方式（休息或含服硝酸甘油无效）、伴随症状（出汗、恶心、呕吐、晕厥）、放射痛（下颌部、颈部、左肩部、背部、双上肢）。

（2）其他不典型症状：胸闷、气短、心悸、晕厥。

（3）全身症状：发热、乏力、周身不适；出现休克（苍白、皮肤湿冷、尿量减少）、低血压、心力衰竭（呼吸困难、腹胀）、心律失常（心悸、头晕、黑矇、晕厥）时，伴随相应症状。

3. 体征　血压下降（部分患者可有血压增高）、心率明显增快或减慢、心界增大、新发心脏杂音、呼吸急促、肺部啰音。

四、辅助检查

1. STEMI的ECG特征

（1）典型特征为 ST 段抬高（图 1-4、图 1-5），ECG 定位诊断见表 1-4。

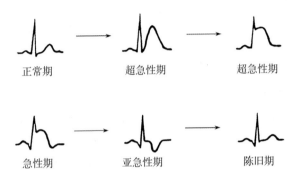

正常期　　　　　超急性期　　　　　超急性期

急性期　　　　　亚急性期　　　　　陈旧期

图 1-4　ST 段抬高型心肌梗死心电图演变

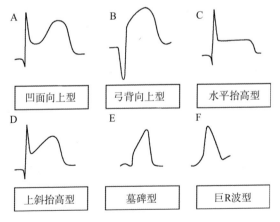

A　凹面向上型　　　B　弓背向上型　　　C　水平抬高型

D　上斜抬高型　　　E　墓碑型　　　　　F　巨 R 波型

图 1-5　ST 段抬高类型

表 1-4　ST 段抬高型心肌梗死（STEMI）心电图定位诊断

导联	心室部位	供血的冠状动脉
Ⅱ、Ⅲ、aVF	下壁	右冠状动脉或左回旋支
Ⅰ、aVL、V₅、V₆	侧壁	左前降支或左回旋支
V₁~V₃	前间壁	左前降支
V₃~V₅	前壁	左前降支
V₁~V₅	广泛前壁	左前降支
V₇~V₉	正后壁	右冠状动脉或左回旋支
V₃ᵣ~V₄ᵣ	右心室	右冠状动脉

（2）其他 ECG 改变：可表现为新发左束支传导阻滞（left bundle branch block，LBBB）、右束支传导阻滞（right bundle branch block，RBBB）、新发病理性 Q 波、室性期前收缩、室性心动过速（ventricular tachycardia，VT）、传导阻滞。

2. NSTEMI 的 ECG 特征（图 1-6）

1）ST 段显著压低，并逐渐加重（图 1-7）。

2）ST 段压低的导联上出现 T 波对称倒置，呈冠状 T 波，并逐渐加深。

3）大多数无显著的 QRS 波群变化。

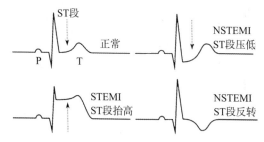

NSTEMI. 非 ST 段抬高型心肌梗死；STEMI.ST 段抬高型心肌梗死。

图 1-6　非 ST 段抬高型心肌梗死心电图特点

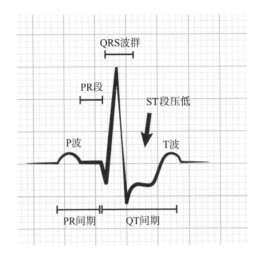

图 1-7　非 ST 段抬高型心肌梗死 ST 段的特征性改变

3. 心肌损伤标志物升高　肌钙蛋白、肌酸激酶同工酶升高及动态演变。

4. 胸片　可正常，也可纹理增多、肺淤血、肺水肿、胸腔积液。

5. 心脏超声　新发的心肌运动异常；心脏扩大、心肌变薄、心功能下降、瓣膜反流、心包积液；出现机械并发症时可出现室间隔穿孔、乳头肌断裂、游离壁破裂。

6. 心脏正电子发射计算机断层显像（positron emission tomography-computed tomography，PET/CT）　新发的存活心肌丢失。

7. 血气分析　无特异性，可表现为低碳酸血症、低氧血症；出现休克时可表现为 I 型或 II 型呼吸衰竭。

8. 肝、肾功能　转氨酶升高 [注意与急性心肌梗死（acute myocardial infarction，AMI）的酶学改变相鉴别]、肌酐升高。

（李　佳）

五、诊治流程

ACS 的诊治流程见图 1-8。

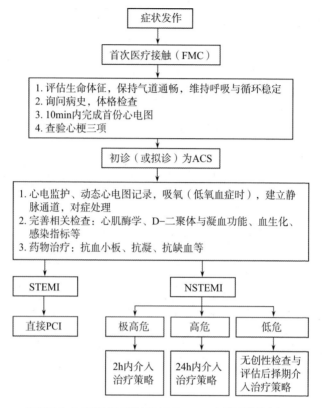

NSTEMI. 非 ST 段抬高型心肌梗死；ACS. 急性冠脉综合征；
PCI. 经皮冠状动脉介入治疗。

图 1-8　急性冠脉综合征诊疗流程

NSTEMI 极高危：血流动力学不稳定或心原性休克；药物治疗后反复或难治性胸痛；恶性心律失常；出现机械并发症；NSITEMI-ACS 伴发急性心力衰竭；6 个导联 ST 段压低 > 1mm 合并 aVR 导联和 / 或 V₁ 导联 ST 段抬高。NSTEMI 高危：诊断为 NSTEMI，动态 / 新出现的 ST 段改变；不合并 ST 段抬高或心原性休克的心脏骤停复苏患者。

六、诊断标准

ACS 的诊断标准见表 1-5。

表 1-5 急性冠脉综合征诊断标准

分类	诊断标准
ST 段抬高型心肌梗死（STEMI）	cTn > 99th 正常参考值上限（ULN）或 CK-MB > 99thULN。心电图示 ST 段弓背向上抬高，伴下列情况之一或以上者：持续缺血性胸痛；超声显示节段性室壁运动异常；冠状动脉造影异常
非 ST 段抬高型心肌梗死（NSTEMI）	cTn > 99thULN 或 CK-MB > 99thULN，并伴下列情况之一或以上者：持续缺血性胸痛；心电图示新发的 ST 段压低或 T 波低平、倒置；超声示节段性室壁运动异常；冠状动脉造影异常
不稳定型心绞痛（UA）	cTn 阴性，缺血性胸痛，心电图示一过性 ST 段压低或 T 低平、倒置，少见 ST 段抬高（血管痉挛性心绞痛）

注：cTn，心肌肌钙蛋白；CK-MB，肌酸激酶同工酶 MB。

七、风险评估

1. **独立因素** 高龄、心力衰竭、心律失常、前壁梗死、收缩压降低、肌酐增高等多个因素增加 ACS 患者死亡风险。

2. **评估风险和预后** 使用全球急性冠状动脉事件注册（global registry of acute coronary events，GRACE）评分和 / 或心肌梗死溶栓（thrombolysisin myocardial infarction，TIMI）危险积分来评估 NSTE-ACS 缺血风险和预后（表 1-6）。

3. **评估出血风险** 接受冠状动脉造影的 ACS 患者，应用 CRUSADE 出血风险评分（表 1-6）预测严重出血风险。

表 1-6 急性冠脉综合征危险评分

评分	评分项目	分值
GRACE 评分	年龄 心率 血压 血清肌酐水平 心力衰竭（Killip 分级） 心脏骤停 ST 段偏离 心肌酶升高	1 ~ 108 分：低危 109 ~ 140 分：中危 141 ~ 372 分：高危

评分	评分项目	分值
TIMI 危险积分	年龄≥ 65 岁 ≥ 3 个冠心病危险因素(高血压、糖尿病、冠心病家族史、高脂血症、吸烟) 已知冠心病(狭窄≥ 50%) 7d 内服用阿司匹林 严重心绞痛(24h 内≥ 2 次) ST 段偏移≥ 0.5mm 心肌损伤标志物升高	0 ~ 2 分:低危 3 ~ 4 分:中危 5 ~ 7 分:高危
CRUSADE 出血风险评分	患者特征(女性、糖尿病病史、周围血管疾病史或卒中) 入院时的临床参数(心率、收缩压、心力衰竭体征) 实验室检查(血细胞比容、肌酐清除率)	≤ 20 分:很低危(3.1%) 21 ~ 30 分:低危(5.5%) 31 ~ 40 分:中危(8.6%) 41 ~ 50 分:高危(11.9%) 51 ~ 91 分:很高危(19.5%)

注:分数越高,风险越大。

GRACE,全球急性冠状动脉事件注册;TIMI,心肌梗死溶栓。

八、治疗

1. 常规处理 心电监护、吸氧、开放静脉通道、镇痛。

2. 基本治疗

(1)抗血小板治疗

1)立即服用阿司匹林(负荷量 300mg,继以 75 ~ 100mg/d 维持)。

2)除非有极高出血风险等禁忌证,应联合一种 P2Y12 受体拮抗剂至少 12 个月,首选替格瑞洛(180mg 负荷量,以后 90mg/ 次,每日两次)。不能使用替格瑞洛的患者,应用氯吡格雷(300 ~ 600mg 负荷量,以后 75mg/ 次,每日一次)。

3)既往服用氯吡格雷的患者,入院早期可换用替格瑞洛(剂量同上)。

4)拟溶栓治疗的患者,应尽早阿司匹林联用氯吡格雷(年龄> 75 岁者,建议氯吡格雷,不用负荷量,75mg/ 次,每日一次)或替格瑞洛(溶栓后 PCI 患者,溶栓 48h 后的 DAPT 方案与直接 PCI 相同)。

5)对于消化道出血高风险者,在双联抗血小板时加用质子泵抑制剂。

(2)抗凝治疗

1)尽快启动肠道外抗凝治疗,并联合抗血小板治疗,警惕并观察出血风险。

2）经静脉溶栓治疗者，应接受普通肝素或低分子量肝素抗凝治疗至少48h（最多8d或至血运重建）。

3）如拟行非介入性治疗，宜使用低分子量肝素抗凝，出血风险高者，可选用磺达肝癸钠。

（3）抗缺血和其他治疗

1）24h内常规使用β受体拮抗剂，并长期服用。

2）疑似或确诊变异性心绞痛，使用钙拮抗剂和硝酸酯类药物，避免使用β受体拮抗剂。

3）收缩压 < 90mmHg（1mmHg=0.133kPa）或较基础血压降低 > 30%、拟诊右心室梗死的STEMI避免使用硝酸酯类药物。

4）心力衰竭、左心室收缩障碍、高血压、糖尿病、稳定慢性肾脏病（chronic kidney disease，CKD）或前壁梗死的STEMI患者，在发病24h内开始血管紧张素转化酶抑制剂（angiotensin-converting enzyme inhibitor，ACEI）治疗，不能耐受ACEI者用血管紧张素受体阻滞剂（angiotensin receptor blocker，ARB）替代，血管紧张素受体 - 脑啡肽酶抑制剂（angiotensin receptor-neprilysin inhibitor，ARNI）在治疗心力衰竭领域得到了广泛的证据支持。

5）尽早开始他汀类药物治疗。

6）STEMI患者不使用短效二氢吡啶类钙离子拮抗剂。

（4）急诊再灌注治疗：STEMI患者的早期再灌注治疗包括直接PCI治疗和静脉溶栓治疗，少数需要紧急CABG。极高危或高危NSTE-ACS采取积极的早期介入。

1）STEMI直接PCI的适应证

①发病12h内。

②院外心脏骤停复苏成功。

③存在进行性心肌缺血症状，但无ST段抬高，出现以下任何一种情况：血流动力学不稳定或心原性休克（cardiogenic shock，CS）；反复或进行性胸痛，保守治疗无效；致命性心律失常或心脏骤停；机械并发症；急性心力衰竭；ST段或T波反复动态改变，尤其是间断性ST段抬高。

④发病超过12h，但有临床和 / 或ECG进行性缺血证据。

⑤持续性心肌缺血症状、血流动力学不稳定或致命性心律失常。

⑥院外不明原因心脏骤停心肺复苏（cardiopulmonary resuscitation，CPR）成功，但未确诊为STEMI的患者，如高度怀疑有进行性心肌缺血，宜行急诊冠状动脉造影。

⑦胸痛自发性或含服硝酸甘油后完全缓解，抬高的ST段恢复正常，尽

管无症状再发或 ST 段再度抬高，建议早期（＜24h）行冠状动脉造影。

2）NSTEMI 早期 PCI 的适应证

①血流动力学不稳定或 CS。

②恶性心律失常或心脏骤停。

③急性心力衰竭伴难治性心绞痛。

④再发 ST-T 段动态演变，尤其伴有瞬时 ST 段抬高。

⑤ GRACE 评分＞140 分。

（5）STEMI 静脉溶栓治疗

1）溶栓治疗指征

①再灌注治疗时间窗内，发病＜3h 的 STEMI，直接 PCI 与溶栓等效；发病 3～12h，直接 PCI 优于溶栓治疗，优选直接 PCI。

②经救护车收治且入院前已确诊为 STEMI 的患者，若 120min 内不能转运至 PCI 中心完成再灌注治疗，最好于入院前在救护车上开始溶栓治疗，院前溶栓后具备条件时应直接转运至具有直接 PCI 能力的医院，根据溶栓结果进行后续处理。

③就诊于无直接 PCI 条件的医院，若首次医疗接触（first medical contact，FMC）至导丝通过梗死相关动脉（infarct-related artery，IRA）时间＞120min 则应在 FMC 后 30min 内开始溶栓。

④接受溶栓治疗的患者应在溶栓后 60～90min 内评估溶栓有效性。溶栓失败的患者应立即行紧急补救 PCI；溶栓成功的患者应在溶栓后 2～24h 内常规行直接 PCI 策略。

2）STEMI 患者溶栓治疗的禁忌证：见表 1-7。

表 1-7　ST 段抬高型心肌梗死（STEMI）患者溶栓治疗的禁忌证

绝对禁忌证	相对禁忌证
既往颅内出血史或未知部位的脑卒中史	近 6 个月内发生短暂性脑缺血发作
近 6 个月内缺血性脑卒中发作	口服抗凝药治疗中
中枢神经系统损伤、神经系统肿瘤或动静脉畸形	妊娠或产后 1 周
近 1 个月重大外伤、外科手术或头部损伤	难治性高血压（收缩压＞180mmHg 和 / 或舒张压＞110mmHg）
近 1 个月内胃肠道出血	晚期肝脏疾病
已知原因的出血性疾病（月经除外）	感染性心内膜炎

绝对禁忌证	相对禁忌证
明确、高度怀疑或不能排除主动脉夹层	活动性消化性溃疡
24h 内不可压迫的穿刺术（如肝活检、腰椎穿刺术）	长时间或有创性心肺复苏

注：如果一旦需要启动溶栓，请评估指征和禁忌证。1mmHg=0.133kPa。

阿替普酶（rtPA）：采取 90min 给药法，先静脉推注 15mg，继而 30min 内静脉滴注 0.75mg/kg（最大剂量不超过 50mg），其后 60min 内再给予 0.5mg/kg（最大剂量不超过 35mg）静脉滴注。

（6）溶栓治疗成功（血管再通）的临床评估（间接判定指标溶栓后 60～90min 内）

1）60～90min 内 ST 段回落≥ 50%。

2）心肌坏死标志物峰值提前，如心肌肌钙蛋白（cardiac troponin，cTn）峰值提前至发病后 12h 内，肌酸激酶同工酶 MB（creatine kinase isoenzyme-MB，CK-MB）峰值提前至 14h 内。

3）胸痛症状明显缓解或消失。

4）出现再灌注心律失常，如加速性室性自主心律、室性心动过速甚至心室颤动、房室传导阻滞、束支传导阻滞突然改善或消失，或下壁心肌梗死患者出现一过性窦性心动过缓、窦房传导阻滞，伴或不伴低血压。

★具备上述 4 项中的 2 项及以上者，考虑再通；但第 3 项和第 4 项组合不能判定为再通。

（7）冠状动脉造影判断标准：IRA 心肌梗死溶栓（TIMI）2 级或 3 级血流表示血管再通，TIMI 3 级为完全性再通，溶栓失败则梗死相关血管持续闭塞（TIMI 0～1 级）。

九、ST 段抬高型心肌梗死并发症的识别

1. 心力衰竭　严重心力衰竭（Killip Ⅲ级）或急性肺水肿患者应尽早使用机械辅助通气；适量应用利尿剂；无低血压者应给予静脉滴注硝酸酯类。急性肺水肿合并高血压者适宜静脉滴注硝普钠，常从小剂量（10μg/min）开始，并根据血压逐渐增加至合适剂量。当血压明显降低时，可静脉滴注多巴胺 [5～15μg/（kg·min）] 和 / 或多巴酚丁胺。

2. 心原性休克（CS）　通常由于大面积心肌坏死或合并严重机械性并发症（如室间隔穿孔、游离壁破裂、乳头肌断裂）所致。CS 临床表现为低灌注状态。静脉滴注正性肌力药物有助于稳定患者的血流动力学。①常用多

巴胺和去甲肾上腺素维持血流动力学稳定；②如果收缩压尚维持于 80～90mmHg，可考虑先加用正性肌力药物，如多巴胺；③如果已经出现严重低血压（收缩压＜80mmHg），需要在提高心排血量（cardiac output，CO）的同时，进一步收缩血管升高血压，可首选去甲肾上腺素，或多巴胺联合去甲肾上腺素；④较大剂量单药无法维持血压时，建议尽快联合用药，注意监测药物副作用。

3. 机械性并发症 左心室游离壁破裂；室间隔穿孔；乳头肌功能不全或断裂。通过临床体征、体格检查及辅助检查可以明确并发症的性质。

4. 心律失常 室性心律失常；心房颤动；传导阻滞。通过常规 ECG 及动态 ECG 发现和识别心律失常。相关处理见后续章节。

（李 佳 王 娟）

第五节　冠心病的血运重建治疗

冠心病（CAD）的血运重建治疗包括经皮冠状动脉介入治疗（PCI）和冠状动脉旁路移植术（CABG）。

CABG 包括体外循环下 CABG、常温不停跳非体外循环下 CABG、小切口 CABG、胸腔镜辅助下 CABG 及机器人辅助下 CABG 等。

一、手术适应证

对手术适应证的选择是基于患者预期获益与其所面临风险之间的平衡而决定的。CABG 的目标血管是冠状动脉造影显示狭窄＞50%，远端通畅，血管直径＞1mm 的冠状动脉主要分支。CABG 适应证的涵盖范围广泛，不仅包括可以接受经皮腔内冠状动脉成形术（percutaneous transluminal coronary angioplasty，PTCA）的患者，还包括因病变较重而无法接受 PTCA 治疗的患者。目前公认在以下情况行 CABG 的效果将优于介入治疗。

1. 左冠状动脉主干或类似左主干病变 左前降支和左回旋支起始端明显狭窄（＞75%）及易于发生大面积心肌梗死的病变，无论有无症状或轻微心绞痛均应行手术治疗。

2. 慢性稳定型心绞痛 充分的药物治疗不能满意控制心绞痛或造影资料显示病变特征经血管重建后可改善预后，如三支血管病变伴有左前降支狭窄＞70%，左主干狭窄＞50%，左前降支近端（如第一间隔支之前）狭

窄 > 70%，以及与 CAD 相关的心室功能中度以上受损患者。

3. 不稳定型心绞痛（UA）/无Q波心肌梗死 对 UA 患者不进行血运重建，10% ~ 15% 的患者将在心绞痛发作后 3 周内出现急性心肌梗死（acute myocardial infarction，AMI）。

4. ST段抬高（有Q波）的AMI 在心肌梗死后 6 ~ 12h，疼痛持续或复发性心肌缺血，且有较大范围心肌受到威胁；同时，药物无效又无法接受溶栓或 PCI 治疗且冠状动脉适合手术者。心肌梗死后心肌破裂、心脏压塞、室间隔穿孔、乳头肌断裂引起严重二尖瓣关闭不全（mitral insufficiency，MI）的患者，应行急诊手术或在全身情况稳定后再行手术。室壁瘤形成可行单纯切除或同时行冠状动脉搭桥术。

5. 心律失常 冠状动脉病变引起的致命性的室性心律失常或陈旧性心肌梗死瘢痕引起室性心律失常的患者，在电生理检查后可考虑行心内膜切除术。

6. 血流动力学急剧恶化 PTCA 可引起冠状动脉破裂、急性血管壁夹层、血肿和急性血管闭塞等并发症，导致血流动力学急剧恶化，应行急诊手术。

7. CABG 曾行 CABG 的患者再次发生明显的心肌缺血现象，冠状动脉造影显示患者自身冠状动脉或原旁路移植血管狭窄 > 50%。

8. 合并糖尿病多支病变 PTCA 无法治疗者，接受手术患者的存活率明显优于介入治疗。

9. 其他 严重三支病变、合并左主干狭窄、相关瓣膜病变及复杂的解剖情况不适于其他治疗者。

二、手术禁忌证

冠状动脉病变弥漫，狭窄远端血管腔内径 < 1mm；陈旧性大面积心肌梗死，核素显像及超声心动图检查提示病变冠状动脉供血区域已无存活心肌或存活心肌极少，手术对改善心功能帮助不大；长期慢性心力衰竭，心脏显著扩大，心胸比例 > 0.75，左心室射血分数（left ventricular ejection fraction，LVEF）< 25%，左心室舒张末期内径（left ventricular end diastolic diameter，LVEDD）> 70mm，合并重度肺动脉高压；若发展为弥漫性心肌纤维化、形成缺血性心肌病及全身情况和重要脏器功能不全无法耐受手术，均列为手术禁忌。

三、桥血管

桥血管是指应用于 CABG 中的移植血管。一般来说，动脉桥血管的远期通畅率要高于静脉桥血管（saphenous vein graft，SVG）的远期通畅率。常用的桥血管有乳内动脉、桡动脉、大隐静脉、小隐静脉、胃网膜动脉、旋股外侧动脉等。

胸廓内动脉也称乳内动脉或内乳动脉，是最常应用的动脉桥血管，10～15年的通畅率为85%～92%。因此，左胸廓内动脉到前降支的吻合已作为CABG的"金标准"而广泛应用。临床上有时还可同时应用右侧胸廓内动脉作为桥血管。

由于大隐静脉长度长、易于获取与缝合，因此应用较为普遍。术后1年闭塞率10%～30%，术后10年50%以上血管发生闭塞。SVG的闭塞，早期多表现为血栓的堵塞和吻合口的狭窄，中期为内膜增生，晚期则表现为明显的粥样硬化。桥静脉内皮在高血压及高血流影响下的损伤所引起的血小板黏附及内膜增生，为SVG闭塞的主要原因。

桡动脉比乳内动脉更易于发生痉挛；桡动脉血管易痉挛特性会引起早期狭窄及闭塞。随着钙离子拮抗剂的使用及安全的动脉获取技术，桡动脉的通畅率增加。

小隐静脉通常不会发生静脉曲张，有些患者的大隐静脉因为过度曲张、过分粗大及静脉炎、输液、硬化或合并下肢其他病变等原因无法使用者可选择小隐静脉作为桥血管。对于再次进行CABG的患者，当其乳内动脉、大隐静脉、桡动脉均已被获取使用时可以选择小隐静脉。

（高　歌）

第六节　非粥样硬化性冠状动脉疾病

一、先天畸形

1. 一侧冠状动脉开口于对侧冠状窦　异常血管横过心底部经肺血管干前、主动脉后，或于主动脉和肺动脉之间通过。其中有79%的患者发生与畸形有关的猝死和心肌梗死。

2. 单支冠状动脉　单支冠状动脉的患者在临床上可无症状，因此诊断主要靠冠状动脉造影，本病需与一侧冠状动脉开口处动脉粥样硬化或血栓完全阻塞相鉴别。当单支冠状动脉的主干或主要分支沿肺动脉与主动脉之间走行时，由于主动脉或肺动脉的机械压迫，可致心肌缺血甚至猝死。

3. 冠状动脉开口闭锁　在婴儿和儿童中，两侧主冠状动脉开口之一闭锁可伴发心肌缺血或梗死。受累血管依靠对侧冠状动脉发出的侧支供血。

4. 冠状动脉起源于肺动脉　在婴儿和儿童中，冠状动脉异位起源于肺动脉干可引起心肌缺血和梗死，其中左冠状动脉为异位动脉者占 90%，左心室前隔部和前侧部心肌极易受损。该类患者常表现为收缩期杂音或猝死、ECG 异常等。

5. 心肌桥　冠状动脉的部分节段埋入心肌内，形成心肌桥。最易受心肌桥压迫的是左前降支。多数患者无症状，少数患者可有心绞痛，极个别患者出现心肌梗死。

6. 冠状动脉瘘　为冠状动脉及其分支与心腔、血管之间的异常相通，可见于任何年龄，多为冠状动脉造影时发现。临床可表现为连续性杂音、心绞痛、心肌梗死、猝死、心力衰竭、心内膜炎、心律失常、上腔静脉综合征等。右冠状动脉瘘更为常见，90% 的血液流入静脉循环，多为单通道。

二、其他后天性疾病

1. 冠状动脉夹层　血液进入冠状动脉壁内，伴或不伴内膜撕裂，使内膜凸入血管腔，引起管腔狭窄甚至闭塞，导致心绞痛发作，严重者出现心肌梗死和猝死。冠状动脉夹层可以由主动脉根部夹层延伸累及冠状动脉，形成继发性夹层；也可仅局限于冠状动脉本身，即为原发性夹层。原发性夹层也可以为自发性，大多发生于较年轻的女性，常累及左前降支（或左主干）。病因尚不清楚，可能病因有：①存在动脉粥样硬化病变基础；②与产后有关；③特发性。诊断性冠状动脉造影、冠状动脉成形术、心脏外科手术可以引起医源性夹层，胸部外伤也可以引起创伤性夹层。

2. 冠状动脉炎症性疾病

（1）结节性多动脉炎：可能是冠状动脉血管炎的最常见原因。它是一种影响中小血管的系统性坏死性血管炎。冠状动脉病变与其他部位的坏死性血管病变相同。早期为中层及内弹力层的崩解，修复期则为内膜增生及瘢痕形成，病变严重者冠状动脉可呈瘤样扩张、血栓形成或闭塞，若破裂可导致致命的心脏压塞。

（2）系统性红斑狼疮（systemic lupus erythematosus，SLE）：心包及心肌受累是其常见的并发症，血管炎表现为弥漫性纤维样坏死及纤维化增生，常累及更细的心肌内冠状动脉，致其闭塞。

（3）结膜皮肤淋巴结综合征（川崎病）：这一急性发热性疾病常见于婴儿及幼童。约20%的冠状动脉滋养血管的血管炎患者可有冠状动脉瘤形成、血栓形成及心肌梗死。1%～2% 的患者死于心肌梗死或室性心律失常。疾病晚期，动脉瘤中的血栓脱落亦可引起心肌梗死。偶见动脉瘤破裂导致死亡。

（4）大动脉炎（takayasu arteritis，TA）：该病可累及冠状动脉开口部及近段主要冠状动脉，导致心绞痛及 AMI。

3. 传染性（感染性）疾病　许多传染性（感染性）疾病与冠状动脉炎有关，如梅毒、感染性心内膜炎（infective endocarditis，IE）、沙门菌病、斑疹伤寒及麻风病等。梅毒是最常累及冠状动脉的传染性疾病之一，可导致心绞痛及 AMI。约 1/4 的Ⅲ期梅毒患者罹患冠状动脉起始（开口）部狭窄，左或右冠状动脉的起始 3～4mm 常被侵袭，且表现为闭塞性动脉炎。在极少数情况下，冠状动脉病变表现为梅毒瘤。疟虫及含疟原虫的红细胞可堵塞较大的冠状动脉。血吸虫病也可导致心肌梗死。

4. 冠状动脉血栓形成

（1）真性红细胞增多症、特发性血小板增多症、血栓性血小板减少性紫癜、多发性骨髓瘤等可导致冠状动脉血栓形成。

（2）抗磷脂抗体综合征（antiphospholipid antibodies syndrome，APS）表现为反复出现的动静脉血栓形成、冠状动脉或脑动脉血栓形成、习惯性流产、血小板减少症、心脏瓣膜损害等，上述症状可单一存在或多个同时存在。APS 可与自身免疫性疾病同时出现，患者血清中可检出狼疮抗凝因子或抗心磷脂抗体。

5. 冠状动脉栓塞　病因可分为自然原因、医源性因素及不明原因。如存在左心人工瓣膜、活动性 IE、原位左心瓣膜狭窄、心房纤颤、左心室室壁瘤、扩张型心肌病（dilated cardiomyopathy，DCM）、已知的心脏肿瘤，以及心导管检查或心脏外科手术过程中等。冠状动脉栓塞的后果取决于两个主要因素，即栓子的大小及受累冠状动脉管腔的大小。

（谭晓燕）

第七节　冠心病的长期随访和慢病管理

一、长期随访

CAD 患者在病情相对稳定后仍需根据不同情况定期到医院随访、复查，随时观察病情的动态变化。随访内容如下。

1. 症状。

2. 测量血压　合并高血压的 CAD 患者一定要予以降压药物，将血压控制在目标水平，平稳降压可使 CAD 突发事件（AMI、猝死等）发生率明显降低。此外，无高血压的 CAD 患者，由于 CAD 本身所导致的严重心律失常、心力衰竭等因素也常可引起血压的变化，因此，CAD 患者必须随时观察血压的改变。

3. 血脂测定 要定期检查血脂变化，并通过控制饮食、调节血脂药物等措施，将血脂尤其是 LDL-C 控制在靶目标值的水平。

4. 血糖测定 糖尿病与 CAD 密切相关，应将血糖水平降至目标范围之内，这就需要定时测定血糖，根据血糖水平调整饮食、活动和药物治疗方案。

5. 心电图检查 是一项简便、有效且无创的检查方法，且能及时、多次、重复使用；ECG 诊断心律失常简便而实用。

6. 动态 ECG 能有效地补充常规 ECG 仅能进行短时、静态记录的不足，不仅能获得连续 24h 的 ECG 资料，结合患者活动日记还可明确其症状、活动状态及服用药物与心电变化之间的关系，从而对于捕捉某些间歇发作的心律失常、观察抗心律失常及抗心肌缺血药物的疗效、心肌梗死患者出院后的预后评估、评价心脏起搏器的功能等都有其他方法难以替代的作用。

7. 其他 根据 CAD 患者不同的病情需要，在随访过程中，医生还可建议进行运动试验、心脏超声、单光子发射计算机体层摄影（single-photon emission computed tomography，SPECT）、心肌酶谱测定及有创的冠状动脉造影等检查。

二、慢病管理（ABCDE 方案）

目前 CAD 的管理采取 ABCDE 方案：①血管紧张素转化酶抑制剂（ACEI）、抗血小板治疗（anti-platelet therapy）及抗心绞痛治疗（anti-angina therapy）；②β 受体拮抗剂与控制血压（blood pressure control）；③戒烟（cigarette quitting）与控制血脂（cholesterol lowering）；④合理饮食（diet）与控制糖尿病（diabetes control）；⑤运动（exercise）与健康教育（education）。

（谭晓燕）

推荐阅读资料

[1] 葛均波，徐永健，王辰 . 内科学 . 9 版 . 北京：人民卫生出版社，2018.

[2] 中国医师协会急诊医师分会，国家卫健委能力建设与继续教育中心急诊学专家委员会，中国医疗保健国际交流促进会急诊急救分会 . 急性冠脉综合征急诊快速诊治指南 (2019). 中华急诊医学杂志，2019, 29(4): 421-428.

[3] 中华医学会心血管病学分会, 中华心血管病杂志编辑委员会. 急性 ST 段抬高型心肌梗死诊断和治疗指南 (2019). 中华心血管病杂志, 2019, 47(10): 766-783.

[4] COLLET J P, THIELE H, BARBATO E, et al. 2020 ESC Guidelines for the management of acute coronary syndromes in patients presenting without persistent ST-segment elevation. Eur Heart J, 2021, 42(14): 1289-1367.

[5] GRIFFIN B P. Manual of cardiovascular medicine. 5th ed. Philadelphia: Lippincott Williams & Wilkin, 2018.

第二章

高血压

第一节　血压的调节

一、形成血压的因素

1. **心脏因素**　心室收缩力；每搏输出量。
2. **血管因素**　大动脉弹性；小动脉阻力。
3. **血液因素**　血液黏滞性；循环血量。

二、神经调节

1. **血管平滑肌的神经支配**　缩血管神经纤维和舒血管神经纤维。
2. **心血管中枢**
（1）中枢：主要是延髓，还包括边缘系统、下丘脑、小脑等。
（2）脊髓心血管活动神经元。
3. **心血管反射**
（1）动脉压力感受性反射：颈动脉窦和主动脉弓压力感受器。
（2）动脉化学感受性反射：颈动脉体和主动脉体化学感受器。
（3）心脏机械感受性反射。

三、体液调节

血压的体液调节包括：①肾素 - 血管紧张素系统；②儿茶酚胺；③血管升压素，又称抗利尿激素；④前列腺素；⑤其他，如缓激肽、心钠素、阿片肽等。

四、自身调节

血压的自身调节包括：①细胞局部微循环中各种活性物质；②细胞旁分泌和自分泌的激素和其他活性物质；③分布于细胞上的各种受体；④细胞的跨膜信号传导系统、离子转运系统及其他有关的亚细胞结构。

（马文君）

第二节　高血压的定义、分级、诊断、评估及危险分层

一、高血压的定义及诊断

在未使用降压药物的情况下，非同日 3 次测量诊室血压，收缩压 ≥ 140mmHg 和 / 或舒张压 ≥ 90mmHg。收缩压 ≥ 140mmHg 和舒张压 < 90mmHg 为单纯收缩期高血压。患者既往有高血压史，目前正在使用降压药物，血压虽然低于 140/90mmHg，仍应诊断为高血压。基于诊室血压、动态血压和家庭血压的高血压诊断标准见表 2-1。

表 2-1　基于诊室血压、动态血压和家庭血压的高血压标准

项目	条件	收缩压和 / 或舒张压 /mmHg
诊室血压	未使用降压药物,非同日 3 次测量	≥ 140 和 / 或 ≥ 90
动态血压	24h 平均值	≥ 130 和 / 或 ≥ 80
	白天(或清醒状态)的平均值	≥ 135 和 / 或 ≥ 85
	夜晚(或睡眠状态)的平均值	≥ 120 和 / 或 ≥ 70
家庭血压	无	≥ 135 和 / 或 ≥ 85

二、高血压的分级

根据血压升高水平将高血压分为 1 级、2 级和 3 级（表 2-2）。

表 2-2　基于诊室血压的高血压分级　　　　单位：mmHg

分类	收缩压	舒张压
正常血压	< 120 和	< 80
正常高值	120 ~ 139 和 / 或	80 ~ 89
高血压	≥ 140 和 / 或	≥ 90
1 级高血压(轻度)	140 ~ 159 和 / 或	90 ~ 99

分类	收缩压	舒张压
2 级高血压(中度)	160 ~ 179 和 / 或	100 ~ 109
3 级高血压(重度)	≥ 180 和 / 或	≥ 110
单纯收缩期高血压	≥ 140 和	< 90

注：当收缩压和舒张压分属于不同级别时，以较高的分级为准。

三、高血压的靶器官损害和并发症的评估

高血压的靶器官损害和并发症评估见表 2-3。

表 2-3　高血压的靶器官损害和并发症评估

靶器官损害	并发症
·左心室肥厚 心电图:Sokolow-Lyon 电压 > 3.8mV 或 Cor-nell 乘积 > 244mV·ms	·脑血管病:脑出血、缺血性脑卒中、短暂性脑缺血发作
超声心动图左心室质量指数(LVMI):男性 ≥ 115g/m^2,女性 ≥ 95g/m^2	·心脏疾病:心肌梗死、心绞痛、冠状动脉血运重建、慢性心力衰竭、心房颤动
·颈动脉超声内中膜厚度(IMT) ≥ 0.9mm 或动脉粥样斑块	·肾脏疾病 糖尿病肾病
·颈 - 股动脉脉搏波速度 ≥ 12m/s ·踝 / 臂血压指数 < 0.9 ·估算的肾小球滤过率降低 30 ~ 59ml/(min·1.73m^2) 或血清肌酐轻度升高: 男性 115 ~ 133μmol/L(1.3 ~ 1.5mg/dl) 女性 107 ~ 124μmol/L(1.2 ~ 1.4mg/dl)	肾功能受损,包括:①估算肾小球滤过率 < 30ml/(min·1.73m^2);②血清肌酐升高,男性 ≥ 133μmol/L(1.5mg/dl),女性 ≥ 124μmol/L(1.4mg/dl); ③ 蛋 白 尿 (≥ 300mg/24h) ·外周血管疾病 ·视网膜病变:出血或渗出、视乳头水肿
·微量白蛋白尿:30 ~ 300mg/24h 或白蛋白 / 肌酐 比值 ≥ 30mg/g(3.5mg/mmol)	·糖尿病 新诊断:空腹血糖 ≥ 7.0mmol/L(126mg/dl);餐后血糖 ≥ 11.1mmol/L(200mg/dl) 已治疗但未控制:糖化血红蛋白(HbA1c) ≥ 6.5%

四、高血压危险分层

根据血压水平、心血管危险因素、靶器官损害、临床并发症进行心血管风险分层，分为低危、中危、高危和很高危4个层次（表2-4）。

表2-4　血压升高患者心血管风险水平分层

心血管危险因素和疾病	风险水平			
	收缩压 130～139mmHg 和/或舒张压 85～89mmHg	收缩压 140～159mmHg 和/或舒张压 90～99mmHg	收缩压 160～179mmHg 和/或舒张压 100～109mmHg	收缩压 ≥180mmHg 和/或舒张压 ≥110mmHg
无		低危	中危	高危
1～2个其他危险因素	低危	中危	中/高危	很高危
≥3个其他危险因素，靶器官损害，或慢性肾脏病3期，无并发症的糖尿病	中/高危	高危	高危	很高危
临床并发症，或慢性肾脏病4期，有并发症的糖尿病	高/很高危	很高危	很高危	很高危

（马文君）

第三节　继发性高血压的鉴别诊断

一、继发性高血压的定义

继发性高血压也称为症状性高血压，是由某些疾病在发生发展过程中产生的症状之一，当原发病治愈后血压也会随之下降或恢复正常。继发性高血压除了高血压本身造成的危害以外，与之伴随的电解质紊乱、内分泌失衡、低氧血症等还可导致独立于血压之外的心血管损害，其危害程度较原发性高血压更大，因此继发性高血压的早期识别及治疗尤为重要。

二、继发性高血压的筛查人群

继发性高血压的筛查主要包括以下人群。

（1）新诊断高血压患者。

（2）难治性高血压患者。

（3）高血压发病年龄 < 35 岁患者。

（4）2 级以上高血压（血压 ≥ 160/100mmHg）患者。

（5）既往服药血压控制良好的患者，降压药物不变的情况下血压突然变得难以控制。

（6）高血压合并低钾血症，尤其是严重的顽固性低钾血症，且在排除应用利尿剂、腹泻、进食差等原因后常规补钾效果不佳。

（7）血压波动幅度较大，或有阵发性高血压发作，尤其是伴有头痛、面色苍白、心悸和大汗者；24h 动态血压节律异常患者。

（8）两侧上肢血压不对称或下肢血压低于上肢患者。

（9）体格检查可闻及颈部、肩胛部、腹部等异常血管杂音的高血压患者。

（10）合并肾上腺结节的高血压患者。

（11）服用 ACEI 或 ARB 类药物后血清肌酐明显升高的高血压患者。

（12）与左心功能不匹配的发作性肺水肿，尤其是夜间发作多见。

（13）单侧肾脏萎缩或高血压合并两肾大小不对称。

（14）高血压伴有特殊体貌特征，如向心性肥胖、满月脸、痤疮、性征异常、皮肤牛奶咖啡斑等。

（15）高血压合并夜间睡眠打鼾明显，或有夜间憋醒、白天嗜睡等症状。

（16）曾经发生高血压急症或亚急症，或检查发现高血压靶器官损害严重的高血压患者。

（17）合并心脑血管并发症（心肌梗死、主动脉夹层、脑卒中、肾功能不全、外周动脉疾病等）的高血压患者。

三、继发性高血压的筛查思路

继发性高血压的筛查思路见图 2-1。

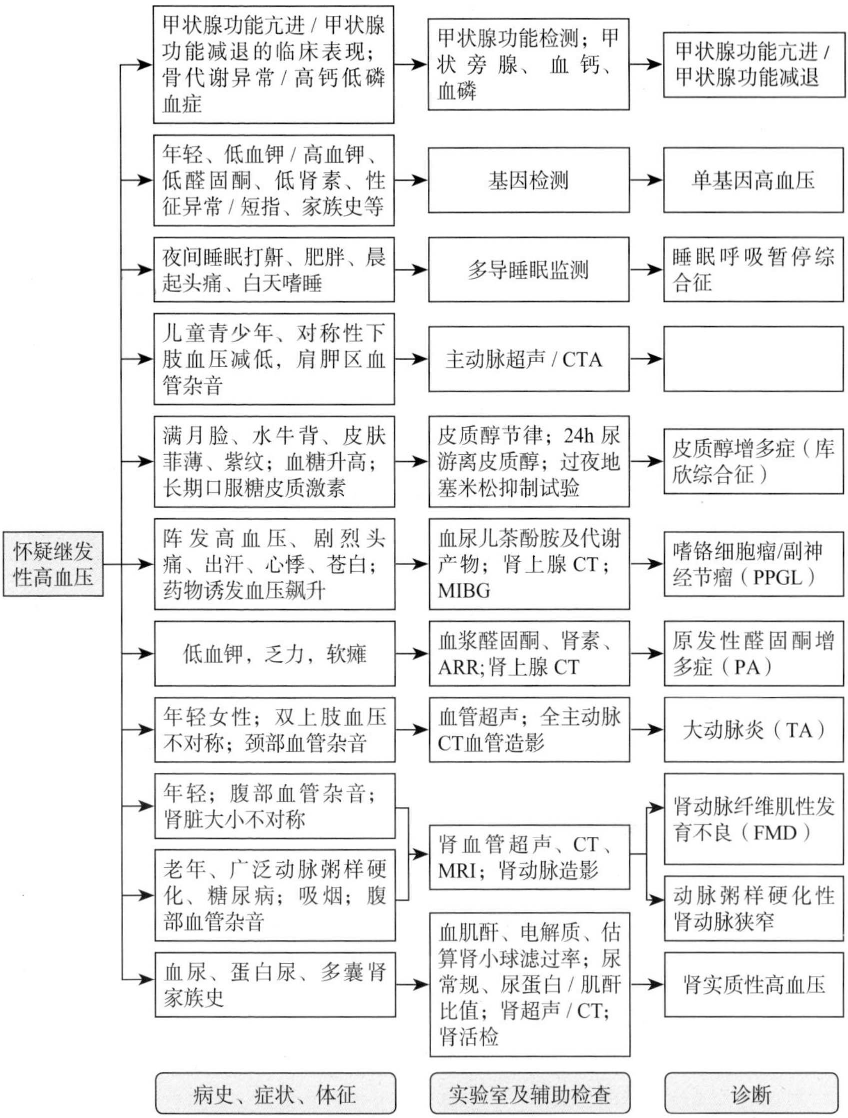

病史、症状、体征	实验室及辅助检查	诊断
怀疑继发性高血压		
甲状腺功能亢进/甲状腺功能减退的临床表现；骨代谢异常/高钙低磷血症	甲状腺功能检测；甲状旁腺、血钙、血磷	甲状腺功能亢进/甲状腺功能减退
年轻、低血钾/高血钾、低醛固酮、低肾素、性征异常/短指、家族史等	基因检测	单基因高血压
夜间睡眠打鼾、肥胖、晨起头痛、白天嗜睡	多导睡眠监测	睡眠呼吸暂停综合征
儿童青少年、对称性下肢血压减低、肩胛区血管杂音	主动脉超声/CTA	
满月脸、水牛背、皮肤菲薄、紫纹；血糖升高；长期口服糖皮质激素	皮质醇节律；24h尿游离皮质醇；过夜地塞米松抑制试验	皮质醇增多症（库欣综合征）
阵发高血压、剧烈头痛、出汗、心悸、苍白；药物诱发血压飙升	血尿儿茶酚胺及代谢产物；肾上腺CT；MIBG	嗜铬细胞瘤/副神经节瘤（PPGL）
低血钾，乏力，软瘫	血浆醛固酮、肾素、ARR；肾上腺CT	原发性醛固酮增多症（PA）
年轻女性；双上肢血压不对称；颈部血管杂音	血管超声、全主动脉CT血管造影	大动脉炎（TA）
年轻；腹部血管杂音；肾脏大小不对称	肾血管超声、CT、MRI；肾动脉造影	肾动脉纤维肌性发育不良（FMD）
老年、广泛动脉粥样硬化、糖尿病；吸烟；腹部血管杂音		动脉粥样硬化性肾动脉狭窄
血尿、蛋白尿、多囊肾家族史	血肌酐、电解质、估算肾小球滤过率；尿常规、尿蛋白/肌酐比值；肾超声/CT；肾活检	肾实质性高血压

eGFR. 估算肾小球滤过率；MIBG. 间碘苄胍显像；CTA.CT 血管造影。

图 2-1 继发性高血压筛查思路

四、常见继发性高血压

（一）肾性高血压

1. 病因 包括各种原发性肾小球肾炎（IgA 肾病、局灶节段肾小球硬化、膜增生性肾小球肾炎等）；多囊肾性疾病；肾小管 - 间质疾病（慢性肾盂肾炎、梗阻性肾病、反流性肾病等）；代谢性疾病肾损害（糖尿病肾病等）；系统性或结缔组织疾病肾损害（狼疮性肾炎、硬皮病等）；单克隆免疫球蛋白相关肾脏疾病（轻链沉积病）等；遗传性肾脏疾病（Liddle 综合征等）。

2. 诊断

（1）肾脏疾病病史；蛋白尿、血尿及肾功能异常，多发生在高血压之前或与高血压同时出现。

（2）体格检查：除高血压外可无特殊表现。

3. 常用辅助检查

（1）血、尿常规；血电解质、总二氧化碳、肌酐、尿酸、血糖、血脂，估算肾小球过滤率（estimated glomerular filtration rate，eGFR）。

（2）24h 尿蛋白定量或尿白蛋白 / 肌酐比值、尿沉渣计数镜检。

（3）自身抗体、补体、免疫球蛋白等检查。

（4）必要时行骨髓穿刺细胞学、血和尿轻链比值、免疫固定电泳检查。

（5）泌尿系超声：了解肾脏大小、形态及有无尿路梗阻、畸形反流和占位。

（6）有条件者应行肾脏穿刺、肾脏病理检查。

4. 治疗 肾实质性高血压患者应选择低盐饮食（$NaCl < 6.0g/d$，$Na < 2.3g/d$）。肾功能不全者，宜选择高生物价优质蛋白 [$0.3 \sim 0.6g/$（$kg \cdot d$）]，保证足够能量摄入，配合 α- 酮酸治疗；目标血压 $< 130/80mmHg$；有蛋白尿的患者首选 ACEI 或 ARB 作为抗高血压药物；长效钙通道阻滞剂（calcium channel blocker，CCB）、利尿剂、β 受体拮抗剂、α 受体拮抗剂均可作为联合治疗的药物。

（二）肾血管性高血压

肾血管性高血压的机制：肾动脉主干或分支狭窄导致患肾缺血，肾素血管紧张素系统活性明显增高，引起高血压及患肾功能减退。

1. 病因 动脉粥样硬化是引起我国肾动脉狭窄（renal artery stenosis，RAS）的最常见病因，约82%，其次为 TA（约12%）、纤维肌性发育不良（约5%）及其他病因（约1%）。

2. 临床表现

（1）舒张压增高为主的高血压、恶性或顽固性高血压。

（2）原来控制良好的高血压难以控制。

（3）高血压并有腹部血管杂音。

（4）高血压合并其他动脉粥样硬化的证据（冠心病、周围血管病变）。

（5）无法用其他原因解释的血清肌酐升高。

（6）服用 ACEI 或 ARB 后降压幅度非常大或诱发急性肾功能不全。

（7）与左心功能不匹配的发作性肺水肿。

（8）高血压合并两肾大小不对称。

3. 诊断

（1）目的　明确 RAS 的病因、病变部位及程度；明确 RAS 的血流动力学意义，评估血管重建能否获益。

（2）方法

1）解剖诊断：多普勒超声、计算机断层成像血管造影（computed tomography angiography，CTA）、磁共振血管造影（magnetic resonance angiography，MRA）。

2）功能诊断：同位素卡托普利肾显像、分侧肾小球滤过率、分侧肾静脉肾素活性测定。

3）经皮肾动脉造影目前仍是诊断 RAS 的"金标准"。

4. 治疗
药物降压是肾血管性高血压的基础治疗，CCB 是安全有效药物，ACEI 或 ARB 是最有针对性的药物，但慎用于单功能肾或双侧 RAS。

对于有病理生理意义的严重 RAS（直径狭窄 > 70%），如出现血压控制不良、肾萎缩或肾功能减退，建议行血管重建。血管重建策略首选腔内治疗，包括肾动脉球囊扩张或支架植入。

（三）睡眠呼吸暂停综合征

1. 发生机制
阻塞性睡眠呼吸暂停综合征（obstructive sleep apnea syndrome，OSAS）主要因睡眠期间上呼吸道肌肉塌陷，呼吸暂停或口鼻气流量大幅度减低，导致间歇性低氧、睡眠片段化、交感神经过度兴奋、神经体液调节障碍等。OSAS 患者中高血压的发病率 35% ~ 80%，被认为是心血管疾病的独立危险因素。

2. 诊断

（1）白天嗜睡，不解乏的睡眠，疲劳感或失眠。

（2）睡眠时呼吸停顿、喘息，或因窒息感而觉醒。

（3）伴侣或其他观察者报告：经常睡眠时打鼾，呼吸中断，或两者兼有。

（4）患者被诊断为高血压、抑郁、认知功能障碍、冠心病、脑卒中、心功能不全、心房颤动和 2 型糖尿病。

上述情况中至少有一项再加上多导睡眠图（polysomnography，PSG）或简易睡眠呼吸监测设备检测到每小时睡眠有五次以上的呼吸事件（包括呼吸暂停、低通气、呼吸事件相关的觉醒）。

PSG 是诊断 OSAS 的"金标准"；呼吸暂停低通气指数（apnea-hypopnea index，AHI）是指平均每小时睡眠呼吸暂停＋低通气的次数，依据 AHI 可将 OSAS 分为轻度、中度、重度：轻度 AHI 为 5～15 次 /h；中度 AHI 为 15～30 次 /h；重度 AHI ≥ 30 次 /h。

3. 治疗

（1）生活方式改善是治疗的基础，包括减轻体重、适当运动、戒烟限酒、侧卧睡眠等。

（2）对轻度 OSAS 的患者，建议行口腔矫正器治疗。

（3）轻度 OSAS 但症状明显（如白天嗜睡、认知障碍、抑郁等），或并发心脑血管疾病和糖尿病等的患者，以及中、重度 OSAS 患者（AHI ≥ 15 次 /h），建议睡眠时给予持续气道正压（continuous positive airway pressure，CPAP）治疗。

（四）单基因遗传性高血压

单基因遗传性高血压是指由于单个基因突变影响血压，并符合孟德尔遗传规律的一类特殊类型高血压。按照发病机制主要分以下三类疾病。

（1）基因突变直接影响肾小管离子通道转运系统相关蛋白功能：包括 Liddle 综合征、Gordon 综合征、拟盐皮质激素增多症（apparent mineralocorticoid excess，AME）、盐皮质激素受体突变导致妊娠加重的高血压等。

（2）基因突变导致肾上腺类固醇合成异常：包括家族性醛固酮增多症（familial hyperaldosteronism，FH）、先天性肾上腺皮质增生症（11β 羟化酶缺乏症、17α 羟化酶 /17,20 裂解酶缺乏症）、家族性糖皮质激素抵抗。

（3）以嗜铬细胞瘤（pheochromocytoma，PCC）等为代表的各种神经内分泌肿瘤、高血压伴短指畸形、多发性内分泌肿瘤（multiple endocrine neoplasm，MEN）和脑视网膜血管瘤病 [（Von Hippel-Lindau（VHL）综合征）] 等。

（娄　莹）

五、常见内分泌性高血压：原发性醛固酮增多症

1. 定义　原发性醛固酮增多症指肾上腺皮质自主分泌过多醛固酮，导致体内潴钠排钾，血容量增多，肾素 - 血管紧张素系统活性受抑制，临床主要表现为高血压和低血钾。

2. 病因　原发性醛固酮增多症根据病因的不同可分为 6 类（表 2-5）。

表 2-5　原发性醛固酮增多症病因分类及构成比　　　　单位：%

病因	构成比
醛固酮瘤	35
特发性醛固酮增多症	60
原发性肾上腺皮质增生	2
家族性醛固酮增多症	
糖皮质激素可抑制性醛固酮增多症	< 1
家族性醛固酮增多症 II 型（CLCN2）	< 6
家族性醛固酮增多症 III 型（KCNJ5）	< 1
家族性醛固酮增多症 IV 型（CACN1H）	< 1
分泌醛固酮的肾上腺皮质癌	< 1
异位醛固酮分泌瘤	< 0.1

3. 筛查

（1）筛查人群

1）持续性高血压（> 150/100mmHg）患者；使用 3 种常规降压药（包括利尿剂）无法控制血压（> 140/90mmHg）的患者；使用 ≥ 4 种降压药才能控制血压（< 140/90mmHg）的患者及新诊断的高血压患者。

2）高血压合并自发性或利尿剂所致的低钾血症患者。

3）高血压合并肾上腺意外瘤的患者。

4）早发性高血压家族史或早发（< 40 岁）脑血管意外家族史的高血压患者。

5）原发性醛固酮增多症患者中存在高血压的一级亲属。

6）高血压合并阻塞性睡眠呼吸暂停的患者。

（2）筛查前准备

1）尽量将血钾纠正至正常范围。

2）维持正常钠盐摄入。

3）停用对血浆醛固酮/肾素比值（aldosterone to renin ratio，ARR）影响较大药物至少 4 周，包括醛固酮受体拮抗剂（螺内酯、依普利酮）、保钾利尿剂（阿米洛利、氨苯蝶啶）、排钾利尿剂（氢氯噻嗪、呋塞米等）及甘草提炼物。

4）ACEI、ARB、二氢吡啶类 CCB 等药物需停用至少 2 周；但如服药

时肾素活性 < 1ng/（ml·h）或低于正常检测下限同时合并 ARR 升高，考虑原发性醛固酮增多症可能大，可维持原有药物治疗。

5）如血压控制不佳，建议使用 α 受体拮抗剂及非二氢吡啶类 CCB。

6）如患者因 CAD 或心律失常等原因长期服用 β 受体拮抗剂，建议临床医师根据患者情况决定是否停药。

7）口服避孕药及人工激素替代治疗可能会降低直接肾素浓度（direct rennin concentration，DRC），一般不需要停服避孕药，除非有更好、更安全的避孕措施。

4. 确诊试验

（1）盐水负荷试验：试验前必须卧床休息 1h，4h 静脉滴注 2L 生理盐水，试验在早晨 8:00 ~ 9:00 开始，整个过程需监测血压和心率变化，输注前及输注后分别采血测血肾素、血醛固酮、血皮质醇及血钾。

生理盐水输注结束后血醛固酮 > 10ng/dl 为阳性结果，< 5ng/dl 为阴性，5 ~ 10ng/dl 为可疑。

禁忌证：血压难以控制、心功能不全及有低钾血症。

（2）卡托普利试验：坐位或站位 1h 后口服 50mg 卡托普利，服药前及服药后 1h、2h 测定血肾素、血醛固酮、皮质醇。试验期间患者需始终保持坐位。

标准一：用药后血醛固酮水平下降幅度 < 30% 为阳性。

标准二：用药 2h 后血醛固酮水平 > 11ng/dl 为阳性。

禁忌证：对 ACEI 类药物过敏。

5. 治疗　见表 2-6。

表 2-6　不同类型原发性醛固酮增多症治疗方法

分型	一线治疗	二线治疗
单侧肾上腺病变（包括醛固酮瘤和单侧肾上腺增生）	腹腔镜下单侧肾上腺切除	螺内酯,依普利酮,阿米洛利等
双侧肾上腺病变（特发性醛固酮增多症）	螺内酯,依普利酮,阿米洛利等	腹腔镜下单侧肾上腺切除
糖皮质激素可抑制性醛固酮增多症	小剂量糖皮质激素,地塞米松或泼尼松	螺内酯,依普利酮,阿米洛利等

6. 原发性醛固酮增多症诊疗流程　见图 2-2。

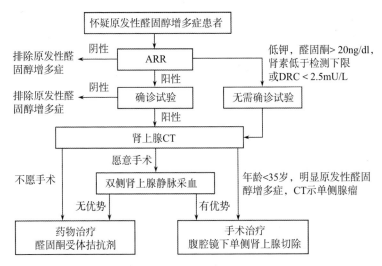

ARR. 血浆醛固酮 / 肾素比值；DRC. 直接肾素浓度。

图 2-2 原发性醛固酮增多症诊疗流程

六、嗜铬细胞瘤和副神经节瘤

1. 定义 嗜铬细胞瘤（PCC）是起源于肾上腺髓质，副神经节瘤（paraganglioma，PGL）是起源于肾上腺外的交感神经链并具有分泌功能的神经内分泌肿瘤，主要合成、分泌和释放大量儿茶酚胺引起血压升高和代谢性改变等一系列临床症候群，并造成心、脑、肾、血管等严重并发症甚至死亡，二者合称为嗜铬细胞瘤和副神经节瘤（pheochromocytoma and paraganglioma，PPGL）。2017 年 WHO 建议不再用恶性和良性分类，改为转移性和非转移性。在非嗜铬组织中出现了转移病灶称为转移性 PPGL。

2. 筛查人群

（1）有 PPGL 的症状和体征，尤其有阵发性高血压发作的患者。

（2）服用多巴胺受体拮抗剂、拟交感神经类、阿片类、去甲肾上腺素或 5- 羟色胺再摄取抑制剂、单胺氧化酶抑制剂等药物诱发 PPGL 症状发作患者。

（3）肾上腺意外瘤患者。

（4）有 PPGL 的家族史或 PPGL 相关的遗传综合征家族史的患者。

（5）有既往史的 PPGL 患者。

3. 临床表现

（1）血压变化：高血压是 PPGL 患者的主要临床表现（90%～100%），

可为阵发性（40%～50%）、持续性（50%～60%）或在持续性高血压的基础上阵发性加重（50%）。约70%的患者合并直立性低血压。少数患者血压可正常。

（2）三联征：头痛（59%～71%）、心悸（50%～65%）、多汗（50%～65%）是 PPGL 患者高血压发作时最常见的三联征（40%～48%）。如患者同时有高血压、直立性低血压并伴三联征，诊断 PPGL 的特异度为95%。

（3）其他

1）心血管循环系统：发作时可有心悸、胸闷、濒死感，可伴发心律失常、心绞痛、急性冠状动脉缺血综合征，甚至低血压休克等。

2）消化系统：可有恶心/呕吐、腹痛、便秘、肠梗阻、胆石症等。

3）泌尿系统：常有血尿、蛋白尿、肾衰竭等。如为膀胱 PGL 则排尿时有高血压发作及儿茶酚胺增多的表现。

4）神经精神系统：头痛、失眠、烦躁、紧张焦虑，严重时可发生脑血管意外。

5）血液系统：可有发热、白细胞增多等。

6）内分泌代谢系统：可伴有糖、脂代谢紊乱，常有多汗、体重下降、代谢率增高等。

7）腹部肿物。

4. 阵发性高血压鉴别诊断　见表 2-7。

表 2-7　阵发性高血压鉴别诊断

类别	疾病名称
内分泌	嗜铬细胞瘤和副神经节瘤（PPGL）、甲状腺功能亢进、类癌、肥大细胞增生症、肾上腺髓质增生、低血糖症（胰岛素瘤诱发）、绝经期综合征
心血管	缺血性心脏病、压力反射受损、直立性心动过速综合征、急性左心功能不全、阵发性心动过速、不明原因的休克、肾血管疾病和肾衰竭
神经	偏头痛和丛集性头痛、脑卒中、癫痫、脑膜瘤
药物	人为使用毒品、拟交感制剂、三环类抗抑郁药、单胺氧化酶抑制剂、酚苄明、抗帕金森药物、可卡因、安非他明、酒精戒断、可乐定突然撤药
精神、心理	焦虑障碍、惊恐障碍、创伤后应激障碍（PTSD）、应激状态、过度通气
呼吸	呼吸性酸中毒、重症支气管哮喘发作
其他	先兆子痫、阻塞性睡眠呼吸暂停综合征、急性间歇性卟啉病、复发性特发性速发型变态反应、铅和汞中毒

5. **PPGL诊治** 见图 2-3。

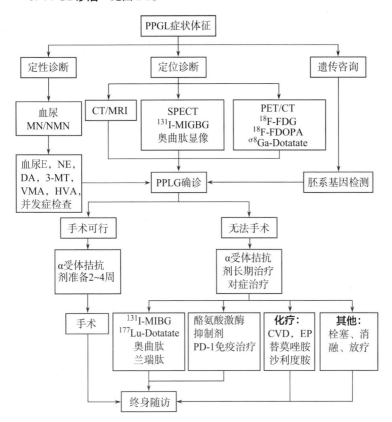

E. 肾上腺素；NE. 去甲肾上腺素；MN. 甲氧基肾上腺素；

NMN. 甲氧基去甲肾上腺素；VMA. 香草扁桃酸；HVA. 高香草酸；DA. 儿茶酚胺；

3-MT. 3- 甲氧基酪胺；PD-1. 细胞程序性死亡蛋白受体 1；

CVD. 环磷酰胺、长春新碱和达卡巴嗪；EP. 依托泊苷和顺铂。

图 2-3 嗜铬细胞瘤和副神经节瘤（PPGL）诊治流程

（马文君）

七、主动脉疾病与高血压

（一）先天性主动脉缩窄

1. 临床表现 主动脉局限性狭窄或闭锁。上肢高血压，而下肢脉弱或无脉，双下肢血压明显低于上肢 [踝臂指数（ankle-brachial index，ABI）< 0.9]，听诊狭窄血管周围有明显血管杂音。

2. 发病部位 常在主动脉峡部原动脉导管开口处附近，个别可发生于主动脉的其他位置。

3. 基本病理生理 为狭窄所致血流再分布和肾组织缺血引发的水钠潴留和 RAS 激活，结果引起左心室肥厚（left ventricular hypertrophy，LVH）、心力衰竭、脑出血及其他重要脏器损害。

4. 治疗 根据具体病情选择腔内治疗或开放手术。

（二）多发性大动脉炎

1. 定义 大动脉炎（TA）是一种累及主动脉及其主要分支的慢性非特异性炎症，也可累及肺动脉及分支，引起相应部位血管的狭窄或闭塞病变，少数患者受累动脉可呈扩张性或瘤样改变。TA 年轻女性多见，90% 的女性患者 30 岁以前发病。

2. 诊断标准 多采用 1990 年美国风湿病学会制定的 TA 诊断标准，该诊断标准包括 6 项：①发病年龄 ≤ 40 岁；②患肢间歇性运动乏力；③一侧或双侧肱动脉搏动减弱；④双上肢收缩压差 > 10mmHg；⑤锁骨下动脉或主动脉杂音；⑥主动脉及一级分支或上下肢近端的大动脉狭窄或闭塞，病变常为局灶或节段性，且不是由动脉粥样硬化、纤维肌性发育不良或其他原因引起。符合上述 6 项中的 3 项者可诊断本病。

中国医学科学院阜外医院参照既往研究提出了 TA 诊断的综合分型（表2-8）及阜外标准。

表 2-8　大动脉炎病变综合分型

分型	病变部位	分型	病变性质
Ⅰ型	主动脉弓及头臂动脉	A 型	狭窄 - 闭塞
Ⅱ型	降主动脉、腹主动脉和 / 或分支	B 型	扩张 - 动脉瘤
Ⅲ型	Ⅰ型 + Ⅱ型	C 型	混合型
Ⅳ型	升主动脉、主动脉瓣或冠状动脉	D 型	动脉壁严重增厚、钙化
Ⅴ型	肺动脉	E 型	动脉壁外膜明显肿胀

阜外标准：①发病年龄 ≤ 40 岁，女性多见；②具有血管受累部位的症状和 / 或体征（受累器官供血不足、病变血管狭窄相关体征、急性期可出现

受累血管疼痛和炎症指标明显升高）；③发现特征性的病变影像，这种病变影像综合分型包括病变部位和病变性质的组合，即任何一型或多型的病变部位加任何一型或多型的病变性质组合，需排除动脉粥样硬化、动脉纤维肌性发育不良、先天性动脉畸形、结缔组织病或其他血管炎等所致；满足以上 3 项，每项须符合其中至少 1 条。临床上该标准可能更实用。

3. 辅助检查

（1）实验室检查：红细胞沉降率（erythrocyte sedimentation rate，ESR）、C 反应蛋白（C-reactive protein，CRP）是反映本病病变活动的重要指标。血小板、肿瘤坏死因子（tumor necrosis factor，TNF）、白介素（interleukin，IL）-6、RANTES 等生物学指标也可能反映本病病变活动。

（2）影像学检查：①彩色多普勒超声；②多排 CT 血管造影（CTA）或磁共振血管造影（MRA）；③经动脉数字减影血管造影（digital substraction angiography，DSA）或选择性造影；④ ^{18}F-氟代脱氧葡萄糖（^{18}F-fluorodeoxyglucose，^{18}F-FDG）正电子发射断层成像（positron emission tomography，PET）。

（3）炎症活动判断：多采用美国国立卫生研究院提出的标准（即 Kerr 评分）。①部分患者发病时可有全身症状，如发热、肌痛；② ESR 升高；③受累血管有缺血与炎症表现，如患肢间歇性跛行、动脉搏动减弱或消失、血管杂音、血管痛、上肢或下肢血压不对称；④造影可见典型的血管损害。满足 2 项及以上初发或加重即可判断为病变有活动性。将 TA 患者分为活动组（Kerr 评分 ≥ 2 分）和非活动组（Kerr 评分 ≤ 1 分）。诊断 TA 的"金标准"是组织病理学检查，但仅有 20% 组织病理学显示处于病变活动期的患者临床表现上为活动期。

4. 治疗

（1）非手术治疗

1）糖皮质激素：对本病活动期首选的主要治疗药物，一般口服泼尼松每日 30mg，早晨顿服，维持 4 周后逐渐减量。通常以 ESR 和 CRP 下降至正常为减量的指标，每月减 5mg，减量后 1 周再复查 ESR 和 CRP。如又明显上升，则需恢复至减量前水平。剂量减至每日 5 ~ 10mg 时，应维持至少 3 ~ 6 个月，方可尝试停药。如常规剂量泼尼松无效，改用每日 1mg/kg，危重者可大剂量甲基泼尼松龙静脉冲击治疗，但要注意激素引起的不良反应。

2）免疫抑制剂：与糖皮质激素合用能增强抗炎疗效，最常用的免疫抑制剂为环磷酰胺、硫唑嘌呤和甲氨蝶呤等。新一代的免疫抑制剂，如环孢霉素 A、霉酚酸酯、来氟米特等疗效有待证实。在免疫抑制剂使用过程中应注意检查血、尿常规和肝、肾功能，以防止不良反应。

3）对症支持治疗：包括降压、扩血管、抗凝、改善微循环等。对高血压患者应积极控制血压，以预防和减少高血压并发症。如阿司匹林 75～100mg 口服，每日一次，能部分改善因血管狭窄较明显所致的一些临床症状。

（2）手术治疗：慢性期如血管阻塞危及脏器血运则需要选择血管重建治疗，主要包括经皮腔内血管成形术（percutaneous transluminal angioplasty，PTA）和血管内支架置入术。一般主张先行 PTA，如失败才考虑行血管内支架置入术。血运重建治疗须炎症控制 2 个月以上。

TA 累及冠状动脉保守治疗预后较差，多数患者死于心脏事件。CABG 是有效方法，一般不宜使用乳内动脉或其他有可能受累的动脉，而尽可能全静脉化。近年来有开展经皮冠状动脉球囊成形术或支架置入术治疗 TA 累及冠状动脉的个案报道，近期疗效满意，但是中远期疗效尚不清楚。

TA 累及瓣膜患者经心脏瓣膜置换术后瓣周瘘的发生率高，需严格把握手术指征。

（马文韬 邹玉宝）

第四节 高血压患者的低血压处理

一、直立性低血压

1. 定义 直立性低血压是指由卧位转为直立位时（或头部倾斜 > 60°）收缩压下降 ≥ 20mmHg 和 / 或舒张压下降 ≥ 10mmHg；根据发生速度分为早期型（≤ 15s）、经典型（≤ 3min）和迟发型（> 3min）。

2. 治疗流程 见图 2-4。

（1）维持血压稳定，卧位高血压睡前可选择改善大脑血流量的 ACEI 或 ARB，小剂量起始，缓慢加量，避免降压过度。

（2）通过物理对抗或呼吸对抗的手段改善体位不耐受的相关症状，包括双腿交叉站立、蹲位、下肢肌肉的紧张状态、穿戴弹力袜及腹带、缓慢深呼吸、用鼻吸气、噘起嘴唇呼气等。

（3）必要时可以使用药物治疗（表 2-9）。

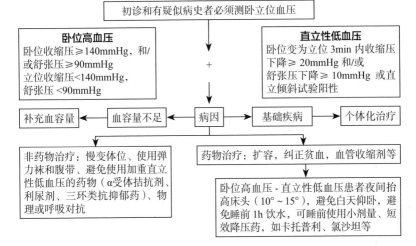

图 2-4　直立性低血压治疗流程

表 2-9　直立性低血压推荐药物及常见副作用

药物名称	药物类别	剂量	副作用	注意事项
米多君	α受体激动剂	推荐剂量为2.5～10mg,3次/d	紫癜、尿潴留、卧位高血压	避免在入睡前4～5h使用
屈昔多巴	去甲肾上腺素前体物质	起始剂量为100mg,3次/d,每隔3～7d递增剂量100mg,直至适宜维持剂量	卧位高血压、头痛、头晕及恶心	充血性心力衰竭、慢性肾功能不全应慎用
氟氢可的松	发挥肾上腺皮质激素受体作用	通常的起始剂量是0.1mg,每日<0.3mg	卧位高血压、水肿、低钾血症、头痛,严重者可发生肾上腺功能抑制	心力衰竭、肾衰竭或严重高血压时应禁用

二、餐后低血压

1. **定义**　指餐后 2h 内收缩压较餐前下降 20mmHg 以上；或餐前收缩压 ≥ 100mmHg，而餐后 < 90mmHg；或餐后血压下降未达到上述标准，但出现餐后心、脑缺血症状。

2. **治疗流程**　见图 2-5。

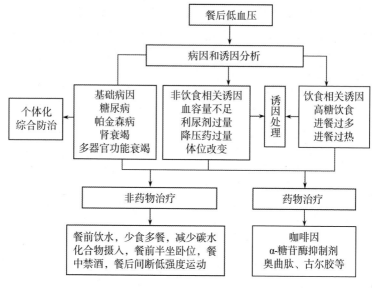

图 2-5　餐后低血压治疗流程

（马文君）

第五节　药物治疗：常用降压药物及其选择

一、原则和目标

1. 基本原则

（1）常用的五大类降压药物均可作为初始治疗用药，建议根据患者的危险因素、靶器官损害及合并临床疾病情况，进行个体化治疗。

（2）一般患者采用常规剂量；老年患者初始治疗时通常采用较小的有效治疗剂量，然后逐渐增加至血压达标。

（3）优先使用长效降压药物。

（4）对血压 ≥ 160/100mmHg，高于目标血压 20/10mmHg 的高危患者，或单药治疗未达标的高血压患者应进行联合降压治疗，包括自由联合或单片复方制剂（优选）。

（5）对血压≥140/90mmHg的患者，也可起始小剂量联合治疗。

（6）强调早期达标，降压达标时间为4周或12周以内。

2. 降压目标

（1）一般高血压患者，血压降至140/90mmHg以下。

（2）合并糖尿病、CAD、心力衰竭、慢性肾脏疾病伴有蛋白尿的患者，如能耐受，应降至130/80mmHg以下。

（3）年龄在65~79岁的患者血压降至150/90mmHg以下，如能耐受，可进一步降至140/90mmHg以下。

（4）80岁及以上患者血压降至150/90mmHg以下。

二、常用药物及选择

1. 无合并症高血压治疗方案　见图2-6。

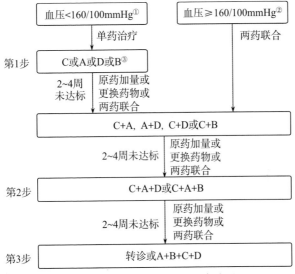

①血压<160/100mmHg：收缩压<160mmHg且舒张压<100mmHg。
②血压≥160/100mmHg：收缩压≥160mmHg和/或舒张压≥100mmHg。
③B：B类药物适用于心率偏快者。
注：每次调整治疗后均需观察2~4周，看达标情况。除非出现不良反应等不耐受或需紧急处理的情况。
A，ACEI/ARB，即血管紧张素转化酶抑制剂/血管紧张素受体阻滞剂。
B，β受体拮抗剂。
C，二氢吡啶类钙拮抗剂。
D，利尿剂，常用噻嗪类利尿剂。

图2-6　无合并症高血压治疗方案

2. 有合并症高血压治疗方案 见表2-10。

表2-10 有合并症[1]高血压治疗方案推荐表

患者特征	第一步	第二步	第三步
高血压合并心肌梗死	A+B[2]	A+B+C[3] 或 A+B+D[4]	转诊或 A+B+C[3]+D
高血压合并心绞痛	B 或 A 或 C	B+C 或 B+A 或 A+C	B+C+A 或 B+C+D
高血压合并心力衰竭	A+B[2]	A+B+D[4]	转诊或 A+B+D[4]+C[3]
高血压合并脑卒中	C 或 A 或 D	C+A 或 C+D 或 A+D	C+A+D
高血压合并糖尿病或慢性肾脏疾病[5]	A	A+C 或 A+D	A+C+D

注：①合并症指伴随冠心病、心力衰竭、脑卒中、糖尿病、慢性肾脏疾病或外周动脉粥样硬化病，且处于稳定期。伴外周动脉粥样硬化病患者的高血压用药同无合并症者，无特殊推荐，故未列入本表。

②A+B 两药合用，应从最小剂量起始，避免出现低血压。

③C 类用于心肌梗死时，限长效药物。C 类用于心力衰竭时，仅限氨氯地平及非洛地平两种药。

④D 类用于心肌梗死时包括螺内酯；用于心力衰竭时包括袢利尿剂和螺内酯。

⑤肌酐水平首次超出正常，降压治疗方案建议由上级医院决定。

A，ACEI/ARB, 即血管紧张素转化酶抑制剂/血管紧张素受体阻滞剂；B，β受体拮抗剂；C，二氢吡啶类钙拮抗剂；D，利尿剂，常用噻嗪类利尿剂。

每次调整药物种类或剂量后建议观察 2～4 周，评价药物治疗的有效性，避免频繁更换药物，除非出现不良反应等患者不耐受或需紧急处理的情况。

（马文君）

第六节 特殊人群：老年高血压

一、老年高血压的诊断标准

一般情况下，年龄≥65岁，在未使用降压药物的情况下，非同日三次测量血压，收缩压 ≥ 140mmHg 和 / 或舒张压 ≥ 90mmHg，可诊断为老年高血压。

老年单纯收缩期高血压为收缩压 ≥ 140mmHg，舒张压 < 90mmHg。

二、老年高血压的特点

老年高血压的特点有：①单纯收缩期高血压最常见；②晨峰高血压现象常见；③无症状高血压多见；④收缩压增高、脉压增大，血压波动大，尤其多见于老年女性高血压患者；⑤血压昼夜节律异常发生率可达 60%；⑥易发生直立性低血压及餐后低血压；⑦易发生心力衰竭；⑧常伴发高血脂、糖尿病、肾功能不全、CAD 和脑卒中等，合并症会加重高血压程度，增加治疗难度。

三、老年高血压的降压目标

年龄 ≥ 65 岁，血压 ≥ 140/90mmHg，在生活方式干预的同时启动降压药物治疗，将血压降至 140/90mmHg 以下。

来自我国 2017 年的流行病学数据，80 岁以上人群高血压患病比例为 70% ~ 90%，血压 ≥ 150/90mmHg 即启动降压药物治疗，第一步将血压降至 < 150/90mmHg。若耐受性良好，进一步将血压降至 < 140/90mmHg。

经评估确定为衰弱的高龄高血压患者，血压 ≥ 160/90mmHg，应考虑启动降压药物治疗，收缩压控制目标为 < 150mmHg，不低于 130mmHg，如果患者对降压治疗耐受性良好，不应停止降压治疗。

老年患者降压治疗应强调收缩压达标，不应过分关注舒张压变化的意义。应避免过快、过度降低血压。强调在患者能够耐受降压治疗的前提下逐步降压达标。

四、老年高血压降压药物的选择

1. **一线和二线用药** 老年患者常用一线降压药有 CCB（C 类）、利尿剂（D 类）、ACEI 及 ARB（A 类）、β 受体拮抗剂（B 类）。α 受体拮抗剂可用于合并前列腺增生及脂代谢异常的老年患者，不作为一线选择，只作为前五种降压药无效时的二线用药。

2. **原则** 遵循个体化原则。

3. **利尿剂** 老年高血压治疗基本用药，尤其适用于合并心力衰竭、水肿的老年患者。从小剂量开始，肌酐清除率 < 30ml/（min·1.73m^2）时应用襻利尿剂，如托拉塞米、呋塞米。

4. **长效二氢吡啶类 CCB** 作为基本用药，无绝对禁忌证，可与其他四种一线降压药联合。CCB 对代谢无不良影响，更适用于糖尿病和代谢综合征患者的治疗；降压作用不受高盐饮食的影响，尤其适用于盐敏感性高血压；对于低肾素活性或低交感活性的患者疗效好。

5. 直立性低血压　在监测血压的情况下，可使用小剂量 ACEI、ARB、CCB。

6. 老年晨峰高血压　宜选择长效降压药，如 CCB、ACEI、ARB。睡前给药使收缩压降低幅度明显增加而舒张压降低幅度相对较小。晨峰血压显著升高的患者，建议在服用长效制剂的基础上，晨醒后加服一次中效制剂。

（郑欣馨）

第七节　高血压急症

一、定义

高血压急症是一组以急性血压升高，伴有靶器官损伤或原有功能受损进行性加重为特征的临床综合征。2019 年欧洲心脏病学会高血压指南指出，用血压的突然、快速升高及所导致的调节机制失常来定义高血压急症，比使用特定的血压阈值进行定义更加准确。需要注意的是：①收缩压 ≥ 220mmHg 和 / 或舒张压 ≥ 140mmHg，无论有无症状都视为高血压急症；②既往血压增高已造成相应靶器官损伤，未接受系统的降压 / 器官保护治疗，就诊时血压虽未显著升高，但并发急性肺水肿、主动脉夹层（aortic dissecction，AD）、心肌梗死或急性脑卒中者，应视为高血压急症；③高血压脑病、恶性高血压、高血压血栓性微血管病均属高血压急症；④高血压急症仅指需要立即治疗的情况，不建议使用"高血压亚急症"和"高血压危象"的表述。

二、诱因

高血压急症的常见诱因包括：①突然停止降压治疗；②急性感染；③急性尿潴留；④急慢性疼痛；⑤惊恐发作；⑥服用拟交感神经药品；⑦服用限制降压治疗效果的药物。

三、临床表现

高血压急症的临床表现多种多样，主要由急性受影响的靶器官决定，表现为 ACS、急性心力衰竭、急性脑卒中、高血压脑病、急性 AD、子痫前期和子痫等相对应的临床症状。

四、体格检查

体格检查内容包括：①了解靶器官损伤程度，评估有无继发性高血压；②测量卧立位血压，以评估患者容量状态；③测量四肢血压，差异明显需警惕大血管病变，如 AD 或 TA；④循环系统，如颈静脉怒张、肺部湿啰音、第三心音或奔马律，判定是否心力衰竭；⑤神经系统，如意识状态、脑膜刺激征、视野改变及病理征等；⑥眼底检查，如出血、渗出、视盘水肿均提示高血压急症可能。

五、辅助检查

辅助检查主要包括：①血红蛋白、血小板计数；②外周血涂片（评估碎裂红细胞）；③尿液检验，如尿蛋白定量分析，红细胞、白细胞、管型；④肌酐、钠、钾、乳酸脱氢酶（lactate dehydrogenase，LDH）、结合珠蛋白；⑤心肌损伤标志物，如肌钙蛋白 I，肌酸激酶（creatine kinase，CK），CK-MB；⑥脑钠肽（brain natriuretic peptide，BNP）或 N 末端 B 型利钠肽原（N-terminal pro-brain natriuretic peptide，NT-proBNP），评估心力衰竭；⑦ECG，评估心肌缺血、心律失常、左心室肥厚（LVH）等；⑧眼底检查（恶性高血压可伴有显著视网膜病变，如双侧火焰状出血、棉絮斑或视盘水肿）；⑨胸片（肺水肿、胸腔积液）；⑩超声心动图（心脏结构和功能）；⑪脑 CT（或 MRI）（缺血性或出血性脑卒中）；⑫主动脉增强 CTA（急性主动脉疾病）；⑬肾脏超声（肾后梗阻，肾脏大小，左、右侧差异）。

六、严重程度评估

评估高血压的严重程度，有助于及时发现并识别靶器官损伤，主要包括：①基础血压值，可反映血压急性升高的程度，以评估对脏器损害的风险；②急性血压升高的速度和持续时间，与病情的严重程度成正相关；③影响短期预后的脏器受损表现，包括肺水肿、胸痛、抽搐及神经系统功能障碍等。

七、治疗原则

快速诊断并立即降压、避免进行性器官衰竭是治疗的关键。主要包括：①积极寻找血压升高的诱因并尽快纠正；②控制降压的节奏和目标；③减少血压过高对靶器官的持续损伤，避免降压过快导致脏器灌注不足；④对所有高血压急症都应给予起效快、可控性强的静脉降压药物；⑤根据不同疾病特点选择静脉降压药物快速平稳降压，最终达到目标血压。

八、降压规范

高血压急症早期降压原则：①初始阶段（1h内）血压控制的目标为平均动脉压（mean arterial pressure，MAP）的降低幅度不超过治疗前水平的25%；②在随后的2～6h内将血压降至较安全水平，一般为160/100mmHg左右，但需根据不同疾病的降压目标和降压速度进行后续的血压管理；③当病情稳定后，24～48h血压逐渐降至正常水平。

九、降压原则与药物选择

不同病因致高血压急症的降压原则与药物选择见表2-11，常用静脉降压药物见表2-12。

表2-11　不同病因的降压速度、目标及药物选择

病因	降压速度和血压目标	一线治疗	替代方案
恶性高血压伴或不伴血栓性微血管病(TMA)或急性肾衰竭	几小时内，平均动脉压降低20%～25%	拉贝洛尔、尼卡地平	硝普钠乌拉地尔
高血压脑病	即刻，平均动脉压降低20%～25%	拉贝洛尔、尼卡地平	硝普钠
急性缺血性卒中，收缩压＞220mmHg或舒张压＞120mmHg	1h，平均动脉压降低15%	拉贝洛尔、尼卡地平	硝普钠
急性缺血性卒中溶栓治疗适应证和收缩压＞185mmHg或舒张压＞110mmHg	1h，平均动脉压降低15%	拉贝洛尔、尼卡地平	硝普钠

续表

病因	降压速度和血压目标	一线治疗	替代方案
急性出血性卒中收缩压 > 180mmHg	即刻,收缩压 130 ~ 180mmHg	拉贝洛尔、尼卡地平	乌拉地尔
急性冠状动脉事件	即刻,收缩压 < 140mmHg	硝酸甘油、拉贝洛尔	乌拉地尔
急性心源性肺水肿	即刻,收缩压 < 140mmHg	硝普钠、硝酸甘油(加袢利尿剂)	乌拉地尔(加袢利尿剂)
急性主动脉疾病	即刻,收缩压 < 120mmHg,心率 < 60 次 /min	艾司洛尔和硝普钠 / 硝酸甘油 / 尼卡地平	拉贝洛尔美托洛尔
子痫和严重子痫前期(HELLP)	即刻,收缩压 < 160mmHg 和舒张压 < 105mmHg	拉贝洛或尼卡地平和硫酸镁	

表 2-12　静脉降压药物

药物	起效时间	持续时间	剂量	禁忌证	不良反应
艾司洛尔	1 ~ 2min	10 ~ 30min	0.5 ~ 1mg/kg 静脉注射,50 ~ 300μg/(kg·min)持续静脉滴注	二度或三度房室传导阻滞(无起搏器支持)、收缩性心力衰竭、哮喘、心动过缓	心动过缓
美托洛尔	1 ~ 2min	5 ~ 8h	2.5 ~ 5mg 静脉注射2min, 每5min 重复一次,最大剂量15mg	二度或三度房室传导阻滞、收缩性心力衰竭、哮喘、心动过缓	心动过缓
拉贝洛尔	5 ~ 10min	3 ~ 6h	0.25 ~ 0.5mg/kg 静脉注射,2 ~ 4mg/min持续至目标血压,此后 5 ~ 20mg/h 维持	二度或三度房室传导阻滞、收缩性心力衰竭、哮喘、心动过缓	支气管痉挛心动过缓

药物	起效时间	持续时间	剂量	禁忌证	不良反应
非诺多泮	5 ~ 15min	30 ~ 60min	0.1μg/(kg·min) 静脉滴注, 每 15min 增加 0.05 ~ 0.1μg/(kg·min) 直至目标血压		
氯维地平	2 ~ 3min	5 ~ 15min	2mg/h 静脉滴注, 每 2min 增加 2mg/h 直至目标血压		头痛、反射性心动过速
尼卡地平	5 ~ 15min	30 ~ 40min	5 ~ 5mg/h 持续静脉滴注, 起始 5mg/h, 每 15 ~ 30min 增加 2.5mg 直至目标血压, 之后降至 3mg/h	肝衰竭	头痛、反射性心动过速
硝酸甘油	1 ~ 5min	3 ~ 5min	5 ~ 200μg/min, 每 5min 可增加 5μg/min		头痛、反射性心动过速
硝普钠	立即	1 ~ 2min	0.3 ~ 10μg/(kg·min), 每 5min 增加 0.5μg/(kg·min) 直至目标血压	肝/肾衰竭（相对）	氰化物中毒
依那普利拉	5 ~ 15min	4 ~ 6h	0.625 ~ 1.25mg 静脉注射	血管性水肿病史	
乌拉地尔	3 ~ 5min	4 ~ 6h	12.5 ~ 25mg 静脉注射, 5 ~ 40mg/h 静脉维持		
可乐定	30min	4 ~ 6h	150 ~ 300μg 静脉注射, 5 ~ 10min		镇静、反弹高血压
酚妥拉明	1 ~ 2min	10 ~ 30min	0.5 ~ 1mg/kg 静脉注射或 50 ~ 300μg/(kg·min) 静脉滴注		心律失常、胸痛

（姜　莉）

第八节　难治性高血压

一、定义

《2020 加拿大高血压指南：难治性高血压的管理》将难治性高血压定义为尽管使用包括利尿剂在内的≥3 种最佳剂量的降压药物进行治疗，但血压仍高于目标血压。

二、评估

评估内容包括：①准确测量诊室血压；②测量诊室外血压，推荐动态血压监测（ambulatory blood pressure monitoring，ABPM）；③评估降压药物种类和剂量；④评估靶器官损害；⑤评估患者依从性；⑥排查继发性高血压。

三、治疗策略

治疗策略包括：①改善生活方式；②提高依从性；③避免升高血压的药物；④加用醛固酮受体拮抗剂、α/β 受体拮抗剂、可乐定；⑤诊治继发性高血压。

（马文君）

第九节　高血压的二级预防及慢病管理

一、高血压二级预防

高血压二级预防是指对高血压患者进行系统、全面、有计划的治疗，预防病情加重和出现并发症。主要包括：①控制血压达标；②保护靶器官；③兼顾其他心血管危险因素的治疗。

二、高血压慢病管理

1. 随访频率

（1）血压达标患者至少每 3 个月随访一次。

（2）血压未达标患者，2～4 周随访一次。

2. 随访内容

（1）询问上次随访至今是否有新诊断的合并症。

（2）检查血压、心率等，超重或肥胖者应监测体重及腰围。

（3）生活方式评估及建议。

（4）了解服药依从性及不良反应情况，必要时调整治疗。

3. 年度评估

（1）常规体格检查。

（2）每年至少测量一次体重和腰围。

（3）必要的辅助检查，包括血常规、尿常规、生化（肌酐、尿酸、丙氨酸转氨酶、血钾、血钠、血氯、血糖、血脂）、ECG。有条件者可选做ABPM、超声心动图、颈动脉超声、尿白蛋白/肌酐比、胸片、眼底检查等。

（马文君）

推荐阅读资料

[1] 国家心血管病中心国家基本公共卫生服务项目基层高血压管理办公室，国家基层高血压管理专家委员会. 国家基层高血压防治管理指南2020版. 中国循环杂志，2021,36(3):209-220.

[2] 《中国高血压防治指南》修订委员会. 中国高血压防治指南2018年修订版. 心脑血管病防治，2019,19(1):1-44.

[3] 中国老年医学学会高血压分会. 中国老年高血压管理指南2019. 中华老年多器官疾病杂志，2019, 8(2):81-106.

[4] 中国急诊医学教育学院. 中国高血压急症诊治规范. 中华急诊医学杂志，2020,29(9):1154-1161.

[5] 中国医疗保健国际交流促进会血管疾病高血压分会专家共识起草组. 肾动脉狭窄的诊断和处理中国专家共识. 中国循环杂志，2017,32(9):835-844.

[6] 中华医学会老年医学分会. 老年人高血压特点与临床诊治流程专家建议. 中华老年医学杂志，2014,33(7):689-701

[7] 中华医学会内分泌学会. 嗜铬细胞瘤和副神经节瘤诊断治疗专家共识(2020版). 中华内分泌代谢杂志，2020,36(9):737-750.

[8] 中华医学会内分泌学会. 原发性醛固酮增多症诊断治疗的专家共识(2020版). 中华内分泌代谢杂志，2020,36(9):727-736.

[9] HIREMATH S, SAPIR-PICHHADZE R, NAKHLA M, et al. Hypertension

Canada's 2020 Evidence Review and Guidelines for the Management of Resistant Hypertension. Can J Cardiol, 2020,36(5):625-634.

[10] UNGER T, BORGHI C, CHARCHAR F, et al. 2020 International Society of Hypertension global hypertension practice guidelines. Hypertension, 2020,38(6):982-1004.

[11] VAN DEN BORN B H, LIP G Y H, BRGULJAN-HITIJ J, et al. ESC Council on hypertension position document on the management of hypertensive emergencies. Eur Heart J Cardiovasc Pharmacother, 2019,5(1):37-46.

第三章

心力衰竭

第一节 概述

心力衰竭是多种原因导致心脏结构和/或功能的异常改变，使心室收缩和/或舒张功能发生障碍，从而引起的一组复杂临床综合征，主要表现为呼吸困难、疲乏和液体潴留（肺淤血、体循环淤血及外周水肿）等。

（周 琼）

第二节 心力衰竭的分类和诊断标准

按照 LVEF 心力衰竭分为四类，包括射血分数降低的心力衰竭（heart failure with reduced ejection fraction，HFrEF）、射血分数中间值的心力衰竭（heart failure with mid-range ejection fraction，HFmrEF）、射血分数保留的心力衰竭（heart failure with preserved ejection fraction，HFpEF）。射血分数改善的心力衰竭（HFimpEF）表现为基线 LVEF ≤ 40%，第二次测量时 LVEF 比基线增加 ≥ 10%，且 > 40%。见表 3-1。

表 3-1 心力衰竭的分类和诊断

条目	HFrEF	HFmrEF	HFpEF	HFimpEF
1	症状和/或体征	症状和/或体征	症状和/或体征	症状和/或体征
2	LVEF < 40%	LVEF 40% ~ 49%	LVEF ≥ 50%	基线 LVEF ≤ 40%，第二次测量时 LVEF 比基线增加 ≥ 10%，且 > 40%
3		脑钠肽升高，并符合以下至少 1 条：①左心室肥厚和/或左心房扩大；②心脏舒张功能异常	脑钠肽升高，并符合以下至少 1 条：①左心室肥厚和/或左心房扩大；②心脏舒张功能异常	

条目	HFrEF	HFmrEF	HFpEF	HFimpEF
3	随机临床试验主要纳入此类患者,有效的治疗已得到证实	此类患者临床特征、病理生理、治疗和预后尚不清楚,单列此组有利于对其开展相关研究	需要排除患者的症状是由非心脏疾病引起的,有效的治疗尚未明确	

注：脑钠肽升高为 BNP > 35ng/L 和 / 或 N 末端 B 型利钠肽原（NT-proBNP）> 125ng/L。

心脏舒张功能异常指标包括左心房容积指数 > 34ml/m^2、左心室质量指数 ≥ 115g/m（男性）或 295g/m（女性）；主要的心脏舒张功能异常指标包括 E/e' ≥ 13、e' 平均值（室间隔和游离壁）< 9cm/s；其他间接指标包括纵向应变或三尖瓣反流速度。

HFrEF，射血分数降低的心力衰竭；HFmrEF，射血分数中间值的心力衰竭；HFpEF，射血分数保留的心力衰竭；HFimpEF，射血分数改善的心力衰竭；LVEF，左心室射血分数。

（周　琼）

第三节　心力衰竭的诊断和治疗

一、病因

心力衰竭的病因见表 3-2。

表 3-2　心力衰竭的病因

病因分类	具体病因或疾病
心肌病变	
缺血性心脏病	心肌梗死(心肌瘢痕、心肌顿抑或冬眠),冠状动脉病变,冠状动脉微循环异常,内皮功能障碍
心脏毒性损伤	
心脏毒性药物	抗肿瘤药(如蒽环类、曲妥珠单抗),抗抑郁药,抗心律失常药,非甾体抗炎药,麻醉药
药物滥用	酒精、可卡因、安非他命、合成代谢类固醇等

病因分类	具体病因或疾病
重金属中毒	铜、铁、铅、钴等
放射性心肌损伤	
免疫及炎症介导的心肌损害	
感染性疾病	细菌,病毒,真菌,寄生虫(Chagas病),螺旋体,立克次体
自身免疫性疾病	巨细胞性心肌炎,自身免疫病(如系统性红斑狼疮),嗜酸性粒细胞性心肌炎(Churg-Strauss综合征)
心肌浸润性病变	
非恶性肿瘤相关	系统性浸润性疾病(心肌淀粉样变,结节病),贮积性疾病(血色病,糖原贮积病)
恶性肿瘤相关	肿瘤转移或浸润
内分泌代谢性疾病	
激素相关	糖尿病,甲状腺疾病,甲状旁腺疾病,肢端肥大症,生长激素缺乏,皮质醇增多症,醛固酮增多症,肾上腺皮质功能减退症,代谢综合征,嗜铬细胞瘤,妊娠及围产期相关疾病
营养相关	肥胖,缺乏维生素 B_1、L-卡尼汀、硒、铁、磷、钙,营养不良
遗传学异常	遗传因素相关的肥厚型心肌病,扩张型心肌病及限制型心肌病,致心律失常型右心室心肌病,左心室致密化不全,核纤层蛋白病,肌营养不良症
应激	应激性心肌病
心脏负荷异常	
高血压	原发性高血压,继发性高血压
瓣膜和心脏结构的异常	二尖瓣、三尖瓣、主动脉瓣、肺动脉瓣狭窄或关闭不全,先天性心脏病(先天性心内或心外分流)
心包及心内膜疾病	缩窄性心包炎,心包积液,嗜酸性粒细胞增多症,心内膜纤维化
高心排血量状态	动静脉瘘,慢性贫血,甲状腺功能亢进症
容量负荷过度	肾衰竭,输液过多过快
肺部疾病	肺源性心脏病,肺血管疾病

病因分类	具体病因或疾病
心律失常	
心动过速	房性心动过速,房室结折返性心动过速,房室折返性心动过速,心房颤动,室性心律失常
心动过缓	窦房结功能异常,传导系统异常

二、临床表现

出现心力衰竭的症状(呼吸困难、气促、疲乏和心悸)和体征(近期体重增加、颈静脉充盈、外周水肿、端坐呼吸、颈静脉压升高和心尖搏动位置改变)。实验室检查异常、心电图异常,X 线胸片可见肺淤血或肺水肿及心脏增大,生物标志物利钠肽、心脏肌钙蛋白及反映心肌纤维化、炎症、氧化应激的标志物异常。超声心动图提示心脏结构和功能的异常。

三、心力衰竭的阶段和分级

心力衰竭 4 个阶段与纽约心脏协会(New York Heart Association, NYHA)心功能分级的比较见表 3-3。

表 3-3 心力衰竭 4 个阶段与纽约心脏协会(NYHA)心功能分级的比较

心力衰竭阶段	定义	患病人群	NYHA心功能分级
阶段 A(前心力衰竭阶段)	患者为心力衰竭的高危人群,无心脏结构或功能异常,无心力衰竭症状和/或体征	高血压、冠心病、糖尿病、肥胖、代谢综合征、使用心脏毒性药物史、酗酒史、风湿热史,心肌病家族史等	无
阶段 B(前临床心力衰竭阶段)	患者已发展为器质性心脏病,但无心力衰竭症状和/或体征	左心室肥厚、陈旧性心肌梗死、无症状的心脏瓣膜病等	I 级
阶段 C(临床心力衰竭阶段)	患者有器质性心脏病,既往或目前有心力衰竭症状和/或体征	器质性心脏病患者伴运动耐量下降(呼吸困难、疲乏)和液体潴留	I ~ IV级
阶段 D(难治性终末期心力衰竭阶段)	患者器质性心脏病不断进展,虽经积极的内科治疗,休息时仍有症状,且需要特殊干预	因心力衰竭反复住院,且不能安全出院;需要长期静脉用药;等待心脏移植;使用心脏机械辅助装置	IV级

四、诊断流程

心力衰竭的诊断流程见图 3-1。

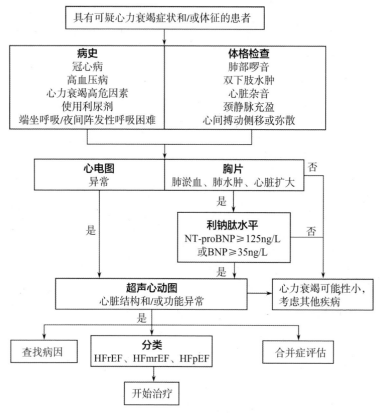

NT-proBNP.N 末端 B 型利钠肽原；BNP. 脑钠肽；HFrEF. 射血分数降低的心力衰竭；

HFmrEF. 射血分数中间值的心力衰竭；HFpEF. 射血分数保留的心力衰竭。

图 3-1 慢性心力衰竭的诊断流程

五、特殊辅助检查

用于需要进一步明确病因和病情评估的患者，包括心脏 MRI、冠状动脉造影、心脏 CT、负荷超声心动图、核素心室造影及核素心肌灌注和 / 或代谢显像、心肺运动试验、6min 步行试验、有创血流动力学检查、心肌活检、基因检测、生活质量评估。

六、慢性射血分数降低的心力衰竭的药物治疗

1. 利尿剂　有液体潴留证据的心力衰竭患者均应使用利尿剂。具体剂量见表3-4。

表3-4　慢性射血分数降低的心力衰竭（HFrEF）常用利尿剂及其剂量

药物	起始剂量	每日最大剂量	每日常用剂量
袢利尿剂			
呋塞米	20 ~ 40mg,1 次 /d	120 ~ 160mg	20 ~ 80mg
布美他尼	0.5 ~ 1mg,1 次 /d	6 ~ 8mg	1 ~ 4mg
托拉塞米	10mg,1 次 /d	100mg	10 ~ 40mg
噻嗪类利尿剂			
氢氯噻嗪	12.5 ~ 25mg,1 ~ 2 次 /d	100mg	25 ~ 50mg
美托拉宗	2.5mg,1 次 /d	20mg	2.5 ~ 10mg
吲达帕胺	2.5mg,1 次 /d	5mg	2.5 ~ 5mg
保钾利尿剂			
阿米洛利	2.5mg[1]/5mg[2],1 次 /d	20mg	5 ~ 10mg[1]/ 10 ~ 20mg[2]
氨苯蝶啶	25mg[1]/50mg[2],1 次 /d	200mg	100mg[1]/ 200mg[2]
血管升压素 V_2 受体拮抗剂			
托伐普坦	7.5 ~ 15mg,1 次 /d	30mg	15mg

注：①与血管紧张素转化酶抑制剂（ACEI）或血管紧张素受体阻滞剂（ARB）合用时的剂量。

②不与 ACEI 或 ARB 合用时的剂量。

2. 肾素 - 血管紧张素系统抑制剂　抑制肾素 - 血管紧张素系统、联合应用 β 受体拮抗剂及在特定患者中应用醛固酮受体拮抗剂的治疗策略，以降低心力衰竭的发病率和死亡率，需要静脉滴注使用。具体见表3-5。

表 3-5　慢性射血分数降低的心力衰竭（HFrEF）常用的肾素 - 血管紧张素系统抑制剂及其剂量

药物	起始剂量	目标剂量
ACEI		
卡托普利	6.25mg, 3 次 /d	50mg, 3 次 /d
依那普利	2.5mg, 2 次 /d	10mg, 2 次 /d
福辛普利	5mg, 1 次 /d	20 ~ 30mg, 1 次 /d
赖诺普利	5mg, 1 次 /d	20 ~ 30mg, 1 次 /d
培哚普利	2mg, 1 次 /d	4 ~ 8mg, 1 次 /d
雷米普利	1.25mg, 1 次 /d	10mg, 1 次 /d
贝那普利	2.5mg, 1 次 /d	10 - 20mg, 1 次 /d
ARB		
坎地沙坦	4mg, 1 次 /d	32mg, 1 次 /d
缬沙坦	40mg, 1 次 /d	160mg, 2 次 /d
氯沙坦	25 ~ 50mg, 1 次 /d	150mg, 1 次 /d
ARNI		
沙库巴曲缬沙坦	25 ~ 100mg[①], 2 次 /d	200mg, 2 次 /d

注：①能耐受中 / 高剂量 ACEI/ARB（相当于依那普利 ≥ 10mg，2 次 /d）；或缬沙坦 ≥ 80mg（2 次 /d）的患者，沙库巴曲缬沙坦钠片规格为 50mg（沙库巴曲 24mg/ 缬沙坦 26mg）和 100mg（沙库巴曲 49mg/ 缬沙坦 51mg）。

ACEI，血管紧张素转化酶抑制剂；ARB，血管紧张素受体阻滞剂；ARNI，血管紧张素受体 - 脑啡肽酶抑制剂。

3. β 受体拮抗剂　长期应用 β 受体拮抗剂（琥珀酸美托洛尔、比索洛尔及卡维地洛），能改善症状和生活质量，降低死亡、住院、猝死风险。需要静脉滴注使用。具体见表 3-6。

表 3-6　慢性射血分数降低的心力衰竭（HFrEF）常用 β 受体拮抗剂及其剂量

药物	初始剂量	目标剂量
琥珀酸美托洛尔	11.875 ~ 23.75mg, 1 次 /d	190mg, 1 次 /d
比索洛尔	1.25mg, 1 次 /d	10mg, 1 次 /d

药物	初始剂量	目标剂量
卡维地洛	3.125mg,2 次 /d	25mg,2 次 /d
酒石酸美托洛尔	6.25mg,2 ~ 3 次 /d	50mg,2 ~ 3 次 /d

4. 醛固酮受体拮抗剂 在使用 ACEI/ARB、β 受体拮抗剂的基础上加用醛固酮受体拮抗剂,可使 NYHA 心功能分级 Ⅱ ~ Ⅳ级的 HFrEF 患者获益,降低全因死亡、心血管死亡、猝死和心力衰竭住院风险。

(1)适应证:① LVEF ≤ 35%,使用 ACEI/ARB/ARNI 和 β 受体拮抗剂治疗后仍有症状的 HFrEF;② AMI 后且 LVEF ≤ 40%,有心力衰竭症状或合并糖尿病。

(2)禁忌证:①肌酐 >221μmol/L(2.5mg/dl)或 eGFR <30ml/(min·mm^2);②血钾 > 5.0mmol/L;③妊娠妇女。

(3)应用方法:螺内酯,初始剂量 10 ~ 20mg,1 次 /d,至少观察 2 周后再加量,目标剂量 20 ~ 40mg,每日一次。依普利酮,初始剂量 25mg,每日一次,目标剂量 50mg,每日一次。通常醛固酮受体拮抗剂应与袢利尿剂合用,避免同时补钾及食用高钾食物,除非有低钾血症。使用醛固酮受体拮抗剂治疗后 3d 和 1 周应监测血钾和肾功能,前 3 个月每月监测一次,以后每 3 个月监测一次。如血钾 > 5.5mmol/L 或 eGFR < 30ml/(min·1.73m^2)应减量并密切观察,血钾 > 6.0mmol/L 或 eGFR < 20ml/(min·1.73m^2)应停用。螺内酯可引起男性乳房疼痛或乳房增生症(10%),但为可逆性。

5. 伊伐布雷定 在使用金三角药物的基础上可以考虑使用。

(1)适应证:NYHA 心功能分级 Ⅱ ~ Ⅳ级、LVEF ≤ 35% 的窦性心律患者。合并以下情况之一可加用伊伐布雷定:①已使用 ACEI/ARB/ARNI、β 受体拮抗剂、醛固酮受体拮抗剂,β 受体拮抗剂已达到目标剂量或最大耐受剂量,心率仍 ≥ 70 次 /min;②心率 ≥ 70 次 /min,对 β 受体拮抗剂禁忌或不能耐受。

(2)禁忌证:①病态窦房结综合征、窦房传导阻滞、二度及以上房室传导阻滞、治疗前静息心率 < 60 次 /min;②血压 < 90/50mmHg;③急性失代偿性心力衰竭;④重度肝功能不全;⑤心房颤动 / 心房扑动;⑥依赖心房起搏。

(3)应用方法:起始剂量 2.5mg,每日两次,治疗 2 周后,根据静息心率调整剂量,每次剂量增加 2.5mg,使患者的静息心率控制在 60 次 /min 左右,最大剂量 7.5mg,每日两次。

6. 洋地黄

（1）适应证：应用利尿剂、ACEI/ARB/ARNI、β受体拮抗剂和醛固酮受体拮抗剂，仍持续有症状的HFrEF。

（2）禁忌证：①病态窦房结综合征、二度及以上房室传导阻滞；②心肌梗死急性期（<24h），尤其是有进行性心肌缺血；③预激综合征伴心房颤动或心房扑动；④梗阻性肥厚型心肌病（hypertrophic cardiomyopathy，HCM）。

（3）应用方法：地高辛0.125～0.25mg/d，老年、肾功能受损者、低体重患者可0.125mg，每日1次或隔日1次，应监测地高辛血药浓度，建议维持在0.5～0.9μg/L。

7. 其他　①中医中药治疗；②血管扩张药物和能量代谢药物。

8. 慢性HFrEF的治疗流程　见图3-2。

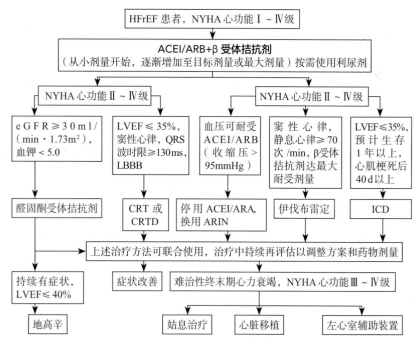

ACEI. 血管紧张素转化酶抑制剂；ARB. 血管紧张素受体阻滞剂；ARNI. 血管紧张素受体-脑啡肽酶抑制剂；NYHA. 纽约心脏协会；eGRF. 估算肾小球滤过率；LVEF. 左心室射血分数；LBBB. 左束支传导阻滞；ICD. 植入型心律转复除颤器；CRT. 心脏再同步化治疗；CRTD. 植入式再同步治疗心律转复除颤器。

图 3-2　慢性射血分数降低的心力衰竭（HFrEF）的治疗流程

七、急性心力衰竭的诱因、临床表现及处理

1. 诱因 ①血压显著升高；②急性冠脉综合征（ACS）；③心律失常；④感染；⑤治疗依从性差；⑥急性肺栓塞（acute pulmonary embolism, APE）；⑦贫血；⑧慢性阻塞性肺疾病（chronic obstructive pulmonary disease，COPD）急性加重；⑨围手术期；⑩肾功能恶化；⑪甲状腺功能异常；⑫药物（如非甾体抗炎药、皮质激素、负性肌力药物）等。

2. 临床表现 急性心力衰竭的临床表现是以肺淤血、体循环淤血及组织器官低灌注为特征的各种症状及体征。

病史症状及体征包含既往有心血管疾病及心血管疾病危险因素，原心功能正常患者出现原因不明的疲乏或运动耐力明显减低，以及心率增加15~20次/min，呼吸困难。体格检查可发现心脏增大、舒张早期或中期奔马律、P2亢进、肺部干湿啰音、体循环淤血体征（颈静脉充盈、肝颈静脉回流征阳性、下肢和骶部水肿、肝大、腹腔积液）。出现急性肺水肿或CS。

3. 分型和分级 根据是否存在淤血（分为"湿"和"干"）和外周组织低灌注情况（分为"暖"和"冷"）的临床表现，可将急性心力衰竭患者分为4型，分别为"干暖""干冷""湿暖"和"湿冷"型，其中"湿暖"型最常见。AMI患者并发急性心力衰竭时推荐应用Killip分级。

4. 急性左心衰竭治疗流程 见图3-3。

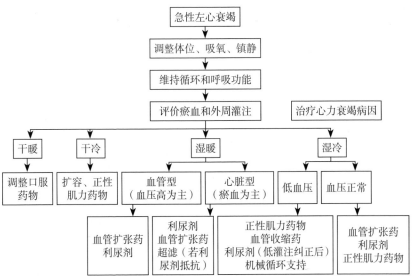

图3-3 急性左心衰竭治疗流程

5. 急性心力衰竭的药物治疗

（1）利尿剂：有液体潴留证据的急性心力衰竭患者均应使用利尿剂。首选静脉袢利尿剂。

（2）血管扩张药：收缩压 > 90mmHg 的患者可使用，尤其适用于伴有高血压的急性心力衰竭患者，包含硝酸酯类药物、硝普钠、重组人利钠肽、乌拉地尔。常用药和剂量见表 3-7。

表 3-7　急性心力衰竭常用血管扩张药和剂量

药物	剂量	剂量调整与疗程
硝酸甘油	初始剂量 5 ~ 10μg/min，最大剂量 200μg/min	每 5 ~ 10min 增 加 5 ~ 10μg/min
硝酸异山梨酯	初始剂量 1mg/h，最大剂量 5 ~ 10mg/h	逐渐增加剂量
硝普钠	初始剂量 0.2 ~ 0.3μg/(kg·min)，最大剂量 5μg/(kg·min)	每 5 ~ 10min 增 加 5μg/min，疗程 ≤ 72h
重组人利钠肽	负荷量 1.5 ~ 2μg/kg 缓慢静脉注射或不用负荷量，继以 0.007 5 ~ 0.01μg/(kg·min) 维持	根据血压调整剂量
乌拉地尔	100 ~ 400μg/min，严重高血压者可缓慢静脉注射 12.5 ~ 25mg	根据血压调整剂量

（3）正性肌力药物：适用于低血压（收缩压 < 90mmHg）和 / 或组织器官低灌注的患者，包含多巴胺、多巴酚丁胺、磷酸二酯酶抑制剂及左西孟旦，见表 3-8。

（4）血管收缩药：对外周动脉有显著缩血管作用的药物，如去甲肾上腺素、肾上腺素等，适用于应用正性肌力药物后仍出现 CS 或合并明显低血压状态的患者，升高血压，维持重要脏器的灌注，见表 3-8。

表 3-8　急性心力衰竭常用正性肌力药物、血管收缩药及其剂量

药物	剂量	剂量调整与疗程
β 肾上腺素受体激动剂		
多巴胺	< 3μg/(kg·min):激动多巴胺受体,扩张肾动脉 3 ~ 5μg/(kg·min):激动心脏 β₁ 受体,正性肌力作用 > 5μg/(kg·min):激动心脏 β₁ 受体、外周血管 α 受体	小剂量起始,根据病情逐渐调节,最大剂量为 20μg/(kg·min),> 10μg/(kg·min) 外周血管收缩明显,增加脏器缺血风险
多巴酚丁胺	2.5 ~ 10μg/(kg·min)维持	一般持续用药时间不超过 3 ~ 7d
磷酸二酯酶抑制剂		
米力农	负荷量 25 ~ 75μg/kg 静脉注射(> 10min),继以 0.375 ~ 0.75μg/(kg·min)静脉滴注维持	一般用药时间为 3 ~ 5d
钙离子增敏剂		
左西孟旦	负荷量 6 ~ 12μg/kg 静脉注射(> 10min),继以 0.05 ~ 0.2μg/(kg·min)静脉滴注维持 24h	低血压时不推荐予以负荷剂量
血管收缩药		
去甲肾上腺素	0.2 ~ 1.0μg/(kg·min)静脉滴注维持复苏时首先 1mg 静脉注射,效果不佳时可每 3 ~ 5min 重复静脉注射	
肾上腺素	注射用药,每次 1 ~ 2mg,总剂量通常不超过 10mg	

（5）洋地黄类药物。

（6）抗凝治疗。

（7）改善预后的药物。

6. 急性心力衰竭的非药物治疗

（1）主动脉内球囊反搏（intra-aotic balloon pump，IABP）。

（2）机械通气：无创呼吸机辅助通气、气道插管和人工机械通气。

（3）肾脏替代治疗：高容量负荷如肺水肿或严重外周水肿，且存在利尿剂抵抗的患者可考虑连续性肾脏替代治疗（continuous renal replacement therapy，CRRT）。

（4）机械循环辅助装置　对于药物治疗无效的急性心力衰竭或 CS 患者，可短期（数日至数周）应用机械循环辅助治疗，包括经皮心室辅助装置、体外生命支持装置（extracorporeal life support，ECLS）和体外膜肺氧合（extracorporeal membrane oxygenation，ECMO）装置。

八、心力衰竭常见合并症的处理原则

心力衰竭合并症的处理原则见表 3-9。

表 3-9　心力衰竭常见合并症的处理原则

合并症	与心力衰竭预后的相关性	改善合并症的临床证据	建议
心脑血管疾病			
冠心病	强	强	进行评估,适合的患者进行血运重建
心房颤动 / 心房扑动	强	中	根据现行国内外心房颤动指南进行治疗
二尖瓣关闭不全	强	中	转诊给心脏瓣膜病治疗团队,根据现行心脏瓣膜病指南进行治疗
主动脉瓣狭窄	强	强	转诊给心脏瓣膜病治疗团队,根据现行心脏瓣膜病指南进行治疗
高血压	不确定	强(预防)	根据现行国内外高血压指南进行治疗
血脂异常	不确定	强(预防)	根据现行国内外血脂异常指南进行治疗
脑血管疾病	中	弱	根据现行国内外卒中指南进行治疗
非心脑血管疾病			
慢性肺病	强	弱	优化治疗,请呼吸科医生会诊

合并症	与心力衰竭预后的相关性	改善合并症的临床证据	建议
糖尿病	强	中	优化治疗,给予钠-葡萄糖共转运蛋白(SGLT)-2抑制剂,考虑内分泌科医生会诊,根据现行国内外糖尿病指南进行治疗
慢性肾病	强	弱	优化肾素-血管紧张素系统抑制剂治疗,考虑肾内科医生会诊
贫血	中	弱	明确贫血原因,严重时考虑输血
铁缺乏症	强	中	静脉补铁以改善症状
甲状腺功能异常	强	弱	考虑内分泌科医生会诊
睡眠呼吸障碍	强	中	行睡眠相关检查,治疗严重阻塞性睡眠呼吸暂停以改善睡眠质量,考虑转诊给相关专业人士
高尿酸血症和痛风	中	弱	参考国内外相关指南和专家共识进行治疗

（周　琼）

推荐阅读资料

中华医学会心血管病学分会心力衰竭学组,中国医师协会心力衰竭专业委员会,中华心血管病杂志编辑委员会.中国心力衰竭诊断和治疗指南2018.中华心力衰竭和心肌病杂志,2018,2(4):196-225.

第四章

心律失常

第一节　正常心脏细胞电生理、心电活动的传导

一、动作电位时相及主要的离子流

1. 快反应动作电位

（1）4期：静息期。维持静息膜电位：钾离子外流（I_{K1}）；清除细胞内钙：Na^+-K^+ 泵和 Na^+-Ca^{2+} 交换及内质网重摄取 Ca^{2+}。

（2）0期：快速除极期。Na^+ 内流（I_{NaL}）；Ca^{2+} 内流（I_{CaL}）。

（3）1期：早期复极期。K^+ 外流（I_{to}）。

（4）2期：平台期。I_{CaL}、I_{NaL} 维持的 Na^+、Ca^{2+} 内流与超速激活延迟整流 K^+ 电流（I_{Kur}）、快激活延迟整流 K^+ 电流（I_{Kr}）、慢激活延迟整流 K^+ 电流（I_{Ks}）维持的 K^+ 外流相平衡。

（5）3期：快速复极期。I_{Kr}、I_{Ks}、I_{K1} 和乙酰胆碱敏感 K^+ 通道（I_{KAch}），K^+ 外流。

2. 慢反应动作电位

（1）4期：舒张期自动除极。Na^+ 缓慢内流（I_f）；细胞内 Ca^{2+} 时钟。

（2）0期：缓慢除极期。Ca^{2+} 内流（I_{CaL}）。

二、动作电位图形和参数差异

动作电位图形和参数差异比较见图 4-1、表 4-1。

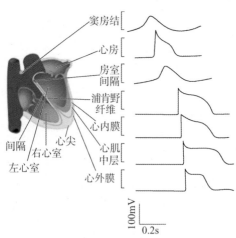

图 4-1　动作电位图形

表 4-1 心脏不同部位动作电位参数差异比较

部位	静息电位 /mV	动作电位幅度 /mV	动作电位时程 /ms
窦房结	− 50 ~ − 6	60 ~ 70	100 ~ 300
心房肌	− 80 ~ − 9	110 ~ 120	100 ~ 300
房室结	− 60 ~ − 7	70 ~ 80	100 ~ 300
浦肯野纤维	− 90 ~ − 9	120	300 ~ 500
心室肌	− 80 ~ − 9	110 ~ 120	200 ~ 300

三、生理状态下快反应动作电位与慢反应动作电位比较

生理状态下快反应动作电位与慢反应动作电位比较见表 4-2。

表 4-2 生理状态下快反应动作电位与慢反应动作电位比较

属性	快反应动作电位	慢反应动作电位
解剖分布	心房肌、浦肯野纤维、心室肌	窦房结、房室结
激活与失活	快	慢
离子活动	钠	钙
阻断剂	河豚毒	维拉帕米
静息电位 /mV	− 80 ~ − 95	− 40 ~ − 70
阈电位 /mV	− 60 ~ − 70	− 30 ~ − 40
除极化幅度 /mV	100 ~ 130	35 ~ 75
除极化速率 /(V·s^{-1})	200 ~ 1 000	1 ~ 10
舒张期自动除极	无(特殊情况下浦肯野纤维可有)	有
传导速率 /(m·s^{-1})	0.5 ~ 3.0	0.01 ~ 0.1
有效不应期	终止于复极完毕前	终止于复极完毕后
与刺激强度关系	无关(全或无)	有关(分级的)
传导的安全系数	高	低

(郭晓刚)

第二节　正常窦房结、房室结、传导系统的功能特点

一、心脏传导系统组成

心脏传导系统组成见表 4-3。

表 4-3　心脏传导系统组成及比较

传导系统	解剖位置	传导速率	功能意义
窦房结	右心房与上腔静脉交汇处	无	自律性最高，维持正常的节律
房室结	房间隔 Koch 三角内	缓慢，0.05～0.1m/s	传导缓慢，产生激动延迟，维持心房和心室激动次序
希氏束	Koch 三角顶端穿中央纤维体至室间隔膜部		生理状况下心房和心室之间的唯一传导通路
左右束支	室间隔嵴部分叉分别走行于室间隔两侧内膜面下，右束支成束走行，左束支呈扇形分叉	快速，1.5～5.0m/s	介导心室内激动快速扩布
浦肯野纤维	左右束支末梢分出，呈网状分布于心内膜下		传导系统与心肌之间的耦联

二、心律失常的电生理机制

1. 缓慢型心律失常

（1）自律性减低：如窦房结自律性减低，引起窦性心动过缓。

（2）传导减慢或阻滞：如窦房结周围组织传导减慢，引起窦房传导阻滞；房室结或希氏束的传导减慢或阻滞引起不同程度的房室传导阻滞。

2. 快速型心律失常

（1）自律性增高：如心房组织自律性增高引起心房颤动、房性心动过速或房性期前收缩。

（2）异常传导途径或折返激动：如额外的房室间心肌连接形成心室预

激；存在房室结快慢两条径路时，一定条件下快径路发生单向传导阻滞伴较短的不应期，同时激动在慢径路缓慢传导，延缓的时间足以使快径路恢复可激动性，可形成折返激动。

（3）触发电活动：早期后除极，发生于动作电位3期复极不完全时；延迟后除极，发生于动作电位3期复极完成后。

（郭晓刚）

第三节　抗心律失常药物的分类

一、抗心律失常药物的 Vaughan Williams 分类法

抗心律失常药物的 Vaughan Williams 分类法见表4-4。

表4-4　抗心律失常药物的 Vaughan Williams 分类法

分类	机制	代表药物
Ⅰ类	阻断快速 Na^+ 通道	
Ⅰ A 类	减慢动作电位0期上升速度,延长动作电位时限	奎尼丁、普鲁卡因胺、丙吡胺
Ⅰ B 类	不减慢 V_{max},缩短动作电位时限	美西律、苯妥英钠、利多卡因
Ⅰ C 类	减慢 V_{max},减慢传导与轻微延长动作电位时限	氟卡尼、恩卡尼、普罗帕酮、莫雷西嗪
Ⅱ类	阻断 β 肾上腺素受体	美托洛尔、阿替洛尔、比索洛尔
Ⅲ类	阻断 K^+ 通道与延长复极	胺碘酮、索他洛尔
Ⅳ类	阻断慢 Ca^{2+} 通道	维拉帕米、地尔硫䓬

二、抗心律失常药物临床应用原则

1. **基础治疗**　基础心脏病的治疗及病因和诱因的纠正。

2. **掌握抗心律失常药物的适应证**　并非所有的心律失常均需应用抗心律失常药物，只有直接导致明显的症状或血流动力学障碍或具有引起致命危险的恶性心律失常时才需要针对心律失常的治疗，包括选择抗心律失常的药

物。众多无明显症状及无明显预后意义的心律失常，如期前收缩、短阵的非持续性心动过速、心室率不快的心房颤动、一度或二度文氏传导阻滞，一般不需要抗心律失常药物治疗。

3. 注意不良反应 包括对心功能的影响，致心律失常作用和对全身其他脏器与系统的不良作用。

三、常用抗心律失常药物用法

常用抗心律失常药物用法见表4-5。

表4-5 **常用抗心律失常药物用法**

药物名称	适应证	用药方法	不良反应及注意事项
利多卡因	室性心律失常	负荷量1.0mg/kg，3～5min内静脉注射，继以1～2mg/min静脉滴注维持。如无效，5～10min后可重复负荷量，但1h内最大用量不超过200～300mg（4.5mg/kg）	在低心排出量状态、70岁以上和肝功能障碍者维持量为正常的1/2。毒性反应表现为语言不清、意识改变、肌肉搐动、眩晕和心动过缓。应用过程中随时观察疗效和毒性反应
美西律	室性心律失常	100～150mg/次，每8h一次，如需要，2～3d后可增加至150～200mg/次	与食物同服，以减少消化道反应。神经系统不良反应常见，如眩晕、震颤、运动失调、语言不清、视力模糊等
莫雷西嗪	室上性和室性心律失常	150mg，每8h一次，如需要，3～4d后加量到200mg，每8h一次。最大剂量为200mg，每6h一次。如原有QRS波群增宽者，剂量不得＞150mg，每8h一次	不良反应包括恶心、呕吐、眩晕、焦虑、口干、头痛、视力模糊等
普罗帕酮	室上性和室性心律失常	150mg，每8h一次，如需要，3～4d后加量到200mg，每8h一次。最大剂量为200mg，每6h一次。如原有QRS波群增宽者，剂量不得＞150mg，每8h一次	不良反应为室内传导障碍加重，QRS波群增宽，出现负性肌力作用，诱发或使原有心力衰竭加重，造成低心排出量状态，进而室性心动过速恶化。因此，心肌缺血、心功能不全和室内传导障碍者相对禁用或慎用

药物名称	适应证	用药方法	不良反应及注意事项
艾司洛尔	心房颤动或心房扑动紧急控制心室率	负荷量 0.5mg/kg,1min 内静脉注射,继之以 0.05mg/(kg·min)静脉滴注	
胺碘酮	室性心律失常,包括伴有器质性心脏病心功能不全患者	静脉注射负荷量150mg(3~5mg/kg),10min 注入,10~15min 后可重复,随后以 1~1.5mg/min 静脉滴注 6h,以后根据病情逐渐减量至 0.5mg/min。24h 总量一般不超过 1.2g,最大可达 2.2g	主要不良反应为低血压(往往与注射过快有关)和心动过缓,尤其用于心功能明显障碍或心脏明显扩大者。口服胺碘酮负荷量为 0.2g,每日三次,共 5~7日;继续 0.2g,每日两次,共 5~7日,以后 0.2g,每日一次维持,据病情个体化治疗。含碘量高,长期应用可致甲状腺功能改变。在常用的维持剂量下很少发生肺纤维化,定期检查胸片,以早期发现此并发症。服药期间QT 间期均有不同程度延长。对老年人或窦房结功能低下者,若窦性心率 < 50次/min,宜减量或暂停用药。不良反应还有日光敏感性皮炎、角膜色素沉着
决奈达隆	曾有阵发或持续心房颤动病史的窦性心律患者,降低住院风险	400mg,每日两次,于早、晚餐时服用	是胺碘酮的衍生物,由于不含碘,亲脂性较低,因此保持了胺碘酮的疗效,而没有胺碘酮的心外不良反应,但有增加严重患者心力衰竭心血管死亡的风险
索他洛尔	室上性和室性心律失常	80~160mg,每日两次	半衰期较长,由肾脏排出。随剂量增加,尖端扭转型室性心动过速发生率上升。电解质紊乱如低钾、低镁可加重索他洛尔的毒性作用。用药期间应监测心电图变

药物名称	适应证	用药方法	不良反应及注意事项
索他洛尔			化,当 QTc ≥ 500ms 时应考虑减量或暂时停药。窦性心动过缓、心力衰竭者不宜选用
依布利特	转复近期发生的心房颤动	成人体重 ≥ 60kg 者将 1mg 溶于 5% 葡萄糖溶液 50ml 静脉注射。如需要,10min 后可重复。成人体重 < 60kg 者,以 0.01mg/kg 按上法应用。心房颤动终止则立即停用	肝、肾功能不全者不需要调整剂量,用药过程中应监测 QTc 变化,用药前 QTc > 440ms 者不应使用
维拉帕米	控制心房颤动和心房扑动的心室率	口服 80 ~ 120mg,每 8h 一次,可增加到 160mg,每 8h 一次,最大剂量每日 480mg。静脉注射用于终止阵发性室上性心动过速和某些特殊类型的室性心动过速。剂量 5 ~ 10mg/5 ~ 10min 静脉注射,如无反应,15min 后可重复 5mg/5min	
地尔硫䓬	控制心房颤动和心房扑动的心室率	静脉注射负荷量为 15 ~ 25mg(0.25mg/kg),随后 5 ~ 15mg/h 静脉滴注。如首剂负荷量心室率控制不满意,15min 内再给负荷量	

（孙　奇）

第四节　常见心律失常的心电图特点

一、快速型心律失常

1. 房性期前收缩　是指激动起源于窦房结以外心房的任何部位的心房

激动。房性期前收缩的 P 波提前发生，与窦性 P 波形态不同。房性期前收缩下传的 QRS 波群形态通常正常；也可出现宽大畸形的 QRS 波群，称为室内差异性传导；也可无 QRS 波群发生。

2. 房性心动过速　指起源于心房，且不需要房室结参与维持的心动过速。ECG 表现包括：①心房率通常为 150～200 次 /min；②P 波形态与窦性者不同；③常出现二度Ⅰ型或Ⅱ型房室传导阻滞，呈现 2∶1 房室传导者亦属常见，但心动过速不受影响；④P 波之间的等电线仍存在（与心房扑动时等电线消失不同）；⑤刺激迷走神经不能终止心动过速，仅加重房室传导阻滞；⑥发作开始时心率逐渐加速。

3. 心房扑动　即大折返性房性心动过速。ECG 特征：①心房活动呈规律的锯齿状扑动波，称为 F 波，扑动波之间的等电线消失，在Ⅱ、Ⅲ、aVF 或 V_1 导联最为明显，典型心房扑动的频率常为 250～300 次 /min；②心室率规则或不规则，取决于房室传导比率是否恒定。当心房率为 300 次 /min，未经药物治疗时，心室率通常为 150 次 /min（2∶1 房室传导）。

4. 阵发性室上性心动过速（paroxysmal supraventricular tachycardia，PSVT）　大多数 ECG 表现为 QRS 波群形态正常、RR 间期规则的快速心律。ECG 特征：①心率 150～250 次 /min，节律规则；②QRS 波群形态与时限均正常，但发生室内差异性传导或原有束支传导阻滞时，QRS 波群形态异常；③P 波为逆行性（Ⅱ、Ⅲ、aVF 导联倒置），常埋藏于 QRS 波群内或位于其终末部分，P 波与 QRS 波群保持固定关系。

5. 心房颤动　是指规则有序的心房电活动丧失，代之以快速无序的颤动波。ECG 特征：①P 波消失，代之以小而不规则的基线波动，形态与振幅均变化不定，称为 f 波，频率 350～600 次 /min；②心室率极不规则。

6. 室性期前收缩　是指起源于希氏束分叉以下部位的心肌提前激动，由心室提前除极引起。ECG 特征：①提前出现宽大畸形的 QRS 波群，时限大于 120ms；②QRS 波群前无相关的 P 波；③T 波与 QRS 波群主波方向相反；④常有完全代偿间期。

7. 室性心动过速　是指起源于希氏束以下水平的左右心室或心脏的特殊传导系统，连续 3 个及以上的快速型心律失常。ECG 特征：①3 个及以上的室性期前收缩连续出现；②QRS 波群形态畸形，时限大于 120ms；ST-T 波方向与 QRS 波群主波方向相反；③心室率通常为 100～250 次 /min；④心律规则，但亦可略不规则；⑤心房独立活动，与 QRS 波群无固定关系，形成室房分离；⑥偶尔个别或所有心室激动逆传夺获心房，形成心室夺获与室性融合波。

8. 心室扑动和心室颤动　最为严重的心律失常，造成心室机械性收缩消失，失去射血功能，等于心室停搏。ECG 特征：①无法辨认 QRS 波群、ST 段与 T 波；②心室扑动表现为规则、较宽大畸形的向上与向下的波幅相等的正弦波，频率 150 ~ 250 次 /min，为一种介于室性心动过速和心室颤动之间的恶性心律失常；③心室颤动表现为心室波消失，代之以频率与振幅极不规则的颤动波，频率 150 ~ 500 次 /min。

9. **窄 QRS 心动过速** 为室上性快速型心律失常，是指心房和 / 或心室率超过 100 次 /min，且 QRS 波时限 < 120ms 的心动过速，包括不适当窦性心动过速、房性心动过速、心房颤动、交界区心动过速、房室结折返性心动过速（atrioventricular nodal reentrant tachycardia，AVNRT）、房室折返性心动过速（atrioventricular reentrant tachycardia，AVRT）及部分起源于希浦系统的室性心动过速。窄 QRS 心动过速的鉴别诊断见图 4-2。

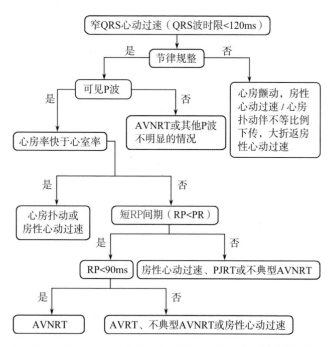

PJRT. 持续性房室折返性心动过速；AVNRT. 房室结折返性心动过速；AVRT. 房室折返性心动过速。

图 4-2　窄 QRS 心动过速的鉴别诊断

10. **宽 QRS 心动过速**　为室性心动过速（VT），是指心室率超过 100
次 /min，且 QRS 波时限 ≥ 120ms，常见的原因有 VT、室上性心动过速
（supraventricular tachycardia，SVT）伴差异性传导或束支（或室内）传导阻
滞及 SVT 伴房室旁路预激前传。其中 VT 是导致宽 QRS 心动过速的重要原
因，约 80%；SVT 伴差异性传导或束支（或室内）传导阻滞约占 15%；而
SVT 伴房室旁路预激前传仅占 5% 左右。

宽 QRS 心动过速的鉴别诊断方法如下。

（1）Brugada 四步法：用于 VT 与 SVT 伴差异性传导或束支（或室内）
阻滞的鉴别（图 4-3）。

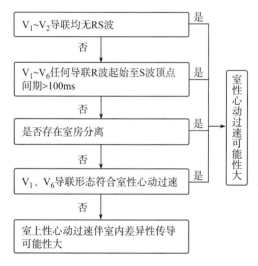

图 4-3　Brugada 四步法

（2）aVR 单导联鉴别法：用于鉴别诊断 VT 与 SVT 伴差异性传导
（图 4-4）。

（3）Brugada 三步法：用于 VT 与 SVT 伴房室旁路预激前传鉴别
（图 4-5）。

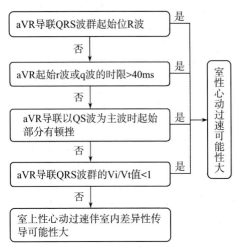

图 4-4 aVR 单导联鉴别法

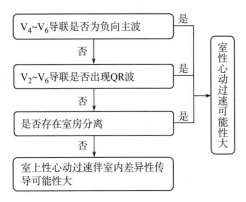

图 4-5 Brugada 三步法

（4）宽 QRS 心动过速提示室性心动过速的心电图表现见表 4-6。

表 4-6 宽 QRS 心动过速提示室性心动过速的心电图

房室分离	心室率 >心房率
融合 / 夺获波	不一样的 QRS 波群形态
胸导联倒置一致性	所有胸导联均倒置波

房室分离	心室率 >心房率
胸导联中的 RS 波	胸导联没有 RS 波 任何导联中 RS > 100ms
aVR 导联的 QRS 波群	起始 R 波;起始 R 波或 Q 波 > 40ms;主波向下的 QRS 波群存在切迹
QRS 电轴 −90°~ ±180°	存在左束支和右束支传导阻滞形态
Ⅱ导联中的 R 波波峰时间	R 波波峰时间 ≥ 50ms
右束支传导阻滞形态	V₁ 导联:单相 R、Rsr'、双相 qR 复合波、宽 R 波(> 40ms)和双峰 R 波,左峰高于右峰(兔耳征) V₆ 导联:R/S < 1(rS,QS 模式)
左束支传导阻滞形态	V₁ 导联:宽 R 波,S 波顿挫向下及 S 波的最低点延迟 V₆ 导联:Q 波或 QS 波

二、缓慢型心律失常

1. 窦性心动过缓　指窦房结发出激动的频率低于正常下限 60 次 /min。ECG 上的 P 波表现为正常的 P 波电轴,通常Ⅰ、Ⅱ导联直立,aVR 导联倒置。

2. 窦性停搏　指窦房结在较长时间内不能发放电脉冲。ECG 表现为在正常的窦性节律中,突然出现长的 PP 间期,长的 PP 间期与正常的窦性 PP 间期无倍数关系,长间歇内可出现交界性或室性逸搏或逸搏心律。

3. 房室传导阻滞

(1)一度房室传导阻滞:每个心房冲动都能传导至心室,但 PR 间期 > 200ms。在 ECG 上,PR 间期 ≥ 0.21s (14 岁以下儿童 ≥ 0.18s),每个 P 波后均有 QRS 波群。

(2)二度房室传导阻滞:指激动自心房传至心室过程中有部分传导中断,即有心室脱漏现象,可同时伴有房室传导延迟,包括二度Ⅰ型和二度Ⅱ型房室传导阻滞两种类型。二度Ⅰ型房室传导阻滞 ECG 特征:①PR 间期进行性延长直至一个 P 波受阻不能下传心室;②相邻 RR 间期进行性缩短,直至一个 P 波不能下传心室;③包含受阻 P 波在内的 RR 间期小于正常窦性 PP 间期的 2 倍。二度Ⅱ型房室传导阻滞 ECG 特征:①心房冲动传导突然阻滞,但 PR 间期恒定不变;②下传搏动的 PR 间期大多正常。

(3)三度(完全性)房室传导阻滞:指全部心房冲动均不能传导至心室。ECG 特征:①心房与心室活动各自独立、互不相关;②心房率快于心室率,心房冲动来自窦房结或异位心房节律(房性心动过速、心房扑动或心房颤动)。

(孙　奇)

第五节　心房颤动的分类及处理

一、分类

1. 首诊心房颤动　首次检测到的心房颤动，不论其是否首次发作、有无症状、是何种类型、持续多长时间、有无并发症等。首诊心房颤动可以是下述四种类型心房颤动中的任意一种。

2. 阵发性心房颤动　心房颤动持续 ≤ 7d，一般 ≤ 48h，可自行转复为窦性心律。

3. 持续性心房颤动　心房颤动持续 > 7d。可以是心律失常的首发表现，也可以由阵发性心房颤动反复发作发展而来。

4. 长期持续性心房颤动　心房颤动持续 ≥ 1 年，患者愿采取措施以转复为窦性心律。

5. 永久性心房颤动　心房颤动持续 ≥ 1 年，医生判断心房颤动不能转复或转复后将在短时间内复发，患者接受心房颤动的现状，不再寻求转复为窦性心律。

二、心房颤动的综合管理

1. 预防栓塞　非瓣膜病性心房颤动卒中风险根据 CHA_2DS_2-VASc 评分（表 4-7）：①0 分，可不需抗凝治疗；②1 分，考虑抗凝治疗；③ ≥ 2 分，发生血栓栓塞危险性较高，应该接受抗凝治疗。

表 4-7　非瓣膜病性心房颤动卒中风险 CHA_2DS_2-VASc 评分

字母缩写	中文（英文）	危险因素	评分
C	充血性心力衰竭（congestive heart failure）	充血性心力衰竭、左心室功能障碍	1
H	高血压（hypertension）	高血压	1
A	年龄（age）	年龄 ≥ 75 岁	2
D	糖尿病（diabetes mellitus）	糖尿病	1
S	卒中（stroke）	卒中、短暂性脑缺血发作、血栓栓塞病史	2

续表

字母缩写	中文（英文）	危险因素	评分
V	血管疾病（vascular disease）	血管疾病	1
A	年龄（age）	年龄 65～74 岁	1
Sc	性别（sex category）	性别（女性）	1
	总分		9

2. 抗凝药物

（1）口服华法林，使国际标准化比值（international standardized ratio，INR）维持在 2.0～3.0。

（2）采用直接凝血酶抑制剂达比加群酯及直接 X a 因子抑制剂利伐沙班或阿哌沙班为代表的新型口服抗凝药（new oral anticoagulant，NOAC），治疗过程中不需要常规监测凝血功能，更便于患者长期治疗。目前的临床试验已证明其抗凝疗效不劣于或优于华法林，且大出血的风险更低。

3. 左心耳封堵术
对于服用抗凝药物仍有血栓栓塞事件或有长期抗凝禁忌的患者，也可考虑行左心耳封堵术以预防血栓栓塞。

4. 心脏节律或心室律控制
复律方法包括药物转复、电转复及导管消融治疗。

（1）药物复律无效时，可改用电复律。

（2）如患者发作开始时已出现急性心力衰竭或血压下降明显，宜紧急施行电复律。

（3）对于无或仅伴轻微结构性心脏病的症状性阵发性心房颤动患者，导管消融可作为一线治疗。

持续心房颤动如转复希望不大，也可考虑室率控制，包括 β 受体拮抗剂、钙通道阻滞剂（CCB）或地高辛。无器质性心脏病者目标心室率 < 110 次 /min；合并器质性心脏病者由具体情况决定目标心率；对于心房颤动伴快速心室率、药物治疗无效者，可施行房室结阻断消融术，并同时安置心室按需型或双腔起搏器。

5. 针对基础疾病的上游治疗
即对可能引起心房颤动的疾病进行干预，减少新发心房颤动。ACEI 或 ARB 单用或联合抗心律失常药物有助于降低新发生心房颤动风险，或预防心房颤动复发、减少相关并发症。控制高血压患者理想的血压可首选。维持窦性心律的药物选择见图 4-6。

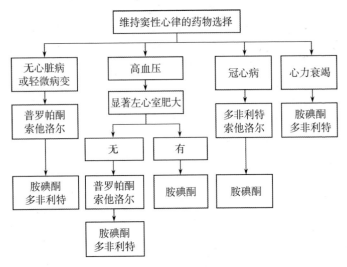

图 4-6　维持窦性心律的药物选择

（孙　奇）

三、心房颤动治疗中的抗凝问题

1. 心房颤动抗凝的适应证

（1）非瓣膜病性心房颤动，抗凝遵循 CHA$_2$DS$_2$-VASc 评分（表 4-6）原则。

（2）瓣膜病性心房颤动使用华法林长期抗凝。

（3）肥厚型心肌病（HCM）合并心房颤动患者长期抗凝。

2. 临床常用口服抗凝药物

（1）直接凝血酶抑制剂：达比加群酯，150mg（每日两次）/110mg（每日两次）

（2）Ⅹa 因子抑制剂：利伐沙班，20mg（每日一次）/15mg（每日一次）；阿哌沙班，5mg（每日两次）；艾多沙班，60mg（每日两次）/30mg（每日两次）。

3. 抗凝出血的风险评估　见表 4-8。

表 4-8 HASBLED 评分体系

缩写字母	出血风险因素	评分
H（hypertension）	控制不佳的高血压,收缩压 > 160mmHg	1
A（abnormal liver and renal function）	肝、肾功能异常:其中,肝功能异常定义为慢性肝病(如肝硬化)或肝功能异常(胆红素升高 2 倍以上,或 ALT、AST、ALP 升高 3 倍以上);肾功能异常定义为慢性透析或肾移植或血清肌酐≥ 200μmol/L。肝、肾功能异常各计 1 分,若均异常则为 2 分	2
S（stroke）	既往脑卒中病史	1
B（bleeding）	既往出血病史或出血倾向(如出血体质、贫血等)	1
L（labile INR）	在治疗窗内的时间 < 60%,6 个月内有两次 INR > 5.0、一次 INR > 8.0 或 6 个月内两次 INR < 1.5,均为 INR 不稳定	1
E（elderly）	年龄 > 65 岁	1
D（drugs and alcohol）	药物或嗜酒,其中药物指合并应用抗血小板药物或非甾体抗炎药,药物及嗜酒各计 1 分,共 2 分	2
	总分	9

注:2 分及以下为低出血风险, ≥ 3 分提示高出血风险。

ALT, 丙氨酸转氨酶;AST, 天冬氨酸转氨酶;ALP, 碱性磷酸酶;INR, 国际标准化比值。

4. 特殊情况的抗凝管理

（1）机械瓣置换术后心房颤动:华法林抗凝,根据 PT-INR 调整范围为 2.0 ~ 3.0。

（2）非瓣膜病性心房颤动合并 CAD 介入术后:根据指南区分是否为急性冠脉综合征（ACS）、择期 PCI、高血栓风险病变,结合出血风险等进行分层处理。

1）低出血风险（HASBLED ≤ 2）的 ACS 合并心房颤动患者,不论支架的类型,起始（N）OAC 和阿司匹林及氯吡格雷三联抗栓治疗持续 6 个月,再（N）OAC 和阿司匹林或氯吡格雷治疗至 12 个月。

2）高出血风险（HASBLED ≥ 3）的 ACS 合并 NAVF 患者,不论临床状况（稳定性 CAD 或 ACS）和支架类型（BMS）或新一代 DES,应根据缺血风险给予起始（N）OAC+ 氯吡格雷两联治疗,或（N）OAC+ 阿司匹林和氯吡格雷三联抗栓治疗持续 1 个月,再（N）OAC+ 阿司匹林或氯吡格雷双联抗栓至 12 个月。

（3）如使用 NOAC，可考虑以下方案以减少出血风险。

1）达比加群 110mg（每日两次）基础上加用氯吡格雷 75mg/d。

2）利伐沙班 15mg（每日一次）基础上加用氯吡格雷 75mg/d。

3）利伐沙班 2.5mg（每日两次）基础上联合 DAPT（氯吡格雷 75mg/d+ 阿司匹林 100mg/d）。

中国抗血小板治疗专家共识 2018 见图 4-7。

5. 有创操作或围手术期　根据操作或外科手术的创伤程度，分别采取不间断抗凝、围手术期暂停抗凝策略（表 4-9）。

表 4-9　有创操作或围手术期暂停抗凝策略

微出血风险的手术	出血风险低的手术（不常见或临床影响小）	出血风险高的手术（常见和 / 或临床影响大）
牙科操作	内镜活检	复杂内镜（如息肉切除术内镜括约肌切开术等）
拔除 1 ～ 3 颗牙齿	前列腺或膀胱活检	脊髓或硬膜外麻醉；诊断性腰椎穿刺
牙周手术	电生理检查或射频消融（除外复杂手术）	胸部手术
脓肿切开引流	非冠状动脉造影检查	腹部手术
植入定位	起搏器或植入型心律转复除颤器（ICD）植入术（不存在复杂的解剖学异常，如先天性心脏病）	大型矫形外科手术
青光眼或白内障手术		肝活检
非外科手术的内镜检查		经尿道前列腺切除术
浅表手术（如脓肿切开引流；小的皮科手术等）		肾活检
		体外冲击波碎石术（ESWL）
		出血与血栓风险均高：复杂左侧消融（肺静脉电隔离）；部分室性心动过速消融）

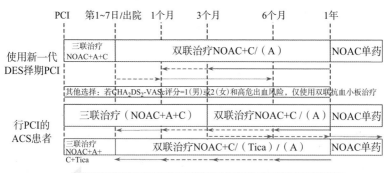

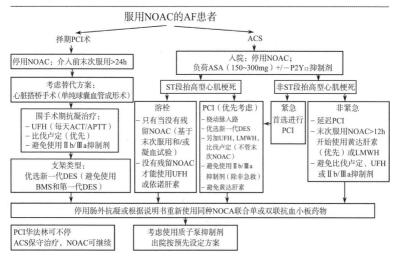

PCI. 经皮冠状动脉介入治疗；ACS. 急性冠脉综合征；NOAC. 新型口服抗凝药；ASA. 阿司匹林；ACT. 活化凝血时间；UFH. 普通肝素；LMWH. 低分子量肝素；APTT. 活化部分凝血酶时间；DES. 药物洗脱支架；A. 阿司匹林；C. 氯吡格雷；Tica. 替格瑞洛。

图 4-7 中国抗血小板治疗专家共识 2018

6. 急性脑卒中的抗栓问题（图 4-8） 需由神经科主导治疗原则。通常进行动脉硬化性卒中抗血小板治疗；心房颤动致心源性卒中需要抗凝；注意卒中的出血转化情况。

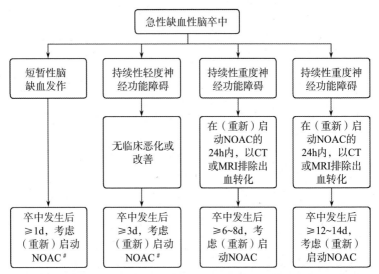

如果卒中复发风险很高（例如左心耳血栓），并且没有出血性转化（使用CT或MRI），短期延迟（重新）启动NOAC。#，没有可靠的证据，考虑将患者纳入正在进行的试验中。

NOAC. 新型口服抗凝药。

图 4-8　急性脑卒中的抗栓问题

7. 心房颤动转复后的抗凝问题（图 4-9） 转复窦性心律后继续有效抗凝 4 周，远期抗凝方案取决于非瓣膜病性心房颤动现行的卒中风险评分。

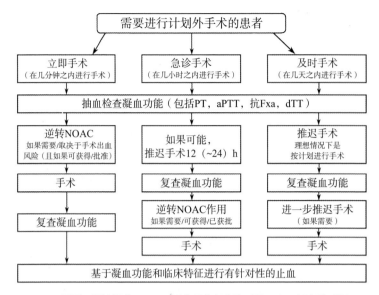

NOAC. 新型口服抗凝药；APTT. 活化部分凝血酶时间；dTT. 凝血酶时间。

图 4-9　心房颤动转复后的抗凝问题

（吴　瑛）

第六节　病态窦房结综合征

一、临床表现

　　窦房结及其周围组织的病变和功能减退导致窦房结冲动形成障碍，引起的一系列心律失常的综合征为病态窦房结综合征，简称病窦综合征。该综合征包括一系列心律失常，包括窦性心动过缓、窦性停搏、窦房传导阻滞、慢快综合征。临床表现主要取决于心动过缓的程度。通常心率不低于 50 次 /min，可以不引起症状。当心率进一步降低或出现大于 3s 的 RR 间期长间歇，引起心脑供血不足时患者会出现一系列症状，轻者出现头晕眼花、短暂眩晕、近似晕厥等症状；严重者甚至出现晕厥、心绞痛及阿 - 斯综合征。长期心动过缓会导致全身症状，如乏力、食欲减退、记忆力减退、运动耐力下降及充血性心力衰竭。诊断症状性心动过缓的关键是明确症状与心动过缓之间的关系。症状性心动过缓是植入永久心脏起搏器的适应证。

二、诊断

病态窦房结综合征的诊断主要依据 ECG 表现，可有以下一种或几种 ECG 表现：①窦性心动过缓，心率 ≤ 40 次 /min，持续 ≥ 1min；②二度 Ⅱ 型及以上窦房传导阻滞；③窦性停搏 > 3s；④慢快综合征，即窦性心动过缓伴有短阵房性心动过速、心房颤动或心房扑动，发作时窦性停搏恢复时间 > 2s；⑤变时功能不全，即窦房结节律不能随着新陈代谢增加而增加。

三、治疗

1. 病因治疗　尽可能明确病因，针对病因给予相应治疗。如 AMI 应积极进行血运重建，改善供血。外科手术或射频消融术损伤所致者，给予激素减轻充血和水肿。纠正电解质及酸碱平衡紊乱。

2. 药物治疗　缓慢型心律失常的药物治疗非常有限。仅有阿托品、麻黄碱及异丙肾上腺素等药物可以在患者出现严重心动过缓症状时用于暂时提高心率。目前临床上没有疗效确切且能长期应用于缓慢型心律失常的药物。对于症状性心动过缓有确切疗效的治疗为植入永久心脏起搏器。

3. 植入永久心脏起搏器　植入心脏起搏器是症状性心动过缓可靠、有效的治疗措施。适应证见表 4-10。

表 4-10　病态窦房结综合征的起搏适应证

适应证	推荐级别	证据等级
症状明确是由于心动过缓导致时，推荐起搏治疗	Ⅰ	B
对于以窦性心动过缓为基础的有症状慢快综合征患者，推荐起搏治疗来纠正缓慢型心律失常，同时应使用药物或消融治疗减少快速型心律失常发生	Ⅰ	B
因病态窦房结综合征而植入双腔起搏器的患者，建议延长房室间期或采用特殊算法以最大限度减少不必要的心室起搏	Ⅰ	A
对于有变时功能不全的患者，考虑频率应答模式	Ⅱ a	B
慢快综合征患者的心动过缓多发生在心房颤动终止时，如有症状停搏，更应积极考虑心房颤动消融治疗	Ⅱ a	C

适应证	推荐级别	证据等级
对于慢快综合征患者,建议程控心房抗心动过速起搏,减少房性心律失常负荷	Ⅱb	B
反复发生反射性晕厥的患者,如倾斜试验中记录到无症状 > 6s 的停搏或有症状 > 3s 停搏,可考虑起搏治疗来减少晕厥发作	Ⅰ	C
尽管未记录到心电证据,但患者症状很可能是由于心动过缓所致	Ⅱb	C
对于无症状或可逆缓慢性窦性心律失常患者,不推荐起搏治疗	Ⅲ	C

（陈若菡）

第七节　遗传性心律失常

一、定义

遗传性心律失常是一组由先天遗传性或后天获得性因素造成的心脏离子通道结构/功能异常而心脏结构没有明显异常,以恶性室性心律失常为主要临床表型的一类疾病。基因异常已被证明可能导致个体心脏蛋白或离子通道的改变,患者猝死的风险高。

二、相关疾病

1. 长 QT 综合征（long QT syndrome,LQTS）：指具有 ECG 上 QT 间期延长,T 波异常,易产生室性心律失常,尤其是尖端扭转型室性心动过速（torsade de pointes,TdP）、晕厥和猝死的一组综合征。LQTS 是基因突变致离子通道功能障碍,复极期间外相电流减小或内向电流增大使复极时限延长,表现为体表 ECG 上 QT 间期的改变。复极不均一性和/或早后除极、晚后除极,易触发各种心律失常,致晕厥或心脏性猝死（sudden cardiac death,SCD）。

（1）诊断标准：见表 4-11。

表 4-11　遗传性长 QT 综合征诊断标准（Schwartz 评分）

项目	临床表现	评分
心电图（ECG）	QTc > 480ms	3
	QTc 450 ~ 470ms	2
	QTc > 450ms（男性）	1
	尖端扭转型室性心动过速	2
	T 波交替	1
	3 个导联中有切迹型 T 波	1
	心率低于同龄正常值	0.5
临床病史	晕厥与体力或精神压力有关	2
	晕厥与体力或精神压力无关	1
	先天性耳聋	0.5
家族史	家族中有确定的长 QT 综合征患者	1
	直系亲属中有 30 岁以下发生无明确原因解释的心脏性猝死	0.5

注：≤ 1 分，LQTS 诊断可能性小；2 ~ 3 分，LQTS 的诊断临界型；≥ 4 分，LQTS 诊断可能性大。

临床诊断的长 QT 综合征患者，应行遗传学咨询和基因检测（推荐级别：I；证据等级：B）。

（2）遗传性 LQTS 高危患者的识别：① QTc > 600ms 为极高危；② QTc > 500ms 为高危；③如有 2 个明确致病突变，QTc > 500ms（包括 JNLS 患者中的纯合子突变）为高危，尤其是有症状患者；④明显的 T 波改变，特别是治疗后仍有明显的 T 波改变时，心电不稳定，需要预防性治疗；⑤婴幼儿期即发生过晕厥或心脏骤停者在使用 β 受体拮抗剂后心律失常事件复发的可能性仍很高。

（3）遗传性 LQTS 低危患者的识别：①隐匿性突变阳性患者发生自发性心律失常的风险低；②对经基因检测确诊的无症状患者，使用具有 Ikr 阻滞作用的药物及低血钾是其最主要的危险因素；③ LQT1 男性患者年轻时无症状，以后发生心律失常的风险低；女性无症状者，特别是 LQT2 者，40 岁后仍有心律失常发生风险。

（4）获得性 LQTS 表现类似 LQT2 型，可引起 TdP 和猝死，常见病因：①药物，包括抗抑郁药、抗生素（大环内酯类、喹诺酮类）、平滑肌动力药、抗过敏药、抗肿瘤药、Ⅰ类和Ⅲ类抗心律失常药；②电解质紊乱，如低钾、低钙、低镁；③心功能不全、ACS、应激性心肌病；④急性脑血管意外，如蛛网膜下腔出血等。

（5）LQTS 的治疗方法

1）避免诱发因素：LQT1 避免过度劳累和强体力活动；LQT2 避免声音刺激和情绪激动，保持血钾水平；LQT3 心脏事件多发生在夜间，注意陪护，不限制运动。

2）先天性 LQTS 确诊后，尤其 LQT2 需补钾、补镁。

3）获得性 LQTS：去除引起 QT、QTc 延长的因素。

4）应用 β 受体拮抗剂：① QTc ≥ 500ms；② LQT1 和 LQT2；③ 18 岁前有心脏事件发生。一般选用普萘洛尔和卡维地洛，但在临床治疗过程中也有使用美托洛尔获得了较好的临床效果。

5）尼可地尔（nicorandil）：LQT1 和 LQT2 是由于基因突变造成的钾外流的减少，具有开放 K^+-ATP 通道的作用，可以改善 LQTS 患者的复极异常，加用普萘洛尔可增强尼可地尔作用。电生理显示，LQTS 患者口服尼可地尔，3d 后 QTc 明显缩短，有效不应期延长；静脉注射尼可地尔可以抑制 TdP 的频繁发作。

6）钠通道阻滞剂（美西律和氟卡尼）：用于治疗 LQT3。

7）人工心脏起搏：是 β 受体拮抗剂标准治疗的辅助手段。采用起搏治疗纠正心脏电生理功能的异常：①阻止缓慢心率的诱发机制；②缩短 QT 间期；③减少 EAD；④减小 QTd。适应证：反复发作或持续性的慢频率依赖性室性心动过速，伴或不伴 QTc 增加 LQTS 高危险度患者。

8）左侧心脏交感神经切除术（left cardiac sympathetic denervation，LCSD）：①无症状或仅有晕厥症状的 LQTS，首选 β 受体拮抗剂终身服用。如有禁忌或无法耐受或仍有晕厥发作者，则应行 LCSD；②有心脏骤停发作的 LQTS 患者，应首选植入型心律转复除颤器（implantable cardioverter defibrillator，ICD），若因经济原因不能承受者可行 LCSD。

9）ICD：① β 受体拮抗剂治疗期间发生心脏骤停（需要复苏），或首次表现为心脏骤停时应植入 ICD，同时辅助应用 β 受体拮抗剂；②接受最大剂量的 β 受体拮抗剂、LCSD 或起搏治疗后，仍有晕厥发作；③ LQT3 对抗肾上腺能药物反应较差。

2. Brugada 综合征（Brugada syndrome，BrS） 指 ECG 具有特征性改变，类似完全右束支传导阻滞（RBBB）波形的显著 J 波，ST 段穹窿型或马鞍型抬高，伴/不伴 T 波倒置，多发生在右胸导联（$V_1 \sim V_3$），ECG 可因心率变化或药物作用发生改变，致命性室性快速型心律失常（室性心动过速/心室颤动）发作引起晕厥或猝死，部分有家族史。主要涉及编码快钠通道和慢钙通道不同亚基的基因，*SCN5A* 突变占 BrS 的近 30%。在 Brs 先证者中，13% 患者主要存在 *CACNA1C*、*CACNB2b* 和 *CACNA2D1* 基因变异。在 18% ~ 28% 的

Brs 患者可检测到 *SCN5A* 基因的变异，但普通人群中亦存在 3%~5% 的"良性" *SCN5A* 基因变异。BrS 男女发病率 8：1，主要发病部位在右心室流出道（right ventricular outflow tract, RVOT），极少数可位于左心室基底部，表现为 Ⅱ、Ⅲ、aVF 导联的 J 波和 ST 段抬高，此时需与早复极综合征（early repolariyation syndrome, ERS）鉴别，后者均属于 J 波综合征（图 4-10）。

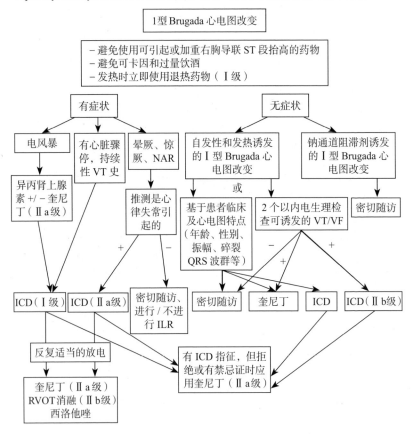

ICD. 植入型心律转复除颤器；RVOT. 右心室流出道；NAR. 夜间濒死呼吸；
VT. 室性心动过速；VF. 心室颤动；ILR. 植入式长程循环记录仪。

图 4-10　Brugada 综合征治疗流程

（1）诊断标准

1）1 型 BrS：位于第 2、3 或 4 肋间的右胸导联，至少有 1 个记录到自发或由 I 类抗心律失常药物诱发的 I 型 ST 段抬高 2mm。

2）2 型或 3 型 BrS：位于第 2、3 或 4 肋间的右胸导联，至少有 1 个记录到 2 型或 3 型 ST 段抬高，并且 I 类抗心律失常药物激发试验可诱发 I 型 ST 段抬高（图 4-11）。

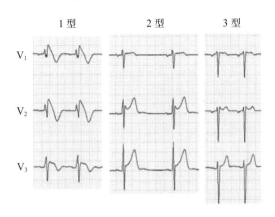

图 4-11　Brugada 综合征心电图分型

（2）临床确诊 BrS（表 4-12）：除 ECG 特征外，需记录到心室颤动或多形性室性心动过速（VT）或有猝死家族史。

表 4-12　Brugada 综合征诊断的 2016 年上海专家共识评分标准

特点	评分
心电图改变(标准十二导联 / 动态心电图)	
A. 标准位置或导联上移后记录到自发的 1 型 Brugada 心电图改变	3.5
B. 标准位置或导联上移后记录到发热诱发的 1 型 Brugada 心电图改变	3
C. 2 型或 3 型 Brugada 心电图经药物激发后演变为 1 型	2
·本范围内的指标按评分最高的一项计算，三项指标中必须具备一项	
病史	
A. 不能用其他原因解释的心脏骤停或已记录到的心室颤动、多形性室性心动过速	3
B. 夜间濒死样呼吸	2
C. 疑似心律失常性晕厥	2

特点	评分
D. 机制或病因未明的晕厥	1
E. <30岁发生的病因不明的心房扑动、心房颤动	0.5
家族史	
A. 一级或二级亲属中有确诊的 Brugada 综合征	2
B. 一级或二级亲属中有疑诊心脏性猝死(发热、夜间发生或应用激发 Brugada 综合征药物)	1
C. <45岁的一级或二级亲属发生不明原因的心脏性猝死,且尸检阴性	0.5
·本范围内的指标按评分最高的一项计	
基因检测结果	
Brugada 综合征可能易感致病基因的突变	0.5
总分	
·≥3.5分(具备至少一项心电图改变)极可能/确诊为 Brugada 综合征	
·2~3分可能为 Brugada 综合征	
·<2分无诊断意义	

3. 早复极综合征(ERS)

(1)ERS 的诊断标准评分见表 4-13。

表 4-13　早复极综合征诊断上海共识评分标准

特点	评分
临床病史	
A. 不明原因的心脏骤停、心电图曾记录到 pVT/心室颤动	3
B. 疑似心律失常性晕厥	2
C. 机制或病因不明的晕厥	1
·本范围内的指标按评分最高的一项计算	
十二导联心电图	
A. ≥2个下壁和/或侧壁导联 J 点抬高≥0.2mV,ST 段呈水平或下斜型改变	2
B. ≥2个下壁和/或侧壁导联 J 点抬高(≥0.1mV),且具有动态变化	1.5

续表

特点	评分
C. ≥ 2 个下壁和 / 或侧壁导联 J 点抬高 ≥ 0.1mV	1
·本范围内的指标按评分最高的一项计算	
动态心电图监测	
短联律间期的室性期前收缩，R 波位于 T 波的升支或波峰	2
·本范围内的指标按评分最高的一项计	
家族史	
A. 亲属中有确诊的早复极综合征	2
B. ≥ 2 个一级亲属有早复极综合征的心电图特征	2
C. 一级亲属有早复极综合征心电图特征	1
D. 一级或二级亲属中有在 < 45 岁前发生的不明原因心脏性猝死	0.5
基因检测结果	
早复极综合征可能易感基因的致病突变	
总分	
·≥ 5 很可能或确诊为早复极综合征	
·3 ~ 4.5 可能为早复极综合征	
·< 3 无诊断意义	

（2）ECG 的风险分层

1）在 $V_2 \sim V_4$ 导联，良性 ERS 表现为 T 波宽大、直立，与 ST 段抬高衔接一致；而恶性 ERS 表现为 T 波形态与 ST 段抬高明显的不一致性。

2）在良性 ERS，特征性 ST 段改变通常仅发生在 aVR 导联；而恶性 ERS，多个导联均出现 ST 段改变。

3）下壁、侧壁及右胸导联均存在 ST 段抬高，其发生恶性心律失常的风险明显增加。

4）良性 ERS 通常 $V_4 \sim V_6$ 导联 J 波和 ST 段抬高；恶性 ERS 通常表现为下壁、下侧壁及广泛胸前导联的 J 波和 ST 段抬高。

5）J 波抬高幅度与 ERS 危险分层相关（图 4-12、图 4-13）。

不推荐对于无症状的 ERS 家族成员进行基因筛查。虽然有些观察认为 Valsalva 动作有助于发现隐匿性早期复极，但目前没有相关的诱发检查可以帮助确诊 ERS（图 4-14）。对于存在明确家族遗传史且合并有年轻猝死患者，推荐一级亲属基因筛查。

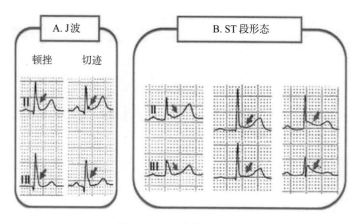

图 4-12　早复极的不同表现

A.J 波可能很明显或呈顿挫状；呈顿挫状时，J 波与 QRS 波群融合，并形成一个抬高的 Jo（QRS 波群终末切迹或 J 波的起始部称为 Jo）；有明显 J 波的患者的预后比顿挫型 J 波患者更差；B.ST 段可以是上斜型、水平型或下斜型，水平型和下斜型的 ST 段预后相对较差。

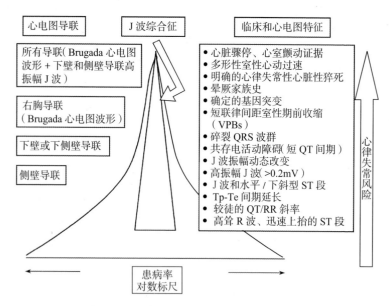

图 4-13　与 Brugada 综合征及早复极综合征（ERS）临床表现和心电图 J 波
相关指标的患病率及心律失常风险

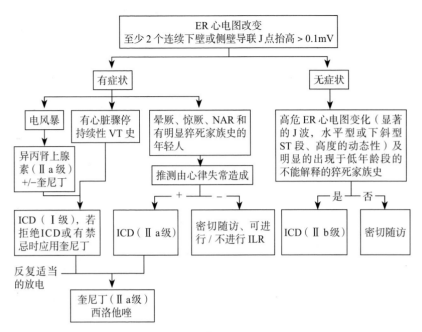

ER. 早复极；ICD. 植入型心律转复除颤器；ILR. 植入式长程循环记录仪；
NAR. 夜间濒死呼吸；VT. 室性心动过速。

图 4-14　早期复极综合征患者的治疗推荐

4. 儿茶酚胺敏感性多形性室性心动过速（catecholaminergic polymorphic ventricular tachycardia，CPVT）　发病率约 1∶10 000。30% 患者起病 < 10 岁。运动或情绪激动等高交感状态诱发多形性室性心动过速或双向室性心动过速，室性心动过速可以自行终止，也可以转变为心室颤动，临床表现以晕厥或心脏骤停为首发，而静息 ECG 大致正常，心脏结构无明显异常。未治疗患者 20 岁前死亡率约 50%。携带 *RYR2* 基因突变（常染色体显性遗传）的患者发病较早、预后较差，氟卡尼可有效减少 *RYR2* 基因突变携带者室性心律失常事件。

CPVT 的治疗见表 4-14。

表 4-14　儿茶酚胺敏感性多形性室性心动过速（CPVT）治疗措施及指南推荐

治疗措施	推荐级别	证据等级
发生可疑心律失常性晕厥的患者,应限制运动	I	C
发生负荷诱发晕厥的患者,推荐使用不含内在拟交感活性的 β 受体拮抗剂	I	C
反复发生可疑心律失常性晕厥患者。在 β 受体拮抗剂治疗基础上考虑氟卡尼	Ⅱa	C
已经优化药物治疗或 LCSD 后,仍有运动或紧张诱发晕厥者可植入 ICD	Ⅱa	B
仍然发生晕厥或室性心律失常者可考虑维拉帕米。同时,合并或不合并使用 β 受体拮抗剂	Ⅱb	C
已经优化药物治疗仍有晕厥或症状性室性心律失常者可以考虑 LCSD	Ⅱb	C

注：LCSD, 左侧心脏交感神经切除术；ICD, 植入型心律转复除颤器。

（吴　瑛）

第八节　心脏性猝死

　　与心脏骤停定义不同，心脏性猝死（SCD）是急性起病、突发意识丧失，症状发生后 1h 内死亡；或不明原因死亡（24h 内患者曾状态良好）。SCD 的发病率在有严重器质性心脏病人群中更高，但发生 SCD 的绝对数量最多的却是健康人群。我国 2009 年流行病学数据显示每年 SCD 的发病率 40.7/100 000，平均 69.5 岁，其中男性约占 55.5%。

　　我国成人 SCD 最常见的病因是 CAD、心律失常（主要是室性心律失常），其他主要病因包括心肌炎、心肌病、风湿性心脏病、高血压心脏病、AD、先天性心脏病及未明原因；青少年的常见病因更倾向于心肌病、心肌炎和离子通道病。室性心动过速或心室颤动可出现在尚未暴露心脏结构异常的病变时，导致 SCD。基因异常可能导致个体心脏蛋白或离子通道的改变，如遗传性心律失常、DCM、HCM 等均为可以导致 SCD 的单基因疾病。

心脏骤停主要 ECG 表现分为心室颤动或心室扑动，无脉性电活动，缓慢型心律失常和心脏骤停。心脏骤停后数秒钟可导致意识丧失；15~30s，全身抽搐；45s 以上，瞳孔散大；60s 自主呼吸可逐渐停止；4~6min 开始出现脑水肿，10min 则脑细胞不可逆损害。发生心脏骤停，仅 4% 能成功救治。β 受体拮抗剂是唯一对 SCD 一级预防和二级预防均有效的药物，降低缺血事件和心肌梗死的发生，是治疗心力衰竭患者一线用药。在高危心源性晕厥患者中植入 ICD 可以有效降低 SCD 的风险。

（吴　瑛）

第九节　房室传导阻滞

一、心电图表现

1. 一度房室传导阻滞　窦性心律，PR 间期持续超过 200ms（图 4-15）。

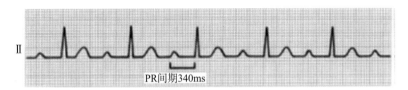

PR间期340ms

图 4-15　一度房室传导阻滞

2. 二度 I 型房室传导阻滞　窦性心律，PR 间期渐进性延长，直至出现 QRS 波群脱落，恢复传导后的 PR 间期缩短至基础水平（短于 QRS 波群脱落前最后一个 PR 间期）（图 4-16）。

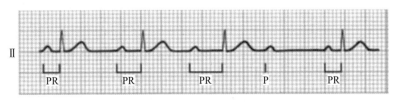

PR　PR　PR　P　PR

图 4-16　二度 I 型房室传导阻滞

3. 二度Ⅱ型房室传导阻滞　窦性心律，PR 间期恒定，突然出现 QRS 波群脱落，恢复传导后的 PR 间期等于 QRS 波群脱落前最后一个 PR 间期（图 4-17）。

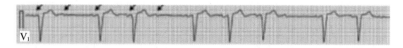

图 4-17　二度Ⅱ型房室传导阻滞

4. 高度房室传导阻滞　超过 2 个窦性 P 波不前传（图 4-18）。

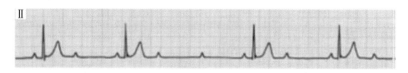

图 4-18　高度房室传导阻滞

5. 三度房室传导阻滞　窦性 P 波与 QRS 波群以各自的频率出现，两者完全无关，且心房率快于心室率（图 4-19）。

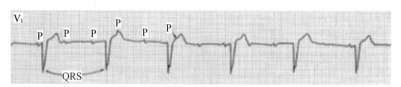

图 4-19　三度房室传导阻滞

二、病因

1. 先天性　先天性房室传导阻滞、先天性心脏病（如大动脉转位）、基因型（如 *SCN5A* 突变）。

2. 感染性　莱姆病、感染性心内膜炎（IE）瓣周脓肿、急性风湿热、Chagas 病。

3. 炎症浸润性　心肌炎、淀粉样变、心脏结节病、系统性硬化、SLE、类风湿关节炎（rheumatoid arthritis，RA）、原发性心肌病。

4. 缺血性　AMI、UA、缺血性心肌病。

5. 退化性　Lev 病、Lenegre 病。

6. 迷走神经张力相关性　睡眠呼吸暂停、神经反射性、运动员。

7. 代谢性　酸碱失衡、药物中毒、甲状腺功能亢进或甲状腺功能减退、嗜铬细胞瘤（PCC）。

8. 其他疾病　神经肌肉疾病、淋巴瘤。

9. 医源性　药物相关（如抗心律失常药物、β受体拮抗剂）、导管消融、心脏手术、室间隔酒精消融、经皮主动脉瓣置换。

三、电生理机制

1. 一度房室传导阻滞和二度Ⅰ型房室传导阻滞　多发生在房室结水平，进展较慢，对兴奋交感神经的药物反应好。

2. 二度Ⅱ型房室传导阻滞、高度或三度房室传导阻滞　多发生在希氏束或希氏束以下水平，进展快，对兴奋交感神经的药物反应差，下游的逸搏点低且不稳定。

3. 临床表现不能准确判阻滞水平　可能需要通过有创电生理进行判断。

四、临床表现

房室传导阻滞的临床表现包括疲劳、头晕、运动耐量下降、心力衰竭或心动过缓心肌病，以及晕厥、晕厥前兆。

五、急诊处理

房室传导阻滞的急诊处理包括：①处理可逆病因或诱因；②抢救药物可考虑静脉应用阿托品、异丙肾上腺素、多巴胺、氨茶碱；③临时起搏用于血流动力学不稳定的严重房室传导阻滞。

六、永久起搏指征

房室传导阻滞的永久起搏指征包括：①非可逆病因所致的二度Ⅱ型房室传导阻滞、高度房室传导阻滞或三度房室传导阻滞；②非可逆病因所致且伴有心动过缓相关症状的一度房室传导阻滞或二度Ⅰ型房室传导阻滞。

（郭晓刚）

第十节　快速型心律失常的急诊处理

一、总体处理原则

快速型心律失常总体处理原则包括：①识别和纠正血流动力学障碍；②基础疾病和诱因的纠正及处理；③权衡获益与风险；④治疗与预防兼顾。

二、初始评估

快速型心律失常的初始评估包括：①详细病史、体格检查、十二导联ECG；②血常规、肝功能、肾功能、电解质、凝血、D-二聚体、心肌酶，NT-proBNP/BNP 及血气分析、甲状腺功能检查；③心脏彩色多普勒超声、胸片检查。

三、处理流程

1. 快速型心律失常处理流程　见图 4-20。

2. 电复律 / 除颤准备及能量选择　见第十五章第三节。

3. 急诊药物治疗

（1）应用原则

1）根据基础疾病、心功能状态、心律失常性质进行选择。

2）疗效不满意者，应注意用药是否规范、剂量是否足够。

3）不建议短期内换用或合用另一种静脉抗心律失常药物。

4）序贯或联合应用静脉抗心律失常药物，仅室性心动过速 / 心室颤动风暴或其他顽固性心律失常尚考虑。

5）一种药物治疗无效时，应优先考虑电复律。

（2）药物选择

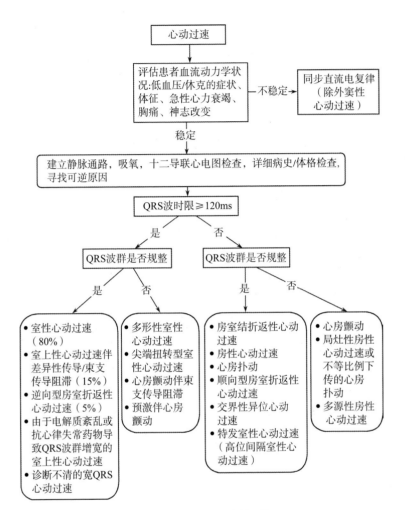

图 4-20 快速型心律失常处理流程

1）窄 QRS 心动过速的药物选择：见图 4-21。

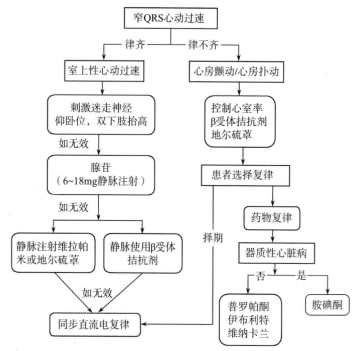

1. 心房颤动或心房扑动持续≥48h，无论CHA$_2$DS$_2$-VASc评分，复律前至少抗凝3周，除非影像学除外心脏血栓；复律后，若无卒中风险，推荐抗凝4周，有卒中风险者，若无抗凝禁忌，建议长期抗凝。
2. 心房颤动或心房扑动持续<48h，无论评分，建议同步启用抗凝。

图 4-21　窄 QRS 心动过速的药物选择

2）宽 QRS 心动过速的药物选择：见图 4-22。

3）室性心动过速 / 心室颤动风暴：24h 内持续性室性心动过速 / 心室颤动反复发作 3 次及以上的一种电不稳定状态，需要干预以终止发作。根据心律失常的血流动力学耐受性及伴随疾病的严重程度进行危险分层。需电复律、药物及非药物等综合措施的紧急处理。见表 4-15。

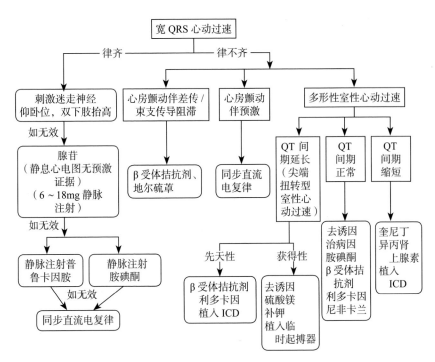

ICD. 植入型心律转复除颤器。

图 4-22 宽 QRS 心动过速的药物选择

表 4-15 室性心动过速 / 心室颤动风暴急诊处理治疗建议

条目	推荐内容
1	室性心动过速风暴发作时若血流动力学不稳定,尽快电复律 纠正可逆性因素,如电解质紊乱、致心律失常药物、心肌缺血或慢性心力衰竭失代偿
2	若患者已安装 ICD,应调整 ICD 的参数,以便能更好地识别和终止心律失常发作
3	必要时可评价射频消融的可能性
4	对持续单形室性心动过速,频率 < 180 次 /min 且血流动力学相对稳定者,可植入心室临时起搏电极,快速起搏刺激终止室性心动过速

条目	推荐内容
5	抗心律失常药物应用选择 (1)胺碘酮:合并结构性心脏病的非 QT 间期延长所致的室性心律失常可首选 (2)抗心律失常药的基础上联合使用 β 受体拮抗剂(美托洛尔、艾司洛尔) (3)尼非卡兰、利多卡因也可选用 (4)抗心律失常药物联合治疗,如胺碘酮联合利多卡因
6	特殊的抗心律失常治疗:如特发性心室颤动患者可选择奎尼丁;LQT3 综合征可选择钠通道阻滞剂利多卡因 / 美心律;CPVT 可选择 β 受体拮抗剂;Brugada 综合征可选择奎尼丁等。应该考虑与擅长心律失常治疗的专家密切合作,以降低复发风险,这类治疗可作为 ICD 治疗的辅助手段
7	可考虑血流动力学器械支持(主动脉内球囊反搏、心室辅助装置)
8	可考虑给予镇静、气管插管,必要时行冬眠疗法
9	可考虑神经调控(胸椎硬膜外麻醉、心脏交感神经去神经支配)

注:ICD,植入型心律转复除颤器;CPVT,儿茶酚胺敏感性多形性室性心动过速。

4)静脉药物用法:见表 4-16。

表 4-16 静脉药物用法

药物	剂量	注意事项
腺苷	3 ~ 6mg 稀释后快速静脉注射,如无效,间隔 2min 可再给予 6 ~ 12mg 快速静脉注射	1. 禁用于支气管哮喘、预激综合征、冠心病者 2. 有可能导致心房颤动,做好电复律准备 3. 在心脏移植术后、服用双嘧达莫和卡马西平、经中心静脉用药者应减量 4. 严重窦房结和 / 或房室传导功能障碍的患者不适用
利多卡因	负荷量 1 ~ 1.5mg/kg(一般用 50 ~ 100mg),2 ~ 3min 内静脉注射,必要时间隔 5 ~ 10min 可重复。但最大量不超过 3mg/kg。负荷量后继以 1 ~ 4mg/min 静脉滴注维持	1. 老年人、心力衰竭、心源性休克、肝功能和肾功能不全时应减量 2. 连续应用 24 ~ 48h 后半衰期延长,应减少维持量

药物	剂量	注意事项
普罗帕酮	1 ~ 2mg/kg(一般可用 70mg),10min 内缓慢静脉注射。单次最大剂量不超过 140mg。无效者 10 ~ 15min 后可重复一次,总量不宜超过 210mg。室上性心动过速终止后即停止注射	中重度器质性心脏病、心功能不全、心肌缺血、低血压、缓慢型心律失常、室内传导障碍、肝功能和肾功能不全者相对禁忌
β 受体拮抗剂	美托洛尔:首剂 5mg,5min 内缓慢静脉注射。如需要,间隔 5 ~ 15min,可再给予 5mg,直到取得满意的效果,总剂量不超过 10 ~ 15mg(0.2mg/kg) 艾司洛尔:负荷量 0.5mg/kg,1min 静脉注射,继之以 50μg/(kg·min)静脉维持,疗效不满意时,间隔 4min,可再给予 0.5mg/kg 静脉注射,静脉维持剂量可以 50 ~ 100μg/(kg·min)的步距逐渐递增,最大静脉维持剂量可至 300μg/(kg·min)	避免用于支气管哮喘、阻塞性肺部疾病、失代偿性心力衰竭、低血压、预激伴心房颤动 / 心房扑动
胺碘酮	负荷量 150mg,稀释后 10min 静脉注射,继之以 1mg/min 维持静脉输注,若需要,间隔 10 ~ 15min 可重复负荷量 150mg,稀释后缓慢静脉注射,静脉维持剂量根据心律失常情况,酌情调整,24h 最大静脉用量不超过 2.2g	1. 禁用于 QT 间期延长的尖端扭转型室性心动过速 2. 低血钾、严重心动过缓时易出现促心律失常作用
尼非卡兰	负荷量 0.3 ~ 0.5mg/kg,5min 静脉注射。0.4 ~ 0.8mg/(kg·h) 静脉滴注,重复单次静脉注射时应间隔 2h	监测 QT 间期
维纳卡兰	起始剂量 3mg/kg 静脉注射(> 10min),若 15min 后仍未转为窦性心律,则可再次 2mg/kg 静脉注射(> 10min)	1. 禁用于心动过缓、低血压、QT 间期延长、严重主动脉狭窄、严重心力衰竭、无起搏器心脏传导阻滞、近期急性冠脉综合征 2. 监测 QT 间期
伊布利特	1. 成人体重 ≥ 60kg者,1mg 稀释后静脉注射 > 10min,如无效,10min 后重复同样剂量,最大累积剂量 2mg 2. 成人体重 < 60kg者,0.01mg/kg,按上述方法应用。心房颤动终止则立即停用	1. 肝功能、肾功能不全者不需要调整剂量 2. 避免用于用药前 QT 间期延长者(QTc > 0.44s) 3. 用药结束后至少心电监

药物	剂量	注意事项
伊布利特		测 4h 或待 QTc 间期回到基线,如出现心律不齐,应延长监测时间 4. 注意避免低血钾
维拉帕米	2.5 ~ 5.0mg 稀释后 > 2min 缓慢静脉注射。无效者每隔 15 ~ 30min 后可再注射 5 ~ 10mg。累积剂量可用至 20 ~ 30mg	1. 除可用于特发室性心动过速外,只建议用于窄 QRS 心动过速 2. 禁用于预激综合征伴心房颤动 / 心房扑动、收缩功能不全性心力衰竭、伴有器质性心脏病的室性心动过速患者
地尔硫䓬	15 ~ 20mg(0.25mg/kg)稀释后 > 2min 静脉注射。无效者 10 ~ 15min 后可再给予 20 ~ 25mg(0.35mg/kg)缓慢静脉注射。继之根据需要 1 ~ 5μg/(kg·min) 静脉输注	
硫酸镁	1 ~ 2g,稀释后 15 ~ 20min 静脉注射。0.5 ~ 1.0g/h 静脉持续输注	反复或延长应用要注意血镁水平,尤其是肾功能不全患者
异丙肾上腺素	2 ~ 10μg/min 静脉输注,根据反应调整剂量	1. 心肌缺血、高血压慎用 2. 避免高剂量、快速静脉应用

(王 娟* 杨艳敏)

第十一节　晕厥的规范诊治

一、定义与分类

晕厥(syncope)是临床上常见的综合征,由多种原因引起一过性全脑血流中断导致突发短暂意识丧失(transient loss of consciousness,TLOC),往往不能维持姿势而摔倒,不经外力干预可自行恢复意识。晕厥属于引起TLOC的众多原因之一,具有一过性、发作迅速、持续时间短和自行恢复的特点(图 4-23)。

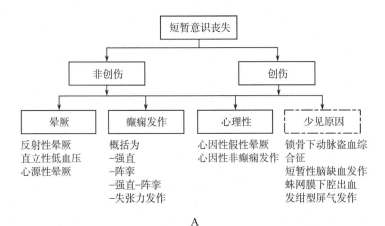

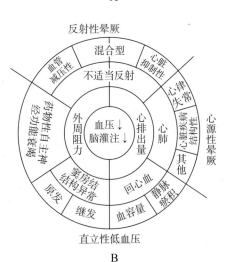

图 4-23 短暂意识丧失病因（A）及晕厥分类（B）

晕厥需要与心因性假性晕厥、猝倒症、跌倒、癫痫发作、偏头痛、短暂性脑缺血发作（transient ischemic attack，TIA）、脑出血等神经科疾病鉴别。

（一）反射性晕厥（神经介导性晕厥）

反射性晕厥（神经介导性晕厥）主要是支配循环的神经系统对不恰当刺激因子的过度反射，引起血管扩张和/或心动过缓，导致动脉血压和全脑灌注的降低。根据触发素不同，分为心脏抑制型、血管抑制型和混合型。反射性晕厥主要分为以下 3 类。

（1）血管迷走性晕厥：①情绪引起，包括恐惧、疼痛、器械操作、晕血；②直立体位。

（2）情境性晕厥：①咳嗽、打喷嚏；②胃肠道刺激（吞咽、排便、腹痛）、排尿后（性）晕厥；③运动后、餐后、其他（如大笑、吹奏乐器、举重）。

（3）颈动脉窦综合征。

（二）直立性低血压和直立不耐受综合征

1. 典型的直立性低血压 站立 3min 内收缩压下降 ≥ 20mmHg 和 / 或舒张压下降 ≥ 10mmHg，见于自主神经功能衰竭或低血容量。

2. 初始直立性低血压 指站立即刻血压下降 > 40mmHg，然后自发、快速恢复至正常，低血压和症状持续时间较短（< 30s）。

3. 延迟直立性低血压 直立 3min（3 ～ 30min）后出现缓慢血压下降，一般不伴心动过缓。

4. 体位性直立性心动过速综合征 多见于年轻女性，严重的直立不耐受，但没有晕厥，伴随心率明显增加（增加 > 30 次 /min 或心率 120 次 /min 以上）和血压不稳定。

（三）心源性晕厥

1. 心源性晕厥的具体病因 见表 4-17。

表 4-17 心源性晕厥的具体病因

病因分类	具体疾病
心律失常	
心动过缓	窦房结功能异常（包括慢快综合征） 房室交界区功能异常 植入设备功能障碍
心动过速	室上性（包括心房颤动伴预激综合征） 室性（特发性、继发于器质性心脏病或离子通道病）
药物导致的心动过缓和心动过速	
遗传性心律失常综合征	长 QT 综合征 Brugada 综合征 早复极综合征 短 QT 综合征 儿茶酚胺敏感性多形性室性心动过速等

病因分类	具体疾病
器质性疾病	
心脏	心脏瓣膜病
	急性心肌梗死 / 缺血
	梗阻性肥厚型心肌病
	心脏肿物（心房黏液瘤、肿瘤等）
	心包疾病 / 心脏压塞
	先天性冠状动脉异常
	人工瓣膜异常
其他	肺栓塞
	急性主动脉夹层
	肺动脉高压

2. 支持心源性晕厥的临床特点　①老年（＞60岁）；②已知有缺血性心脏病、结构性心脏病，既往有心律失常或心室功能下降；③短暂的前驱症状（如心悸），或无前驱症状突发意识丧失；④运动中发生晕厥；⑤仰卧位发生晕厥；⑥晕厥发作次数少（一次或两次）；⑦心脏检查结果异常；⑧有遗传性疾病或早发（＜50岁）心源性猝死家族史；⑨存在已知先天性心脏病。

3. 支持非心源性晕厥相关的临床特点　①年轻；②无心脏疾病病史；③晕厥仅发生在站立位；④从卧位或坐位到站立位的体位改变时发生；⑤存在前驱症状，如恶心、呕吐、发热感；⑥存在特定诱因，包括脱水、疼痛、痛苦刺激、医疗操作；⑦情境因素，如咳嗽、大笑、排尿、排便、吞咽；⑧频繁发作，有长期晕厥发作的病史且临床特征相似。

二、晕厥的风险评估

1. 初始评估　病史、体格检查、十二导联ECG三大要素。

2. 风险评估　见图4-24。

（1）高危：急诊观察、住院进一步诊治。

（2）中危：留院观察、再评估。

（3）低危：离院、晕厥门诊。

3. 晕厥患者危险分层和管理策略　2018欧洲心脏病学会（European Society of Cardiology，ESC）晕厥指南规定见图4-24。

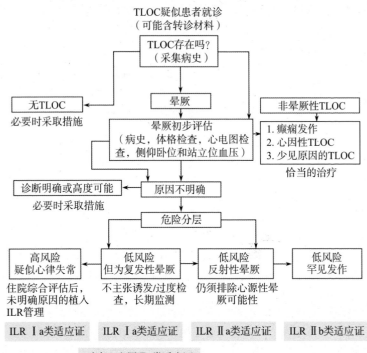

TLOC. 短暂意识丧失；ILR. 植入式长程循环记录仪。

图 4-24　2018 欧洲心脏病学会（ESC）晕厥指南：晕厥患者危险分层和管理策略

三、晕厥的临床特征

1. 高危晕厥的临床特征

（1）男性。

（2）＞60 岁。

（3）严重的系统性疾病。

（4）劳力相关的晕厥。

（5）卧位或坐位发生的晕厥。

（6）新发胸部不适、呼吸困难、腹痛、头痛。

（7）晕厥发生之前有心悸感。

（8）晕厥发生之前无前驱症状或前驱症状持续小于 10s。

（9）晕厥导致严重躯体损害。

（10）严重的结构性心脏病或 CAD（心力衰竭、LVEF 降低或陈旧性心肌梗死）。

（11）非持续性室性心动过速。

（12）双分支传导阻滞或其他室内传导异常（QRS 波时限 ≥ 120ms）。

（13）未应用负性变时性药物和体育训练情况下窦性心动过缓，心率 < 50 次 /min 或窦房传导阻滞。

（14）ECG 呈现预激波形。

（15）QT 间期延长或缩短。

（16）晕厥初步筛查病因未明但呈现致心律失常型右心室心肌病（arrhythmogenic right ventricular cardiomyopathy，ARVC）或 BrS 的 ECG 波形。

（17）合并器质性心脏病的心律失常。

（18）心源性猝死家族史。

2. 低危晕厥的临床特征

（1）与反射性晕厥有关的典型的前驱症状（头晕、出汗、恶心、呕吐等）。

（2）在遇到意外出现的令人不适的场景、声音、气味或疼痛后发生。

（3）拥挤、燥热的场所。

（4）在餐时或餐后发生。

（5）咳嗽、排便或排尿引起或伴随有便意。

（6）头部转动或压迫颈动脉窦（如肿瘤、刮脸、压颈）时发生。

（7）长时间站立。

（8）由卧位 / 坐位转变为站立位时发生。

（9）当前模式晕厥已反复发作多年且符合上述低危特点。

四、晕厥的病因诊断

1. 全面检查　采集病史及体格检查，注意测量卧位和立位血压；合理安排实验室检查。

2. 心电学检查　ECG 和心电监测如有下列之一，提示晕厥可能与心律失常有关。

（1）双分支传导阻滞。

（2）其他的室内传导阻滞（QRS 波时限 ≥ 0.12s）。

（3）莫氏二度 I 型房室传导阻滞。

（4）无症状的窦性心动过缓或窦房传导阻滞。

（5）预激综合征。

（6）QT 间期延长。

（7）$V_{1~3}$ 导联 ST 段抬高伴 RBBB（Brugada 波）。

（8）右胸导联 T 波倒置，Epsilon 波和心室晚电位提示 ARVC。

（9）Q 波提示心肌梗死。

3. 直立倾斜试验　适应证、临床意义和诊断标准见表 4-18。

表 4-18　直立倾斜试验

直立倾斜试验	推荐级别	证据等级
适应证		
怀疑有反射性晕厥、直立性低血压、体位性心动过速或心因性假性晕厥患者应考虑进行该试验	Ⅱa	B
该试验可以考虑用于训练患者识别症状并学会反压动作	Ⅱb	B
临床意义		
主要用于怀疑反射性晕厥但未能证实者,如临床病史支持反射性晕厥,或仅发生过很少几次晕厥,并不常规检测		
该试验阳性率为 51% ~ 56%,不明原因晕厥阳性率为 30% ~ 36%,心律失常性晕厥患者阳性率为 45% ~ 47%		
该试验可诊断低血压倾向,而不是诊断血管迷走性晕厥		
该试验阴性不能排除反射性晕厥的诊断		
在女性晕厥评估过程中,对于病因和机制分析都很重要		
对于评估药物疗效无助益		
诊断标准		
如果该试验重现症状并伴有疾病相应典型的循环系统表现,则考虑反射性晕厥、直立性低血压、体位性心动过速或心因性假性晕厥	Ⅱa	B

4. 颈动脉窦按摩

（1）适应证：40 岁以上不明原因晕厥的患者，尤其是考虑反射性晕厥者（推荐级别：Ⅰ；证据等级：B）。

（2）注意事项：既往 TIA、卒中或颈动脉狭窄 > 70% 的患者需在严密监测下进行。

5. **心内电生理检查内容** 评定窦房结功能；评定房室结功能；评定希氏束 - 浦肯野纤维系统功能；评定房室旁路的特征；诱发快速型心律失常（室上性心动过速、心房扑动或颤动、室性心动过速）。

6. **冠状动脉造影** 晕厥患者的适应证等同于无晕厥发作者。

7. **自主神经功能检测** Valsalva 动作，深呼气试验，24h 血压监测，交感皮肤反应，心血管变异性分析，肌肉交感神经活动度。

8. **其他** 必要时采用植入式长程循环记录仪 / 植入式心电事件长程记录仪（implantable loop recorder/insertable cardiac monitor，ILR/ICM）（表 4-19）。

表 4-19 **植入式长程循环记录仪 / 植入式心电事件长程记录仪（ILR/ICM）适应证**

适应证	推荐级别	证据等级
无高危因素、反复发作不明原因晕厥及器械电池耗竭前症状再发患者早期评估	I	A
经全面检查仍不能确定晕厥原因，或无法针对性治疗，以及无 ICD 或起搏器一级预防指征的高危患者	I	A
疑似晕厥发作或周期性反射性晕厥发作事件，可能需要特定治疗	IIa	A
疑似或明确为反射性晕厥、伴晕厥频发或严重发作	IIa	A
可考虑用于怀疑或未经证实的癫痫患者，疑似癫痫但治疗无效	IIb	A
可考虑用于不明原因跌倒的患者	IIb	A

9. **遗传学检测** 在肥厚型心肌病，致心律失常型心肌病（arrhythmogenic cardiomyopathy，ACM）、某些以心律失常或晕厥为表现的临床综合征、离子通道病诊断和治疗方面有辅助作用。

五、晕厥病因的针对性治疗

1. **一般治疗** 教育患者和家属，去除诱因和病因，明确晕厥危险分层，如有复发，需评估晕厥发作性质有无改变，高危、心源性晕厥需及时遵医嘱治疗。

2. **反射性晕厥的治疗**

（1）并无某一种治疗适用于所有反射性晕厥。

（2）教育、生活方式改变是Ⅰ类推荐，可减少复发，包括去除疼痛或久站诱因、出现前驱症状时平卧。

（3）补液补钠。

（4）调整原有血管扩张药物使用方案（降压药物、利尿剂、硝酸酯、抗抑郁药等）。

（5）肢体反压动作（physical counter-pressure maneuvers，PCMs）。

（6）倾斜训练。

（7）药物治疗：米多君、氟氢可的松。

（8）起搏治疗：心脏抑制型（停搏 > 3s）。

（9）神经节消融。

3. 直立性低血压的治疗

（1）影响血压的药物调整（尽量避免 β 受体拮抗剂、利尿剂）。

（2）补液。

（3）使用弹力袜、腹带。

（4）头高睡姿（ > 10°）。

（5）PCMs。

（6）如症状持续存在，给予米多君、氟氢可的松。

4. 心源性晕厥的治疗　根据导致晕厥的病因，给予针对性治疗。尤其注意新近指南更新的不明原因晕厥在心源性猝死高危患者中的治疗见表 4-20。

表 4-20　不明原因晕厥在心源性猝死高危患者中的治疗

适应证	推荐级别	证据等级
经最佳药物治疗,仍有症状性心力衰竭(NYHA 心功能分级Ⅱ～Ⅲ级)且 LVEF ≤ 35% 的患者,预计良好生存状态至少 1 年,推荐 ICD 植入以降低 SCD 风险	Ⅰ	A
左心室收缩功能受损的不明原因晕厥患者,尽管不具备目前推荐的 ICD 植入指征,应考虑植入以降低猝死风险	Ⅱa	C
当左心室收缩功能受损患者反复发作不明原因晕厥,但不具备目前推荐的 ICD 植入指征,考虑植入 ICM,而非 ICD	Ⅱb	C
根据 ESC 的 HCM 指南 SCD 风险评分决定 HCM 不明原因晕厥时是否采用 ICD 治疗	Ⅰ	B
HCM 患者 SCD 风险评分提示其 SCD 风险低伴不明原因晕厥时,建议植入 ICM,而非 ICD	Ⅱa	C

适应证	推荐级别	证据等级
不明原因晕厥病史的 ARVC 可考虑 ICD	Ⅱb	C
基于多方面分析,已知 SCD 风险低但反复发作不明原因晕厥的 ARVC,建议植入 ICM,而非 ICD	Ⅱa	C
长 QT 间期综合征服用足量 β 受体拮抗剂仍发生不明原因晕厥,可考虑同时植入 ICD	Ⅱa	B
当症状性长 QT 间期综合征患者出现下列情况应考虑左心交感神经去除术:①β 受体拮抗剂无效、不耐受或禁忌;②ICD 治疗禁忌或拒绝植入;③患者接受 β 受体拮抗剂治疗时 ICD 仍反复放电	Ⅱa	C
已知 SCD 风险低但反复发作不明原因晕厥的长 QT 间期综合征,建议植入 ICM,而非 ICD	Ⅱa	C
有自发性 Ⅰ 型心电图改变的 Brugada 综合征出现不明原因晕厥可考虑植入 ICD	Ⅱa	C
已知 SCD 风险低但反复发作不明原因晕厥的 Brugada 综合征,建议植入 ICM,而非 ICD	Ⅱa	C

注:NYHA,纽约心脏协会;SCD,心脏性猝死;ESC,欧洲心脏病学会;ARVC,致心律失常型右心室心肌病;LVEF,左心室射血分数;HCM,肥厚型心肌病;ICD,植入型心律转复除颤器;ICM,植入式心电事件长程记录仪。

六、晕厥的预后及随访

对于具有易治疗的心脏性晕厥病因的患者,通常经充分的治疗后预后良好。晚期心力衰竭和晕厥患者的 1 年死亡率为 45%。心脏性晕厥患者更易发生复发性晕厥,3 年内复发率为 33%。复发者生活质量恶化,如导致骨折、颅内出血或其他创伤性损伤。临床应规范诊治、尽早明确病因,治疗后定期专业门诊随访,降低复发、提高生活质量,尽可能降低死亡率。

(吴　瑛)

推荐阅读资料

[1] 刘文玲,胡大一,郭继鸿,等.晕厥诊断与治疗中国专家共识(2014年更新版).中华内科杂志, 2014, 53(11): 916-925.

[2] 中国心脏联盟晕厥学会直立倾斜试验专家组.直立倾斜试验标准操作流程中

国专家推荐意见 . 中国循环杂志 , 2016, 31(8): 807-808.

[3] 中华医学会心电生理和起搏分会 , 中国医师协会心律学专业委员会 . 2020 室性心律失常中国专家共识 (2016 共识升级版). 中国心脏起搏与心电生理杂志 , 2020, 24(3): 189-253.

[4] BRIGNOLE M, MOYA A, DE LANGE F J, et al. 2018 ESC Guidelines for the diagnosis and management of syncope. Eur Heart J, 2018, 39(21): 1883-1948.

[5] BRUGADA J, KATRITSIS D G, ARBELO E, et al. 2019 ESC Guidelines for the management of patients with supraventricular tachycardiaThe Task Force for the management of patients with supraventricular tachycardia of the European Society of Cardiology (ESC). Eur Heart J, 2020, 41(5): 655-720.

[6] Writing Committee Members, SHEN W K, SHELDON R S, et al. 2017 ACC/AHA/HRS guideline for the evaluation and management of patients with syncope: a report of the American College of Cardiology/American Heart Association Task Force on Clinical Practice Guidelines and the Heart Rhythm Society. Heart Rhythm, 2017, 14(8): e155-e217.

第五章

心瓣膜病

第一节　心瓣膜的正常结构和功能

一、主动脉瓣

　　主动脉瓣位于左心室与升主动脉之间，在心脏收缩期主动脉瓣的开放使左心室的射血通过主动脉瓣瓣口进入升主动脉。主动脉瓣的三个半月形瓣叶与升主动脉壁之间所构成的囊袋样结构即主动脉窦，又称为弗氏窦。主动脉瓣的三个瓣叶依其在心脏上的解剖位置及与冠状动脉开口的关系而被命名，分别是左冠瓣，瓣窦上缘有左冠状动脉开口；右冠瓣，瓣窦上缘有右冠状动脉（RCA）开口；无冠瓣，瓣窦上缘无冠状动脉开口。

二、二尖瓣

　　二尖瓣和三尖瓣均位于心房与心室之间，统称为房室瓣，它们分别位于左心房与左心室的交通口及右心房与右心室的交通口，其功能是在心室舒张期开放，允许心房内的血液顺畅地流入相应的心室，而在心室收缩期则关闭，以阻止心室内的血液反流入心房。二尖瓣是由两个瓣叶组成，分别称为二尖瓣前瓣（或称大瓣）和二尖瓣后瓣（或称小瓣）。二尖瓣前瓣叶为舌形，后瓣为半月形，两个瓣叶的面积相当，但附着的瓣环周长不同，二尖瓣前瓣叶附着二尖瓣瓣环的1/3周长，后瓣附着二尖瓣瓣环的2/3周长。前后两个瓣叶在瓣环有两个交汇点，即前外侧交界和后内侧交界。

（高　歌）

第二节　二尖瓣狭窄

　　绝大多数二尖瓣狭窄（mitral stenosis, MS）是风湿热的后遗症，极少数为先天性狭窄或老年性二尖瓣环或环下钙化、心脏肿瘤、恶性类癌综合征等。MS患者中2/3为女性，男性少见。约40%的风湿性心脏病患者为单纯性MS。

一、病理表现

　　正常二尖瓣质地柔软，瓣口面积为 $4 \sim 6cm^2$。风湿性心脏病MS的病理改变大多是前后叶交界处的炎性增生粘连，腱索融合短缩，使前后瓣叶不易张开，以及瓣叶的增厚、钙化及活动受限，继而形成二尖瓣口的狭窄。

二、病理生理

当瓣口面积减小为 1.5~2.0cm² 时为轻度狭窄，1.0~1.5cm² 时为中度狭窄，< 1.0cm² 时为重度狭窄；MS 后的主要病理生理改变是舒张期血流由左心房流入左心室时受限，使得左心房压（left atrial pressure，LAP）异常增高，左心房与左心室之间的压力阶差增加，以保持正常的心排血量（CO）。LAP 的升高可引起肺静脉和肺毛细血管压力升高，继而扩张和淤血。此时患者休息时可无明显症状，但在体力活动时，因血流增快，肺静脉和肺毛细血管压力进一步升高，出现呼吸困难、咳嗽、发绀甚至急性肺水肿。肺循环血容量长期超负荷，可导致肺动脉压（pulmonary arterial pressure，PAP）上升。长期肺动脉高压，使肺小动脉痉挛而硬化，并引起右心室肥厚和扩张，继而可发生右心室衰竭。此时 PAP 有所降低，肺循环血流量有所减少，肺淤血得以缓解。

三、临床表现

1. 症状 由于 MS 进展缓慢，患者在很长时间可以没有临床症状，但是随着病情的进展最终出现与肺淤血和低 CO 相关的典型 MS 症状。最早出现的症状为夜间阵发性呼吸困难，严重时端坐呼吸。呼吸困难可因 LAP 升高而引起，诱发因素有活动、紧张或心房颤动等。轻度的 MS 患者在重体力活动时才出现呼吸困难，随着瓣膜病变加重（瓣口面积 1~2cm²），轻度活动即有呼吸困难发作。如果合并严重肺动脉高压和右心衰竭时，患者可出现三尖瓣关闭不全、水肿和腹水等体循环相关淤血症状。部分患者有关节痛病史。

在疾病的早期 LAP 升高和肺容量增加可以引起支气管动脉（或黏膜下曲张静脉）破裂导致咯血；随后由于肺血管阻力升高，咯血症状消失；疾病后期，由于慢性心功能衰竭并发肺梗死也发生咯血，急性肺水肿可出现粉红色泡沫痰。

20% 的 MS 患者首发症状是体循环栓塞，其中脑血栓占 40%。导致血栓的危险因素包括低 CO、左心房扩大、心房颤动、左心房血栓及超声心动图显示的血流缓慢的"烟雾"现象。

2. 体征 二尖瓣面容，心尖部可触及舒张期细震颤，心界于第 3 肋间向左扩大。心尖部第一心音（S1）亢进，呈拍击性，在胸骨左缘第 3~4 肋间至心尖内上方可闻及开瓣音，若瓣叶失去弹性则亢进的 S1 及开瓣音可消失；心尖部可闻及舒张中、晚期隆隆样杂音，呈递增性，以左侧卧位、呼吸末及活动后杂音更明显；肺动脉瓣第二心音亢进伴分裂；在肺动脉瓣区胸骨左缘第 2~3 肋间闻及短促的舒张早期泼水样杂音，深吸气时 Graham-Steel 杂音增强。

四、辅助检查

X 线检查示肺动脉干突出，左心房大，右心室大，左主支气管上抬，食管可见左心房压迹。肺上部血管影增多、增粗，肋膈角可见 Kerleys B 线。ECG 示 P 波增宽，时限 > 0.11s，有切迹，右心室肥大；后期可有心房颤动。超声心动图是诊断二尖瓣病变和评价其病理生理改变的首选无创检查方法，二维超声心动图可以准确测量二尖瓣瓣口面积（mitral valve area，MVA）和房室腔的大小。M 型超声可以发现瓣叶增厚，活动受限和舒张期瓣口开放时前后瓣叶呈同向运动；多普勒超声示二尖瓣下舒张期湍流频谱。

五、诊断及鉴别诊断

发现心尖区隆隆样舒张期杂音并有左心房扩大，即可考虑 MS，超声心动图检查可明确诊断。临床上 MS 应与下列情况的心尖区舒张期杂音鉴别。

1. 急性风湿性心肌炎　心尖区有高调柔和的舒张早期杂音，每日变化较大，风湿活动控制后，杂音可消失。这是因为心室扩大、二尖瓣相对狭窄所致。

2. 功能性 MS　见于各种原因所致的左心室扩大，二尖瓣口血流量增大，或二尖瓣在心室舒张期受主动脉反流血液的冲击等情况，如大量左至右分流的动脉导管未闭（patent ductus arteriosus，PDA）、室间隔缺损（ventricular septal defect，VSD）、主动脉瓣关闭不全（aortic insufficiency，AI）等，此杂音历时较短，无开瓣音，性质较柔和，吸入亚硝酸异戊酯杂音减低，应用升压药后杂音加强。

3. 左心房黏液瘤　心脏原发性肿瘤中最常见。临床症状和体征与 MS 相似，但呈间歇性，随体位而变化，一般无开瓣音但可听到肿瘤扑落音，心房颤动少见而易有反复的周围动脉栓塞现象。超声心动图有助于鉴别。

六、治疗

1. 代偿期治疗　适当避免过度的体力劳动及剧烈运动，保护心功能；对风湿性心脏病患者应积极预防链球菌感染、风湿活动及 IE。

2. 失代偿期治疗　出现临床症状者，宜口服利尿药并限制钠盐的摄入。右心衰竭明显或出现快速心房颤动时，洋地黄类制剂可以缓解症状，控制心室率。出现持续性心房颤动 1 年以内者，应考虑药物或电复律治疗。对长期心力衰竭伴心房颤动者可采用抗凝治疗，以预防血栓形成和动脉栓塞的发生。

3. 手术方法　治疗的关键是解除 MS，降低跨瓣压力阶差。常采用的手术方法：①经皮穿刺二尖瓣球囊扩张术（略）。②二尖瓣分离术，有闭式和直视式两种。③人工瓣膜置换术，指征为 NYHA 心功能分级Ⅲ～Ⅳ级；瓣叶钙化或瓣下装置病变严重以致不能分离修复；伴有明显二尖瓣关闭不全和／或主动脉瓣病变。常用机械瓣或生物瓣。机械瓣经久耐用，但须终生抗凝治疗，伴有溃疡病或出血性疾病者应慎用；生物瓣不需终身抗凝治疗，但使用寿命有限。

（高　歌）

第三节　二尖瓣关闭不全

二尖瓣包括瓣叶、瓣环、腱索和乳头肌四个部分，其中任何一个发生结构异常或功能失调，均可导致二尖瓣关闭不全（mitral insufficiency，MI）或二尖瓣反流（mitral regurgitation，MR）。因 MI 行手术治疗的最常见的病因是退行性变，也称二尖瓣脱垂。感染性心内膜炎侵蚀瓣叶腱索等装置造成瓣叶缺损、穿孔或腱索断裂等情况，可导致 MI。风湿性心脏瓣膜病引起一部分瓣膜狭窄而另一部分关闭不全的原因至今尚不清楚。外伤也可能引起二尖瓣腱索断裂致 MI。

MI 的常见病因包括：①心脏病、心肌梗死后及慢性心肌缺血累及乳头肌和其邻近室壁心肌，引起乳头肌纤维化伴功能障碍；②先天畸形、二尖瓣裂缺最常见于心内膜垫缺损、心内膜弹力纤维增生症、降落伞型二尖瓣畸形；③二尖瓣环钙化，为特发性退行性病变，多见于老年女性患者，原发性高血压、马方综合征（Mafan syndrome，MFS）、慢性肾衰竭和继发性甲状腺功能亢进的患者，亦易发生二尖瓣环钙化；④左心室扩大，任何病因引起的明显左心室扩大，均可使二尖瓣环扩张和乳头肌侧移，影响瓣叶的闭合，从而导致 MI；⑤二尖瓣脱垂综合征；⑥其他少见病因，包括结缔组织病如SLE、RA 等，还有梗阻性肥厚型心肌病、强直性脊柱炎。

一、病理表现

1. 瓣叶　二尖瓣瓣叶缺损或穿孔（如 IE）。

2. 腱索　瓣下腱索风湿性改变，腱索挛缩，向心室面牵拉二尖瓣叶，导致瓣叶收缩期不能回复到瓣环水平而影响正常关闭。

3. 瓣环 腱索断裂，造成心室收缩期该部分的二尖瓣被冲入左心房，瓣叶高于二尖瓣瓣环水平，即二尖瓣脱垂。

4. 其他 增厚的瓣叶挛缩，二尖瓣叶的游离缘对合不拢，形成裂隙。

二、病理生理

MI 的主要病理生理改变是 MS 使得左心房负荷和左心室舒张期负荷加重。左心室收缩时，血流由左心室注入主动脉和阻力较小的左心房，流入左心房的反流量可达左心室排血量的 50% 以上。左心房除接受肺静脉回流的血液外，还接受左心室反流的血液，因此左心房压（LAP）的升高可引起肺静脉压和肺毛细血管压的升高，继而扩张和淤血。同时左心室舒张期容量负荷增加，左心室扩大。慢性者早期通过代偿，心排血量（CO）和射血分数增加，左心室舒张末期容量和压力可不增加，此时可无临床症状；失代偿时，CO 和射血分数均下降，左心室舒张期末容量和压力明显增加，临床上出现肺淤血和体循环灌注低下等左心衰竭的表现。晚期可出现肺动脉高压和全心衰竭。

急性 MI 多因外伤后腱索断裂、瓣膜毁损或破裂，乳头肌坏死或断裂及人工瓣膜置换术后瓣周漏而引起，可见于 IE、AMI、穿通性或闭合性胸外伤及自发性腱索断裂。急性 MI 时，左心房突然增加大量反流的血液，可使左心房和肺静脉压急剧上升，引起急性肺水肿。

三、临床表现

1. 症状 轻度 MI 可无明显症状或仅有轻度不适感。严重 MI 的常见症状有劳力性呼吸困难、疲乏、端坐呼吸等，活动耐力显著下降。咯血和栓塞较少见。晚期右心衰竭时可出现肝淤血增大，下肢水肿，胸腔积液或腹水。急性者可很快发生急性左心衰竭或肺水肿。

2. 体征 心脏听诊心尖区可闻及收缩期吹风样杂音，响度在 3～6 级以上，多向左腋下传导，吸气时减弱，瓣膜增厚者杂音粗糙。可伴有收缩期震颤。心尖区第一心音（S1）减弱，或被杂音掩盖。由于左心室射血期缩短，主动脉瓣关闭提前，导致第二心音分裂。肺动脉高压时，肺动脉瓣区第二心音亢进。其他体征有动脉血压正常而脉搏较细小。心界向左下扩大，心尖区此刻触及局限性收缩期抬举样搏动，说明左心室肥厚（LVH）和左心室扩大。肺动脉高压和右心衰竭时，可有颈静脉怒张、肝大和下肢水肿。

四、辅助检查

1. X 线检查　轻度 MI 可无明显异常发现。严重者左心房和左心室明显增大，明显增大的左心房可推移和压迫食管。肺动脉高压或右心衰竭时，右心室增大。可见肺静脉淤血，肺间质水肿和 Kerleys B 线。常有二尖瓣叶和瓣环的钙化。

2. ECG　轻度 MI 的 ECG 可正常。严重者可有左心室肥大和劳损；肺动脉高压时可出现左、右心室肥大的表现。慢性 MI 伴左心房增大者多有心房颤动。窦性心律者 P 波增宽且呈双峰形，提示左心房增大。

3. 超声心动图　检测和定量 MI 的最准确的无创性诊断方法，二维超声心动图上可见二尖瓣瓣口在收缩期关闭对合不佳；腱索断裂时，二尖瓣可呈连枷样改变。多普勒超声显示左心房收缩期反流。

4. 放射性核素检查　放射性核素血池显像示左心房和左心室扩大，左心室舒张末期容积（left ventricular end diastolic volume，LVEDV）增加。肺动脉高压时，可见肺动脉主干和右心室扩大。

5. 右心导管检查　右心室、肺动脉及肺毛细血管压力增高，肺循环阻力增大，左心导管检查 LAP 增高，压力曲线 V 波显著，而 CO 减低。

五、诊断及鉴别诊断

临床诊断主要是根据心尖区典型的吹风样收缩期杂音并有左心房和左心室扩大，超声心动图检查可明确诊断。MI 的杂音应与下列情况的心尖区收缩期杂音鉴别。

1. 二尖瓣相对关闭不全　可发生于高血压心脏病，各种原因引起的 MI 或心肌炎、DCM、贫血性心脏病等。由于左心室或二尖瓣环明显扩大，造成二尖瓣相对关闭不全而出现心尖区收缩期杂音。

2. 功能性心尖区收缩期杂音　50% 左右的正常儿童和青少年可听到心前区收缩期杂音，响度在 1~2 级（6 级分级法），短促，性质柔和，不掩盖 S1，无心房和心室的扩大。亦可见于发热、贫血、甲状腺功能亢进等高动力循环状态，原因消除后杂音即消失。

3. 室间隔缺损（VSD）　可在胸骨左缘第 3~4 肋间闻及粗糙的全收缩期杂音，常伴有收缩期震颤，杂音向心尖区传导，心尖搏动呈抬举样。ECG 及 X 线检查表现为左、右心室增大。超声心动图显示心室间隔连续性中断，声学造影可证实心室水平存在左向右分流。

4. 三尖瓣关闭不全　胸骨左缘下端闻及局限性吹风样的全收缩期杂音，吸气时因回心血量增加可使杂音增强，呼气时减弱。肺动脉高压时，肺动脉瓣区第二心音亢进，颈静脉 V 波增大。可有肝搏动、肝大。ECG 和 X 线检查可见右心室肥大。超声心动图可明确诊断。

5. 主动脉瓣狭窄（aortic stenosis，AS） 心底部主动脉瓣区或心尖区可听到响亮粗糙的收缩期杂音，向颈部传导，伴有收缩期震颤。可有收缩早期咔嚓音，心尖搏动呈抬举样。ECG 和 X 线检查可见左心室的肥厚和扩大。超声心动图可明确诊断。

六、治疗

1. 内科治疗 避免过度的体力劳动及剧烈运动，限制钠盐摄入，保护心功能；对风湿性心脏病积极预防链球菌感染、风湿活动及 IE；适当使用利尿药、血管扩张药，特别是减轻后负荷的血管扩张药，通过降低左心室射血阻力，可减少反流量，增加心排血量（CO），从而产生有益的血流动力学作用。慢性 MI 患者可用 ACEI。急性 MI 者可用硝普钠、硝酸甘油或酚妥拉明静脉滴注。洋地黄类药物宜用于出现心力衰竭的患者，对伴有心房颤动者更有效。晚期的心力衰竭患者可用抗凝药物防止血栓栓塞。

2. 手术治疗 长期随访研究表明，手术治疗后 MI 患者心功能的改善明显优于药物治疗；即使在合并心力衰竭或心房颤动的患者中，手术治疗的疗效亦明显优于药物治疗。瓣膜修复术比人工瓣膜置换术的死亡率低，长期存活率较高，血栓栓塞发生率较小。

（1）术前准备：术前超声及血流动力学检查有助于评估受累瓣叶的病变严重程度；年龄超过 50 岁的患者应常规行冠状动脉造影检查，可确定患者是否需要同时行 CABG。

（2）手术指征：①急性 MI；②NYHA 心功能分级Ⅲ～Ⅳ级，经内科积极治疗后；③若无明显临床症状或心功能在Ⅱ级或Ⅱ级以下，辅助检查表明心脏进行性增大，LVEF 下降。超声心动图检查左心室收缩期末内径达 50mm 或舒张期末内径达 70mm，射血分数 < 50% 时即应尽早手术治疗。

（3）手术种类：①瓣膜修复术，能最大限度地保存天然瓣膜。适用于二尖瓣脱垂；腱索过长或断裂；风湿性二尖瓣病变局限，前叶柔软无皱缩且腱索虽有纤维化或钙化但无挛缩；IE 二尖瓣赘生物或穿孔病变局限，前叶无或仅轻微损害者。②人工瓣膜置换术，置换的瓣膜有机械瓣和生物瓣。机械瓣优点为耐磨损性强，但血栓栓塞的发生率高，须终生抗凝治疗。生物瓣包括猪主动脉瓣、牛心包瓣等，其优点为发生血栓栓塞概率低，不需终生抗凝且具有与天然瓣相仿的中心血流，但使用寿命有限，10～15 年可逐渐发生退行性钙化而破损失功，需要再次换瓣。年轻患者和有心房颤动或血栓栓塞高危需抗凝血治疗者，宜选用机械瓣；如有出血倾向或抗凝血禁忌者，以及年轻女性换瓣术后拟妊娠生育者，宜用生物瓣。

（高 歌）

第四节　主动脉瓣狭窄

单纯的主动脉瓣狭窄（AS）多见于男性患者，常见病因包括退行性变和先天畸形。风湿性 AS 很少单独发生，常伴有风湿性 MS。

一、病理表现

风湿性心脏病 AS 可以是单发的心脏瓣膜病，但有一部分患者同时合并二尖瓣病变。病理改变主要是主动脉瓣叶的增厚，三个瓣联合处的增生性粘连、融合及瓣叶挛缩等。严重者还会有瓣叶及瓣环的钙化。正常成人主动脉瓣瓣口面积为 $2 \sim 4cm^2$，当主动脉瓣瓣口面积缩小到 $1cm^2$ 时，就会出现临床症状。

二、临床表现

1. 症状　AS 患者存在左心室射血受阻和压力负荷增大，但患者可在很长时间内无临床症状。长期的流出道梗阻导致左心室代偿性肥厚，可出现与 AS 相关的临床症状，包括晕厥、心绞痛、胸闷和充血性心力衰竭。

眩晕或晕厥是由于心脏压力感受器反应失常，导致低血压和脑部供血减少，也可能与心律失常有关，如室性心动过速、短暂性心室颤动等。

约 2/3 严重 AS 患者出现劳力性心绞痛，其中 1/2 本身存在潜在的冠状动脉病变，无冠状动脉病变的患者出现心绞痛不仅与心肌氧供需失衡有关，还与其他多个因素有关，如心室质量增加使心肌氧耗增加，收缩期延长使心肌内冠状动脉血管受压，心动过速使舒张期冠状动脉血液充盈减少。

早期心力衰竭表现为活动耐量下降，随着时间的推移，出现胸闷，活动时舒张期末压力增高，到晚期可能出现左心室收缩功能下降，表现出低 CO 的症状。

2. 体征　体格检查是评价 AS 程度的较有价值的方法。在心底部可以闻及收缩期粗糙有力的喷射样杂音，但其响度和瓣膜狭窄的程度无关。

三、辅助检查

1. ECG AS 患者 ECG 表现与其 LVH 程度有关，但无特异性，通常表现为电压增高，伴有 ST 段抬高，提示有心内膜下缺血，必须强调的是，ECG 无 LVH 表现并不能除外 AS。

2. X 线检查 大多数 AS 患者的 X 线检查均正常，但有一些非特异性改变。LVH 的 X 线征象为左心室变钝，在严重 AS 的成人患者胸片上，有时可看到严重钙化的主动脉瓣。

3. 超声心动图 是评价 AS 程度最常用的无创方法。可观察到瓣叶增厚或变形，钙化或结节，瓣叶活动受限，瓣口狭窄，左心室扩大及肥厚。多普勒超声通过测定流经瓣膜的血流速度评估瓣膜的狭窄程度。多普勒超声测定出的压力阶差与导管的测定值基本相同。

4. 左心导管 收缩期左心室和主动脉的跨瓣压差可达 90 ~ 130mmHg。当心室收缩功能下降时，左心室舒张末压升高，跨瓣压差可能减小。如患者年龄较大（40 岁以上）或有胸痛症状，有条件者应常规行冠状动脉造影检查以除外 CAD。

四、诊断和鉴别诊断

根据患者临床表现及相关辅助检查，一般较易作出诊断。需要注意的是主动脉瓣上和瓣下狭窄有时在症状及体征上易与 AS 相混淆。如超声心动图仍不能确定，CT 和 MRI 检查有助于鉴别。

五、治疗

根据主动脉瓣瓣口面积，目前常用的 AS 分级标准为：①轻度狭窄，瓣口面积 > 1.5cm^2；②中度狭窄，瓣口面积 1.0 ~ 1.5cm^2；③重度狭窄，瓣口面积 < 1.0cm^2。

主动脉瓣置换手术是治疗成年人 AS 的主要方法，凡出现临床症状同时无明显手术禁忌的 AS 患者都适于手术治疗。决定是否施行主动脉瓣置换手术常根据有无临床症状，有些严重的 AS 患者可以在很长时间内无症状，而部分中度狭窄的患者在早期就出现临床症状。患者最终均会出现晕厥、心力衰竭、胸痛等症状，一旦出现上述症状，如不及时接受瓣膜置换手术，患者的生存期通常在 2 ~ 3 年。重度狭窄患者较易发生猝死，瓣膜置换术治疗可以改善症状和延长生存时间。

主动脉瓣置换手术是治疗成人 AS 的主要方法，凡出现临床症状同时无明显手术禁忌的 AS 患者都适于手术治疗。

对于行 CABG 或其他瓣膜手术（如二尖瓣）或主动脉根部手术，同时主动脉瓣有中度狭窄的患者，需同期行主动脉瓣置换术。

（高　歌）

第五节　主动脉瓣关闭不全

主动脉瓣关闭不全（AI）是由舒张期瓣叶不能对合或关闭不充分所致。由于瓣叶关闭不全，射出的血液又流回左心室，造成有效搏出量减少。与 AS 不同，AI 时左心室处于压力和容量双负荷，急性超负荷可能使左心室失代偿，出现心力衰竭。风湿性病变可能引起 AI。其他的原因可能还有退行性变、钙化性主动脉瓣病变、急性或慢性感染性心内膜炎（IE）、先天性心脏病干下型 VSD 等。

一、病理表现

单纯的风湿性 AI 少见，多合并二尖瓣病变或 AS。AI 的病理解剖多表现为一个或一个以上主动脉瓣叶脱垂，同时可合并主动脉瓣叶增厚、挛缩或穿孔，造成在舒张期瓣叶对合不全。另一个造成 AI 的原因是 IE，病理通常表现为瓣叶上附着赘生物，或瓣叶被一定程度的侵蚀、炎性增生或钙化。

二、临床表现

AI 的患者有很长的代偿期，处于代偿期的患者可以很长时间无临床症状，当大量反流导致左心室失代偿后可出现心悸、心尖部抬举样搏动。与 AS 不同，AI 的患者很少出现胸痛症状。AI 代偿性心肌肥厚的程度无 AS 重，但主动脉瓣区涡流和舒张压的下降在某种程度上可能导致冠状动脉血流减少和心肌灌注不良。当左心室失代偿时，AI 的主要症状是心力衰竭和肺淤血。

AI 在不同时期的体征各不相同，由于总排血量增大，搏出的血流使外周血管扩张，但随着血液反流使血管床又迅速回缩，脉压增大。临床上出现许多典型体征，如水冲脉、毛细血管搏动征等周围血管征，其他表现有充血性心力衰竭。

三、辅助检查

1. ECG 检查　慢性 AI 的 ECG 电轴左偏，左心室传导阻滞常伴有左心功能不全，QRS 波群的宽度与左心室质量呈线性相关，但 ECG 不能准确反映 AI 的严重程度。

2. 胸部 X 线　左心房正常或轻度增大，左心室增大，可见肺静脉高压征象，升主动脉增粗，如升主动脉影右侧显著扩大，提示狭窄后扩张或并发升主动脉瘤的可能。

3. 超声心动图　是诊断 AI 最有效的方法。通过测量彩色血流可以判断瓣膜反流的性质，同时可以测量左心室舒张末期和收缩末期的容积及心室壁厚度，以确定左心室有无不可逆损伤。

四、诊断

一般情况下，根据体征和临床症状可诊断 AI。ECG、超声心动图可有助于明确诊断和判断疾病严重程度。

五、治疗

急性 AI 须尽早进行瓣膜置换术，因为左心室不能在短时间内代偿，很快会出现进行性充血性心力衰竭、心动过速和 CO 下降。

慢性 AI 患者可以很好地耐受，但一旦有心功能的下降，就需要行瓣膜置换术。AI 手术的理想时机是心肌发生不可逆损伤前。尽管心功能受损患者手术治疗的围手术期手术风险较大，但与药物治疗相比，手术可以延长生存时间。严重 AI 合并心功能低下的患者采用非手术治疗，其 1 年内病死率约为 50%。

（高　歌）

第六节　人工心脏瓣膜置换术后抗凝治疗

人工心脏瓣膜置换术后常规要求抗凝治疗。一般生物瓣需 6 个月左右的短期抗凝，而机械瓣必须终身抗凝。

一、抗凝药物

当前使用的抗凝药物主要有三类：①香豆素类药物（华法林）；②抗血小板类药物；③肝素。目前公认的人工瓣膜置换术后抗凝药物首选华法林。

1. 华法林的作用机制 华法林为维生素 K 拮抗剂（vitamin K antagonists，VKA），它能阻止维生素 K 参与凝血因子 Ⅱ、Ⅶ、Ⅸ、Ⅹ 转录后的分子修饰，防止谷氨酸残基的 γ- 羧化作用，使用华法林后肝脏仅能合成凝血因子 Ⅱ、Ⅶ、Ⅸ、Ⅹ 的前体蛋白质，这些前体蛋白质具有凝血因子的抗原性，而无凝血活性。因此，华法林在体外无抗凝作用，只在体内有效。服用华法林后，虽然上述四种凝血因子的合成受阻，但体内原存的凝血因子的代谢需要一定的时间，华法林的抗凝作用需要待体内原有的凝血因子 Ⅱ、Ⅶ、Ⅸ、Ⅹ 耗竭后才能出现。服用华法林后至少需要经 36～48h 才起效，而完全发挥抗凝作用需要 72～96h。一次给药抗凝作用可维持 3～4d，停药后，随着新的有活性的凝血因子合成，凝血功能也需经多日恢复。

华法林水溶性好，口服后迅速由胃肠道吸收，健康人于 60～90min 内血浆药物浓度即达到最高峰。华法林半衰期为 36～42h。

2. 华法林的给药方法 华法林给药有维持量给药法和饱和量给药法两种。维持量给药法适用于不需要紧急抗凝的患者，为术后 1～2d 开始每日用小剂量（2.5～3mg）华法林，2～3d 后根据检验结果调整用药量，一般 7～14d 后可达到稳定抗凝效果。饱和量给药法适用于抗凝治疗比较紧迫的患者，为术后 1～2d 开始使用肝素和华法林抗凝，华法林每日 5～10mg，连续应用 3d，当 4～5d 后 PT 达到治疗范围时停用肝素，以后华法林改为维持量给药，再根据检验结果调整用药量。由于术后早期患者体内凝血因子仅为正常的 46%～62%，维持给药量的华法林并无栓塞的危险，而饱和量给药法可使凝血因子Ⅶ活性迅速降低，容易引起患者用药过量，在治疗的最初几日患者有抗凝出血的危险，所以华法林抗凝采用维持量给药法更为安全和简便。通常于术后 1d 患者能进食时，开始每日口服华法林 3mg，2～3d 后根据检查结果调整用药量，住院期间每日测定一次，每次增减 1/4 或 1/3 片，一般 1～2 周即可达到稳定量。

3. 抗凝监测 PT 是华法林抗凝最常用的监测方法，但 PT 检验过程中因试剂、方法、技术等因素会不同程度地影响其准确性。1982 年 WHO 建议用国际敏感指数（international sensitivity index，ISI）来校正 PT 值，所得结果称国际标准比率（INR），即 INR=（患者 PT/ 标准 PT）^{ISI}，其中 ISI 越低，试剂越敏感。应用 INR 后，不同实验室的抗凝效果具有了可比性和参考性。

随着机械瓣膜在材料和设计上的改进使之具有了良好的抗血栓性能。近年来研究表明，低于此抗凝标准的抗凝治疗不仅没有导致血栓发生率升高，反而使出血发生率明显降低。由于国人抗凝治疗出血的发生率远远高于栓塞率，即抗凝治疗的主要危险是出血而不是栓塞，目前国内多数学者认为机械瓣置换术后抗凝治疗的 INR 应控制在 1.8～2.5；主动脉瓣置换者 INR 为 1.8～2.0；二尖瓣及双瓣置换者 INR 为 2.0～2.5；三尖瓣置换者 INR 为 2.5～3.0，对国人是一个较安全的范围。

换瓣术后由于体外循环导致血小板与凝血因子减少，食欲低下，维生素 K 摄入减少，心功能较差，肝脏合成凝血因子不足及稀释性低蛋白血症等因素，患者对华法林的敏感性增加，易发生出血。因此，术后早期（1～3 个月）必须密切监测抗凝强度。一般开始口服华法林 2～3d 后即应查 INR 或 PTR，每日监测一次，剂量调整期约需 2 周。待将抗凝强度控制在上述标准内并稳定后可改为每周监测一次。1 个月后改为每月一次。对于监测中出现异常结果者，应立即复查，以排除检查误差。如复查确认异常，应在医生指导下调整药量，重新开始监测抗凝强度，直至再次稳定。

4. 影响华法林抗凝效果的因素

（1）药物的影响

1）产生干扰的药物分为四类：①由于华法林的血浆蛋白结合率很高，如与其他血浆蛋白结合率也很高的药物（如保泰松、水合氯醛、依他尼酸等）合用时，则使血浆中已被结合的华法林从结合部位被排挤而使非结合型的华法林的血浆浓度增高，以致抗凝作用增强，出现出血倾向。②由于华法林经肝药酶代谢灭活，如与肝药酶抑制剂（如氯霉素、别嘌呤醇等）合用，其抗凝作用增强；反之，如与肝药酶诱导剂（如巴比妥类）合用，则其抗凝作用减弱。③华法林如与抑制凝血因子合成的药物（如阿司匹林、高血糖素、奎尼丁等）或促进凝血因子代谢的药物（如甲状腺素等）合用，其抗凝作用增强；反之，如与增强抗凝因子合成的药物（如维生素 K、口服避孕药等）或影响维生素 K 吸收的药物（如考来烯胺等）合用，则其抗凝作用减弱。④阿司匹林、氯贝丁酯等能抑制血小板聚集，与华法林发生协同作用，导致抗凝作用增强。

2）干扰作用不确定的药物：维生素 C、苯妥英钠、考来烯胺，同化激素如苯丙酸诺龙、美雄酮等。

3）药物干扰的处理：有显著干扰作用的药物应避免使用，如维生素 K；有的可用替代药，如用地西泮替代巴比妥类药物，丙磺舒代替别嘌呤醇；需要长期使用的如女性避孕药，可在开始加入时，短时间内连续监测 3～5 次 PT，以决定是否需要增加香豆素类药物用量，停用后再监测 3～5

次 PT，以决定是否需要减少香豆素类药物用量；短期增加某种药物，如感冒药，临时注射几日广谱抗生素或氯霉素，则不必调整香豆素类药物用量。

（2）华法林药代动力学和药效学的影响：华法林是立体异构体的消旋混合物，血浆中华法林以 R-W 和 S-W 两种形式存在。R-W 和 S-W 在血浆中均与白蛋白高度结合（结合率分别为 97% 和 99%）。二者最初均在肝脏代谢，有不同的代谢途径。他们的游离型抗凝作用各不相同，其中 S-W 的抗凝作用是 R-W 的 4～5 倍，其原因与含有细胞色素 P450（CYP450）2C9 基因型患者的 S-W 体内代谢弱于 R-W 有关。这也部分说明了不同患者间治疗剂量的华法林产生巨大抗凝差异性的原因。R-W 和 S-W 的半衰期分别为 45h（20～72h）和 33h（18～34h）。华法林两种立体异构体不同的代谢方式和药物对二者的不同影响也是产生华法林个体药效差异的原因之一。

（3）性别、体重及年龄的影响：研究表明，在治疗范围内，性别与华法林服用剂量及 PT 间无明显相关。药物流行病学的研究也证实影响华法林服用剂量的因素是患者的年龄而不是体重，老年人对华法林的需要量比青年人低。其原因可能与肝脏代谢及合成功能随年龄增长而减退有关，且不排除酶或凝血因子活性变化等因素的影响。

（4）实验室影响：检验因素直接影响华法林效果的直观性、正确性。因此应注意正确采取血标本，采血量要准确，一般抽血 1.8ml 加 3.8% 枸橼酸钠 0.2ml 于试管中，充分摇匀，避免发生凝血，并应在 30min 内送检以保证检验结果准确。

（5）饮食的影响：患者术后饮食可干扰香豆素类药物的抗凝作用，但一般干扰很小。术后早期，患者全身情况好转，肝功恢复正常，胃纳增加后常应增加服药量，特别是经常吃菠菜、卷心菜、荠菜、甘蓝、胡萝卜、菜花、鲜豌豆等蔬菜，或经常吃较多动物内脏如猪肝或水果等的患者，因这些副食中含维生素 K 较多，可使 PT 缩短。但在抗凝剂量调整阶段以后，在正常饮食和生活习惯中，饮食对抗凝的影响并不重要。

因此，患者出院后不必改变饮食习惯，一般不限制饮食，可以改变食物的品种，但应避免连续饮酒或酗酒，或连续几日进食富含维生素 K 的蔬菜或水果。

（6）疾病的影响：脂肪痢与胆道阻塞、饥饿、急性病毒性肝炎、甲状腺功能亢进、外科术后、感染高热等疾病可使维生素 K 的吸收减少，因而香豆素类药物抗凝作用增强。充血性心力衰竭时，肝脏制造维生素 K 所依赖的凝血因子功能受损，对口服抗凝剂的敏感性也提高，应减少剂量，常需推迟抗凝，服药前先监测 PT，这种情况在术后早期可发生，尤其是术前合并三尖瓣病变或相对性关闭不全，周围淤血，肝大，肝功能差或腹水者；心肌梗死及肺栓塞（pulmonary embolism，PE）患者对口服抗凝剂的耐受力低，PT也可很快延长。

（7）地域及种族的影响：不同地域和种族的患者华法林日维持剂量差异很大。我国内地和香港地区日维持剂量为（2.5±0.6）mg和2.0～3.0mg，伊朗的日维持剂量为（3.8±1.0）mg，均明显低于南非（4.0～6.0mg）和北美地区（平均8.78mg）。产生这种差异的原因不清楚，可能与不同地域、不同种族患者的饮食结构、机体代谢不同等有关。

二、抗凝治疗常见的并发症及处理

1. 出血　是我国抗凝治疗最常见、最重要的并发症，年发生率为0.7%～10.4%，较欧美国家高。出血发生率与栓塞发生率之间无负相关关系。根据出血程度不同，分为一般性出血（皮下出血、肉眼血尿、月经量过多、鼻出血、眼结膜下出血等）与严重性出血（导致患者住院、输血或死亡）两种。严重性出血中，颅内出血值得重视，它是抗凝治疗中最危险的并发症，年发生率为0.3%～1%，死亡率高达60%。颅内出血的危险因素：①抗凝强度过高，抗凝过度导致颅内出血的风险远远大于抗凝不足所致栓塞的风险；②合并使用抗血小板药物（如阿司匹林）；③抗凝治疗早期（特别是术后最初3个月内）。

导致华法林抗凝治疗出血的有关因素：①抗凝强度，心瓣膜置换术后抗凝治疗的强度与出血率高低密切相关。近年来，国内外均已认识到抗凝强度过高是导致术后出血的重要原因，并不同程度降低了抗凝强度。②患者因素，既往有消化道出血、出血性疾病、肝功能和肾功能不全、高血压病史及其他血管性疾病病史者易出血；年龄≥70岁者出血率明显增高，年发病率约9.2%，青少年出血率较低，年发病率仅0.8%～4.0%。③抗凝治疗持续时间，术后抗凝时间越长，出血危险性越小。例如，心瓣膜置换术后第1个月内年出血率为3%，1年后降至0.3%。④合并用药，主要是干扰凝血机制，抑制血小板功能及损害肝功能的各种药物。⑤种族，非白人出血的风险明显高于白种人，抗凝治疗应以预防出血为重点。

根据出血的不同程度，应采取不同对策：①轻度出血，如皮肤瘀斑、牙龈出血，可根据PT及活动度的测定结果减少华法林用量（减少1/4或1/8）。②明显出血，如鼻出血、血尿，可停用华法林1～2d，同时立即到医院测定PT及活动度，逐渐调整。③严重出血，如咯血、呕血、颅内出血，立即静脉注射维生素K_1 20mg，待出血停止后观察1～2d，再重新抗凝。④危重患者出现贫血，应使用全血、新鲜血浆或凝血因子，以增强凝血功能。⑤正常女性在月经期，经量不多，抗凝药不变；如月经量轻度增多，可减少华法林用量；如出血量很多，可静脉注射维生素 K 止血；如月经失调，持续不断，应服用调经药物；极少数大量出血者，需子宫切除。

2. 栓塞 国内报道机械瓣术后栓塞发生率（年发生率 0.3%～1.48%）较欧美国家（年发生率 2.0%～3.8%）低。栓塞患者较少有致命的危险。与栓塞发生的有关因素如下。

（1）抗凝药种类：机械瓣抗凝治疗以华法林为主，是否合用抗血小板药物争议较大。以往在华法林抗凝效果不好时，主张加用阿司匹林以降低栓塞的风险。但有研究认为，长期使用华法林抗凝的患者，合用阿司匹林并不能降低栓塞发生率，反而有出血风险，特别是颅内出血的风险增加。

（2）抗凝强度：抗凝强度不足易导致栓塞发生。由于种族差异，亚洲人抗凝强度较欧美人明显要低。

（3）瓣膜类型：目前已完全取代早年单叶瓣设计，双叶型机械瓣膜拥有中心性血流，在流速、流场等方面更接近生理情况。如使用有更好的抗血栓性能的某些机械瓣膜，在术后可以执行低抗凝方案。瓣膜的制造工艺在不断改进，越来越好的抗栓性能始终是努力的方向，但就目前而言，一般临床上并不认为不同品牌类型的机械瓣膜存在显著差异，故均采用相同的抗凝治疗方案。

（4）瓣膜置换的部位：主动脉瓣置换术后年栓塞率最低，为 0.74%～2.3%；二尖瓣置换术后为前者的 2 倍，为 1.3%～4.0%；三尖瓣置换或双瓣膜置换术后栓塞率与二尖瓣换相似或更高，约 4.0%。

（5）如出现瓣膜音质变钝，出现心功能衰竭、偏瘫、失语、肢体动脉栓塞疼痛等，要复查 PT 及活动度，如确诊有血栓形成，要增加抗凝药剂量。

（6）其他：如心房颤动、巨大左心房及左心功能不全等均是栓塞发生的危险因素。

三、育龄妇女抗凝的特殊问题及其处理

育龄妇女换瓣术后的抗凝治疗，平时与男性患者无明显差异，但在月经来潮、口服避孕药、妊娠与分娩等特殊情况下，则有所不同，对其抗凝的处理也有差别。坚持生育者在换瓣 2 年以上、心功能Ⅰ～Ⅱ级时于医生指导下可考虑妊娠。因机械瓣膜耐久性好的优点，已成为女性患者的首选，但抗凝药对孕妇及胎儿的影响及使用方法存在争议。华法林抗凝效果较好，国外早期报道使用华法林抗凝对胎儿致畸率高，但近年降至 5% 以下，国内单纯使用华法林抗凝尚未见胎儿畸形的报道。

四、抗凝期间外伤与手术的处理

一般外伤性出血，不要轻易停用抗凝药。如遇大出血或急症手术，应立即停止抗凝并静脉注射维生素 K 后手术。择期手术患者，术前停止抗凝 2d 左右，同时予以肝素皮下注射，待 PT 接近正常再手术，术中仔细止血，术后确定无活动性出血时再重新开始抗凝。

（高　歌）

第六章

感染性心内膜炎

第一节　感染性心内膜炎病原体

几乎所有种类的细菌和真菌等微生物均能导致感染性心内膜炎（IE），其中主要致病菌为链球菌属、葡萄球菌属、肠球菌。约85%的IE患者血培养阳性。血培养阴性的IE（BCNIE）主要与之前应用抗生素有关，这种情况下需要停用抗生素和复查血培养，BCNIE也可以见于难以培养的微生物。病原体的诊断依赖于血清学检测、免疫学技术、分子生物学技术或组织学方法。

（刘亚欣　陈　静）

第二节　感染性心内膜炎临床表现

1. 全身性感染表现

（1）发热：为本病最常见症状，热型不规则，老年、心力衰竭、尿毒症、体质差和已用过抗生素者体温可正常。

（2）杵状指：部分患者晚期可出现杵状指。

（3）脾大：占15%～50%，质软有轻压痛。

（4）其他：乏力，食欲缺乏，肌肉关节酸痛，进行性贫血。

2. 心脏病变表现

（1）心脏杂音：取决于原有心脏病和赘生物的部位，杂音易变是本病的特征。

（2）心力衰竭：延误治疗或治疗无效的患者，常出现心力衰竭或心力衰竭加重，且是死亡的重要原因。

（3）心律失常：IE引起的心律失常除心房颤动外，多数为期前收缩。累及主动脉瓣的感染较易蔓延至束支传导组织而影响传导功能，出现房室传导阻滞。

（4）其他：可出现心肌炎、心肌纤维化或冠状动脉栓塞所致的心肌梗死样改变。

3. 皮肤、黏膜损害

（1）瘀点：多分布于上腔静脉引流区、下肢、口腔及眼结膜处，中心呈白色或灰色。

（2）Roth点：眼底呈中心发白的棉絮状出血区。

（3）Janeways 结：手掌或足底部小结节状出血，无压痛。

（4）Osler 结：手指或足趾末端的掌面较大的皮内或皮下栓塞损害，大小如青豆，略微隆起，多呈紫红色，有明显压痛。

（5）指甲下可出现条纹状出血，有压痛。

4. 脏器栓塞 栓塞现象广泛而常见，约占 40%，常为 IE 的首发症状，为诊断和鉴别诊断的要点之一。栓塞为单一器官或多器官。

（1）脑栓塞：常发生于大脑中动脉，呈偏瘫失语，如为小动脉或毛细血管的散在性细菌性栓塞，可表现为脑炎或脑膜脑炎，此外，脑部细菌性动脉瘤破裂可导致出血。

（2）肾栓塞：可有菌尿、血尿及腰痛，但小栓塞有时不一定引起显著腰痛。

（3）肺栓塞（PE）：多见于先天性心脏病和吸毒者的右心室腔内赘生物脱落，表现为突然胸痛、呼吸困难、发绀、咯血或虚脱，小的 PE 可无症状。

（4）脾栓塞：左上腹痛，脾大，脾区摩擦音。

（5）冠状动脉栓塞：可表现为 AMI。

（6）肠系膜动脉栓塞：表现为腹部剧烈疼痛，腹肌紧张。

（7）肢体动脉栓塞：受累肢体疼痛，苍白，发凉，脉搏消失。

（8）视网膜中心动脉栓塞：可引起偏盲或突然失明。

（刘亚欣　陈　静）

第三节　感染性心内膜炎临床诊断

一、术语定义

欧洲心脏病学会（ESC）2015 年修订的 IE 诊断标准中术语定义见表 6-1。

表 6-1　欧洲心脏病学会（ESC）2015 年修订的感染性心内膜炎（IE）
诊断标准中术语定义

主要标准

1. IE 血培养阳性
a. 血培养发现符合 IE 的典型微生物：草绿色链球菌，牛链球菌，HACEK 组，金黄色葡萄球菌；社区获得性肠球菌，且无原发病灶

主要标准

b. 符合 IE 的微生物持续血培养阳性,定义如下:①两次间隔 12h 以上的血培养阳性;②3 次血培养均阳性,或 ≥ 4 次血培养时大多数阳性(第一次和最后一次标本采取时间至少间隔 1h)

c. 贝纳特氏立克次体单次血培养阳性或 IgG 抗体滴度 > 1∶800

2. IE 的影像学阳性标准

a. IE 超声心动图表现阳性标准:①赘生物;②脓肿,假性动脉瘤,心脏内瘘;③瓣膜穿孔或动脉瘤;④新发人工瓣膜部分裂开

b. 通过 ^{18}F-FDG PET/CT 或白细胞标记的单 SPECT/CT 检测出人工瓣膜植入部位周围组织活性异常

c. 由心脏 CT 确定的瓣周病灶

次要标准

1. 易患体质,易患 IE 的心脏病或静脉吸毒

2. 发热,体温 > 38℃

3. 血管现象(包括仅通过影像学发现的):大动脉栓塞,化脓性肺栓塞,真菌性动脉瘤,颅内出血,结膜出血和 Janeway 损害

4. 免疫现象:肾小球肾炎,Osler's 结,Roth's 斑和类风湿因子

5. 微生物学证据:血培养阳性,但不符合上述主要标准,或活动性感染病原体血清学证据符合 IE

二、诊断标准

1. 确定诊断

(1)临床确诊:2 条主要标准或 1 条主要标准 +3 条次要标准或 5 条次要标准。

(2)病理学确诊(满足下列任意一条):①病理学检查证实有 IE 特征性病变,如赘生物和/或心脏脓肿;②发现活动性心内膜炎的组织学改变;③细菌学,原位赘生物或栓塞的赘生物或心脏脓肿培养证实。

2. 可能诊断 1 条主要标准 +1 条次要标准;或 3 条次要标准。

3. 排除诊断 ①确诊为其他疾病;②抗菌治疗 4d 内症状消失;③外科术后活检无 IE 病理学证据。不符合上述 IE 诊断标准。

4. 诊断流程 见图 6-1。

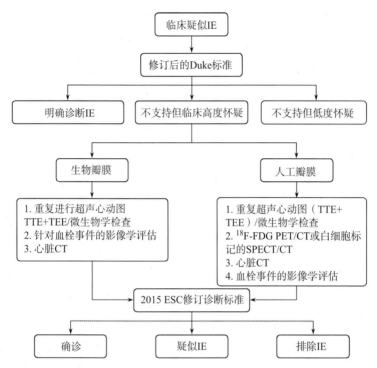

IE. 感染性心内膜炎；ESC. 欧洲心脏病学会；TTE. 经胸超声心动图检查；
TEE. 经食管超声心动图检查。

图 6-1　2015 ESC 诊断感染性心内膜炎流程图

（刘亚欣　陈　静）

第四节　感染性心内膜炎治疗

一、抗微生物治疗的原则及方法

对于 IE 的治疗取决于长期抗微生物治疗与在约半数患者中进行外科清除感染组织的联合疗法。长期联合应用抗菌药物是 IE 治疗的基础。人工瓣膜心内膜炎（prosthetic valve endocarditis，PVE）的药物治疗持续时间至少 6 周，自体瓣膜心内膜炎（natural valve endocarditis，NVE）的疗程 2～6 周。根据最新药物敏感试验结果选用敏感抗生素后开始新一轮药物治疗疗程。氨基糖苷类药物的适应证和应用模式已改变，因为其临床疗效未获证实，且可增加肾毒性，目前氨基糖苷类药物已不再推荐用于葡萄球菌感染引起的 NVE。此外，当该类药物用于有其他适应证的患者时，应每日单剂量给药以减少肾毒性。在治疗葡萄球菌引起的 IE 方面，新的抗菌方案不断出现，如达托霉素，高剂量复方新诺明与克林霉素联合，但新方案仍需大样本临床研究确证。

二、无药物敏感试验结果的经验性抗菌治疗

无药物敏感试验结果的经验性抗菌治疗方案见表 6-2。

表 6-2　无药物敏感试验结果的经验性抗菌治疗方案

抗生素	剂量和用途	疗程 / 周
自体瓣膜或人工瓣膜术后晚期(＞12 个月)心内膜炎		
氨苄西林	12g/d，每 4～6h 一次，静脉注射	4～6
合用苯唑西林	12g/d，每 4～6h 一次，静脉注射	4～6
合用庆大霉素	1mg/kg，每 8h 一次，肌内注射或静脉注射	4～6
万古霉素	30～60mg（kg·d），每 8h 一次或每 12h 一次，静脉注射	4～6
合用庆大霉素	3mg/（kg·d），每日一次，肌内注射或静脉注射	4～6
人工瓣膜术后早期(＜12 个月)心内膜炎		
万古霉素	30mg/kg/d，每 12h 一次静脉注射	6
合用庆大霉素	3mg/kg，每日一次肌内注射或静脉注射	2
再合用利福平	900～1 200mg/24h，每日两次或每日三次，口服	6

三、青霉素敏感的草绿色链球菌和牛链球菌性自体瓣膜心内膜炎治疗

青霉素敏感的草绿色链球菌和牛链球菌性 NVE 治疗方案见表 6-3。

表 6-3　青霉素敏感的草绿色链球菌和牛链球菌性自体瓣膜心内膜炎治疗

抗生素	剂量和途径	疗程/周
青霉素 G	1 200 万 ~ 1 800 万 U/24h,持续静脉滴注,或每 4h 一次、每 6h 一次,静脉滴注静脉注射	4
或阿莫西林	100 ~ 200mg/kg/24h,每 4h 一次或每 6h 一次,静脉滴注	4
或头孢曲松	2g/d,每日一次,静脉注射或肌内注射	4
或上述三药之一合用庆大霉素	3mg/(kg·24h),每 8h 一次,静脉注射或肌内注射	2
或上述三药之一合用奈替米星	4 ~ 5mg/(kg·24h),每 8h 一次,静脉注射	2
对青霉素或头孢菌素过敏		
万古霉素	30mg/(kg·d),每 12h 一次,静脉注射	4

四、青霉素耐药的草绿色链球菌和牛链球菌株自体瓣膜心内膜炎治疗

青霉素耐药的草绿色链球菌和牛链球菌株 NVE 治疗方案见表 6-4。

表 6-4　青霉素耐药的草绿色链球菌和牛链球菌株自体瓣膜心内膜炎治疗

抗生素	剂量和途径	疗程/周
青霉素 G	2 400 万 U/24h,持续静脉滴注;或每 4h 一次,静脉注射 合用庆大霉素 3mg/(kg·24h),每日一次,静脉注射	4 2
或阿莫西林	200mg/(kg·24h),每 4h 一次或每 6h 一次,静脉滴注 合用庆大霉素剂量同上	4 2
或头孢曲松	2g/24h 静脉注射或肌内注射,每日一次,合用庆大霉素剂量同上	4 2
对青霉素或头孢菌素过敏		
万古霉素	30mg/(kg·24h),每 12h 一次,静脉注射	4
合用庆大霉素	3mg/(kg·24h),每 8h 一次,静脉注射	2

五、自体瓣膜葡萄球菌性心内膜炎治疗

自体瓣膜葡萄球菌性心内膜炎的治疗方案见表 6-5。

表 6-5　自体瓣膜葡萄球菌性心内膜炎的治疗方案

抗生素	剂量和途径	疗程
甲氧西林敏感的葡萄球菌		
苯唑西林	12g/d,每 4h 一次或每 6h 一次,静脉注射	4 ~ 6 周
或磺胺甲基异噁唑	磺胺甲噁唑 4 800mg/d 联合甲氧苄啶 960mg/d,每 4h 一次或每 6h 一次,静脉注射	静脉注射 1 周 + 口服 5 周
合用克林霉素	1 800mg/d,每 8h 一次,肌内注射或静脉注射	1 周
耐甲氧西林葡萄球菌或对青霉素或头孢菌素过敏		
万古霉素	30 ~ 60mg/(kg·d),每 12h 一次或每 8h 一次,静脉注射	4 ~ 6 周
或达托霉素	6mg/(kg·d),每日一次,静脉注射	4 ~ 6 周
或磺胺甲基异噁唑	磺胺甲噁唑 4 800mg/d 联合甲氧苄啶 960mg/d,每 4h 一次或每 6h 一次静脉注射	静脉注射 1 周 + 口服 5 周
合用克林霉素	1 800mg/d,每 8h 一次,肌内注射或静脉注射	1 周

六、人工瓣膜葡萄球菌性心内膜炎的治疗

人工瓣膜葡萄球菌性心内膜炎的治疗方案见表 6-6。

表 6-6　人工瓣膜葡萄球菌性心内膜炎的治疗方案

抗生素	剂量和途径	疗程 / 周
甲氧西林敏感的葡萄球菌		
苯唑西林	12g/d,每 4h 一次或每 6h 一次,静脉注射	≥ 6

抗生素	剂量和途径	疗程/周
加利福平	900 ~ 1 200mg/d,2 ~ 3 次静脉注射或口服	≥ 6
再加庆大霉素	3mg/(kg·d),每 8h 一次,肌内注射或静脉注射	2
耐甲氧西林葡萄球菌或对青霉素或头孢菌素过敏		
万古霉素	30 ~ 60mg/(kg·d),每 12h 一次或每 8h 一次,静脉注射	≥ 6
加利福平	900 ~ 1 200mg/d,2 ~ 3 次静脉注射或口服	≥ 6
再加庆大霉素	3mg/(kg·d),每 8h 一次,肌内注射或静脉注射	2

七、HACEK 菌心内膜炎的治疗

HACEK 菌心内膜炎的治疗方案见表 6-7。

表 6-7　HACEK 菌心内膜炎的治疗方案

抗生素	剂量和途径	疗程/周
头孢曲松	2g,每日一次,静脉注射	4
或氨苄西林	12g/24h,每 4h 一次,静脉注射	4
合用庆大霉素	3mg/(kg·d),每 8h 一次,肌内注射或静脉注射	4

八、左心瓣膜感染性心内膜炎的外科手术适应证和时机（自体和人工瓣膜感染性心内膜炎）

左心瓣膜 IE 的外科手术适应证和时机（自体和人工瓣膜 IE）见表 6-8。

表 6-8　左心瓣膜感染性心内膜炎（IE）的外科手术适应证和时机（自体和人工瓣膜 IE）

外科手术适应证	时机	推荐级别	证据等级
1. 未能控制的感染			
难以控制的局部感染(脓肿、假性动脉瘤、瘘管、进行性增大的赘生物)	紧急	I	B
真菌或多重耐药微生物感染	紧急/择期	I	C

外科手术适应证	时机	推荐级别	证据等级
尽管经充分抗生素治疗并控制转移灶,血培养仍持续阳性	紧急	Ⅱa	B
葡萄球菌或非 HACEK 革兰氏阴性菌感染引起的人工瓣膜心内膜炎(PVE)	紧急/择期	Ⅱa	C
2. 栓塞风险			
主动脉瓣或二尖瓣 IE 合理抗感染后,持续存在赘生物直径 > 10mm,一次或一次以上栓塞事件	紧急	Ⅰ	B
主动脉瓣或二尖瓣 IE,赘生物直径 > 10mm,合并严重瓣膜狭窄或反流,手术风险为低危	紧急	Ⅱa	B
主动脉瓣或二尖瓣 IE 伴单一赘生物直径 > 30mm	紧急	Ⅱa	B
主动脉瓣或二尖瓣 IE 伴单一赘生物直径 > 15mm,无其他手术指征	紧急	Ⅱb	C
3. 心力衰竭			
主动脉瓣或二尖瓣 IE 所致急性重度主动脉瓣和二尖瓣关闭不全、瓣口梗阻,或瓣周漏引起难治性肺水肿或心原性休克	急诊	Ⅰ	B
主动脉瓣和二尖瓣 IE 引起急性重度瓣膜关闭不全或瓣口梗阻,临床有持续性心力衰竭表现或超声心动图发现血流动力学耐受性较差	紧急	Ⅰ	B

注：急诊，24h 手术；紧急，数日内手术；择期，使用抗生素至少 1 周或 2 周。

九、右心感染性心内膜炎手术治疗适应证

右心感染性心内膜炎（IE）手术治疗适应证。

适应证为：①难以清除的微生物感染（如持续性真菌感染）或充分抗生素后菌血症仍 > 7d；②反复肺栓塞后持续性三尖瓣赘生物 > 20mm（推荐级别：Ⅱa；证据等级：C）；③继发于严重三尖瓣反流的右心衰竭。

（刘亚欣　陈　静）

推荐阅读资料

HABIB G, LANCELLOTTI P, ANTUNES M J, et al. 2015 ESC Guidelines for the management of infective endocarditis: The Task Force for the Management of Infective Endocarditis of the European Society of Cardiology (ESC). Eur Heart J, 2015, 36(44): 3075-3128.

心肌疾病

第一节　病毒性心肌炎

一、常见致病病原体

常见肠道病毒（尤其是柯萨奇 B 病毒）、腺病毒、巨细胞病毒、EB 病毒（Epstein-Barr virus，EBV）和流感病毒等。

二、临床表现

1. 症状

（1）病毒感染前驱症状：伴或不伴发热、乏力、咽痛、腹泻等。

（2）心肌受损表现：气短、呼吸困难、胸闷或胸痛、心悸、极度乏力、食欲明显下降等。

（3）血流动力学障碍：迅速发生急性左心衰竭或心原性休克，少数发生晕厥或猝死。

（4）其他组织器官受累表现：暴发性心肌炎可引起肝、肾、肺等多器官功能损害或衰竭。

2. 体征

（1）生命体征：血压、呼吸、心率等指标异常提示血流动力学不稳定，可伴有体温升高和各种快速或缓慢型心律失常，甚至危及患者生命。

（2）心脏相关体征：心界通常不大。心尖搏动减弱或消失，听诊心音明显低钝，常可闻及第三心音及第三心音奔马律。

（3）其他表现：低灌注。

三、辅助检查

1. 心脏标志物　肌钙蛋白最为敏感和特异，与心肌梗死相比，病毒性心肌炎心肌酶谱无明显酶峰，提示病变为渐进性改变；如果持续性增高说明心肌持续进行性损伤和加重，提示预后不良。BNP 或 NT-proBNP 水平通常显著升高，提示心功能受损严重。

2. ECG　对本病诊断敏感度较高，但特异度低，应严密观察其动态变化。

（1）快速或缓慢型心律失常。

（2）肢体导联特别是胸前导联低电压提示心肌受损广泛且严重。

（3）ST-T 改变常见，部分患者 ECG 甚至可表现为类似 AMI 的图形，ST-T 段广泛弓背向下型抬高而无镜面改变。

3. 胸部 X 线和 CT　大部分患者心影不大或稍增大。因左心功能不全而出现肺淤血或肺水肿征象，如肺门血管影增强、上肺血管影增多、肺野模糊等。

4. 超声心动图　对于重症心肌炎的诊断与随访意义重大。可见以下变化：①广泛弥漫性室壁运动减低，为心肌严重弥漫性炎症导致心肌收缩力显著下降所致；②心脏收缩功能异常，LVEF 显著降低，甚至低至 10%；③心腔大小变化，多数患者心腔大小正常，仅少数患者心腔稍扩大；④室间隔或心室壁可稍增厚，为心肌炎性水肿所致。

5. 有创血流动力学监测　推荐常规进行有创动脉压监测。经初步治疗血流动力学未能改善者，推荐行漂浮导管监测右心房、右心室、肺动脉及肺毛细血管楔压，或行脉搏指数连续心搏量（pulse indicator continuous cardiac output，PICCO）监测。

6. 心血管磁共振（cardiovascular magnetic resonance，CMR）　不仅能够对心脏结构进行扫描、判定心脏功能，还能够直接观察心肌组织的病理改变，提供包括心肌水肿、充血、坏死及纤维化等多种证据，有助于心肌炎的诊断。

7. 心内膜心肌活检（endomyocardial biopsy，EMB）　以下两种情况作为 I 类推荐：① 2 周内新出现不能解释的急性心功能不全，血流动力学稳定；②新出现的心力衰竭症状持续 2 周到 3 个月，合并左心室扩大、室性心律失常、高度房室传导阻滞。活检组织建议同时进行病理、免疫组化和病毒聚合酶链反应（polymerase chain reaction，PCR）检测。

2013 年 ESC 心肌心包疾病工作组推荐心肌炎分类：①病毒性心肌炎，组织学证实为心肌炎且病毒 PCR 阳性；②自身免疫性心肌炎，组织学证实心肌炎且病毒 PCR 阴性；③病毒和免疫性心肌炎，组织学证实心肌炎，病毒 PCR 阳性且检测到心脏自身抗体。

8. 实验室检查　应严密监测各项炎性指标，动脉血气分析，肝、肾功能，出凝血指标等。治疗中出现严重肝酶伴或不伴肌酐进行性升高，提示严重低灌注、多器官功能持续恶化；总胆红素或直接胆红素进行性升高，往往提示心功能进行性恶化。

四、诊断

病毒性心肌炎是一个临床诊断而非组织学或病理学诊断，因而诊断需要结合临床表现、实验室及影像学检查综合分析（图 7-1）。

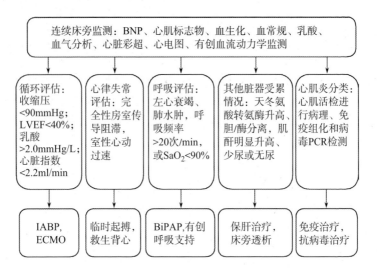

BNP. 脑钠肽；LVEF. 左心室射血分数；SaO₂. 动脉血氧饱和度；PCR. 聚合酶链反应；IABP. 主动脉内球囊反搏；ECMO. 体外膜肺氧合；BiPAP. 双相气道正压。

图 7-1　病毒性心肌炎诊断流程

五、治疗

疑诊急性病毒性心肌炎的患者，应给予严密观察，限制运动，必要时早期应用抗病毒治疗。当出现生命体征及临床指标恶化时，应立即转入心脏重症监护室进行血流动力学监测，并尽早进行 EMB。

对于重症心肌炎患者早期识别是关键；一旦血流动力学不稳定，应及早启动机械辅助循环支持，包括体外膜肺氧合（ECMO）和 / 或主动脉内球囊反搏（IABP），有助于患者度过危险期；早期、足量、短程使用激素冲击治疗有助于迅速稳定病情。

重症心肌炎作为心肌炎中发病迅速、病情危重的特殊类型，其血流动力学不稳定，药物难以维持而且效果不佳，相比于其他危重病，及早机械辅助循环支持治疗，治疗中强调实施"以生命支持为依托的综合救治方案"。

1. 循环辅助治疗　IABP 可降低心脏收缩时的后负荷，减少心脏做功，增加每搏输出量，增加前向血流和体循环灌注。如果病情危重，血流动力学不稳定，应立即启用 ECMO，或 ECMO 与 IABP 结合使用，可使心脏得到更充分的休息，为其功能恢复赢得时间。

2. 呼吸机辅助通气　呼吸机辅助通气是重症心肌炎合并左心功能衰竭时重要治疗手段之一，建议尽早使用。当患者有呼吸急促、呼吸费力时，即使血氧饱和度正常亦应给予呼吸支持，以减轻患者劳力负荷和心脏做功。

3. 血液净化治疗 早期应用血液净化治疗可以稳定重症心肌炎患者的血流动力学并减轻继发免疫损伤，改善预后，当合并肾功能损伤、左心衰竭时，更应早期积极使用，即使伴有循环衰竭和休克也不是此项治疗的禁忌证。

4. 恶性心律失常的识别与治疗 处理原则应遵循现有的心律失常指南，同时亦应在充分考虑患者的心脏泵功能和血压状况下选择合适的药物或处理策略，血流动力学不稳定，首选电转复。药物方面，急性期不宜使用 β 受体拮抗剂等负性肌力、负性频率抗心律失常药物；胺碘酮静脉泵入为首选，但不宜快速静脉推注。

5. 其他治疗

（1）抗病毒治疗：目前对抗病毒治疗的看法较为中立，可考虑联合使用两类抗病毒药物。奥司他韦、帕拉米韦等药物，对 A 型和 B 型流感病毒有作用。阿昔洛韦可考虑用于疱疹病毒感染，对 EBV 等 DNA 病毒有效。另外，可以试用干扰素，特别是肠道病毒感染的患者。

（2）免疫调节治疗：大剂量静脉丙种球蛋白，建议每日 20～40g，使用 2d，此后每日 10～20g 持续应用 5～7d。

（3）免疫抑制治疗：主要用于急性自身免疫性心肌炎，使用激素，激素 + 咪唑硫嘌呤，或激素 + 咪唑硫嘌呤 + 环孢素 A 等方案。糖皮质激素具有抑制免疫反应、抗炎、抗休克、抗多器官损伤等作用，甲基泼尼松龙建议开始每日 200mg 静脉滴注，连续 3～5d 后根据具体临床情况可以开始减量。

（卿 平 钱海燕）

第二节 常见心肌病的诊治

既往各种心肌病定义和分类方法均存在优势与局限性，无法涵盖心肌病各方面的特点。结合我国临床现状和传统，推荐 2008 年欧洲心脏病学会标准，将心肌病定义为一组存在心脏结构和 / 或功能异常，而用高血压、冠状动脉粥样硬化、心脏瓣膜病和先天性心脏病不足以解释其病因的心肌疾病。按心室的形态和功能特点将心肌病分为 5 型，即扩张型心肌病（DCM）、限制型心肌病（restrictive cardiomyopathy，RCM）、肥厚型心肌病（HCM）、致心律失常型心肌病（ACM）、未定型心肌病。各型又分为家族性和非家族性两个大的亚类，进而分为已知突变基因的和基因缺陷未明的疾病亚型。

一、扩张型心肌病

1. 定义 扩张型心肌病（DCM）是一种异质性心肌病，以心室扩大和心肌收缩功能降低为特征，诊断时应除外高血压、心脏瓣膜病、先天性心脏病或缺血性心脏病等。DCM主要临床表现为心脏逐渐扩大、心室收缩功能降低、心力衰竭、室性和室上性心律失常、传导系统异常、血栓栓塞和猝死。该病是造成心力衰竭和心脏移植的最主要原因。

2. 分类 DCM分为原发性和继发性，原发性DCM包括家族性、特发性、获得性（如免疫性、酒精性心肌病、围生期心肌病、心动过速性心肌病等）；继发性DCM指全身性系统性疾病累及心肌，心肌病变仅是系统性疾病的一部分。

3. 临床表现

（1）病史：是否有缺血性心肌病的危险因素，是否有高血压，是否有长期心律失常（心动过速）病史，是否有先天性心脏病，是否有心脏瓣膜病，是否有长期大量饮酒史，发病年龄及状态（是否妊娠期前后），是否有心肌炎病史，是否来自特殊地区，是否接触毒物、特殊药物、化疗病史，是否有自身免疫疾病或内分泌代谢疾病，是否有心脏外全身其他系统的临床表现。注意家族史采集，是否有心力衰竭、心律失常、晕厥、猝死家族史。有家族史者完整画出家系图。

（2）症状

1）无症状期：无明显临床症状，心脏轻度扩大，射血分数正常或轻度减低。

2）症状期：疲劳乏力、气短、心悸等。

3）心力衰竭期：出现劳力性呼吸困难，可出现夜间阵发性呼吸困难，急性加重可出现急性左心衰竭或全心力衰竭的表现：不能平卧、端坐呼吸、呼吸急促、大汗、咳白痰或粉红色泡沫痰，食欲差、腹胀、恶心、呕吐、下肢等下垂部位的凹陷性水肿。

4）心律失常的表现：心悸、头晕、黑矇、晕厥、猝死。

5）血栓栓塞的表现：左心室附壁血栓、心房颤动形成左心房血栓脱落均可引起体循环栓塞，如脑栓塞、肾动脉栓塞、肠系膜上动脉栓塞、肢体栓塞、心肌梗死；重症患者因卧床而下肢活动少，可形成深静脉血栓，脱落可致肺动脉栓塞。

（3）体征：心浊音界向左下扩大、心尖搏动可向左下移位、可有抬举性搏动。听诊可及心律不齐，心音较弱，心尖部可闻及收缩期吹风样杂音，在心律齐且心率较快时可闻及舒张期奔马律，合并心房颤动时出现心律绝对不齐、心音强弱不等和脉搏短绌等体征。发生急性左心衰竭时可出现呼吸急促、端坐位、肺部湿性啰音和/或哮鸣音、心尖舒张期奔马律。全心力衰竭时出现颈静脉充盈、怒张、肝大压痛、下肢水肿，可有胸腔积液、腹水等体征，严重者可出现CS的表现。合并低氧血症时出现口唇发绀，合并胆红素血症时出现黄疸，合并栓塞时出现相应的体征等。

4. 辅助检查

（1）常规ECG和动态ECG：可见多种心电异常（各类期前收缩、心房颤动、传导阻滞、室性心动过速等），此外还有ST-T段改变、低电压、R波递增不良等，需与心肌梗死相鉴别。动态ECG监测可用于评估常规心律和心率及心律失常的频率和复杂性，从而有助于明确诊断，为药物和消融等侵入性治疗的适应证提供依据。

（2）超声心动图：主要表现为心腔扩张、室壁运动变化、心室功能减低、瓣膜功能变化及心腔内血栓等。

1）心脏扩大：早期左心室扩大，后期各心腔均有扩大，常合并有二尖瓣或三尖瓣反流、肺动脉高压。

2）左心室壁运动减弱：左心室壁运动减弱、室壁相对变薄。

3）左心室收缩功能减低：左心室扩大伴LVEF < 45%是原发性DCM的诊断标准。在左心室收缩功能减低的同时，舒张功能也有受损。超声评价心肌病患者左心室舒张功能需综合多个指标，包括左心室舒张早期充盈峰/舒张晚期充盈峰（E/A）、平均二尖瓣舒张期血流频谱及二尖瓣环舒张期运动速度比值（diastolic flow spectrum of the mitral valve and diastolic velocity ratio of the mitral annulus，E/e'）、三尖瓣反流峰值流速和左心房容积指数（left atrial volume index，LAVI）等。

4）附壁血栓多发生于左心室心尖部。

（3）X线胸片：心脏向左侧或双侧扩大，心胸比例 > 0.5，常有肺淤血、肺水肿、肺动脉高压、胸腔积液的表现。

（4）CMR：CMR平扫及钆对比剂心肌延迟强化（late gadolinium enhancement，LGE）技术不仅可以准确检测DCM心肌功能，而且能清晰识别心肌结构、心肌纤维化瘢痕、心肌活性等，是诊断和鉴别诊断的重要手段，左心室增大、室壁变薄和左心功能不全，以及室间隔肌壁间强化是DCM最常见的CMR征象。CMR对于DCM的风险评估和预后具有重要价值。研究显示，LGE存在与否及强化程度与全因死亡率、心血管病死率、心力衰竭、猝死密切相关，也是心脏移植适应证最重要的参照指标。

（5）核素显像：门控心肌灌注SPECT显像或门控心肌代谢PET显像后，可以计算左心功能参数，如LVEF、LVEDV、LVESV和室壁运动情况。DCM 中的心肌缺血容易与 CAD 心肌缺血相混淆：两者心肌灌注显像均可见心脏扩大，心肌壁变薄，但 DCM 显像剂分布异常为普遍性稀疏、缺损，而缺血性心肌病心肌灌注显像的异常与冠状动脉血管分布的节段一致。

（6）心内膜心肌活检：DCM 主要病变为心肌纤维化。心肌活检有助于明确病因及鉴别诊断。

（7）基因检测：建议所有患者（尤其是有家族史者）及其一级亲属进行基因检测。

5. 诊断及鉴别诊断

（1）诊断：DCM 的临床诊断标准为具有心室扩大和心肌收缩功能降低的客观证据。

1）左心室舒张末期内径（LVEDD）＞5.0cm（女性）或＞5.5cm（男性）（或大于年龄和体表面积预测值的 117%，即预测值的 $2SD+5\%$）。

2）LVEF＜45%（Simpson 法）。

3）发病时除外高血压、心脏瓣膜病、先天性心脏病或缺血性心肌病。

4）病因诊断中，若诊断家族性 DCM，需在符合临床 DCM 诊断标准的前提下，具备下列家族史之一者即可诊断：①一个家系中（包括先证者在内）有 ≥ 2 例 DCM 患者；②在 DCM 患者的一级亲属中有尸检证实为 DCM，或不明原因的 50 岁以下猝死者。基因诊断可为此提供证据。

（2）鉴别诊断

1）CAD：中年以上患者，若有心脏扩大、心律失常或心力衰竭而无其他原因者须考虑 CAD 和心肌病。存在高血压、高血脂或糖尿病等 CAD 易患因素，室壁活动呈节段性异常者有利于诊断 CAD。心肌活动普遍减弱则有利于诊断 DCM。由冠状动脉病变引起心肌长期广泛缺血而纤维化，发展为心功能不全时称为缺血性心肌病。若既往无心绞痛或心肌梗死，则与 DCM 难以区别，且 DCM 亦可有病理性 Q 波及心绞痛，此时鉴别需靠冠状动脉 CT 或冠状动脉造影。

2）风湿性心脏病：DCM 亦可有二尖瓣或三尖瓣区收缩期杂音，听诊类似风湿性心脏病，一般不伴舒张期杂音，且在心力衰竭时杂音较响，心力衰竭控制后减轻或消失，风湿性心脏病则与此相反。DCM 常有多心腔同时扩大，而风湿性心脏病以左心房、左心室或右心室为主。超声心动图检查有助于鉴别诊断。

3）左心室致密化不全：是一种较少见的先天性疾病，有家族发病倾向，特征包括左心室扩大，收缩和舒张功能减退，左心腔内有丰富的肌小梁和深陷其中的隐窝，交织成网状，其间有血流通过。伴或不伴右心室受累。病理检查发现从心底到心尖致密心肌逐渐变薄，心尖最薄处几乎无致密心肌组织。受累的心室腔内显示多发、异常粗大的肌小梁和交错深陷的隐窝，可达外 1/3 心肌。病理切片发现病变部位心内膜为增厚的纤维组织，其间有炎症细胞，内层非致密心肌肌束粗大紊乱，细胞核异形，外层致密心肌肌束及细胞核形态基本正常。DCM 的左心室腔内没有丰富的肌小梁和交织成网状的隐窝，超声心动图及 CMR 检查有助于诊断。

4）心肌炎：急性心肌炎常发生于病毒感染的当时或不久以后，区别不十分困难。慢性心肌炎若确无急性心肌炎史则与 DCM 难以区分，实际上不少 DCM 是从心肌炎发展而来，即心肌炎后心肌病，也可称慢性心肌炎。

5）HCM 扩张期：部分 HCM 患者逐渐发生心脏扩大、室壁变薄及 LVEF 降低，出现类似 DCM 样改变，是 HCM 的终末期改变，称为 HCM 的扩张期。一旦从 HCM 进展到扩张期 HCM（dilated-phase hypertrophic cardiomyopathy，DPHCM）则较 DCM 更为严重，病死率明显增加，多数 DPHCM 患者需进行心脏移植。

6）酒精性心肌病：好发于 30 ～ 50 岁长期大量饮酒的男性患者，戒酒是治疗的关键，早期戒酒及标准化心力衰竭治疗可以改善或逆转大多数患者的心脏结构和功能。此点可与 DCM 鉴别。

7）围生期心肌病（peripartum cardiomyopathy，PPCM）：是一种发生于妊娠晚期或产后数个月的特发性心肌疾病。其心脏变化和临床表现类似于 DCM，须排除其他任何可以引起心脏变化的因素。早期诊治有助于患者心脏结构和功能的逆转及恢复。

8）药物中毒性心肌病：是指接受某些药物或毒品引起的心肌损害。临床表现类似 DCM。服药前无心脏病证据，服药后出现心律失常、心脏增大和心功能不全的征象，且不能用其他心脏病解释者可诊断为药物性中毒性心肌病。由于肿瘤患病率的增加，与肿瘤化疗相关的心肌病值得关注（如蒽环类化疗药）。

9）心动过速性心肌病：指长期持续性或反复发作的快速型心律失常导致的类似 DCM 的心肌疾病，以心房颤动伴快速心室率最为常见，如心动过速被尽快控制，心脏的形态和功能可以逆转，甚至完全恢复正常。大多数心动过速性心肌病患者在心室率被控制后预后良好，且在心室率控制的第 1 个月其心脏结构和功能恢复最为明显，有些患者在半年内可以完全恢复正常。

10）地方性心肌病（克山病）：是一种病因未明的心肌病，最早发现于我国黑龙江省克山县。诊断原则：在克山病病区连续生活≥ 6 个月，具有克山病发病的时间、人群特点，主要临床表现为心肌病或心功能不全，或心肌具有克山病的病理解剖改变，排除其他心脏疾病，尤其是其他类型心肌病。

6. 治疗

（1）一般治疗：休息，避免剧烈运动、情绪波动等诱发心力衰竭，限盐限水，控制体重，避免水钠潴留及感染。

（2）药物治疗

1）急性失代偿期：对合并低血压和休克的患者，首先要保持血压，使收缩压不低于 90mmHg，可以应用多巴胺、多巴酚丁胺、肾上腺素等有升压和正性肌力作用的药物。在保证血压不低的基础上，给予吸氧、加压吸氧、正压通气，应用利尿剂、血管扩张剂、吗啡等，并注意纠正电解质紊乱和酸碱平衡失调。

2）慢性稳定期：DCM 的常见药物治疗基本同心力衰竭的治疗。主要药物有 β 受体拮抗剂、ACEI/ARB、ARNI、醛固酮拮抗剂、袢利尿剂、地高辛、补钾药、伊伐布雷定等，用法和剂量同常规收缩性心力衰竭治疗。对于 NYHA 心功能分级 Ⅱ～Ⅲ级的患者，若能耐受 ACEI/ARB，推荐用 ARNI 替代 ACEI/ARB，以进一步降低心力衰竭的患病率及死亡率。LVEF ≤ 35% 的窦性心律患者，已使用 ACEI/ARB、β 受体拮抗剂、醛固酮受体拮抗剂，β 受体拮抗剂已达到目标剂量或最大耐受剂量，心率仍≥ 70 次 /min 的患者推荐加用伊伐布雷定。

3）抗栓治疗：对于深静脉血栓形成（deep venous thrombosis，DVT），心房、心室已经有血栓形成和已经发生血栓栓塞并发症的患者必须接受抗凝治疗，如华法林或新型口服抗凝药（NOAC）。对于合并心房颤动的患者 CHADS-VASc 评分≥ 2 分者，应考虑接受口服抗凝治疗，可使用华法林或新型抗凝药，预防血栓形成及栓塞。单纯 DCM 患者如无其他适应证，不建议常规应用华法林和阿司匹林。

4）抗心律失常药物治疗：室性心律失常和猝死是 DCM 的常见临床表现。预防猝死主要是控制诱发室性心律失常的可逆性因素，纠正心力衰竭，降低室壁张力，纠正低钾、低镁，改善神经、激素功能紊乱，避免药物不良反应。

（3）心脏再同步化治疗（cardiac resynchronization therapy，CRT）：对于存在左、右心室显著不同步的心力衰竭患者，CRT 可恢复正常的左、右心室及心室内的同步激动，减轻 MR，增加 CO，改善心功能。适应证：在药物优化治疗至少 3 个月后 LVEF 仍 ≤ 35%；窦性心律；QRS 波时限≥ 130ms；左束支传导阻滞（LBBB）。

（4）植入 ICD 预防心脏性猝死（SCD）：适应证如下。

1）二级预防：慢性心力衰竭伴低 LVEF，曾有心脏骤停、心室颤动或伴血流动力学不稳定的室性心动过速。

2）一级预防：优化药物治疗至少 3 个月，预计生存期＞ 1 年，LVEF ≤ 35%，NYHA 心功能分级 Ⅱ 级或 Ⅲ 级。

（5）连续性肾脏替代治疗（CRRT）：也称超滤治疗，床边超滤技术可以充分减轻 DCM 失代偿性心力衰竭患者的容量负荷，缓解心力衰竭的发生发展，特别是对利尿剂抵抗或顽固性充血性心力衰竭患者，疗效更为显著。

（6）体外膜肺氧合（ECMO）和左心室辅助装置（left ventricular assist device，LVAD）：在 CS 药物效果不佳时，经判断有心脏移植的机会，则可行 ECMO、LVAD 等机械支持治疗。DCM 心力衰竭晚期在等待心脏移植时可过度使用 LVAD。

（7）心脏移植：终末期心力衰竭。

（8）遗传咨询和遗传阻断：推荐家族性 DCM 患者进行遗传咨询。携带明确致病基因突变的患者，若有意愿并在符合伦理的前提下，可以通过选择性生育获得不携带该致病基因突变的后代。

7. DCM 的诊疗流程 见图 7-2。

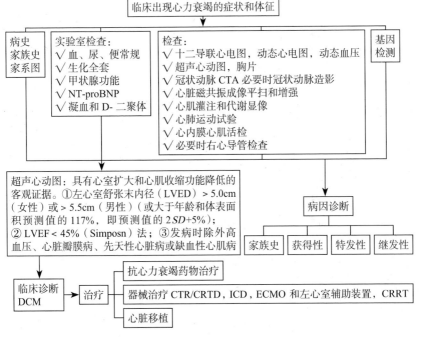

NT-proBNP.N 末端 B 型利钠肽原；LVEF. 左心室射血分数；DCM. 扩张型心肌病；CRT. 心脏再同步化治疗；CRTD. 植入式再同步治疗心律转复除颤器；ICD. 植入型心律转复除颤器；ECMO. 体外膜肺氧合；CRRT. 连续性肾脏替代治疗。

图 7-2 扩张型心肌病的诊疗流程

二、限制型心肌病

1. 定义　限制型心肌病（RCM）是以限制型舒张功能障碍为主要特征的心肌病，具有特征性的形态学和生理学变化，即心肌和 / 或心内膜纤维化，或心肌的浸润性病变，或心肌瘢痕，引起心室壁硬化、心室腔缩小或闭塞、心脏充盈受阻，舒张功能障碍，心室收缩功能正常或轻度下降。RCM 可分为遗传性和非遗传性。就目前我国临床实际应用来看，由于心脏限制型病理生理改变见于许多其他疾病的患者，故 RCM 为一种排除性诊断。

2. 临床表现

（1）症状：RCM 临床表现可分为左心室型、右心室型和混合型。在早期阶段，患者可无症状，随着病情进展出现运动耐量降低、倦怠、乏力、劳力性呼吸困难和胸痛等症状，这主要是由于 RCM 患者 CO 不能随着心率加快而增加。左心室型可出现左心功能不全的表现，如呼吸困难甚至端坐呼吸、咳嗽；右心室型及混合型则以右心功能不全为主要表现，出现肝大、腹水、全身水肿、少尿、消化道淤血等表现。

（2）体征：血压偏低、脉压小、颈静脉怒张、Kussmaul 征阳性、心脏浊音界扩大、心律失常、可闻及第三心音奔马律。合并二尖瓣、三尖瓣关闭不全时，对应听诊区可闻及收缩期杂音。双肺可闻及湿啰音。肝大，有时会有黄疸、胸腔积液、腹水、双下肢水肿。心包积液也可存在。内脏栓塞不少见。

3. 辅助检查

（1）常规 ECG 和动态 ECG：RCM 患者均应进行常规 ECG 和动态 ECG 检查。ECG 可表现为窦性心律，心房颤动也不少见。P 波大，提示双心房增大；非特异性复极异常，表现为 ST-T 段改变。QRS 波群低电压、异常 Q 波、束支传导阻滞和房室传导阻滞提示浸润性心肌病，如淀粉样变。

（2）超声心动图

1）心房明显增大，左心室内径正常或缩小，随着病情的进展心室腔可扩张。室壁厚度通常正常，但在某些继发浸润性病变如心肌淀粉样变或贮积性病变，心室壁可能增厚。

2）超声参数：LVEF 早期正常，晚期可减低。左心室舒张功能障碍表现为限制型充盈障碍。根据 2016 年美国超声心动图学会（American Society of Echocardiography，ASE）关于左心室舒张功能的评价，符合 3 个指标阳性即可诊断左心室舒张功能障碍：①二尖瓣环组织多普勒速度下降（室间隔侧 e' < 7cm/s 或侧瓣环 e' < 10cm/s）；② E/e' 比值 > 14；③ LAVI > 34ml/m^2；④三尖瓣反流速度 > 2.8m/s。判断限制型充盈障碍的依据为二尖瓣舒张期血流 E/A ≥ 2，且二尖瓣 E 峰速度随呼吸的变化通常极小（小于 10%）。E 峰减速时间（deceleration time，DT）≤ 160ms，二尖瓣彩色血流传播速度（Vp）≤ 50cm/s。肺静脉与肝静脉收缩期血流速度小于舒张期，肝静脉吸气相血流逆流增加。超声心动图有助于提供病因学诊断，也可鉴别缩窄性心包炎引起的心室充盈障碍。

（3）X 线胸片：双心房明显增大，是该病心影增大的特征。注意观察有无心包区域的钙化，如果无心脏变形、心包钙化和二尖瓣和三尖瓣病变，则可提示可能为该病。间接征象的观察，包括双肺淤血、间质性肺水肿等，以及上、下腔静脉扩张，双侧有无胸腔积液等。

（4）CT：心功能允许的情况下均需进行冠状动脉 CT 检查，以明确是否合并冠状动脉病变及观察心包、心腔、心内膜情况，观察心室腔内（多位于心尖部）有无附壁血栓或心尖部闭塞，有利于与嗜酸性粒细胞性心内膜炎（Loffler 心内膜炎）鉴别，观察有无心包增厚或钙化，有利于与临床相对常见的慢性缩窄性心包炎鉴别。由于 RCM 易合并心房颤动，若合并心房颤动，需进行左心房肺静脉 CT 检查，并行头颅 CT 检查评估有无脑卒中。

（5）CMR：RCM 既无心肌肥厚亦无心室腔扩张，CMR 能够清晰显示其结构与功能变化。原发性 RCM 病因不明，通常 LGE 阳性率较低，也无特异性改变。然而，一些代谢和浸润性心肌病常具有 RCM 的特征，但这些疾患通常表现为不同程度的心室壁增厚，LGE 阳性率较高，多数呈弥漫性强化，如心肌淀粉样变、糖原贮积症、Anderson-Fabry 病等。

（6）心导管检查：是鉴别 RCM 和缩窄性心包炎的重要方法。缩窄性心包炎时左、右心室舒张压相等，或相差 < 5mmHg。RCM 时左、右心室舒张压不相等，左心室充盈压超过右心室，且 > 5mmHg，这种差别可受运动、输液、Valsalva 动作的影响而增大。RCM 患者的肺动脉高压更严重，肺动脉收缩压常 > 50mmHg。缩窄性心包炎时，右心室舒张压存在下降和平台的形态，舒张末压至少是峰值收缩压的 1/3，而 RCM 的这种改变不明显。两种情形下心房压均存在平方根征。缩窄性心包炎时，血流动力学指标随呼吸呈动态变化，而 RCM 时，呼吸对心室压力的影响小。

（7）心内膜心肌活检：限制型表型的心肌病有多种病因，心内膜活检是病因及鉴别诊断的重要手段。

（8）基因检测：建议所有患者（尤其有家族史者）及其一级亲属进行基因检测。RCM 具有遗传异质性，目前报道的相关基因有 20 多个。但由单个基因缺陷引起的家族性 RCM 最不常见。编码肌小节蛋白和细胞骨架蛋白的基因突变导致 RCM 也可导致 HCM 和 DCM，既往研究发现 RCM 明确的基因突变率只有 30%。

4. 诊断及鉴别诊断

（1）诊断：RCM 的诊断标准尚未达成共识，若 ECG 示低电压、束支传导阻滞，收缩时间和间期不正常；超声心动图发现心尖部心腔闭塞及心内膜增厚要高度怀疑本病，对于舒张功能异常但收缩力保留的心力衰竭患者，在无其他心肌病亚型征象，如扩张或肥大的情况下，应考虑诊断为 RCM（排除性诊断）。

（2）鉴别诊断

1）缩窄性心包炎尤其以心室病变为主的病例，两者临床表现相似。有急性心包炎史、X 线胸片示心包钙化，胸部 CT 或 CMR 检查示心包增厚，支持心包炎的诊断。

2）非浸润性疾病、HCM、硬皮病、弹力纤维性假黄瘤和糖尿病性心肌病。

3）浸润性疾病结节病、戈谢病、黏多糖贮积症（Hurler 综合征）及脂肪浸润。

4）血色病、Anderson-Fabry 病和糖原贮积症。

5）其他疾病：心内膜心肌纤维化、辐射、化疗、嗜酸性粒细胞增多综合征、类癌心脏病、转移性癌及药物引起的纤维性心内膜炎（5- 羟色胺、美西麦角、麦角胺、汞剂和百消安）。心内膜心肌疾病（如心内膜心肌纤维化、嗜酸性粒细胞增多综合征）以心内膜心肌瘢痕形成且限制充盈为特征，通常累及一侧或双侧心室。房室瓣受累常见，但不累及流出道。

5. 治疗

（1）对因治疗：对于临床表现为 RCM 而明确原因者，应首先治疗其原发病。

（2）药物治疗：抗心力衰竭药物治疗，主要药物有 β 受体拮抗剂、CCB、ACEI/ARB、醛固酮拮抗剂、祥利尿剂、补钾药物等。

1）利尿治疗：是缓解患者心力衰竭症状的重要手段，适当使用利尿剂可以改善患者生活质量和活动耐量，但是使用利尿剂需要注意：由于 RCM 患者心肌僵硬度增加，左心前负荷的细小变化可能引起血压的较大变化。临床上可能出现利尿不足时患者心力衰竭症状加重，而加强利尿后患者会出现血压下降。理想的前负荷状态是既能保证重要器官灌注又不引起心力衰竭症状的前负荷，但在某些 RCM 患者可能并不存在。建议首先保证体循环的血压，即使患者有心力衰竭的症状也不要因为过度利尿而影响血压，过度利尿的后果除影响血压和器官灌注外，还可能会反射性兴奋交感神经而出现各种恶性心律失常，甚至引起猝死。

利尿剂仅是一种对症治疗，不能改善患者的长期预后。

由于 RCM 患者本身即可出现各种恶性心律失常，在使用利尿剂时应密切监测电解质水平。

2）β 受体拮抗剂：尽管在其他心肌病中使用越来越多，但是在 RCM 治疗中的作用并不肯定。使用 β 受体拮抗剂可能有助于减少这类患者出现恶性心律失常的风险。

3）降低心率的 CCB：如维拉帕米，通过控制心率增加充盈时间来改善舒张功能。

4）ACEI/ARB：通过减少心肌血管紧张素的产生而降低心肌僵硬度。

5）地高辛：增加细胞内钙离子，应谨慎使用。

6）抗栓药物治疗：对于 DVT，心房、心室已经有血栓形成和已经发生血栓栓塞并发症的患者必须接受抗凝治疗，华法林或 NOAC。对于合并心房颤动且 CHADS-VASc 评分 ≥ 2 分者，应考虑接受口服抗凝治疗，可使用华法林或新型抗凝药，预防血栓形成及栓塞。

（3）起搏器治疗：出现高度房室传导阻滞时需要植入永久性双腔起搏器。

（4）心脏移植：对难治性心力衰竭患者行心脏移植。

（5）遗传咨询和遗传阻断：携带明确致病基因突变的患者，若有意愿并在符合伦理的前提下，可以通过选择性生育获得不携带该致病基因突变的后代。

6. RCM 的诊疗流程 见图 7-3。

三、肥厚型心肌病

1. 定义 肥厚型心肌病（HCM）是一种以心肌肥厚为特征的心肌疾病，主要表现为左心室壁增厚，通常指二维超声心动图测量的室间隔或左心室壁厚度 ≥ 15mm，或有明确家族史者厚度 ≥ 13mm，通常不伴左心室腔的扩大，需排除负荷增加如高血压、主动脉瓣狭窄（AS）和先天性主动脉瓣下隔膜等引起的左心室壁增厚。该病是一种常染色体显性遗传病，基本特征是心肌肥厚及猝死发生率高。

2. 临床表现

（1）病史：需重点关注患者的家系特征、有无家族史及有无 HCM 相关症状、体征，并对患者进行危险分层，识别 SCD 高危患者。必要时应进行遗传筛查。

（2）症状：HCM 的主要症状包括呼吸困难、心前区疼痛、头晕、黑矇、晕厥、心悸、心力衰竭、猝死，出现心房颤动后可形成左心房血栓，血栓脱落均可引起体循环栓塞。合并心力衰竭时可出现夜间阵发性呼吸困难，

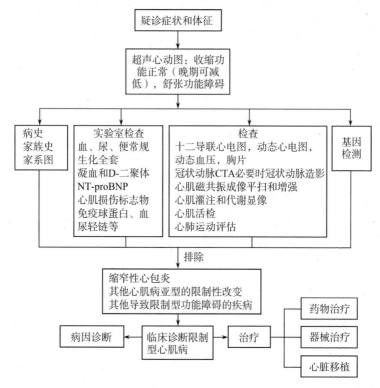

NT-proBNP.N 末端 B 型利钠肽原。

图 7-3　限制型心肌病的诊疗流程

急性加重可出现急性左心衰竭或全心衰竭的表现。约 10% 的患者发生左心室扩张，称为 HCM 扩张期，为 HCM 终末阶段表现之一，临床症状类似 DCM。

（3）体征：典型体征与左心室流出道（left ventricular outflow tract，LVOT）梗阻有关，无梗阻或梗阻轻的患者可无明显的阳性体征。心浊音界可向左扩大、心尖搏动可向左下移位，可有抬举性搏动，胸骨左缘第 3 ~ 4 肋间可闻及收缩期杂音，心尖部可闻及收缩期杂音，杂音呈递增递减型。LVOT 梗阻加重可使心脏杂音增强。常见于患者从蹲、坐、仰卧等姿势变换为直立姿势时，以及 Valsalva 动作、室性期前收缩后代偿性搏动的心肌收缩力增强或使用硝酸甘油后。合并心房颤动时会出现心律绝对不齐、心音强弱不等和脉搏短绌等体征。

3. 辅助检查

（1）实验室检查：常规实验室检查包括血常规、尿常规、血生化（电解质、肝功能、肾功能）及心肌损伤标志物（CK、CK-MB、cTnI 和 cTnT）、BNP、NT-proBNP 等。常规检查有助于检测能够导致或加重严重心力衰竭患者心室功能障碍的疾病（如甲状腺疾病、肾功能障碍和糖尿病）和继发性器官功能障碍。高水平 BNP、NT-proBNP 和高敏心肌肌钙蛋白 T（high sensitive cardiac troponin T, hs-cTnT）与不良心血管事件、心力衰竭和死亡有关。

（2）常规 ECG：ECG 的改变可能先于临床表现，尽管 ECG 是一种敏感但非特异的检查，但是建议所有 HCM 或疑似 HCM 的患者都进行 ECG 检查。HCM 患者的 ECG 多表现为复极异常。病理性 Q 波是 HCM 的典型ECG 表现，尤其是下壁导联（Ⅰ、Ⅱ、aVF）和侧壁导联（Ⅰ、aVL 或 $V_4 \sim V_6$），其通常伴有 T 波倒置，提示左心室肥厚（LVH）的不对称性分布。异常 Q 波时限 $\geq$ 40ms 可能与纤维化有关。HCM 患者常出现非特异性的 ST-T 段改变，心尖肥厚者常见 Ⅰ、aVL、$V_2 \sim V_6$ 导联 T 波深倒置。另外HCM 的 ECG 还可能出现异常 P 波和电轴左偏。

（3）动态 ECG：所有 HCM 患者均应行 24～48h 动态 ECG 监测，以评估室性心律失常和猝死的风险，有助于判断心悸或晕厥的原因。约 25% 患者存在无症状性非持续性室性心动过速（non-sustained ventricular tachycardia, NSVT）。

（4）超声心动图：超声心动图是 HCM 诊断和监测的核心，所有 HCM患者均应进行全面的经胸超声心动图检查（transthoracic echocardiography, TTE），包括二维超声、彩色多普勒、频谱多普勒、组织多普勒等。

1）室壁厚度：左心室心肌任何节段或多个节段室壁厚度 $\geq$ 15mm，并排除引起心脏负荷增加的其他疾病，如高血压、瓣膜病等可诊断为 HCM。当超声成像不充分时，建议使用超声造影剂或借助 CMR 评价室壁厚度。

2）流出道梗阻：根据超声心动图检查时测定的左心室流出道压差（left ventricular outflow tract gradient, LVOTG），可将 HCM 患者分为梗阻性、隐匿梗阻性及非梗阻性 3 种类型。①安静时 LVOTG $\geq$ 30mmHg 为梗阻性HCM；②安静时 LVOTG 正常，负荷运动时 LVOTG $\geq$ 30mmHg 为隐匿梗阻性 HCM；③安静或负荷时 LVOTG 均 < 30mmHg 为非梗阻性 HCM。梗阻的形成可能与二尖瓣收缩期前向运动（systolic anterior motion, SAM）有关。HCM 患者的梗阻可发生在不同部位，包括二尖瓣水平梗阻、左心室中部梗阻、心尖部梗阻。

3）舒张功能评估：多普勒超声心动图可用于评估左心室舒张功能，反映心室顺应性。常用指标：① E/e' > 14；② LAVI > 34ml/m²；③肺静脉反流频谱 [Ar 峰持续时间与 A 峰持续时间差（Ar-A）> 30ms]；④三尖瓣反流峰值流速 > 2.8m/s；⑤ E/A > 2；⑥组织多普勒成像（tissue Doppler imaging，TDI）二尖瓣环运动速度 e'（室间隔侧 e' < 7cm/s，侧壁侧 e' < 10cm/s）。

4）收缩功能评估：HCM 患者的 LVEF 和左心室短轴缩短率（fractional shortening，FS）可表现为正常或升高。左心室整体纵向应变（global longitudinal strain，GLS）及应变率（strain rate）多降低。LVEF < 50% 者多处于 HCM 终末期，左心室扩张，此类患者往往预后较差。

5）经食管超声心动图检查（trans-esophageal echocardiography，TEE）：对接受室间隔心肌切除术的患者，推荐行围手术期 TEE，以确认 LVOT 梗阻机制，指导制订手术策略，评价手术效果和术后并发症，并检测残余 LVOT 梗阻的程度。

6）左心房的改变：HCM 患者的超声心动图还可能存在左心房的扩大，且扩大程度是影响预后的重要因素。

（5）运动负荷检查：对静息时无 LVOT 梗阻而有症状的患者，可考虑做运动负荷检查，以排除隐匿性梗阻。临床上可能要在服药或未服药的状态下，做多次运动负荷检查，以诊断隐匿梗阻、观察药物治疗效果及评判是否达到手术标准。

（6）X 线胸片：可见左心室增大，亦可在正常范围，可见肺部淤血，但严重肺水肿少见。

（7）CT：心脏 CT 结果可结合超声和 CMR，共同评价室壁厚度、心室容积及心功能。完善头颅 CT 除外有无脑梗死、脑出血。完善冠状动脉 CT 了解是否合并冠状动脉病变。如需外科手术治疗，必要时完善主动脉 CT。

（8）CMR：在条件允许的情况下，所有确诊或疑似 HCM 的患者均应行 CMR。CMR 常用于超声心动图难以识别的患者，可以反映心脏形态和纤维化程度，且在检测心尖和侧壁肥厚、动脉瘤和血栓方面有显著的优势。LGE 是 CMR 检查中识别心肌纤维化最有效的方法，约 65% 的 HCM 患者存在 LGE，多表现为肥厚心肌内局灶性或斑片状强化，以室间隔与右心室游离壁交界处局灶状强化最为典型。LGE 一般会出现在心肌的肥厚节段中，非肥厚节段中不常见，但如果 HCM 的病程已经达到失代偿或心力衰竭等终末状态，LGE 也可以累及到非肥厚节段。

（9）核素显像：主要用于提示心肌灌注情况和心肌组织的葡萄糖代谢活性，还可用于与 TTR 相关的 CA 的鉴别诊断。检查当日尽量床旁活动（避免放射污染）。

（10）睡眠呼吸监测：了解有无合并睡眠呼吸暂停综合征及严重程度。

（11）心肺运动试验和 6min 步行试验：所有非梗阻性 HCM 患者均需完善上述检查，梗阻性 HCM 或既往有明确晕厥史的患者则需酌情考虑是否完善上述检查。

（12）心内膜心肌活检：怀疑代谢性疾病或其他系统性疾病引起心肌肥厚，或临床评估结果显示心肌炎症或浸润但无法通过其他检查确认时，心内膜心肌活检对于鉴别诊断和后续治疗有一定意义。

（13）冠状动脉造影、左心室造影和测压、右心导管检查：适用于拟行室间隔减容术的患者术前评估压力、冠状动脉情况及确定术式；心尖肥厚延展或室内梗阻的患者明确病情；怀疑合并 CAD 的患者为明确冠状动脉病变；拟接受心脏移植的患者术前评估。临床需根据患者病情合理选择上述检查。

（14）基因检测：基因突变是 HCM 患者的主要病因，HCM 致病基因的外显率（携带致病基因患者最终发生 HCM 的比率）为 40%～100%。

（15）先证者基因筛查：推荐所有临床诊断为 HCM 的患者进行基因筛查。

（16）先证者亲属的基因筛查：应确定 HCM 患者直系亲属是否临床受累或遗传受累。与先证者充分讨论 HCM 的详细病情、遗传风险、对生活与工作的影响、对后代的影响等有助于先证者与亲属沟通。

4. 诊断及鉴别诊断 超声心动图测量的室间隔或左心室壁厚度 ≥ 15mm，或有明确家族史者厚度 ≥ 13mm，并排除心脏负荷增加如高血压、AS 和先天性主动脉瓣下隔膜等引起的左心室壁增厚即可诊断为 HCM。

（1）病因诊断

1）肌小节蛋白编码基因突变导致的 HCM 约 60% 是由肌小节蛋白的编码基因突变所致。

2）系统性疾病引起的 HCM（拟表型）。

3）糖原贮积病：Danon 病；单磷酸腺苷激活蛋白激酶 γ_2 亚基编码基因突变（PRKAG2）心脏综合征。基因检测有助于明确诊断。

4）溶酶体贮积病：Anderson-Fabry 病主要病因为 *GLA* 基因突变导致溶酶体内 α- 半乳糖苷酶 A（α-Gal A）缺乏，基因检测有助于明确诊断。

5）系统性淀粉样变：转甲状腺素（transthyretin，TTR）蛋白形成淀粉样纤维沉积后会导致两种淀粉样变，一种是野生型基因产生的 TTR 蛋白形成的老年淀粉样变；另一种是基因突变导致 TTR 蛋白构象发生改变所致的 TTR 蛋白型淀粉样变。基因检测有助于明确诊断。

（2）鉴别诊断

1）强化运动引起的心肌肥厚：当规律强化体能训练导致左心室壁轻度

增厚（13～15mm）时与 HCM 鉴别存在一定困难。鉴别要点包括此类人群无 HCM 家族史、心肺运动功能较好，超声心动图常示左心室腔内径增大、室壁轻度均匀增厚（不出现极端不对称或心尖肥厚），通常不合并左心房增大、严重的左心室舒张功能异常和收缩速度降低，终止体能训练可减轻心肌肥厚。筛查 HCM 致病基因有助于两者的鉴别。

2）高血压引起的心肌肥厚：此类患者原发性高血压病史较长，心肌肥厚通常呈对称性，肥厚心肌为均匀的低回声，室壁厚度一般≤15mm，失代偿期左心腔可增大。ECG 示左心室高电压。经严格血压控制 6～12 个月后左心室心肌肥厚可减轻或消退。筛查 HCM 致病基因有助于鉴别诊断。

3）主动脉瓣狭窄（AS）和先天性主动脉瓣下隔膜：AS 心肌肥厚70%～80% 为对称性轻度肥厚。超声心动图可明确病变部位及血流动力学改变等特点，即瓣叶数目异常、增厚、钙化，联合处融合及运动受限，左心室及室间隔呈对称性肥厚和主动脉根部狭窄后扩张。超声多普勒可确定狭窄严重程度（常为中度、重度以上），而 HCM 患者一般无严重主动脉瓣病变。先天性主动脉瓣下隔膜临床表现与 AS 类似，需要与 HCM 鉴别。超声心动图可见主要为左心室及室间隔对称性肥厚，瓣下隔膜常需仔细观察。CMR检查可清晰显示隔膜。

4）CAD 合并心肌肥厚：CAD 患者年龄多在 40 岁以上，有高血压、高脂血症等相关危险因素，发展到一定阶段可并发左心室或室间隔肥厚和左心室舒张功能受损。但 CAD 患者 R 波电压一般不高，超声心动图通常不出现明显的非对称性左心室肥厚（LVH）、左心室流出道（LVOT）梗阻和 SAM征。冠状动脉造影及基因检测可协助诊断。

5）内分泌异常导致的心肌肥厚：肢端肥大症；过度分泌肾上腺髓质激素的疾病（如 PCC）导致心肌肥厚；糖尿病母亲分娩的婴儿中也会出现LVH。治疗相关疾病可缓慢逆转 LVH。

6）药物导致的心肌肥厚：长期使用某些药物，包括促代谢合成的类固醇、他克莫司和羟氯喹，可导致 LVH，但室壁厚度很少＞15mm。

5. SCD 危险分层 SCD 是 HCM 的重要死亡原因之一，对 SCD 的风险评估是临床管理中不可或缺的一部分。目前临床上预测 SCD 的危险因素如下。

（1）早发猝死家族史：家族一级直系亲属中有 40 岁以前猝死病史，或确诊 HCM 患者的一级亲属发生了 SCD。

（2）NSVT：动态 ECG 监测的 HCM 患者约 20% 发生 NSVT，是 SCD的独立危险因素。

（3）左心室重度肥厚：左心室壁最大厚度≥30mm 是青少年 SCD 的独

立危险因素。

（4）不明原因的晕厥：出现晕厥的患者半年内 SCD 风险是无晕厥患者的 5 倍，尤其是对于年轻人预测价值更大。

（5）运动血压反应异常：约 20% 的 HCM 患者有运动低血压反应，即从静息到最大运动量血压升高 ≤ 20mmHg 或从最大运动量到静息血压降低 ≤ 20mmHg。40 岁以下的 HCM 患者出现运动血压反应异常则 SCD 的危险增加。

（6）年龄：发病年龄越小，SCD 危险越大，尤其是合并 NSVT、不明原因的晕厥或严重 LVH 的患者。

（7）LVOT 严重梗阻：有研究报道 LVOTG ≥ 30mmHg 是 SCD 的独立危险因素，但认识尚不统一。

（8）左心房内径增大：左心房内径增大也可能增加 SCD 风险，且左心房内径增大增加了心房颤动的发生率，心房颤动进一步增加患者发生不良事件的风险。

（9）同时携带多个基因突变：若同一患者携带 2 个及以上基因突变，无论突变来自同一基因还是不同基因，均可能导致更为严重的临床表型，甚至 SCD 风险增加。

（10）LGE：LGE 与死亡甚至 SCD 风险成正相关，LGE 程度或范围（≥ 15%）与 SCD 风险的关联性可能强于 LGE 阳性本身。

（11）其他：有研究观察到心肺运动试验中 LVEF 下降、心率反应异常、峰值摄氧量（VO_2peak）下降的患者预后更差。也有研究发现 ECG 显示碎裂 QRS 波群、血浆内皮素、血尿酸、血高敏 CRP、性别等指标与患者不良事件有关，但与 SCD 的关系有待进一步明确。

上述危险因素中，前 5 项是预测 SCD 的高危因素，其他因素对预测 SCD 也有帮助，危险因素越多，SCD 风险越高。

2014 年的 ESC 指南给出了 HCM 患者 5 年 SCD 风险的预测模型（HCM Risk-SCD）。5 年 SCD 风险 $=1 \sim 0.998^{\exp（预后指数）}$，5 年 SCD 风险 ≥ 6% 为高危、< 4% 为低危、4% ~ 6% 为中危。对患者进行 SCD 的危险分层是为了判断患者是否需要植入 ICD。根据 HCM Risk-SCD 模型，高危患者建议植入 ICD，低危患者不建议植入 ICD，中危患者视情况而定。2019 年一项研究提出了一项新的 SCD 风险评估策略，即患者若存在下述情况任意一项危险因素则为 SCD 高危人群：猝死家族史；左心室壁最大厚度 ≥ 30mm；不明原因的晕厥（近 5 年内）；动态 ECG 检查发现有 NSVT；左心室广泛 LGE；LVEF < 50%；左心室心尖部室壁瘤。我院一项纳入 1 369 例 HCM 患者的研究显示这一风险评估策略在中国 HCM 患者中的预测效能优于既往指南推

荐的 SCD 危险分层方法。对未植入 ICD 的患者，建议定期（每 12~24 个月一次）进行 SCD 危险分层评估。

6. 治疗

（1）治疗原则：药物治疗的原则是改善心功能，减轻症状，防止疾病进展。对于有症状的梗阻患者，可以通过药物、手术、酒精消融或起搏改善病情。对有症状的非梗阻患者的治疗主要集中在心律失常的管理、降低左心室充盈压和胸痛的治疗。药物治疗无效的进行性左心室收缩或舒张功能衰竭的患者可以考虑心脏移植。

（2）一般治疗：HCM 患者不适合参加剧烈的竞技运动，应尽量避免劳累、情绪激动和突然用力，与年龄、性别、种族、是否存在 LVOT 梗阻、是否有经皮室间隔心肌消融术（percutaneous transluminal septal myocardial ablation，PTSMA）或室间隔心肌切除术治疗史、是否植入 ICD 无关。同时要预防患者发生猝死和卒中等。

（3）LVOT 梗阻的药物治疗

1）β 受体拮抗剂：是 HCM 药物治疗的基础。对于静息时或刺激后出现 LVOT 梗阻患者，推荐一线治疗方案为给予无血管扩张作用的 β 受体拮抗剂（剂量可增至最大耐受剂量），以降低收缩力、减少心肌氧耗、改善心室顺应性，可选用美托洛尔、比索洛尔、阿替洛尔。对于静息或刺激后出现 LVOT 梗阻的无症状患者，可考虑采用 β 受体拮抗剂，以改善梗阻。

2）钙通道阻滞剂（CCB）：可用于静息时或刺激后出现 LVOT 梗阻但无法耐受 β 受体拮抗剂或有禁忌证的患者。首选推荐给予维拉帕米（小剂量多次开始，剂量可加至最大耐受剂量），但对 LVOTG 严重升高（≥ 100mmHg）、严重心力衰竭或窦性心动过缓的患者，维拉帕米应慎用。对于 β 受体拮抗剂和维拉帕米不耐受或有禁忌证的有症状 LVOT 梗阻患者，应考虑给予地尔硫草以改善症状（剂量可加至最大耐受剂量）。

3）丙吡胺：除 β 受体拮抗剂外（或合并维拉帕米），丙吡胺可以改善静息或刺激后出现 LVOT 梗阻患者的症状（剂量可加至最大耐受剂量）。

4）血管收缩剂：治疗急性低血压时对液体输入无反应的梗阻性 HCM 患者，推荐静脉用去氧肾上腺素（或其他单纯血管收缩剂）。

5）利尿剂：对于有症状的 LVOT 梗阻患者，可考虑谨慎采用低剂量袢利尿剂或噻嗪类利尿剂改善劳力性呼吸困难。

6）不予推荐的药物：①对梗阻性 HCM 患者，采用多巴胺、多巴酚丁胺、去甲肾上腺素和其他静脉应用的正性肌力药治疗急性低血压可能有害；②静息时或刺激后 LVOT 梗阻的患者应避免使用地高辛；③对有静息或可激发 LVOT 梗阻的 HCM 患者，采用硝苯地平或其他二氢吡啶类 CCB 对症

（心绞痛或呼吸困难）治疗有潜在的危险；④对有全身低血压或严重静息呼吸困难的梗阻性 HCM 患者，维拉帕米有潜在危险；⑤静息时或刺激后 LVOT 梗阻的患者应避免使用血管扩张剂，包括硝酸盐类药物和磷酸二酯酶抑制剂。

（4）经皮室间隔心肌消融术（PTSMA）：PTSMA 的相关经验和长期安全性随访资料均有限，需要由有条件的医院及经验丰富的医生进行。

1）临床适应证：①适合于经过严格药物治疗 3 个月、基础心率控制在 60 次 /min 左右、静息或轻度活动后仍出现临床症状，既往药物治疗效果不佳或有严重不良反应、NYHA 心功能分级Ⅲ级及以上或加拿大胸痛分级Ⅲ级的患者；②尽管症状不严重，NYHA 心功能分级未达到Ⅲ级，但 LVOTG 高及有其他猝死的高危因素，或有运动诱发晕厥的患者；③外科室间隔切除或植入带模式调节功能的双腔（DDD）起搏器失败；④有增加外科手术危险的合并症的患者。

2）有症状患者血流动力学适应证：TTE 和多普勒检查，静息状态下 LVOTG ≥ 50mmHg，或激发后 LVOTG ≥ 70mmHg。

3）形态学适应证：①超声心动图示室间隔肥厚，梗阻位于室间隔基底段，并合并与 SAM 征有关的 LVOT 及左心室中部压差，排除乳头肌受累和二尖瓣叶过长；②冠状动脉造影有合适的间隔支，间隔支解剖形态适合介入操作，心肌声学造影可明确拟消融的间隔支为梗阻心肌供血，即消融靶血管；③室间隔厚度≥ 15mm。

4）禁忌证：①非梗阻性 HCM；②合并必须行心脏外科手术的疾病，如严重二尖瓣病变、冠状动脉多支病变等；③无或仅有轻微临床症状，无其他高危因素，即使 LVOTG 高亦不建议行经皮室间隔心肌消融术（PTSMA）；④不能确定靶间隔支或球囊在间隔支不能固定；⑤室间隔厚度≥ 30mm，呈弥漫性显著增厚；⑥终末期心力衰竭；⑦年龄虽无限制，但原则上年幼患者禁忌，高龄患者应慎重；⑧已经存在 LBBB。

（5）外科室间隔肥厚心肌切除术：对于梗阻性患者，首先可试用药物治疗，无效时或不能耐受药物不良反应者，则应手术治疗。也有人认为，对梗阻性 HCM 应以手术治疗为首选。

经主动脉行室间隔部分心肌切除术（MORROW 手术）已成为治疗梗阻性 HCM 的标准手术方法。手术的目的为解除 LVOT 梗阻。流出道梗阻解除后可减轻二尖瓣前瓣 SAM，减轻二尖瓣的反流。对无合并症患者经主动脉行室间隔肥厚心肌切除术能很好地缓解 LVOTG，较经左心室、经左心房或经右心室行室间隔肥厚心肌切除术更为简单和方便。少数病变特殊的病例也可选择应用左心室心尖 - 主动脉分流术或二尖瓣置换术。

1）适应证：临床症状明显，包括晕厥、呼吸困难或胸痛等，经内科治疗无效，LVOT 收缩期压差 ≥ 50mmHg，二维超声心动图或选择性左心室造影显示室间隔明显突入心腔者，均为手术指征。对于部分症状较轻，LVOT 收缩期压差 ≥ 50mmHg，但出现中重度 MI 或心房颤动等情况，也应考虑外科手术治疗。LVOTG 在 80mmHg 或 100mmHg 以上，无症状的儿童也应考虑手术治疗。

2）术前准备：术前需进行超声心动图、心导管和心血管造影检查，充分了解 LVOT 梗阻类型和程度，同时了解 MI 程度，以便正确选择手术方式。40 岁以上患者如有明显心绞痛症状，应行冠状动脉造影，以了解有无 CAD。

3）术后处理：由于 HCM 的左心室明显肥厚，降低了心室的顺应性，在术后监护时必须注意将 LAP 维持在 16 ~ 18mmHg，以保证手术后早期有足够的前负荷。

4）术后并发症：①心脏传导阻滞，完全性房室传导阻滞为一种严重并发症，发生率为 3% ~ 5%。应以预防为主。一旦发生，应及时安置心脏起搏器。虽然束支传导阻滞的发生率较高，但一般对预后无影响，不需要处理。②医源性室间隔穿孔，发生率约为 3%，多见于主动脉切口，一旦发生应及时应用补片进行修补。③创伤性主动脉瓣和 MI，发生率约 5%。手术中注意牵拉动作轻柔和加以保护；对严重者须进行心脏瓣膜置换术。④围手术期心肌梗死，可偶发于心肌切除部位，患者可无 CAD 史，现已很少发生。

（6）植入永久起搏器：永久起搏器植入在于通过右心房 - 右心室顺序起搏，缩短房室间期；同时右心室心尖部起搏改变了心脏除极顺序，使室间隔基底段除极延迟，使得左心室整体收缩性降低，LVOTG 减轻，达到改善症状和提高运动耐量目的。对于部分静息或刺激时 LVOTG ≥ 50mmHg、窦性心律且药物治疗无效的患者，若合并 PTSMA 或外科室间隔切除术禁忌证，或术后发生心脏传导阻滞风险较高，应考虑房室顺序起搏并优化房室间期，以降低 LVOTG，并改善 β 受体拮抗剂和 / 或维拉帕米的疗效。另外，当存在房性心律失常药物控制心室率不满意时，可考虑行房室结消融加永久起搏器植入治疗。对于高危患者，尤其是有持续性、单形性室性心动过速的多数患者，或有猝死危险应植入 ICD 的患者，可有效预防猝死。

（7）左心室中部梗阻和心尖部室壁瘤的患者：左心室中部梗阻患者进行性心力衰竭和 SCD 的风险增加。约 25% 患者合并左心室心尖室壁瘤。左心室心尖部室壁瘤很少需要治疗，少数患者出现与邻近心尖瘢痕相关的单形性室性心动过速，合并附壁血栓的患者应该考虑口服抗凝治疗。

（8）合并症的治疗

1）合并心力衰竭的治疗：NYHA 心功能分级 Ⅱ ~ Ⅳ 级且 LVEF ≥ 50%，

静息和刺激时均无 LVOT 梗阻的患者首选 β 受体拮抗剂、维拉帕米或地尔硫䓬、低剂量利尿剂。

NYHA 心功能分级 Ⅱ～Ⅳ 级且 LVEF < 50%，静息和刺激时均无 LVOT 梗阻的患者首选 β 受体拮抗剂、ACEI/ARB、小剂量袢利尿剂和盐皮质激素受体拮抗剂（如螺内酯）。伴持续性快速性心房颤动患者，可考虑应用小剂量地高辛控制心室率。

2）合并胸痛的治疗：出现心绞痛样胸痛且无 LVOT 梗阻的患者首选 β 受体拮抗剂和 CCB 治疗。

3）合并心房颤动的治疗

①抗凝药：对于所有伴发持续性、永久性或阵发性心房颤动的 HCM 患者，在无禁忌证的前提下，均建议口服抗凝药如 VKA（华法林）或 NOAC 如直接凝血酶抑制剂或凝血因子 Xa 抑制剂进行治疗。除非心房颤动病因可逆转，否则在恢复窦性心律前建议终身接受口服抗凝药治疗。

②抗血小板药：如患者拒绝口服抗凝药治疗，可考虑每日口服阿司匹林 75～100mg 联合 75mg 氯吡格雷（出血风险较低）进行抗血小板治疗。进行抗凝或抗血小板药物治疗前，应考虑利用 HAS-BLED 评分评估出血风险。

③复律：近期心房颤动发作的患者，应考虑通过电复律或应用胺碘酮以恢复窦性心律。

④控制心室率：复律后，应考虑采用胺碘酮治疗，以控制并维持窦性心律。

⑤介入治疗：对于新发或心室率控制不达标的心房颤动患者，在进行介入治疗前，应考虑先恢复窦性心律或控制心室率在适当水平。如果抗心律失常药物无效或不能服用，在未出现严重左心房扩张的情况下，可考虑导管消融术治疗。

（9）终末期 HCM 的治疗：左心室扩大和收缩功能不全是终末期 HCM 最常见的临床表现。终末期心脏病，尤其是 NYHA 心功能分级 Ⅲ 或 Ⅳ 级，对常规治疗均无反应的患者，可考虑心脏移植。

（10）关于妊娠期药物治疗的建议：对无症状或症状已被 β 受体拮抗剂控制的 HCM 女性患者，妊娠期间在产科医生的指导下应用 β 受体拮抗剂，但需要加强监测，以及时发现胎儿心动过缓或其他并发症。

（11）遗传咨询和遗传阻断：推荐所有 HCM 患者进行遗传咨询。推荐所有临床诊断为 HCM 的患者及其一级亲属进行基因筛查。携带明确致病基因突变的患者，若有意愿并在符合伦理、身体条件允许的前提下，可以通过选择性生育获得不携带该致病基因突变的后代。

7. HCM 的诊疗流程　见图 7-4。

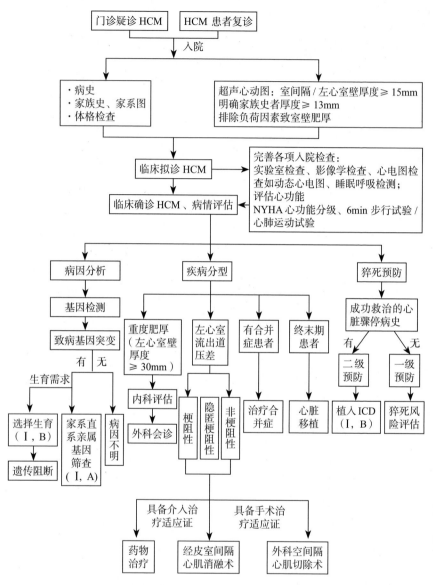

HCM. 肥厚型心肌病；ICD. 植入型心律转复除颤器。

图 7-4 肥厚型心肌病的诊疗流程

四、致心律失常型心肌病

1. 定义 致心律失常型心肌病（ACM）是指不能用缺血性、瓣膜性或高血压心脏病解释的一类导致心律失常的遗传性心肌疾病。ACM 以室性心律失常和高风险 SCD 为临床特征，以局限性或弥漫性心室心肌细胞丢失并被纤维脂肪组织替代为病理特征。

2. 临床表现和分型 根据临床表型，ACM 可分为致心律失常型右心室心肌病（ARVC）（经典类型）、致心律失常型左心室心肌病（arrhythmogenic left ventricular cardiomyopathy，ALVC）、致心律失常性双心室心肌病（包括右心室为主型、左心室为主型和左右心室均衡型）。我院于 2019 年提出了 ACM 的病理分型，该分型受到国际认可，并被命名为 ACM 的"阜外分型"，根据纤维脂肪组织在 ACM 患者心脏中的空间分布特征，结合机器学习的方法，将 ACM 分为 4 型，且不同型别患者的基因突变类型和临床表型有所差异。其中，1 型患者大多携带桥粒突变且右心室出现弥漫性纤维脂肪组织替代，并在早期接受心脏移植；2 型患者大多携带非桥粒突变并且右心室出现局限性纤维脂肪组织替代；3 型患者表现为双心室受累；4 型患者为典型的左心室为主型 ACM 患者。这些不同的分型均体现了 ACM 的高度异质性。

3. 诊断 对可疑 ACM 患者的评估包括临床病史（尤其是详细的家族史）、体格检查、十二导联 ECG、二维超声心动图、CMR、右心室造影、心内膜活检及基因检测等。

（1）诊断标准：目前对 ACM 的诊断仍依据 2010 年国际特别组（International Task Force，ITF）发布的针对 ARVC 的诊断标准（表 7-1）。

表 7-1 致心律失常型右心室心肌病（ARVC）诊断标准（ITF 2010）

检查项目	主要标准	次要标准
Ⅰ.形态功能		
超声	节段性右心室无运动、运动障碍或室壁瘤，心室舒张末期测量到下列参数之一：① PLAX RVOT ≥ 32mm（PLAX/BSA ≥ 19mm/m²）；② PSAX RVOT ≥ 36mm（PSAX/BSA ≥ 21mm/m²）；③面积变化分数 ≤ 33%	节段性右心室无运动、运动障碍或室壁瘤，心室舒张末期测量到下列参数之一：① 29mm ≤ PLAX RVOT ≤ 32mm（16mm/m² ≤ PLAX/BSA ≤ 19mm/m²）；② 32mm ≤ PSAX RVOT ≤ 36mm（18mm/m² ≤ PSAX/BSA ≤ 21mm/m²）；③ 33% <面积变化分数 ≤ 40%

检查项目	主要标准	次要标准
CMR	节段性右心室无运动、运动障或右心室收缩不同步，以及下列情况之一：①RVEDV/BSA ≥110ml/m^2（男性），≥100ml/m^2（女性）；②RVEF ≤ 40%	节段性右心室无运动、运动障碍或右心室收缩不同步，以及下列情况之一：① 100ml/m^2 ≤ RVEDV/BSA ≤ 110ml/m^2（男性）或 90ml/m^2 ≤ RVEDV/BSA ≤ 100ml/m^2（女性）；② 40% ≤ RVEF ≤ 50%
右心室造影	节段性右心室无运动、运动障碍或室壁瘤	
Ⅱ.心内膜活检	至少一处心内膜活检显示纤维替代右心室游离壁心肌，伴或不伴脂肪替代，且形态学分析示残余心肌细胞 ≤ 60%（或估测 ≤ 50%）	至少一处心内膜活检显示纤维替代右心室游离壁心肌，伴或不伴脂肪替代，且形态学分析示残余心肌细胞 60% ～ 75%（或估测 50% ～ 65%）
Ⅲ.心电图复极化异常	右胸导联（V_1、V_2 及 V_3）T波倒置，或 > 14 岁患者出现 QRS 波时限 ≥ 120ms 且无完全性右束支传导阻滞	① > 14 岁，无完全性右束支传导阻滞，V_1、V_2 导联，或 V_4、V_5 或 V_6 导联 T 波倒置；② > 14 岁，完全性右束支传导阻滞，V_1、V_2、V_3 及 V_4 导联 T 波倒置
Ⅳ.心电图去极化异常	右胸导联（V_1、V_2 及 V_3 导联）Epsilon 波（QRS 波群终末到 T 波起始的可重复低振幅信号）	(1) 如果在标准心电图上 QRS 波时限 < 110ms，信号平均心电图晚电位至少满足下列参数之一：①过滤后 QRS 波时限 ≥ 114ms；②终末 QRS 波群幅度 < 40μV，低振幅信号时限 ≥ 38ms；③终末 40ms 的电压平方根 ≤ 20μV。或 (2) QRS 波群终末激动时间（从 S 波的最低点测量到 QRS 波群终末）> 55ms
Ⅴ.心律失常	非持续性或持续性室性心动过速，伴左束支传导阻滞且电轴左偏	①非持续性或持续性室性心动过速，伴左束支传导阻滞，且电轴右偏或电轴不明；或②室性期前收缩 > 500 次/24h

检查项目	主要标准	次要标准
Ⅵ.家族史	①一级亲属中有符合本诊断标准的ARVC患者；②一级亲属中有经活检或手术病理证实的ARVC患者；③在被评估的患者中识别出与ARVC有关或可能有关的致病性基因突变	①不能确定其之前被诊断为ARVC的一级亲属是否满足本诊断标准；②一级亲属由于可疑ARVC导致早发心源性猝死（＜35岁）；③二级亲属中有病理确诊或满足本诊断标准的ARVC患者

注：在以上6个不同项目中满足2个主要标准，或1个主要标准和2个次要标准，或4个次要标准者为确诊；满足1个主要标准和1个次要标准，或3个次要标准为临界诊断；满足1个主要标准或2个次要标准为可疑诊断。

ITF，国际特别组；CMR，心脏磁共振；PLAX，胸骨旁长轴；RVOT，右心室流出道；BSA，体表面积；PSAX，胸骨旁短轴；RVEDA，右心室舒张末期容积；RVEF，右心室射血分数。

（2）现行诊断标准的不足

1）临床实践证实，此诊断标准可能导致对ARVC（经典类型的ACM）的误诊或漏诊。误诊主要是由于对ECG、影像学及基因检测结果的错误解读，以及未能有效鉴别与ACM表型相近的其他疾病；漏诊则是由于该标准中CMR仅用于评估心脏的形态功能，而近年来随着技术的发展，CMR还可用于评估室壁的结构特征（如纤维化）。

2）此诊断标准是针对ARVC设计的，故对左心室型、双心室型等非经典类型ACM诊断的敏感度低。

3）此诊断标准对小儿ARVC的诊断效果不佳，主要是由于ARVC在小儿中的外显率低，以及对年龄过小的患儿行相关检查较难（如超声心动图、MRI）。而相关研究结果显示，小儿ARVC占全部ARVC患者的1/6左右。

（3）目前已有专家提议发布针对非经典类型ACM及小儿ACM的诊断标准，但未见正式指南发布。

1）对可疑的ALVC患者，需关注其特殊的表型特征：①ECG复极化与去极化，肢体导联QRS波群低电压（＜0.5mV），下侧壁导联T波倒置；②心律失常，与ARVC不同，表现为RBBB；③结构与功能，左心室运动功能减退、纤维化但无扩张。若同时观察到ALVC和ARVC的表型，则怀疑双心室型ACM，若仅观察到ALVC的表型，则可行基因检测以明确其是否携带 ACM 相关致病基因，以便进一步明确 ALVC 的诊断。

（2）对可疑的小儿患者，应在无创检查后再考虑有创检查（如右心室造影和心内膜活检），基因检测有助于其明确诊断。ACM 家系中的小儿即使在初次评估时不能被诊断为 ACM，之后应每隔 2～3 年行常规随访，以便及时评估其是否患病。

4. 危险分层　考虑到 ACM 人群发生恶性心律失常和 SCD 的风险较高，一旦患者确诊为 ACM，则需根据患者可能发生 SCD 的危险程度来决定是否植入 ICD。循证医学证实，由于室性心动过速或心室颤动导致心脏骤停，或由于持续性室性心动过速导致血流动力学不稳定的 ACM 患者为高危型，推荐植入 ICD。疑似因室性心律失常导致晕厥的 ACM 患者为中危型，考虑植入 ICD。此外，ACM 患者发生 SCD 的主要危险因素包括非持续性室性心动过速、电生理检查可诱发室性心动过速、LVEF ≤ 49%，次要危险因素包括男性、室性期前收缩 > 1 000 次 /24h、右心室功能不全、先证者、携带 ≥ 2 种 ACM 相关突变基因。通过对 ACM 患者进行危险分层来决定是否植入 ICD（表 7-2）。

表 7-2　致心律失常型心肌病患者的危险分层

推荐级别	推荐依据	ICD
I	室性心动过速或心室颤动导致心脏骤停	推荐
I	持续性室性心动过速导致血流动力学不稳定	推荐
IIa	疑似因室性心律失常导致晕厥	合理
IIa	持续性室性心动过速但血流动力学尚稳定	合理
IIa	合并 3 项主要危险因素，或 2 项主要和 2 项次要危险因素，或 1 项主要和 4 项次要危险因素	合理
IIb	合并 2 项主要危险因素，或 1 项主要和 2 项次要危险因素，或 4 项次要危险因素	可能合理

注：ICD，植入型心律转复除颤器。

5. 治疗

（1）限制运动：多项研究显示，ACM 表型的出现及病情的进展与高强度运动有关。建议 ACM 患者不参加竞技性或高强度耐力运动，否则可能加速 ACM 疾病进展，甚至诱发致命性室性心律失常。

（2）药物治疗：主要目的是缓解右心衰竭和/或左心衰竭的症状，并预防或治疗心律失常，还应对相关并发症行抗凝或抗栓治疗。

1）抗心力衰竭治疗：可使用 ACEI、ARB、β 受体拮抗剂、醛固酮拮抗剂，同时可考虑使用硝酸酯类药物降低右心前负荷。

2）抗心律失常治疗：β 受体拮抗剂可控制心室率，胺碘酮或索他洛尔可控制室性心律失常，上述药物均可减少 ICD 的不适当放电。

3）对并发症的抗凝或抗栓治疗：对合并心房颤动、心腔内血栓或动/静脉血栓的 ACM 患者，应进行抗凝治疗，对合并室壁瘤的 ACM 患者，可行抗栓治疗。

（3）导管消融

1）适应证：反复发作的持续性单形性室性心动过速（sustained monotypic ventricular tachycardia，SMVT），但胺碘酮治疗无效或不能耐受的患者；伴室性期前收缩或持续性室性心动过速，且由于心脏负荷过大而出现心力衰竭症状，抗心律失常药物治疗无效或不能耐受的患者；反复发作的持续性室性心动过速患者，在药物治疗辅助下可尝试行导管消融。

2）疗效：导管消融可减少室性心动过速发作的频率，进而提高患者生活质量。但尚未证实其可以减少猝死的风险或提高生存率。

（4）ICD：是预防 SCD 的有效手段（适应证已述），目前虽无临床随机对照试验证实 ICD 可降低 ACM 患者的死亡率，但观察性研究发现植入 ICD 的 ACM 患者发生 SCD 的概率显著低于未植入 ICD 的 ACM 患者。

（5）心脏移植：是终末期难治性 ACM 患者的最后选择，可提高患者的生活质量，但供体心脏供不应求，极大地限制了心脏移植在临床的广泛开展。

6. ACM 的诊疗流程 见图 7-5。

总之，对 ACM 患者的管理需注意：①正确诊断 ACM，认清现行诊断标准的局限性；②根据 ACM 患者发生 SCD 的风险程度来决定是否植入 ICD；③强调限制运动对延缓 ACM 患者疾病进展和提高预后的重要性，并合理利用药物治疗、导管消融等治疗手段来缓解患者症状；④合理结合基因检测对 ACM 患者的亲属进行筛查。

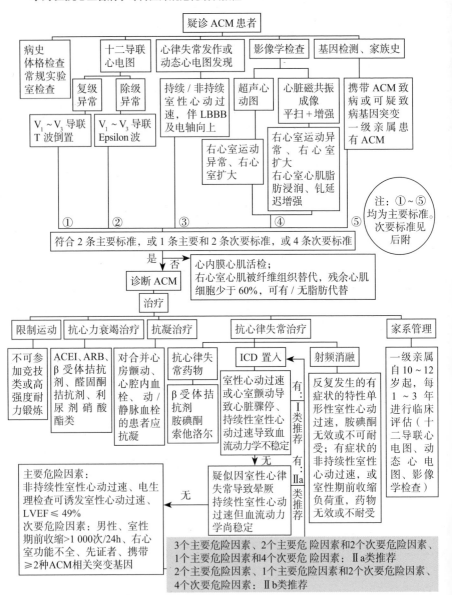

ACM. 致心律失常型心肌病；LBBB. 左束支传导阻滞；ACEI. 血管紧张素转化酶抑制剂；

ARB. 血管紧张素受体阻滞剂；ICD. 植入型心律转复除颤器；LVEF. 左心室射血分数。

图 7-5　致心律失常型心肌病的诊疗流程

（蒋　文）

第三节　其他心肌病

一、心肌淀粉样变

1. 定义　心肌淀粉样变是指错误折叠的蛋白在心肌和其他心脏结构中形成纤维沉积，导致浸润性心肌病并伴有心力衰竭症状的一组异质性疾病，是一种尚未被充分认识的潜在致命性疾病。

2. 分型　导致心脏受累的两个主要前蛋白是异常浆细胞分泌的单克隆免疫球蛋白轻链（light chain amyloidosis，AL）和肝源性转甲状腺素（TTR），TTR 在引起淀粉样变之后称为转甲状腺素蛋白淀粉样变（transthyretin amyloidosis，ATTR）。根据引起疾病的前蛋白不同，可将心脏淀粉样变分为两个亚型：轻链蛋白淀粉样变心肌病（AL-associated with cardiomyopathy，AL-CM）和转甲状腺素蛋白淀粉样变心肌病（ATTR-associated cardiomyopathy，ATTR-CM）。后者可进一步细分为老年野生型 TTR（aggregation of wild-type TTR，ATTRwt）和突变型 ATTR（mutant transthyretin amyloidosis，ATTRm）。

3. 临床表现　对于疑似心脏淀粉样变性的患者，应进行彻底的病史询问和体格检查，以评估该疾病心脏和心外的症状及体征。

（1）心脏表现：心力衰竭是淀粉样变心脏受累最常见的表现，可见左心症状（呼吸困难、端坐呼吸、阵发性夜间呼吸困难）和／或右心症状（水肿和／或腹水、肝大、运动不耐受、腹胀和早饱、严重疲劳）等。

其余常见症状还包括晕厥和直立性头晕，传导系统异常导致的缓慢型心律失常和快速型心律失常（尤其是心房颤动和心房扑动）。室性心律失常也可能发生。还有一些研究指出，ATTRwt 患者中合并 AS 的风险上升。

（2）心外表现：心外症状是区分心脏淀粉样变亚型的一个重要指标。

自主神经功能障碍的症状在所有亚型中都常见，包括直立性低血压、胃肠道症状（如胃排空障碍、腹泻和／或便秘）、出汗异常、性功能障碍。

所有亚型也都有不同程度的周围神经病变，周围神经病变是 ATTRwt 的主要表现。

AL-CM 的心外症状还有自发性出血或瘀斑（通常发生在眼眶周围）、软组织症状（如巨舌症、肾功能不全和肾病综合征）。

4. 疑诊　有心力衰竭症状，且心力衰竭的标准检查过程中发现以下一个或多个症状可以认为是疑似患者，之后应予以心肌淀粉样变的诊断性检查。

（1）原因不明的左心室壁厚度增加。

（2）60 岁以上，伴低流速、低跨瓣压差的 AS 且 LVEF > 40%。

（3）原因不明的外周感觉运动神经病变和 / 或自主神经功能障碍。

（4）双侧腕管综合征病史。

（5）已确诊的其他器官 AL 或 ATTR 淀粉样变。

5. 诊断及鉴别诊断 由于心肌淀粉样变的心血管症状和体征是非特异性的，因此多为常规检查后怀疑心肌淀粉样变时才行诊断性检查。

（1）实验室检查

1）肌钙蛋白和 BNP/NT-proBNP 常持续升高，且与心力衰竭程度不成正比。

2）怀疑心肌淀粉样变时需先进行 AL-CM 筛查试验（单克隆免疫球蛋白筛查），包括血清和尿蛋白免疫固定电泳和血清游离轻链（serum free light chain，sFLC）分析。血清和尿蛋白免疫固定电泳阴性并不能排除 AL-CM，需结合 sFLC 共同判断，特别是 sFLC κ/λ 比例异常（κ/λ < 0.26 或 κ/λ > 1.65）时，应该重点怀疑 AL-CM 的可能。

（2）ECG：ECG 表现非特异，包括与室壁厚度不匹配的 QRS 波群低电压。其他表现包括心房颤动、心房扑动、传导系统异常、室性期前收缩等。

（3）超声心动图：左心室腔正常或缩小，双心室壁厚度和心脏瓣膜厚度增加，舒张功能障碍，以及少量心包积液。左心室壁肥厚大多数对称，但也存在不对称性肥厚。患者的 LVEF 一般正常或略低，提示疾病进入终末期，更常见于 ATTRwt 患者。

（4）CMR：对评估疑似患者有很高的价值，患者可能出现弥漫性透壁 LGE（ATTR-CM 更常见）或心内膜下 LGE（在 AL-CM 中更常见）。其他表现包括 T_1 mapping 延长，心肌细胞外容积（extracellular volume，ECV）增加等。

（5）核素显像：对诊断 ATTR 有很高的准确率。SPECT 显像剂 ^{99m}Tc-PYP 标记的化合物对 ATTR-CM 高度敏感，包括 ATTR 早期，因此建议所有疑似 ATTR-CM 患者都行 SPECT 检查。阳性标准：心肌和肋骨摄取程度视觉评分 ≥ 2 级或心脏和对侧肺平均计数比值（H/CL）≥ 1.5。SPECT 还可以区分有心肌梗死病史的患者的局部心肌摄取与典型的 ATTR 的弥漫性心肌摄取，提高诊断准确性。

（6）心内膜活检：当无创检查无法准确判断时，心内膜活检可用于确诊，免疫组化 / 免疫荧光可用于分型。心内膜活检是心脏淀粉样变性确诊的"金标准"。

（7）基因检测：确诊 ATTR 时，应进行基因测序以区分 ATTRwt 和 ATTRm，当发现 *TTR* 基因突变时，建议进行遗传咨询。

（8）应与其他导致 LVH 的疾病相鉴别。

（9）诊断流程见图 7-6。

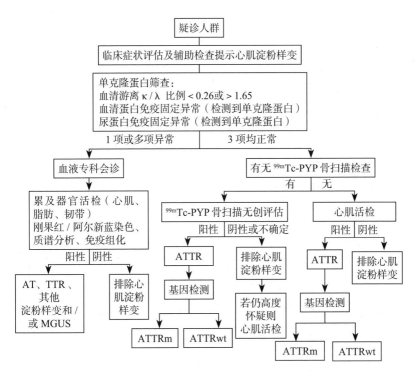

AL. 单克隆免疫球蛋白轻链；ATTR. 转甲状腺素蛋白淀粉样变；
MGUS. 单克隆免疫球蛋白血症；ATTRm. 突变型 ATTR；ATTRwt. 野生型 ATTR。

图 7-6 心肌淀粉样变的诊断流程

6. 治疗

（1）心力衰竭的治疗：低钠饮食和适度利尿治疗。β 受体拮抗剂、
CCB、ACEI/ARB 等常用抗心力衰竭药物效果欠佳。顽固性心力衰竭的心肌
淀粉样变患者可以考虑心脏移植等。

（2）心律失常的治疗

1）房性心律失常在心肌淀粉样变患者中很常见，传统药物往往耐受性
差，胺碘酮的耐受性可能较好。

2）导管消融的疗效尚不明确。

3）伴心房颤动患者血栓栓塞事件的风险很高，即使充分抗凝治疗也有报道仍出现血栓栓塞。

4）ICD 的使用尚无明确证据，植入 ICD 也并不能有效提高患者的生存率。

5）起搏器的使用尚无明确证据，预防性植入起搏器也不能降低完全性传导阻滞的进展率。

（3）病因治疗：AL-CM 一经确诊，应按照预后分期、受累脏器功能、体能状况及可获得的药物尽早开始治疗，治疗目标是降低体内单克隆免疫球蛋白轻链（AL）的水平，阻止淀粉样蛋白在重要脏器的进一步沉积，减轻或逆转淀粉样蛋白沉积导致的器官功能障碍。

氯苯唑酸是一种小分子口服药物，与 TTR 结合后，可减少四聚体解离，从而抑制 TTR 淀粉样蛋白原纤维形成，已获批用于治疗 ATTR-CM。

7. 预后　取决于亚型和心脏和心外受累的程度。

二、酒精性心肌病

1. 定义　酒精毒性可导致非缺血性 DCM，其特征是心肌收缩功能下降和心室扩张。酒精性心肌病的患病率占所有饮酒者的 1%～2%。酗酒者中酒精性心肌病患者占 21%～32%。

2. 临床表现　为心力衰竭相关症状，如呼吸困难、下肢水肿等，也可出现各种心律失常。此外，酒精可导致全身多器官受累，如肝脏损伤、营养不良、周围神经病变和其他精神异常等。

3. 辅助检查　酒精性心肌病缺乏特异性的检查，基本与 DCM 的辅助检查相同。

4. 诊断及鉴别诊断　酒精性心肌病的诊断需符合 DCM 临床诊断标准，长期大量饮酒（WHO 标准：女性 > 40g/d，男性 > 80g/d；饮酒 > 5 年），既往无其他心脏病病史（特别是 CAD）等条件。

5. 治疗　戒酒是治疗酒精性心肌病的关键。早期戒酒及标准化心力衰竭治疗可以改善或逆转大多数酒精性心肌病患者的心脏结构和功能。

三、围生期心肌病

1. 定义　围生期心肌病（PPCM）常定义为排除其他导致心力衰竭的病因后，发生于妊娠最后 1 个月或产后 5 个月内，继发于左心室收缩功能障碍（常有 LVEF ≤ 45%）的心力衰竭。

2. 临床表现　PPCM 的临床表现与 DCM 大致相同，主要表现为心力衰竭，如劳力性呼吸困难、夜间阵发性呼吸困难、下肢水肿等。少部分患者表现为 CS，需要机械辅助支持。症状性或血流动力学不稳定的心律失常及动脉血栓栓塞并不常见。

3. 辅助检查 PPCM 与 DCM 所需的辅助检查基本相同。但需特别注意的是，孕妇应接受低辐射剂量的检查，如超声心动图、CMR（但有报道称钆对比剂可能存在致畸风险）等。常规检查不推荐 CT。

4. 诊断及鉴别诊断 PPCM 的诊断需要满足超声心动图提示 LVEF ≤ 45% 且常合并左心室扩大，发生于妊娠最后 1 个月或产后 5 个月内（大部分患者于产后 1 个月内），同时需除外其他原因所致的心力衰竭。

5. 治疗 尽早使用标准化心力衰竭治疗有利于患者心脏病情逆转，但是妊娠期及产后体内的生理变化限制了药物的使用。

（1）ACEI/ARB 有致畸作用，禁用于妊娠期，在哺乳期使用存在风险（证据等级：C）。

（2）β 受体拮抗剂有可能降低胎儿心率、延缓胎儿发育的作用，慎用于妊娠期，在哺乳期使用存在风险（证据等级：C）。

（3）磁共振血管造影（MRA）有可能影响胎儿性征发育，慎用于妊娠期，在哺乳期使用存在风险（证据等级：C）。

（4）心力衰竭急性发作时，可根据病情临时使用利尿剂、硝酸酯、多巴胺和洋地黄类药物（证据等级：C）。

PPCM 患者的心脏结构和功能恢复后，其停药时机尚不确定，应至少稳定 1 年后再考虑逐渐停药。

四、药物性心肌病

1. 定义 药物性心肌病是指接受某些药物治疗的患者，因药物对心肌的毒性作用，导致心肌损害，产生类似 DCM 和非梗阻性 HCM 的心肌疾病。

2. 导致药物性心肌病的常见药物

（1）抗肿瘤药物，如多柔比星（阿霉素）、柔红霉素。

（2）抗精神病药物，如氯丙嗪、奋乃静、三氟拉嗪。

（3）三环类抗忧郁药，如氯丙咪嗪、阿米替林、多虑平等。

3. 诊断标准

（1）有心脏毒性药物应用史。

（2）服药后出现类似 DCM 和非梗阻性 HCM 的临床表现。

（3）排除其他心脏疾病。

4. 治疗原则 严格掌握用药适应证和剂量是预防关键，尽可能停用相关药物，不能停药者可应用辅酶 Q10 10～20mg，每日三次，以改善心肌能量代谢。另外，针对心律失常和心功能不全采用相应的治疗措施。

五、应激性心肌病

1. 定义 应激性心肌病又称 Takotsubo 综合征（Takotsubo syndrome，TTS），是一组以急性、一过性的左心室壁运动障碍为特征的临床综合征，通常可由一系列情绪或躯体应激因素诱发，症状与 ACS 相似，但却不伴有与室壁运动障碍相对应的冠状动脉阻塞性病变。

该病多见于绝经期女性，女性患者占 90% 左右，约 2/3 患者发病前有明确的应激诱因，女性患者以情绪诱因较为常见，男性患者则以躯体诱因多见，躯体诱因包括体力运动及多种疾病、手术操作等。

TTS 的发病机制尚未完全明确。

2. 临床表现 TTS 的临床症状与 AMI 相似，包括胸痛、气短、头晕、晕厥等。尽管 TTS 被认为是一过性病变，心室功能障碍通常可在数周内恢复，急性期仍可出现严重并发症表现，如急性心力衰竭、CS、LVOT 梗阻、MR、心律失常（室性心动过速、心室颤动、心房颤动、房室传导阻滞等）、心室血栓形成、卒中、室间隔穿孔及游离壁破裂、心脏骤停等。体征可包括呼吸急促、低血压、心动过速、皮肤湿冷、脉压减小、颈静脉怒张、肺部听诊湿啰音、心脏听诊收缩期杂音（流出道梗阻及 MR）、第三心音奔马律等。需要注意的是，由躯体应激如严重急性疾病或手术操作诱发的 TTS，临床症状可能被原发疾病所掩盖，仅表现为意识状态及血流动力学恶化。

3. 辅助检查

（1）实验室检查：绝大多数病例出现肌钙蛋白 I 及肌钙蛋白 T 水平升高，但与 AMI 相比其峰值通常偏低，早期肌钙蛋白水平较高与住院期间不良结局相关。CK-MB 多轻度升高。BNP、NT-proBNP 升高，反映室壁运动障碍，通常在发病后 24～48h 达峰值，数月后逐渐降至正常。

（2）ECG：多数病例的 ECG 可表现为 ST 段抬高、T 波倒置，并出现 QT 间期延长，急性期表现常需与急性前壁 ST 段抬高型心肌梗死（STEMI）相鉴别，如同时伴有 aVR 导联 ST 段抬高对 TTS 诊断较为特异。此外，ECG 可见各类型心律失常表现，随 QT 间期延长甚至可发生尖端扭转型室性心动过速（TdP）。ST 段压低相对少见（＜10%），因此如出现 ST 段压低需考虑 ACS 的可能。

（3）超声心动图：典型表现为心尖部（最为常见）、心室中部运动减弱伴随心室基底部运动代偿性增强，基底及局灶室壁受累的类型较为少见，室壁运动异常的范围超过单支冠状动脉供血区域，左心室收缩功能减低。此外，超声心动图可以探查常见并发症如 LVOT 梗阻及 MR，并评估有无右心室受累。左心室收缩异常通常在 4～8 周恢复。

（4）冠状动脉造影：由于临床表现与 AMI 类似，因此多数 TTS 患者接受了急诊冠状动脉造影检查。冠状动脉造影可以直观判断冠状动脉病变，通常 TTS 患者不伴急性阻塞性冠状动脉病变。TTS 根据受累部位可分为 4 种类型，分别为心尖部、心室中部、基底及局灶室壁受累型。左心室造影可见相应部位运动减低，以心尖部受累最为常见，典型表现呈"章鱼篓"样。

（5）冠状动脉 CT：对于病情危重、合并其他严重基础病变（如颅内出血、卒中、肿瘤终末期等）而无法耐受有创冠状动脉造影检查的患者，冠状动脉 CT 作为替代的无创检查手段可以对冠状动脉病变及室壁运动障碍进行评估。

（6）CMR：CMR 可判断室壁运动障碍的部位及范围、评估左心室及右心室功能，并显示心肌组织的炎症水肿、坏死及纤维化，同时有助于发现心包积液、心腔血栓等情况。TTS 患者 CMR 检查的特异表现包括典型的节段室壁运动障碍、心肌水肿（T_2 加权成像高信号），但 LGE 通常不显示延迟强化，提示不伴有心肌瘢痕纤维化。心肌水肿出现于收缩功能障碍的室壁区域，反映组织损伤的程度和范围。而 LGE 未见明显延迟强化的表现有助于与 ACS（可见相应冠状动脉供血区域出现心内膜下或透壁延迟强化）及心肌炎（常见心外膜下及心肌片状延迟强化）相鉴别。

（7）核素显像：SPECT 及 PET 检查可显示心肌受累区域代谢减低而灌注通常正常或仅轻度减低。反映交感神经活性的 ^{123}I-MIBG SPECT 显像可提示心肌受累区域交感神经支配减弱，而灌注基本正常。

4. 诊断及鉴别诊断　由于临床表现与 AMI 极为相似，对 TTS 的诊断常具有很大挑战性，目前尚缺乏快速可靠的无创诊断工具，冠状动脉造影及左心室造影被认为是确诊或除外 TTS 的"金标准"。2018 年 ESC 发布的 TTS 国际专家共识提出的 InterTAK 诊断标准目前较为常用。共识指出，对于 ST 段抬高的患者建议行急诊冠状动脉造影及左心室造影以除外 AMI；对于不伴 ST 段抬高的患者进行 InterTAK 诊断评分，≤ 70 分提示低至中度 TTS 可能，＞ 70 分提示 TTS 高度可能。

5. 治疗　TTS 的治疗策略大多基于临床经验及专家共识。由于起病时与 ACS 难以鉴别，建议患者转运至具备心导管检查能力的心脏中心并给予基于指南的 ACS 处理。尽管 TTS 急性期有约 1/5 的患者伴有严重的并发症，如急性心力衰竭、CS、心律失常、LVOT 梗阻、心室血栓、心肌穿孔破裂等，住院期间死亡率可达近 5%。因此，急性期 TTS 治疗的关键在于密切监测病情及血流动力学情况，积极控制危及生命的严重并发症。

六、风湿免疫性疾病的心脏表现

风湿免疫性疾病常累及心血管系统，主要发病机制包括自身抗体、免疫复合物、血管炎及早发动脉粥样硬化等。患者可能因全身症状、肌肉或关节疼痛、发热、局部或内脏缺血、器官脏器衰竭而引起注意，其对心血管系统的影响轻重不一，从症状不明显到危及生命。常见的包括系统性红斑狼疮（SLE）、干燥综合征（Sjögren syndrome，SS）、白塞病（Behcet disease，BD）、TA（另述）、类风湿关节炎（RA）、抗磷脂综合征（antiphospholipid syndrome，APS）、多发性肌炎（polymyositis，PM）、皮肌炎（dermatomyositis，DM）、硬皮病、脊柱关节病（spondyloarthritis，SpA）等。

1. SLE 的心血管损害 SLE 是一种以多脏器损害症状为临床表现的慢性系统性自身免疫性疾病。临床上以产生自身抗体和形成免疫复合物为特点，可累及皮肤、关节、肾脏、浆膜等多个系统和脏器。

（1）心脏受累的临床表现：心包炎、瓣膜病变、心肌病变和心律失常。

（2）诊断：确诊 SLE 的患者如果出现心脏病变，在除外其他可以导致这些心脏病变的原因后，可考虑该病导致的心脏损害。

（3）治疗原则：首先针对基础疾病 SLE 进行治疗。出现心包炎者，对于少量心包积液，可使用非甾体抗炎药（non-steroidal antiinflammatory drugs，NSAIDs）和 / 或糖皮质激素，而出现大量心包积液甚至心脏压塞的患者，可考虑静脉激素冲击治疗。

2. SS 的心血管损害 SS 是一种以外分泌腺体受累为主要临床表现的系统性自身免疫疾病。中年女性多见，唾液腺和泪腺受累造成口、眼干燥为其常见症状，也可因内脏损害出现多种多样的临床表现。

（1）心脏受累的临床表现：心包积液、瓣膜病变、心肌病变、心律失常（包括传导异常）、肺动脉高压。

（2）诊断：对于出现心包积液、左心室舒张功能不全等常见心脏受累表现，以及出现肺动脉高压伴或不伴肺间质病变均应考虑 SS 的诊断，应仔细问诊有无口、眼干燥症状；检查有无猖獗龋、腮腺肥大等体征；必要时行相关实验室检查。

（3）治疗原则：首先针对 SS 进行治疗。出现心包积液，如无症状可观察病情变化，出现大量心包积液时可予糖皮质激素。合并心肌炎，如出现心功能不全表现，应予糖皮质激素冲击治疗并加用免疫抑制剂直到病情完全控制。肺动脉高压的患者应行右心导管急性血管扩增实验。

3. BD 的心血管损害 BD 是一种原因不明的系统性血管炎，可累及多个系统，主要表现为口腔溃疡、外阴溃疡、眼病和皮肤损害等，心脏、消化道、神经系统可受累。

（1）心脏受累的临床表现：相对少见，主要累及瓣膜（主要表现，多为关闭不全）、心包、心肌、传导系统、冠状动脉，出现肺动脉高压、心腔内血栓、房间隔膨出瘤（atrial septal aneurysm，ASA）和卵圆孔未闭（patent foramen ovale，PFO）、主动脉窦瘤等。

（2）诊断：患者确诊为 BD，如果存在心脏病变，根据临床表现和相关检查可以除外其他病因所致，则可诊断为 BD 心脏受累。

（3）治疗原则：首先针对基础疾病进行治疗，根据心脏受累的情况，可考虑针对性的治疗。

4. RA 的心血管损害　　RA 是一种原因不明的自身免疫性疾病，多见于中年女性。主要表现为对称性、慢性、进行性多关节炎，可以累及心包、瓣膜、大血管、传导系统及冠状动脉。

（1）心脏受累的临床表现：最常见的是心包炎，分为急性型和亚临床型。瓣膜受累则是出现类风湿性肉芽肿。冠状动脉病变呈非特异性炎症改变。心肌炎往往是非特异的。10% 的患者出现不同程度的传导阻滞，一度房室传导阻滞最常见。出现主动脉炎时胸主动脉最常受累，可出现动脉瘤并破裂。

（2）诊断：RA 心脏损害的诊断条件如下。

1）病史 10 年以上，且有反复活动倾向，出现心脏损害的临床表现可除外其他器质性心脏病所致者。

2）有活动倾向，临床出现心脏异常表现。

3）有 RA，超声心动图有心包炎或瓣膜病变，可除外其他原因所致者。

RA 心脏损害的诊断标准：①急性 RA 同时出现心包炎或心肌炎；②在已确诊为 RA 时出现心包缩窄。

（3）治疗原则：早期应予强化治疗，以减少日后心血管病变的发生率。出现心血管系统损害应在针对类风湿基础病变治疗的同时，给予相应的常规治疗。

5. APS 的心血管损害　　APS 是一种非炎性自身免疫性疾病，多见于年轻人，女性多见。主要表现为动静脉血栓形成、习惯性流产和血小板减少等，血清中存在抗磷脂抗体。

（1）心脏受累的临床表现：包括冠状动脉病变、早发动脉粥样硬化、瓣膜病变、假性 IE、心内血栓、肺动脉高压和左心功能不全等。

（2）诊断：诊断 APS 的同时如果出现心脏的表现，又不能以其他原因解释时，要考虑 APS 心脏受累。

（3）治疗原则：心内血栓和瓣膜病变可给予长期抗凝治疗，少数瓣膜病变严重时需考虑瓣膜置换。冠状动脉病变在常规治疗药物外，应同时采用抗凝治疗。

6. PM 和 DM 的心血管损害　PM 和 DM 是以侵犯横纹肌为主的慢性非化脓性炎性肌病，女性多见，主要表现为对称性四肢近端肌肉、颈肌、吞咽肌、呼吸肌等肌组织出现炎症、变性，导致肌无力和一定程度的肌萎缩，可累及多个系统和器官或伴发肿瘤。伴皮疹损害时称 DM。

（1）心脏受累的临床表现：常为两种以上心脏损害联合出现，包括心肌缺血、心律失常、心肌损害、心包炎、肺动脉高压、瓣膜病等。

（2）诊断：确诊 PM/DM 后，出现心脏损害的表现，又不能以其他原因解释时，要考虑存在 PM/DM 心脏受累。

（3）治疗原则：早期强化治疗，必要时行甲泼尼龙冲击治疗，并给予其他相应的治疗。

7. 硬皮病的心血管损害　硬皮病是一种以局限性或弥漫性的皮肤增厚、纤维化为特征，可累及心、肾、肺、消化道等多个系统的自身免疫性疾病。

（1）心脏受累的临床表现：较为常见，可以出现心包、心肌或心脏传导系统的病变。继发于肺部损害的肺动脉高压也可加重心脏的病变，晚期可出现心力衰竭。

（2）诊断：对于确诊硬皮病的患者应常规行心脏检查，出现异常相并除外其他病因所致，则可诊断硬皮病心脏受累。

（3）治疗原则：根据具体病变选择治疗方案，原则与其他病因引起心脏损害的治疗原则基本相同。

8. SpA 的心血管损害　SpA 是一组具有相似特点、相互关联的多系统炎性疾病。特点是血清类风湿因子一般阳性，具有家族聚集倾向，累及脊柱关节和 / 或外周关节，以及关节周围组织，并伴发特征性的关节外表现。本组疾病以强直性脊柱炎为原型，还包括赖特综合征、银屑病关节炎、反应性关节炎、炎性肠病关节炎等。

（1）心脏受累的临床表现：可累及大动脉、瓣膜、传导系统、心肌和心包等，其中主动脉根部和瓣膜病变最为常见，传导阻滞也较为常见。

（2）诊断：依据典型的临床症状、体征、ECG、超声心动图等辅助检查结果，并除外原发心脏疾病和其他继发心脏损害后，可对心脏瓣膜病变、传导阻滞和心包积液等 SpA 的心脏损害进行诊断。

（3）治疗原则：针对 SpA 治疗的同时，及时给予相应处理。

（蒋　文　王　东）

第四节　心肌病基因检测与遗传管理

一、心肌病基因检测的范围

随着对心肌病机制的深入认识和测序技术的发展，基因水平早期诊断和鉴别诊断逐步从科研走入临床。2017 年发布的"中国成人肥厚型心肌病诊断与治疗指南"和 2019 年发布的"单基因遗传性心血管疾病基因诊断指南"推荐所有临床诊断为 HCM、DCM、ACM 的患者进行基因检测（推荐级别：Ⅰ；证据等级：A）。先证者发现致病基因突变时，推荐家系直系亲属进行同一基因突变检测（推荐级别：Ⅰ；证据等级：A）。

二、筛查建议和遗传管理

1. HCM　是最常见的单基因遗传性心血管病，主要为常染色体显性遗传，有 50% 的概率传给下一代；偶见常染色体隐性遗传。现已报道近 30 个基因与 HCM 发病有关，其中 8 个核心基因均编码肌小节蛋白，包括粗肌丝、细肌丝和 Z 盘结构蛋白，为明确致病基因。在符合 HCM 诊断标准的患者中，肌小节致病基因可在高达 60% 的病例中识别出导致疾病的突变，其中 *MYBPC3* 和 *MYH7* 突变占比高达 80%。建议对 HCM 的基因筛查至少要包括几个核心基因（表 7-3）。

表 7-3　肥厚型心肌病（HCM）相关致病基因

基因名称	基因 ID	遗传模式	占比 /%
MYH7	4 625	AD	15 ~ 30
MYBPC3	4 607	AD, 极少 AR	15 ~ 30
TNNT2	7 139	AD	1 ~ 5
TNNI3	7 137	AD	1 ~ 5
TPM1	7 168	AD	1 ~ 5
MYL2	4 633	AD	< 1
MYL3	4 634	AD, 极少 AR	< 1
ACTC1	70	AD	< 1

续表

基因名称	基因 ID	遗传模式	占比 /%
PLN	5 350	AD，AR	< 1
FLNC	2 318	AD	< 1
GLA	2 717	XD，XR	< 1
LAMP2	3 920	XD	< 1
PRKAG2	51 422	AD	< 1
TTR	7 276	AD	< 1
GAA	2 548	AR	< 1

注：AD，常染色体显性；AR，常染色体隐性；XD，伴 X 染色体显性；XR，伴 X 染色体隐性。

基因检测建议包括在发现先证者特异性基因突变的基础上，对其家族成员及其他相关亲属进行特异性突变筛查。对 HCM 患者相关亲属的致病性突变筛查优于临床评估，未携带该突变的亲属免于临床检测，携带该突变的高危亲属定期或在出现症状后及时检查；另外，对于尚无表型的携带者，应定期进行心脏检查，并限制一定的体育运动。

2. DCM 相关致病基因超过 60 个，其中具有明确家系连锁证据支持的致病基因见表 7-4。DCM 致病基因主要编码细胞结构及功能相关蛋白。前者绝大多数为肌节蛋白相关编码基因，也包括心肌细胞 Z 带、细胞核、细胞骨架及连接相关蛋白的编码基因；后者见于转录因子及离子通道等细胞功能相关蛋白编码基因。遗传因素占 20%～35%，遗传方式以常染色体显性遗传多见，也有常染色体隐性遗传、X 连锁遗传、线粒体遗传等，后者多见于儿童。约 40% 的家族性 DCM 可筛查到明确的致病基因突变，*TTN* 基因截短突变占比最高。

表 7-4　扩张型心肌病（DCM）相关致病基因

基因名称	基因 ID	遗传模式	占比 /%
MYH7	4 625	AD	5～10
MYBPC3	4 607	AD	2

基因名称	基因 ID	遗传模式	占比 /%
TNNT2	7 139	AD	3 ～ 6
DSP	1 832	AR	3
TTN	7 273	AD	15 ～ 25
LMNA	4 000	AD	5 ～ 8
MYH6	4 624	AD	4
MYPN	84 665	AD	3
RBM20	282 996	AD	2 ～ 5
SCN5A	6 331	AD	3
ANKRD1	27 063	AD	2
DES	1 674	AD	少见
DMD	1 756	XR	少见

注：AD，常染色体显性；AR，常染色体隐性；XR，伴 X 染色体隐性。

基因检测建议：①对 DCM 患者进行基因检测，应包括表 7-4 中的 13 个明确致病基因。②对于伴有典型性心脏传导阻滞和 / 或有过早猝死家族史的 DCM 患者，推荐综合性或至少含 LMNA 和 SCN5A 的基因组合检测。③在典型的病例中发现 DCM 的致病突变后，建议对家庭成员和适当的亲属进行突变特异性基因检测。基因检测可以帮助家族性 DCM 患者明确诊断，识别心律失常和综合征特征的高危人群，促进家族内的级联筛选，并有助于计划生育。同时使未携带该突变的亲属免于进行临床检测；携带该突变的高危亲属定期或在出现症状后及时检查。④对尚无表型的携带者，定期进行心脏检查：青春期前每 1 ～ 2 年，成年后每 3 ～ 5 年或出现症状后，避免不良事件的发生。

3. ARVC 临床表现差异很大、外显度不完全（不罕见），通常与年龄成正相关，遗传因素约占 50%，多呈常染色体显性遗传，但也有些特殊类型表现为常染色体隐性遗传。目前已明确 AVRC 致病基因有桥粒蛋白，也有非桥粒蛋白（表 7-5）。

表 7-5 致心律失常型右心室心肌病（ARVC）相关致病基因

基因名称	基因 ID	遗传模式	占比 /%
PKP2	5 318	AD	20 ~ 45
DSP	1 832	AD, 极少 AR	1 ~ 13
DSG2	1 829	AD	4 ~ 15
DSC2	1 824	AD	1 ~ 7
JUP	3 728	AR, 极少 AD	1
TMEM43	79 188	AD	< 1

注：AD，常染色体显性；AR，常染色体隐性。

基因检测建议：①对于符合诊断标准的 ARVC 患者，进行综合性或选择性（包含 *JUP*、*DSC2*、*DSG2*、*DSP*、*PKP2* 和 *TMEM43*）的相关基因组合检测是有益的。②可以考虑对怀疑为 ACM 的患者（满足 1 项主要或 2 项次要标准）进行检测。③仅满足 1 项次要标准的患者不推荐检测。④推荐对所有找到致病突变的患者家属进行特异性位点的筛查。对于高危亲属，建议对携带家族特异性致病突变的 10 ~ 50 岁的亲属每年进行心功能和心率的检查；未检测或未找到致病变异的患者推荐无症状高危一级亲属（> 10 岁）每 3 ~ 5 年进行一次临床检查。

4. RCM 是一种罕见的疾病。很少有关于其流行病学或自然史的报道，该疾病的外显度可能与年龄成正相关。RCM 的遗传方式包括常染色体显性、X 连锁、常染色体隐性遗传、线粒体遗传；主要致病基因是肌小节基因和 Z 盘的基因突变，如 *MYH7*、*TNNI3*、*TNNT2*、*TPM1*、*ACTC1*、*TTN*、*LBD3* 和 *FLNC* 等。对 RCM 的基因筛查基因可参照 HCM 和 DCM 的核心基因。

基因检测建议：①基于对患者的临床病史、家族史和 ECG/ 超声心动图表型的检查，专家确诊的 RCM 患者都可以进行基因筛查。②在先证者中发现 RCM 相关的致病基因突变后，建议对家庭成员和适当的亲属进行突变特异性变异位点的检测。

三、数据及报告解释

针对检测出的基因突变，应按照美国医学遗传学与基因组学学会（American College of Medical Genetics and Genomics，ACMG）分类标准对其进行致病性判断，将突变位点分为致病、可能致病、临床意义不明确、良性和可能良性五种类型。

四、遗传咨询

遗传咨询是一个帮助人们了解遗传因素在疾病中的作用及其对医学、心理和家庭等影响的沟通过程，是基因诊断中不可或缺的重要环节。遗传咨询应遵循自愿原则、尊重患者隐私及保密原则，通常包括检测前咨询和检测后咨询。

1. 检测前咨询　是使患者及其家属对基因检测的目的、意义和预期结果有一定的认识，并能充分了解检测结果对患者及其家庭成员的潜在影响及相关替代方案，以供患者及其家属选择。关于是否告知检测目的外的意外基因突变，应在检测前征求患者及家属意见并获得知情同意。

检测前咨询的主要内容：①收集和分析患者的临床资料及家族史（至少3代），初步识别遗传性心肌病疾病及遗传模式。②告知检测的具体项目、目的和意义，以及检测的机构和费用。③告知检测的预期结果，包括阴性结果、阳性结果和临床意义不明结果的可能性及其含义。④告知检测方法可能存在的局限性及进一步的检测方法。⑤征求患者及其家属的意见，是否报告检测目的外的意外基因突变。⑥告知检测结果对家庭其他成员的潜在影响。⑦告知替代检测方案。

2. 检测后咨询　检测后咨询主要是为临床医生及患者就基因检测报告进行针对性的解释及咨询，提供相关的医学建议和指导检测后咨询的主要内容。

检测后咨询的主要内容：①告知基因检测结果，对结果进行针对性的解释和临床判读。②解释相关遗传疾病的病因、自然病史、临床表现、可能的干预和治疗措施及预后情况。③分析和确定遗传方式，评估疾病或症状的发生和再发风险及提供生育方面的建议。④结合心理评估，识别患者及其家属在情感、社会、教育及文化等方面的理解及接受情况。⑤为患者及其家属提供有效的医学、教育、经济及心理等社会资源，包括权威性的信息源（书籍、文献、网站等）、专家库、互助组织等信息。⑥引导患者及其家属参与诊断及研究项目，提供知情同意的解释。

五、心肌病遗传阻断

目前临床上对心肌病主要是对症治疗，无法根治。此类疾病多为常染色体显性遗传，子女患病概率为50%，多呈家族性聚集发病。出生前或胚胎植入前遗传诊断可从根本上阻断疾病在家系中的传递，避免患儿出生。

1. 产前诊断技术　产前诊断是指对妊娠期胎儿出生前甚至妊娠前进行遗传病或先天畸形的判断、诊断。这种利用胎儿细胞进行检测的方法，包括有创的羊水穿刺、绒毛膜活检、脐血穿刺等，对母胎而言都有一定的风险，同时要排除母源细胞干扰。

2. 植入前遗传学诊断（preimplantation genetic diagnosis，PGD）是指在胚胎植入前，通过辅助生殖技术对体外培养的胚胎进行活检取材和遗传诊断分析，帮助有生育已知遗传病患儿风险的夫妻挑选出不患该遗传疾病的胚胎，在避免遗传缺陷患儿出生的同时规避了终止妊娠或反复流产的风险。

对于患有或携带心肌病致病基因突变的育龄夫妻，如有生育健康后代的需求，应先在心血管专科就诊，通过家系筛查明确致病基因突变。患者家系完整，三代以内所有直系亲属需接受临床检查和突变基因检测，然后进行遗传咨询。对于女性患者，还需心内科和产科专家联合会诊评估妊娠风险，适合妊娠的患者进一步由生殖医学专家评估女性生殖力。最后需根据夫妻双方年龄、身体状况等给予患者产前诊断或胚胎 PGD 指导。

（蒋　文　王　东）

推荐阅读资料

[1] 胡大一. 心血管内科学高级教程. 北京：人民军医出版社，2010.

[2] 康连鸣，宋雷. 阜外心肌病手册. 北京：人民卫生出版社，2022.

[3] 宋雷，惠汝太. 心血管疾病与精准医学. 北京：人民卫生出版社，2020.

[4] 杨杰孚，廖玉华，袁璟，等. 中国扩张型心肌病诊断和治疗指南. 临床心血管病杂志，2018, 34(5): 421-434.

[5] 曾勇，田庄，谢洪智. 系统性疾病与心脏. 2版. 北京：中国协和医科大学出版社，2011.

[6] 中华医学会心血管病学分会，中国成人肥厚型心肌病诊断与治疗指南编写组. 中国成人肥厚型心肌病诊断与治疗指南. 中华心血管病杂志，2017, 45(12): 1015-1032.

[7] 中华医学会心血管病学分会精准心血管病学组，中国医疗保健国际交流促进会精准心血管病分会，中华心血管病杂志编辑委员会. 单基因遗传性心血管疾病基因诊断指南. 中华心血管病杂志，2019, 47(3): 175-196.

心包疾病

心包综合征是指具有显著症状和体征但临床表现各异的心包症候群，按照临床表现对心包综合征进行分类，可分为急性心包炎、慢性心包炎、复发性心包炎、心包积液和心脏压塞。

第一节 心包炎

心包炎是指伴或不伴心包积液的炎症性心包综合征。心包炎的诊断标准见表 8-1。

表 8-1 心包炎的诊断标准

类别	诊断标准
急性心包炎	符合以下 4 条标准中任意两条及以上 心包炎引起的胸痛 心包摩擦音 心电图出现新发广泛导联 ST 段抬高或 PR 段压低 心包积液
持续性心包炎	心包炎持续超过 4～6 周,不超过 3 个月
复发性心包炎	首次发作后经过 4～6 周无症状期后再次发作
慢性心包炎	心包炎持续超过 3 个月

一、病因

1. 感染因素

（1）病毒（最常见）：肠道病毒（柯萨奇病毒、埃可病毒）、疱疹病毒（EBV、巨细胞病毒、人类疱疹病毒 -6）、腺病毒、细小病毒 B19。

（2）细菌：结核分枝杆菌（常见）、肺炎球菌、脑膜炎双球菌、淋球菌、链球菌、葡萄球菌、嗜血菌属、衣原体、支原体、军团菌、螺旋体。

（3）真菌（罕见）：组织包浆菌属、曲霉菌、芽生菌属、念珠菌。

（4）寄生虫（罕见）：棘球绦虫、弓形虫。

2. 非感染因素

（1）自身免疫（常见）：系统性自身免疫和自身炎症性疾病、全身性血管炎等。

（2）肿瘤：原发性（多为心包间皮瘤）、转移瘤（肺癌、乳腺癌、淋巴瘤等）。

（3）代谢性：尿毒症、黏液腺瘤病、神经厌食症。

（4）创伤和医源性：直接损伤、间接损伤、心包损伤综合征［心肌梗死后综合征、心包切开后综合征、介入操作后（PCI、植入起搏器、射频消融）］。

（5）药物相关：狼疮样综合征药物，如普鲁卡因胺、肼苯哒、甲基多巴、异烟肼、苯妥英钠；抗肿瘤药物，如环磷酰胺、青霉素过敏、胺碘酮、普拉洛尔、保泰松、噻嗪类、链霉素、链激酶、P-氨基水杨酸、磺胺类、环孢素、溴隐停、疫苗、粒细胞-巨噬细胞集落刺激因子（granulocyte-macrophage colony-stimulating factor，GM-CSF）、抗 TNF 等。

（6）其他：淀粉样变性、AD、肺动脉高压、慢性心力衰竭、先天性心包缺如。

二、急性心包炎危险分层

急性心包炎危险分层见表 8-2。

表 8-2　急性心包炎的危险分层

项目	高危因素（包含至少一种不良预后的因）
主要因素（经多变量分析确认）	体温＞38℃、亚急性起病、大量心包积液、心脏压塞、经阿司匹林或非甾体抗炎药治疗至少 1 周不好转
次要因素（基于专家观点和文献）	心肌心包炎、免疫抑制、创伤、口服抗凝药

三、急性心包炎治疗推荐

急性心包炎治疗推荐见表 8-3。

表 8-3　急性心包炎治疗推荐

推荐	推荐级别	证据等级
阿司匹林和非甾体抗炎药作为治疗急性心包炎的一线药物，同时加用胃黏膜保护药	I	A
秋水仙碱，推荐用于急性心包炎一线治疗	I	A
血 C 反应蛋白作为指导治疗持续时间和疗效的指标	II a	C

推荐	推荐级别	证据等级
对于非运动员应限制体力活动直至症状好转且 C 反应蛋白、心电图和超声心动图正常	Ⅱa	C
对于运动员应至少限制 3 个月体力活动且 C 反应蛋白、心电图和超声心动图正常	Ⅱa	C
不推荐类固醇皮质激素作为治疗急性心包炎的一线药物	Ⅲ	C

（刘亚欣　陈　静）

第二节　缩窄性心包炎

一、病因

任何导致心包疾病的病因均可导致缩窄性心包炎。缩窄性心包炎的病情危险程度与原发疾病相关，病毒性和特发性心包炎引起的缩窄性心包炎预后较好，细菌性尤其是化脓性心包炎引起的缩窄性心包炎预后较差。

二、诊断

缩窄性心包炎的诊断依赖于右心功能不全的症状和体征，以及通过一种或多种心脏影像检查或导管造影发现的由于心包缩窄所致的心脏舒张功能受损，主要应与 RCM 鉴别。通过临床表现（表 8-4）可进行诊断。

表 8-4　缩窄性心包炎的临床表现

检查项目	表现
体格检查	Kussmaul 征，心包叩击音
心电图	低电压，非特异性 ST 段改变，心房颤动
X 线	心包钙化(1/3 患者可见)
心脏超声	室间隔"弹跳征" 心包增厚及钙化 二尖瓣 E 峰流速随呼吸变化 > 25%，肺静脉 D 峰流速变化 > 20% M 型测血流速度 > 45cm/s 组织多普勒 e' 峰 > 8cm/s

检查项目	表现
心导管检查	"下降平台征"或"平方根征",左心室和右心室舒张压通常相等,心室相互依赖(收缩期面积指数 > 1.1)
CT/CMR	心包厚度 > 3 ~ 4mm 心包钙化 心室相互依赖(实时 CMR)

三、治疗

缩窄性心包炎的治疗原则和推荐治疗方案见表 8-5、表 8-6。

表 8-5　缩窄性心包炎的治疗原则

临床表现	定义	治疗
一过性缩窄性心包炎	经过药物治疗或能够自行恢复的可逆性缩窄性心包炎	2 ~ 3 个月的经验性抗炎治疗
渗出性缩窄性心包炎	右心房衰竭,心包穿刺术后右心房压下降 50%,或低于 10mmHg	药物治疗后外科手术治疗
慢性缩窄性心包炎	持续 3 ~ 6 个月以上的心包缩窄	外科手术治疗(通常为心包切开术)

表 8-6　缩窄性心包炎推荐治疗方案

推荐	推荐级别	证据等级
慢性持续性心包缩窄主要采用心包切开术	I	C
特殊类型心包炎(如结核性)推荐使用药物治疗预防心包缩窄进展	I	C
一过性缩窄或新诊断的伴有心包炎症证据(如 C 反应蛋白升高或有心包增强 CT/CMR 证实)的心包缩窄推荐经验性抗炎治疗	Ⅱb	C

(刘亚欣　陈　静)

第三节　心脏压塞

一、病因

心脏压塞是由于心包腔内液体、脓液、血液或气体等的积累引起心脏急速或缓慢受压所致的一种致命性疾病（图8-1）。

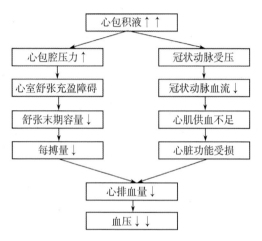

图8-1　心脏压塞血流动力学

二、临床表现

心脏压塞三联征：①心音遥远；②静脉压升高（>15cmH$_2$O），颈静脉怒张；③动脉压降低，脉压减小。

三、治疗

心脏压塞推荐治疗原则见表8-7。

表8-7　心脏压塞推荐治疗原则

推荐	推荐级别	证据等级
临床症状疑似的患者,超声心动图应作为首选的影像学方法评估心包积液的量、位置及其对血流动力学的影响	I	C
紧急心包穿刺术或心脏外科手术推荐用于治疗心脏压塞	I	C

续表

推荐	推荐级别	证据等级
准确的临床评估(包括超声心动图)结果用于指导选择心包穿刺的时机	I	C
扩血管药物或利尿药物不推荐用于心脏压塞	III	C

（刘亚欣　陈　静）

推荐阅读资料

[1] ADLER Y, CHARRON P, IMAZIO M, et al. 2015 ESC Guidelines for the diagnosis and management of pericardial diseases: the task force for the diagnosis and management of pericardial diseases of the European Society of Cardiology (ESC). Eur Heart J, 2015, 36(42): 2921-2964.

[2] RISTIĆ A D, IMAZIO M, ADLER Y, et al. Triage strategy for urgent management of cardiac tamponade: a position statement of the European Society of Cardiology Working Group on myocardial and pericardial diseases. Eur Heart J, 2014, 35(34): 2279-2284.

主动脉疾病

第一节　主动脉夹层

一、定义和发病机制

急性主动脉综合征（acute aortic syndrome，AAS）是累及主动脉（内膜和中膜破坏）、临床症状相似的一组急诊病症，可导致壁内血肿、穿通性溃疡、主动脉夹层（AD）和主动脉破裂。AD 的发病机制见图 9-1。

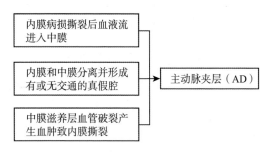

图 9-1　**主动脉夹层发病机制**

二、病因和诱因

AD 的病因和诱因包括：①高血压；②动脉粥样硬化；③遗传性主动脉疾病；④血管炎；⑤外伤；⑥妊娠。

三、病理改变

AD 的病理改变有主动脉内膜撕裂，动脉管壁剥离，血肿在动脉壁内蔓延扩大。

四、分期

AD 的分期包括：急性期，＜14d；亚急性期，15～90d；慢性期，＞90d。

五、分型

AD 的分型见表 9-1。

表 9-1　主动脉夹层的分型

De Bakey 分型	累及部位	破口	Stanford 分型
Ⅰ型	起自主动脉近端延伸到头臂血管以下,累及升主动脉、主动脉弓及降主动脉	升主动脉	A 型
Ⅱ型	累及升主动脉		
Ⅲ型	起自降主动脉,在左锁骨下动脉开口以下累及降主动脉或降主动脉以远的腹主动脉	降主动脉	B 型

六、临床表现

与 AD 的部位、程度、受累分支和并发症有关。

（1）疼痛：剧烈、持续性，撕裂样或刀割样，常伴血管神经兴奋表现，大汗、恶心、呕吐和面色潮红等；部位提示 AD 分裂的起始范围；游走性提示范围扩大。

（2）血压改变

1）常为高血压。

2）可有低血压：提示破入心包腔或胸腔、剧烈疼痛致迷走反射、血液瘀滞假腔。

3）双侧肢体血压差异明显：夹层累及左锁骨下动脉或髂动脉。

（3）夹层破裂症状

1）破入心包：心脏压塞、低血压、休克。

2）破入胸腔（左侧多见）：呼吸困难、低氧血症、咯血。

3）破入食管：呕血。

4）破入腹腔：腹膜后血肿、腹痛。

（4）压迫邻近器官或动脉分支受累

1）主动脉瓣关闭不全（AI）：心力衰竭。

2）夹层内膜片遮挡阻塞冠状动脉或累及冠状动脉（右冠状动脉多见）：AMI。

3）累及腹主动脉及其分支：急腹症、便血。

4）累及肾动脉：腰痛、血尿及急性肾衰竭。

5）累及脑或脊髓的动脉：头晕、意识障碍、偏瘫或截瘫、大小便失禁。

（5）其他体征：呼吸急促、心动过速、发热、脉搏不对称、主动脉瓣区杂音、腹部压痛和反跳痛、肠鸣音减低、血管杂音。

七、辅助检查

1. 影像学检查（超声心动图、主动脉 CT、主动脉 MRI） 确诊检查；综合评估主动脉直径、形态、内膜撕裂范围、主动脉瓣和主动脉分支累及程度、与邻近结构关系和附壁血栓的存在。

2. 实验室检查 鉴别诊断和检测并发症。

（1）血常规：出血、贫血、感染、炎症反应。

（2）CRP：炎症反应。

（3）降钙素原（procalcitonin，PCT）：感染、炎症反应。

（4）CK：再灌注损伤、肌溶解。

（5）TnI 或 TnT：心肌损伤。

（6）D- 二聚体：典型者立即达很高水平，在发病 1h 内诊断价值最高。阴性可排除临床低度可能的 AD。

（7）肝、肾功能：肝缺血、肾缺血、功能衰竭。

（8）血气分析：呼吸衰竭、代谢障碍、肠缺血（乳酸增加）。

（9）BNP 或 NT-proBNP：心力衰竭。

3. ECG 累及冠状动脉，心肌缺血或心肌梗死。

八、临床可能性评估和诊断

AD 患者临床可能性评估和诊断见表 9-2。

表 9-2　主动脉夹层临床可能性评估和诊断

临床情况	高度可能
基础疾病或情况	马方综合征(或其他结缔组织病)、主动脉疾病家族史、已知主动脉瓣疾病、已知胸主动脉瘤、曾行主动脉操作(包括心脏手术)
疼痛性质	胸、背或腹部疼痛具有以下特点：①突发疼痛；②疼痛剧烈；③疼痛呈撕裂样、尖锐性
体格检查	有灌注缺损的证据：①脉搏短绌；②四肢收缩压有差异；③局灶神经病变体征(伴疼痛)；④主动脉反流性杂音(新发或伴疼痛)；⑤低血压或休克

注：具备高度可能特征类别中任一条，记 1 分；具备三个类别中任意一条以上，记 3 分。

AD 的诊断流程图见图 9-2。

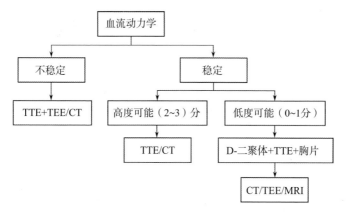

TTE. 经胸超声心动图检查；TEE. 经食管超声心动图检查。

图 9-2　主动脉夹层临床可能性评估和诊断

九、治疗

1. 内科治疗原则　控制血压和心率、镇静、镇痛。

（1）迅速使收缩压降至 100 ～ 110mmHg、心率 60 ～ 65 次 /min，以减低动脉压和左心室收缩速率。

（2）静脉降压药物首选 β 受体拮抗剂（艾司洛尔），可联用硝普钠、乌拉地尔、尼卡地平、地尔硫草等，给予负荷量，加用口服降压药协同降压。

（3）充分镇痛、镇静，采用吗啡、右美托咪定等，必要时使用镇痛泵。

2. 其他　立即请外科会诊，评估手术指征。

（顾　晴）

第二节　马方综合征、梅毒性主动脉瘤

马方综合征（MFS）为常染色体显性遗传的结缔组织疾病，纤维素样基因突变常累及心血管系统（主动脉扩张和中层坏死）、骨骼（身材高大、蜘蛛指）、眼（晶状体异位），有家族史，是较年轻或非高血压引起 AD 的重要病因。

　　梅毒性主动脉瘤是由于梅毒螺旋体侵入主动脉导致内膜炎、中层弹性纤维破坏被瘢痕结构代替，形成主动脉瘤和主动脉炎。最易累及升主动脉，其次是主动脉弓及降主动脉胸段，可累及主动脉瓣。特异性梅毒血清试验阳性。治疗应考虑予驱梅及手术治疗。

（顾　晴）

推荐阅读资料

ERBEL R, ABOYANS V, BOILEAU C, et al. 2014 ESC Guidelines on the diagnosis and treatment of aortic diseases. Eur Heart J, 2014, 35(41): 2873-2926.

心血管急症

第一节　心脏骤停和心肺复苏

一、定义

心脏骤停是指心脏突然停止射血，造成循环停止而产生的一系列症状和体征，包括意识丧失、晕厥和大动脉搏动消失。心脏骤停是猝死的重要原因。根据心脏骤停的发生机制可分为心室颤动、无脉搏室性心动过速、心脏静止和电机械分离四种情况，前两种被称为"可复律"心脏骤停。

二、危险因素

心脏骤停的危险因素：①器质性心脏疾病；②离子通道疾病或心肌电活动异常；③严重电解质或酸解平衡紊乱；④严重心肌缺血或心力衰竭加重；⑤严重应激或情绪波动。

上述危险因素均有可能诱发恶性心律失常或急性血流动力学改变而导致心脏骤停。

三、临床表现

心脏骤停时，患者突然意识丧失，可伴抽搐，心音消失，脉搏触不到，血压测不出；呼吸断续，呈叹息样，随后停止；昏迷，瞳孔散大。导致心脏骤停的心律失常可有室性心动过速、心室颤动、电机械分离和心脏骤停的ECG表现。

四、鉴别诊断

心脏骤停需与癫痫发作和非心源性猝死鉴别。发生心脏骤停时，及时有效的心肺复苏（CPR）及紧急救治是第一位的，可边抢救边寻找病因及诱发因素，或在初步抢救成功后，进行相关基础疾病或离子通道疾病的鉴别。

五、治疗

心脏骤停发生后4min内为抢救的最佳时机。2015年美国心脏协会（American Heart Association，AHA）CPR指南强调"早心肺复苏"和"早除颤"，并指出4min内成功被救者，存活率可达32%（图10-1）。

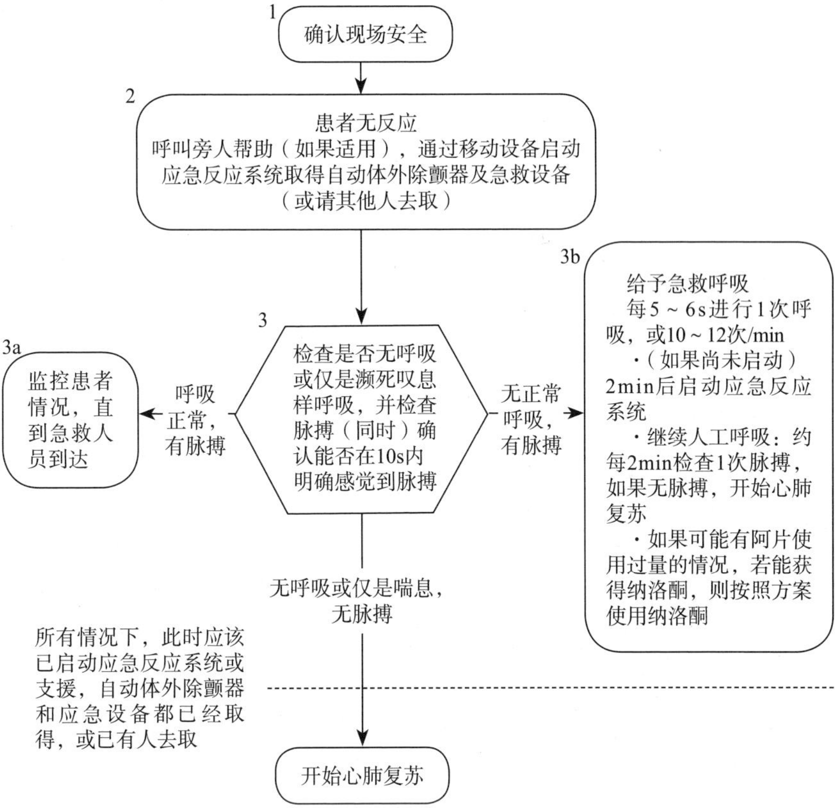

1 确认现场安全

2 患者无反应
呼叫旁人帮助（如果适用），通过移动设备启动
应急反应系统取得自动体外除颤器及急救设备
（或请其他人去取）

3b 给予急救呼吸
每5～6s进行1次呼吸，或10～12次/min
·（如果尚未启动）2min后启动应急反应系统
·继续人工呼吸：约每2min检查1次脉搏，如果无脉搏，开始心肺复苏
·如果可能有阿片使用过量的情况，若能获得纳洛酮，则按照方案使用纳洛酮

3 检查是否无呼吸或仅是濒死叹息样呼吸，并检查脉搏（同时）确认能否在10s内明确感觉到脉搏

3a 监控患者情况，直到急救人员到达

呼吸正常，有脉搏

无正常呼吸，有脉搏

无呼吸或仅是喘息，无脉搏

所有情况下，此时应该已启动应急反应系统或支援，自动体外除颤器和应急设备都已经取得，或已有人去取

开始心肺复苏

图 10-1　成人基本生命支持（BLS）流程（识别和启动）

1. **初级 CPR**　即基础生命支持（basic life support，BLS），包括突发心脏骤停的识别、紧急反应系统的启动、早期 CPR 和迅速使用自动体外除颤器（automated external defibrillator，AED）除颤。

（1）突发心脏骤停的识别：确认现场安全，将患者放平于较硬平面（如硬床或地面），施救者位于患者身体右侧，可在患者两侧耳边呼唤，若患者无反应，应立即检查是否无呼吸或仅是濒死叹息样呼吸，并同时检查脉搏（颈动脉），此过程不应超过 10s。

（2）启动急救系统：发现患者无反应，立即呼救，呼叫旁人帮助或通过移动设备拨打急救电话启动应急反应系统取得 AED 及急救设备（或请其他人去取）。

（3）上述一系列动作越快越好，争取 1～2min 完成。

（4）早期 CPR（图 10-2）：适用于院外未被目击或院内外不能立即获得除颤器 /AED 的心脏骤停。CPR 包括胸部按压和救生呼吸两部分。

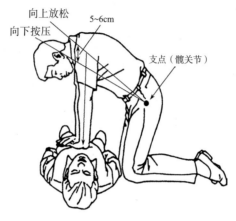

图 10-2　心肺复苏示意图

1）胸部按压方法：①位置为两侧肋弓在中央交界点（也称剑突）上两横指处，如果是男性患者可简单选择两侧乳头连线中点处。②将一只手的掌根部放在按压部位，另一只手叠放在第一只手上，双手平行，并将第一只手手指锁住，以掌跟按压。③按压时要注意肘关节固定，双臂伸直，与患者胸壁成 90°，垂直方向下压。④按压深度为 5 ~ 6cm，频率为 100 ~ 120 次 /min。⑤保证每次按压后胸廓回弹；⑥若患者在床上，施救者可踩脚垫便于按压；若患者在地上，施救者应跪倒在患者身体右侧，左膝平其肩部，双膝分开与肩同宽。⑦每 2min 应更换按压者，以免疲劳所致按压频率和深度不够。

2）救生呼吸方法：①采用仰头抬颌法开放气道，左手手掌放在患者前额部并向下压，右手的示指和中指放在患者下颌正中向右侧旁开 2cm 的下颌骨处并向上提起下颌，使患者头后仰 30°，下颌角与地面垂直（图 10-3）。②保持气道开通，可实施口对口，或使用简易呼吸器进行救生呼吸。③以 30∶2 的比例进行胸部按压与救生呼吸，即迅速进行 30 次按压后紧接着 2 次救生呼吸。④单纯救生呼吸，频率为 10 ~ 12 次 /min。通气时中断胸外按压，潮气量（tidal volume，TV）500 ~ 600ml（6 ~ 7ml/kg）或可看到胸廓起伏。⑤使用面罩时，以 EC 手法按紧面罩，连续挤压气囊 2 次进行送气，每次 1s，送气量占气囊容积 1/3 左右，间隔 1 ~ 2s 放气，然后再次送气，观察患者有无胸部起伏，注意避免过度通气。⑥每进行 5 个循环周期（5 个 30∶2，约持续 2min）后进行评估，观察患者有无反应。

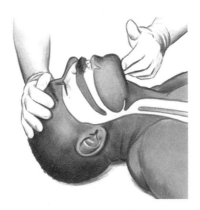

图 10-3　仰头抬颌法

3）无条件采取救生呼吸：若无法行口对口救生呼吸或没有简易呼吸器也可仅进行胸部按压。

（5）除颤：当心脏骤停发生在医院内且有除颤器，或发生在院外有目击者且 AED 可立即获得时，应以最快速度除颤。打开除颤器电源开关，将两个电极板置于患者胸前（心尖部和右心底部各一个）。确认为可除颤心律时（如无脉搏室性心动过速或心室颤动），立即高电量行电复律（如双向波 150～200J）。若使用 AED，按照仪器上的说明步骤操作。若不能立即获取除颤器，或心脏骤停没有被目击，仍主张先进行 CPR。

2. 高级 CPR　即高级心脏生命支持（advanced cardiac life support, ACLS），是 BLS 和心脏骤停后治疗之间的桥梁，即及时建立人工气道、机械通气、静脉通路及对症处理。需要注意的是，进行所有操作时，尽量避免干扰 CPR，最大限度缩短胸部按压中断时间，使胸部按压时间占到整个抢救时间的 60% 以上，才能保证 CPR 的效果（图 10-4、图 10-5）。

（1）气管插管及辅助呼吸

1）插管前先予 3min 高流量吸氧，插管操作中断按压的时间尽量缩短。

2）再次气管插管前吸入纯氧 15～30s。

3）气囊位置位于声带下方，深度距门齿 19～23cm。

4）当完成插管建立高级气道后应进行持续胸部按压。

5）通气速率每 6s 一次（频率 10 次 /min），行简易呼吸器或呼吸机辅助呼吸（通气量 6～7ml/kg）。

6）对围骤停期气管插管的患者，推荐持续二氧化碳波形图监测。

（2）建立静脉通道：首选较大的外周静脉，如肘正中静脉，药物应以弹丸

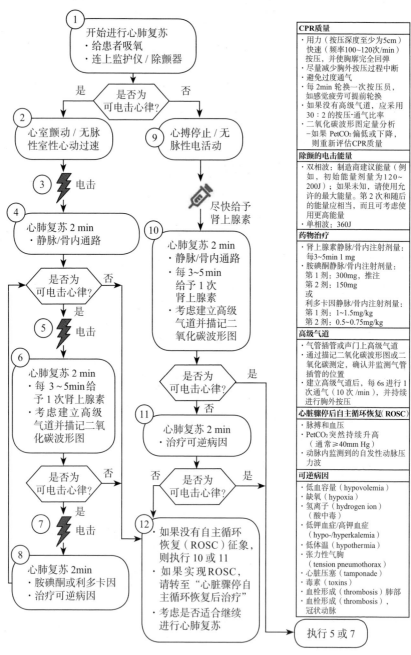

PetCO₂. 呼气末二氧化碳分压。

图 10-4 **成人心脏骤停救治流程**

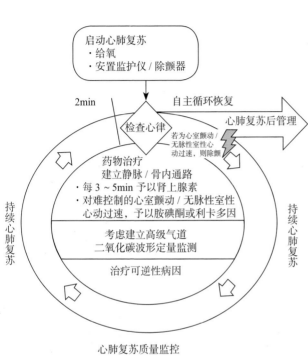

心肺复苏质量控制
· 按压深度至少 5cm，按压频率 100～200 次/min 且每次按压要使胸壁完全回弹
· 按压时尽量减少中断
· 避免过度通气：每 2min 更换按压人员，若疲乏则缩短更换间隔
· 二氧化碳波形图定量分析如果PetCO₂偏低或下降，则重新评估CPR质量

电除颤能量
· 双相波：根据生产商推荐（如初始能量为120～200J），若不能清除推荐值时，使用仪器的最大值；第 2 次或以后的能量需要于或必要时高于首次能量
· 单相波：360J

药物治疗
· 肾上腺素静脉/骨内剂量：1mg/次，间隔3～5min 1次
· 胺碘酮静脉/骨内剂量：首剂为300mg 静脉注射。第 2 次：150mg。或选利多卡因静脉/骨内剂量：第1剂 1～1.5mg/kg；第 2 剂 0.5～0.75mg/kg

高级气道
· 气管插管或声门上高级气道
· 二氧化碳波形图或二氧化碳浓度检测可明确或检测气管插管的位置
· 一旦高级呼吸道支持就位，可予以每 6s 1 次呼吸（10 次/min）及持续的胸外按压

自主循环恢复（ROSIC）
· 脉搏与血压恢复
· PetCO₂快速的持续上升（通常 >40mmHg）
· 动脉内检测显示自主性动脉内压力波形

可逆性病因
低血容量、低血样、酸中毒、低/高血压症、低体温、张力性气胸、心脏压塞、中毒、肺栓塞、冠状动脉栓塞

图 10-5　成人心脏骤停循环流程

式快速注射，注射药物后立即静脉注射 20ml 液体同时抬高肢体 10～20s。

（3）重复除颤

1）首次电复律不成功时，应持续 2min 的 CPR（约 5 个循环周期）后重新评估心律。

2）如仍为可除颤心律则再次电复律。

3）若第二次电复律仍未成功，应继续徒手 CPR 5 个循环周期，同时静脉注射肾上腺素 1mg，然后重复电复律及上述 CPR 循环。

4）电复律后均应立即衔接 CPR，行 2min CPR（5 个循环周期）后再检查心律和观察患者反应。

（4）药物治疗：基础心肺复苏（CPR）和早除颤是最重要的，其次是用药，要尽量减少对 CPR 的干扰，CPR 和除颤之后，可以考虑建立静脉通道和药物治疗。

1）肾上腺素：若监测显示为不可除颤心律（如心脏停搏或电机械分离），建议持续 CPR，并尽早给予肾上腺素静脉推注。第二次除颤不成功，心 CPR 的同时应静脉注射肾上腺素 1mg，推注后再次除颤。以后可间隔 3～5min 多次重复使用，每次 1mg。不再推荐阿托品用于无脉性电活动 / 心脏骤停。

2）抗心律失常药物：复苏时对除颤、血管活性药物无效的心室颤动 / 无脉性室性心动过速可以选择抗心律失常药物改善电击除颤效果，一般经静脉推注 1～2 次肾上腺素并除颤后仍无效时，可静脉给予抗心律失常药物。复苏时抗心律失常药物的选择：首选胺碘酮，次选利多卡因，若为尖端扭转型室性心动过速，考虑使用镁剂。

①胺碘酮：300mg（或 5mg/kg），稀释于 20ml 5% 葡萄糖溶液中迅速推注，如果心室颤动 / 无脉性室性心动过速持续存在，可给予第 2 剂 150mg（或 2.5mg/kg）静脉推注。

②利多卡因：1～1.5mg/kg 静脉推注，若室性心动过速持续，可间隔 5～10min 再予 0.5～0.75mg/kg 静脉推注，最大剂量不超过 3mg/kg。

3）碱性药物：①在 CPR 患者中不推荐常规使用碳酸氢钠；②用于原有酸中毒、高血钾、某些药物过量和长时间 CPR 的患者如存在明显的代谢性酸中毒或高钾血症；③在除颤、心脏按压、插管、通气及 1 次以上的肾上腺素注射后使用；④首次 1mmol/kg，以后根据血气分析结果调整用量（每 1g 碳酸氢钠相当于 12mmol/L 碳酸氢根）。

3. 复苏后的处理 自主循环恢复后的患者救治需要密切注意氧合情况、血压控制、经皮冠状动脉介入评估、目标体温管理及多模式神经预测。

（1）治疗关键目标

1）使自主循环恢复后心肺功能和其他重要器官的灌注最优化。

2）转运到重症监护中心。

3）识别和治疗 ACS 等可逆性病因。

4）亚低温治疗使神经功能恢复最佳化。

5）预测、治疗和防止多器官功能不全。

（2）具体措施

1）管理气道：描记二氧化碳波形图或二氧化碳测定，确认并监测气管插管的位置。

2）管理呼吸参数：避免低氧血症，调整呼吸机参数，使 SpO_2 达到 92% ~ 98%，动脉血二氧化碳分压（partial pressure of carbon dioxide in arterial blood, $PaCO_2$）35 ~ 45mmHg。

3）管理血流动力学参数：避免低血压，血压维持在收缩压 > 90mmHg，MAP > 65mmHg。

4）紧急心脏介入治疗评估：迅速描记 ECG，判断是否存在 STEMI，结合血流动力学情况决定是否进行心脏介入治疗，判断是否需要机械循环支持。

5）神经系统检测：昏迷患者早期启动目标体温管理，32 ~ 36℃开始，持续 24h，进行重症监护管理。

（冯广迅）

第二节　胸痛的急诊评估

胸痛是急诊科最常见的症状之一，快速评估以排除危及生命的疾病至关重要。

一、病因

胸痛的常见病因及分类见表 10-1。

表 10-1　胸痛的常见病因及分类

系统分类	病因
Ⅰ.心血管系统疾病	1. 导致心肌缺血的心血管疾病,包括冠状动脉病变(冠状动脉性心脏病)、主动脉瓣病变、肥厚型心肌病、高血压、肺动脉高压 2. 导致心肌缺血的非心血管疾病,包括重度贫血或低氧血症 3. 非心肌缺血性疾病,包括主动脉疾病(主动脉夹层或动脉瘤)、心包炎等心包疾病、肺动脉栓塞、急性心肌炎
Ⅱ.呼吸系统疾病	1. 肺部感染或肿瘤累及胸膜 2. 气胸 3. 胸膜炎等胸膜疾病

系统分类	病因
Ⅲ.消化系统疾病	1. 胃食管疾病(食管炎、食管裂孔疝、食管肿瘤、反流性食管炎等) 2. 消化性溃疡 3. 胆囊炎、胆石症等 4. 胰腺炎
Ⅳ.颈胸背部骨骼及软组织疾病	1. 胸部外伤(骨骼及肌肉损伤) 2. 肋软骨炎 3. 肋间神经痛 4. 带状疱疹 5. 乳腺疾病 6. 颈、胸椎退行性病变 7. 胸廓出口综合征
Ⅴ.精神心理疾病	1. 焦虑症及抑郁症 2. 伴有躯体症状 / 妄想的精神疾病

二、鉴别诊断

病史是最具有提示意义的资料,应询问患者描述胸痛或胸部不适的部位和放射方向、性质、时限、发作 / 加重的诱因、缓解方式及伴随症状等,并观察胸痛发作时的体态。

1. 部位

(1)心绞痛:多表现为源自身体较深部的较弥散的范围,难以准确定位,且常伴有远离患病部位的牵涉痛或放射痛。从解剖学及神经科学角度分析,心肌缺血导致的胸痛症状(心绞痛)多位于胸部中线胸骨后位置,前方可扩展至胸骨两侧并以左侧多见,向后可达背部正中及肩胛间区。胸痛可向多个方向放射:两侧可放射至肩、臂部尤其是左臂尺侧;向上可放射至颈部、咽部、下颌及牙龈等部位;向下可放射至上腹部;放射至下颌以上或脐水平及以下者少见。

(2)主动脉夹层(AD)及主动脉瘤等主动脉疾病:因病变累及范围不同,症状出现的部位可从相对局限的胸背痛或腹痛到同时出现胸、背、腹、腰甚至下肢等范围广泛的疼痛。

(3)心包炎等心包疾病:胸痛多位于胸骨后或心尖部,亦可放射至颈部或左肩部及左上肢,但范围通常较心绞痛局限。

(4)急性肺动脉栓塞:发病时多表现为呼吸困难,较少出现胸痛,当栓塞肺段发生肺梗死等情况时则可以出现胸部相应部位的疼痛。

（5）其他：如可准确指出疼痛部位且疼痛范围相对局限（直径＜3cm），此胸痛症状多与心绞痛无关。局限于胸部皮肤或浅层组织并且局部压迫可引起症状加重或缓解的疼痛常来源于胸壁组织而非心血管系统。部位游走或过于泛化者，应注意除外焦虑或抑郁症等精神心理疾病。

胸痛部位与常见疾病的关系见表 10-2。

表 10-2　胸痛部位与常见疾病

部位	常见疾病
胸骨后	心肌缺血、心包疾病、主动脉疾病、肺动脉栓塞、食管疾病、纵隔疾病
肩胛间区	心肌缺血、主动脉疾病、肌肉骨骼疾病、脊柱关节病、胆囊疾病、胰腺疾病
右季肋区	肺动脉栓塞、创伤、肺及胸膜病、肝脏疾病、消化性溃疡、胆囊疾病
左季肋区	肺动脉栓塞、创伤、肺及胸膜病、脾脏疾病
中上腹部	心肌缺血、心包疾病、主动脉疾病、胃食管病、消化性溃疡、胆囊疾病、肝脏疾病、胰腺疾病
肩部	心肌缺血、心包疾病、脊椎关节病、肌肉骨骼疾病
上肢	心肌缺血、脊柱关节病

2. 性质

（1）心肌缺血：所致心绞痛多呈沉重感、压迫感甚至压榨感，有时表现为烧灼感，但也有仅表现为"呼吸不畅"或近似于呼吸困难者；症状表现多样，个体差异较大，多难以准确描述，甚至有部分患者无明显自觉症状。

（2）AD 或动脉瘤：疼痛程度多较为剧烈，可表现为刀割或撕裂样锐痛，难以忍受，易与急腹症或创伤等混淆。部分主动脉疾病患者疼痛范围相对局限且程度较轻，易与心绞痛、心肌梗死或肺栓塞（PE）等其他心血管系统疾病混淆。

（3）心包炎：所致胸痛可表现为针刺样甚至刀割样锐痛，易与胸壁骨骼或软组织疾病混淆；亦可表现为沉闷性钝痛并可伴肩部及上肢放射痛，此时表现极易与心绞痛或心肌梗死混淆。

（4）肺动脉栓塞合并肺梗死：可出现胸膜刺激性疼痛，性质与肺部感染或肿瘤及胸膜疾病所致相同。

3. 时限

（1）持续时间非常短暂（如小于 1min 甚至仅持续数秒），多提示来源于短暂的神经刺激，常见于骨骼肌肉疾病、神经痛、神经炎及精神心理因素所致。

（2）典型的心绞痛发作持续时间较短，通常 2～10min。如持续时间超过 20min 甚至 30min，则应高度怀疑出现心肌梗死可能。

（3）AD 或动脉瘤、心包炎等疾病导致的胸痛可持续数日以上并可反复加重。

（4）胸痛的时限需要与胸痛的部位、性质等特点结合分析，并应注意排除镇痛药物的影响。

4. 发作 / 加重的诱因

（1）典型的心绞痛常出现在体力活动或情绪紧张激动等所谓劳力情况下；但部分变异型心绞痛患者可在受到惊吓或寒冷刺激及吸烟等情况下，甚至在无特殊情况的静息状态下出现，不一定受劳力因素影响。对于曾有劳力性因素诱发的典型心绞痛患者，如果近期出现非劳力状态下的心绞痛发作，多提示病情进展，近期内病情突然恶化的风险较高。

（2）AD 或动脉瘤患者多存在长期的原发性高血压病史且控制欠佳，发病或病情加重前多有活动、情绪激动等导致血压突然升高的因素。

（3）心包炎患者发病前多有发热等提示感染等因素，胸痛加重与劳力关系不密切，多数随呼吸或体位变化等加重。

（4）肺动脉栓塞患者发病前多有长时间卧床或制动等情况，发病前多有体位变化或肢体活动等诱因。

（5）其他如吞咽诱发的胸痛多提示食管疾病，空腹或进食诱发的胸痛或上腹痛多提示消化性溃疡，咳嗽诱发的突然胸痛或胸痛加重多提示气胸、胸壁骨骼或软组织疾病等情况，颈部、上肢或躯干运动诱发的胸背痛或肩及上肢痛多提示骨骼肌肉疾病或脊柱退行性病变等。情绪变化或心理应激等出现的胸痛不适，排除器质性疾病外应考虑存在精神心理因素所致的可能。

5. 缓解方式

（1）典型的心绞痛发作可以在舌下含服硝酸甘油后 1～5min 内逐渐缓解；若胸痛在用药后 10min 以上方有所减轻甚至仍不缓解，则应注意警惕严重心肌缺血甚至心肌梗死可能。

（2）含服硝酸甘油可缓解的胸痛并不是心绞痛的特异性表现，食管痉挛及食管炎引起的胸部不适感亦可被其缓解；另外，还需注意心理暗示及安慰剂效应。

（3）含服硝酸甘油后缓解过于迅速（＜1min 甚至 30s）的胸痛亦不支

持心肌缺血所致，应考虑精神心理因素或神经痛等非心血管病因可能。

（4）心绞痛发作通常可以通过停止活动后站立或静坐休息及精神放松等而得到缓解，但其发作及缓解多与呼吸运动及体位变化无关。

（5）心包炎所致的胸痛可以通过特殊体位（上身前倾位）得到缓解，部分患者的胸痛在屏息时亦有所减轻。

（6）AD及动脉瘤导致的胸痛通常只能通过应用镇痛药物得到缓解，这一点与部分急腹症或创伤、肿瘤性疾病相似。

（7）通过屏气可缓解的胸痛多提示胸膜或胸壁来源疾病。

（8）呃逆或呕吐后减轻、抑酸或胃肠动力治疗可缓解的胸痛多提示胃食管疾病或消化性溃疡等消化系统疾病可能。

（9）部分焦虑或抑郁及心脏神经官能症患者的症状可以通过深呼吸或"长出气"减轻，精神放松及应用镇静药多有效。

6. 伴随症状

（1）伴有大汗提示交感神经系统极度激活，往往提示病情严重，临床上多见于严重心肌缺血或心肌梗死、AD及急性肺动脉栓塞等危急重症。

（2）伴脸色苍白、四肢湿冷或神情淡漠的患者往往提示患者已处于休克等严重病理生理状态，此时应立即评估患者的生命体征并启动抢救措施。

（3）伴恶心、呕吐者常见于消化系统疾病，但应高度警惕AMI可能。

（4）伴气促或呼吸困难者，需考虑气胸等呼吸系统疾病可能，但需警惕急性肺动脉栓塞或急性心肌缺血伴发急性心力衰竭及肺水肿。

（5）伴咳嗽、咯血者多提示急性肺动脉栓塞症或肺部感染或肿瘤等呼吸系统疾病。

（6）伴发热者多见于急性心肌炎和心包炎、胸膜炎或肺部感染等，亦可见于部分急性胆囊炎患者。

（7）伴腰腹部疼痛甚至下肢痛患者，需高度警惕AD可能。

（8）伴晕厥或意识丧失者，应考虑急性肺动脉栓塞、AD或急性心肌缺血并发症可能。

（9）伴急性神经系统症状者，需注意AD伴发神经系统并发症可能。

（10）精神心理因素所致胸痛或胸部不适者，往往伴有频繁叹息或情绪焦虑、抑郁等情况。

三、常见心血管疾病引起的胸痛的急诊筛查和鉴别

急诊胸痛的诊断和鉴别诊断应建立在保障患者生命体征平稳的前提下，通过尽可能简单的措施迅速进行初步评估和风险分层，优先识别ACS、AAS、APE等心血管急症（表10-3），以免延误患者抢救治疗而造成严重后果。

表 10-3　常见心血管疾病所致胸痛的特点及确诊方法

病因	胸痛部位	胸痛性质	胸痛时限	加重及缓解因素	伴随症状及体征	确诊手段
心绞痛	胸骨后、胸骨两侧前胸部(左侧多见);可放射至颈部、下颌、牙龈、上腹部、肩及上肢(左侧多见)	压迫感、紧缩感、压榨感、烧灼感、沉重感、	通常不超过10min	体力活动、情绪激动等劳力因素或受冷、惊吓或吸烟等因素诱发;休息、精神放松或含服硝酸甘油可缓解	出汗、恶心	心电图、心肌标志物、超声心动图、冠状动脉造影
不稳定型心绞痛	同心绞痛	同心绞痛,但程度可能加重	持续时间可更长,但通常<30min	对劳力性因素的耐受性进一步下降,无明显上述诱因时亦有发作	同心绞痛,往往更严重,部分患者可因急性心功能不全出现相应症状	同心绞痛
急性心肌梗死	同心绞痛	同心绞痛,但程度明显加重	持续时间较长,通常>30min,可达数小时或10h以上	硝酸甘油通常无法缓解	同心绞痛,程度更加严重,可伴有呕吐等症状,可因心力衰竭等并发症出现相应症状	同心绞痛
主动脉夹层	胸骨后、背部,可出现腹部、腰部及下肢痛	剧烈,撕裂样或刀割样	突然发生、疼痛瞬间达到顶峰	常有长期原发性高血压史或马方综合征病史;疼痛需镇痛药物方可缓解	主动脉瓣区杂音、双侧血压不对称、脉搏或足背动脉搏动减弱或消失,神经系统并发症表现	主动脉增强CT或MRI,超声心动图

病因	胸痛部位	胸痛性质	胸痛时限	加重及缓解因素	伴随症状及体征	确诊手段
急性肺栓塞	常无胸痛,胸痛多出现于肺梗死部位	针刺样、摩擦感	多在突发呼吸困难表现后出现,可持续数日以上	多有长期卧床、下肢制动或静脉炎、静脉曲张病史;体位变化或下肢活动时出现,深呼吸或咳嗽可加重	多伴气促、呼吸困难、咳嗽、咯血、心悸等;呼吸频率快、低血压、心动过速、肺动脉瓣区第二心音亢进、可闻及胸膜摩擦音	血浆 D-二聚体定量、肺动脉增强CT、核素肺通气/血流灌注
心包炎	胸骨后或局限于心尖部,可放射至颈部、肩部及上肢;范围通常较心绞痛局限	尖锐,针刺样或刀割样,亦可表现为钝痛	可持续数小时至数日	发病前多有发热等情况;深呼吸或体位变化可加重;上身前倾位可减轻	心包摩擦音	超声心动图
急性心肌炎	同心绞痛及心肌梗死	同心绞痛及心肌梗死	数小时以上	发病前多有发热等上呼吸道感染症状或腹泻等消化道感染表现;胸痛多逐渐起病	可伴有发热等情况危重患者合并心力衰竭或心源性休克表现	心电图、心肌标志物、超声心动图、冠状动脉造影

四、急诊胸痛及常见心血管急症的筛查流程

见图 10-6。

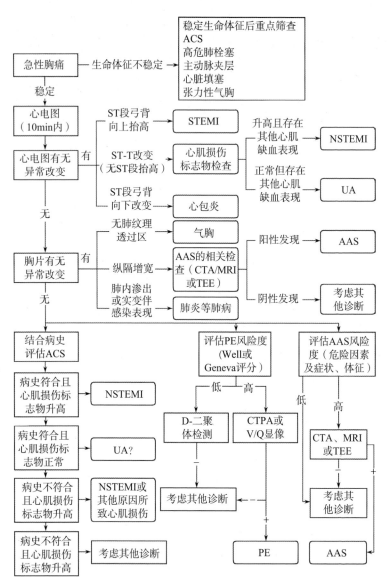

STEMI.ST 段抬高型心肌梗死；NSTEMI. 非 ST 段抬高型心肌梗死；UA. 不稳定型心绞痛；AAS. 急性主动脉综合征；ACS. 急性冠脉综合征；PE. 肺栓塞；CTA.CT 血管造影；CTPA.CT 肺动脉造影；V/Q. 核素肺通气 / 血流灌注；MRI. 磁共振成像；TEE. 经食管超声心动图检查。

图 10-6　急诊胸痛及常见心血管急症的筛查流程

（张　涛）

第三节　心原性休克

一、定义

心原性休克（CS）是由于各种原因导致心排血量（CO）显著降低，血压下降，组织严重低灌注的临床综合征。

二、病因

CS 的病因主要包括：① ACS（80%，主要是 STEMI）；②慢性心力衰竭急性失代偿；③暴发性心肌炎；④严重心脏瓣膜病变；⑤应激性心肌病；⑥心脏压塞和流出道梗阻；⑦ PE；⑧心律失常。

三、诊断标准

1. 临床诊断标准

（1）低血压：收缩压 < 90mmHg，或 MAP < 65mmHg，持续 30min；或需血管活性药物和 / 或循环辅助装置支持下收缩压 > 90mmHg。

（2）组织低灌注征象（至少 1 项）：①意识障碍，早期兴奋，晚期萎靡；②皮肤湿冷、花斑；③少尿或无尿；④代谢性酸中毒，血浆乳酸（Lac）> 2.0mmol/L。

2. 有创血流动力学

（1）心脏指数（cardiac index，CI）$\leqslant$ 2.2L/（min·m^2）。

（2）肺毛细管楔压（pulmonary capillary wedge pressure，PCWP）$\geqslant$ 18mmHg。

四、分期

2019 年美国心血管和介入分会关于 CS 分期如下。

（1）A 期：高危期，无低血压 / 心动过速，无低灌注。

（2）B 期：初始期，有低血压 / 心动过速，无低灌注。

（3）C 期：典型期，低灌注、无恶化。

（4）D 期：恶化期，低灌注伴恶化而非难治性。

（5）E 期：终末期，低灌注伴恶化且难治性。

五、临床表现

1. 症状

（1）组织低灌注：意识改变，早期烦躁，之后萎靡，晚期意识模糊至昏迷；少尿或无尿；皮肤湿冷、花斑。

（2）肺淤血和肺水肿表现。

2. 体征

（1）持续性低血压。

（2）心功能衰竭：呼吸频率增快，双肺干湿啰音，心音低钝，心率增快，心前区新发杂音提示机械并发症可能，右心室梗死和心脏压塞可见颈静脉充盈。

（3）器官功能障碍：急性呼吸衰竭，肝、肾功能衰竭和脑功能障碍。

六、辅助检查

1. ECG 尽快明确是否存在急性心肌梗死（AMI），以尽快启动血运重建治疗，可评价合并心律失常情况。

2. 超声心动图 可发现机械性并发症；评估心功能；判断室壁节段性运动异常和心肌病导致的弥漫性运动减低情况；亦可评价心包积液和室壁瘤。

3. 床旁 X 线胸片 可评价肺淤血、肺水肿、胸腔积液和肺部感染情况及治疗效果。

4. 动脉血气分析 用于反映呼吸衰竭、组织代谢情况及全身酸中毒程度。Lac > 6.5mmol/L 是 CS 住院死亡率增高的独立预测因素。

5. 生化检查 AMI 及急性心肌炎患者有血清心肌标志物异常，如 Tn、CK 及 CK-MB 增高。NT-ProBNP 可评价心功能状况、判断预后及治疗效果。肝、肾功能检查用于评价各器官功能。

七、有创检测

1. 动脉内血压监测 可以更实时、准确地观察患者血压水平。

2. 中心静脉压（central venous pressure，CVP） 可判断右心室前负荷，且其会受很多因素的影响。

3. PCWP 评估血容量情况，指导液体管理；PCWP ≥ 18mmHg 可以协助诊断 CS。

4. CO 和 CI 能准确反映左心室收缩功能，可以利用 Swan-Ganz 导管和 PICCO 进行监测。

八、治疗

治疗原则：应该尽快明确病因，启动治疗，避免造成多脏器不可逆损害。包括病因治疗、稳定血流动力学、保护重要脏器功能、维持内环境稳定、防治心律失常、改善心肌代谢和综合支持治疗。

1. 不同病因的处理原则

（1）ACS：应该尽快启动血运重建治疗，合并室间隔穿孔或乳头肌断裂者，应尽快置入循环辅助装置，尽快外科手术。

（2）暴发性心肌炎：尽早给予循环支持及免疫调节治疗。完善 CMR、病原学检查和心肌活检等。当与 ACS 难以鉴别时，建议尽早进行冠状动脉造影检查。

（3）其他病因：快速型心律失常诱发的 CS，应紧急直流电复律，若无法复律，则用药减慢心室率；严重心动过缓需临时起搏治疗；严重梗阻性 HCM，必须解决 LVOT 梗阻，建议尽快进行室间隔切除或室间隔消融手术；急性心脏压塞给予急诊心包穿刺引流。

2. 血管活性药物应用原则（表10-4）

①尽快应用血管活性药物（常用多巴胺和去甲肾上腺素）维持血流动力学稳定；②如果收缩压 80 ~ 90mmHg，可考虑先加用正性肌力药物，如多巴胺；③如果收缩压 < 80mmHg，需要在提高心排血量（CO）的同时，进一步收缩血管提升血压，可首选去甲肾上腺素，或与多巴胺联合应用；④不过分强调选择哪种药物作为首选升压药物，较大剂量单药无法维持血压时，建议尽快联合应用。

表10-4　心原性休克时常用血管活性药物的常用剂量、作用机制及血流动力学效果

| 药物 | 常用剂量 | | 结合受体 | | | | 血流动力学效果 |
	静脉注射	输注速率	α_1	β_1	β_2	多巴胺	
多巴胺	3.0 ~ 5.0mg	0.5 ~ 2.0µg/(min·kg)	−	+	−	+++	CO ↑
		5 ~ 10µg/(min·kg)	+	+++	+	++	CO ↑↑，SVR ↑
		10 ~ 20µg/(min·kg)	+++	++	−	++	SVR ↑↑，CO ↑
多巴酚丁胺		2.5 ~ 20µg/(min·kg)	+	++ ++	++	−	CO ↑↑，SVR ↓，PVR ↓

药物	常用剂量		结合受体				血流动力学效果
	静脉注射	输注速率	α_1	β_1	β_2	多巴胺	
去甲肾上腺素	0.5 ~ 1.0mg	0.05 ~ 0.4μg/(min·kg)	++ ++	++	+	–	SVR↑↑, CO↑
肾上腺素	1.0 ~ 3.0mg	0.01 ~ 0.5μg/(min·kg)	++ ++	++ ++	+++	–	CO↑↑, SVR↑↑
异丙肾上腺素		2 ~ 20μg/min	–	++ ++	+++	–	CO↑↑, SVR↓, PVR↓
米力农	25 ~ 75μg/kg, 持续10 ~ 20min	0.125 ~ 1μg/(min·kg)					CO↑, SVR↓, PVR↓
左西孟旦	12μg/kg, 持续10min	0.05 ~ 0.2μg/(min·kg)					CO↑, SVR↓, PVR↓

注：CO，心排血量；SVR，体循环阻力；PVR，肺血管阻力；–，无作用；+ ~ ++++，作用强度；↑，增加；↓，减低。

3. 机械辅助治疗 常用的机械辅助治疗有 IABP、ECMO、LVAD、机械通气（无创/有创）、肾脏替代治疗等。应达到的目的：①改善周围循环，维持足够的动脉血压和 CO，逆转受损的循环功能，恢复周围脏器的组织灌注，促进重要脏器功能恢复；②心肌保护，改善冠状动脉灌注，降低心脏充盈压力和心肌氧耗，避免心肌缺血加重和梗死区扩大。

（1）血流动力学不稳定的 CS 患者，应尽快置入机械辅助装置。

（2）鉴于 ECMO 增加 CO 优于 IABP，有条件的医院应考虑置入 V-A 模式 ECMO，或与 IABP 合用。

（3）有条件的医院可以考虑置入 LVAD。

4. 重要脏器功能支持治疗

（1）呼吸支持是合并呼吸衰竭患者的基本治疗措施，建议合理选择机械通气时机。

（2）对合并急性肾功能损伤的患者，需尽早启动床旁持续肾脏替代治疗。

（张　璇）

第四节　心肾综合征

一、定义

心肾综合征（cardiorenal syndrome，CRS）是指心脏或肾脏其中之一的急性或慢性功能障碍引起另一器官的急性或慢性功能障碍。

二、分型

CRS 的分型见表 10-5。

表 10-5　心肾综合征的分型

分型	命名	描述	临床疾病
1 型	急性心肾综合征	心力衰竭导致急性肾损伤	急性冠脉综合征导致心原性休克和急性肾损伤，急性心力衰竭导致急性肾损伤
2 型	慢性心肾综合征	慢性心力衰竭导致慢性肾脏病	慢性心力衰竭
3 型	急性肾心综合征	急性肾损伤导致急性心力衰竭	急性肾损伤导致容量超负荷、炎症暴发、代谢紊乱引起心力衰竭
4 型	慢性肾心综合征	慢性肾脏病导致慢性心力衰竭	慢性肾脏病导致心肌病，继而左心室肥大、心力衰竭
5 型	继发心肾综合征	导致心力衰竭和肾衰竭的系统过程	淀粉样变、败血症、肝硬化

三、发病机制

心脏对肾脏产生影响的病理生理学机制：①肾小球损伤，血流动力学因素（如肾灌注减少或肾静脉回流淤滞）和非血流动力学因素（如 RAAS、交感神经系统激活、炎症、内皮功能和贫血等），导致肾小球滤过率（glomerular filtration rate，GFR）下降；②肾小管损伤或白蛋白尿，如肾血流下降、氧供下降，同时钠离子重吸收增加、氧耗增加两者之间的供需矛盾。

四、诊断

临床最常用指标如下。

1. 血清肌酐（Scr） 男性 ≥ 115 ~ 133μmol/L（≥ 1.3 ~ 1.5mg/dl）、女性 ≥ 107 ~ 124μmol/L（≥ 1.2 ~ 1.4mg/dl）即为轻度异常；> 190 ~ 225μmol/L（> 2.5 ~ 3.0mg/dl）为重度肾衰竭患者；居中者为中度损伤。

2. 肌酐清除率（Ccr） Ccr=（140 − 年龄）× 体重（kg）/[72 × Scr（mg/dl）]。肾脏受损程度判定：Ccr 70 ~ 51ml/min 为轻度、50 ~ 31ml/min 为中度、< 30ml/min 为重度。

3. 估算肾小球滤过滤（eGFR） 计算方法多采用Cock-croft-gault公式：eGFR[ml/（min·1.73m^2）]=（140 − 年龄）× 体重 ×（0.85 女性）/（72 × Scr（ml/dl）。临床依据 eGFR 指标：eGFR ≥ 90ml/（min·1.73m^2）、60 ~ 89ml/（min·1.73m^2）、30 ~ 59ml/（min·1.73m^2）、15 ~ 29ml/（min·1.73m^2）、< 15ml/（min·1.73m^2）判断慢性肾功能不全分级分别为Ⅰ期、Ⅱ期、Ⅲ期、Ⅳ期、Ⅴ期。

4. 尿素氮 / 血清肌酐比值（BUN/Scr） 比值越高提示肾脏神经内分泌激活越显著，预后则越差。BUN/Scr 中位数为 15 ~ 21，高于中位数可界定为高 BUN/Scr。

5. 血浆 / 尿中性粒细胞明胶酶相关脂质运载蛋白（NGAL） 在 ICU 病例中较血清肌酐提前 48 ~ 72h 出现升高，有助于早期预测急性肾损伤的发生。

6. 血胱抑素 C（cystatin C） 预测慢性肾脏疾病肾小球功能优于血清肌酐，能提前 12h 预测急性肾损伤的发生。

7. NT-proBNP、肌钙蛋白和 CRP 均为反映心力衰竭的指标，在合并肾功能不全时可进一步升高，也有助于判断心力衰竭合并肾功能不全的严重程度和预后。

五、治疗

CRS 的治疗包括：①减轻淤血，利尿剂、超滤；②扩血管及正性肌力药；③慢性 CRS 应用 RAAS 抑制剂、盐皮质激素受体拮抗剂、β 受体拮抗剂。

六、急性心力衰竭患者合并肾功能不全的治疗流程

见图 10-7。

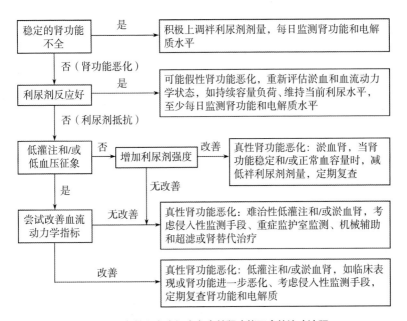

图 10-7   急性心力衰竭患者合并肾功能不全的治疗流程

（谭慧琼   罗   芳）

推荐阅读资料

[1]   PANCHAL A R, BARTOS J A, CABAÑAS J G, et al. Part 3: Adult basic and advanced life support: 2020 American Heart Association Guidelines for cardiopulmonary resuscitation and emergency cardiovascular care. Circulation, 2020,142（16 Suppl_2）：S366-S468

[2]   RANGASWAMI J, BHALLA V, BLAIR J E A, et al. Cardiorenal syndrome: classification, pathophysiology, diagnosis, and treatment strategies: a scientific statement from the american heart association. Circulation, 2019, 139(16): e840-e878.

[3]   LIBBY P, BONOW R O, MANN D L. Braunwald's heart disease: a textbook of cardiovascular medicine.12th ed. Philadelphia: Elsevier, 2021.

成人先天性心脏病

第一节　房间隔缺损

一、概述

房间隔缺损（atrial septal defect，ASD）是指在胚胎发育过程中，房间隔的发育、吸收和融合出现异常，导致左、右心房之间残留未闭的缺损。ASD 约占所有先天性心脏病的 10%，是成人最常见的先天性心脏病之一，女性较男性多见。

ASD 是一种先天心脏发育缺陷，病因尚不明确，目前认为是遗传因素和环境因素等相互作用的结果。基因 / 染色体因素可能使胎儿出现心脏缺陷。常见的染色体畸变如唐氏综合征、18 三体综合征等。单基因或多基因遗传缺陷均可导致先天性心脏病的发生。

二、分型

1. 原发孔型缺损　也称为第一孔未闭型 ASD，缺损位于房间隔与心内膜垫交界处。常合并二尖瓣前瓣叶裂缺损，少数还有三尖瓣裂缺。

2. 继发孔型缺损　也称第二孔未闭型缺损，最为常见，约占所有 ASD 的 80%。缺损位于房间隔中心卵圆窝部位，亦称为中央型。

3. 静脉窦型缺损　又称高位缺损，位于心房间隔的上部，上缘连接上腔静脉入口处。

4. 冠状静脉窦部缺损　缺损位于冠状静脉窦上端与左心房之间，造成左心房血流经冠状静脉窦缺口分流入右心房，又称无顶冠状静脉窦。此型缺损常合并左侧上腔静脉残存、左右侧房室瓣狭窄或闭锁、完全性房室间隔缺损、无脾综合征、多脾综合征等。

5. 心房间隔完全缺失　没有房间隔，左右心房为一房，故又称单心房，这类极少见。

6. 卵圆孔未闭（PFO）　胎儿期左右心房间有卵圆孔沟通，出生后逐渐关闭。有 20% ~ 30% 的人虽然功能上关闭，但解剖学上未完全关闭。

三、体征

除较大缺损外，ASD 儿童时期一般无症状，随年龄增长症状逐渐显现，劳力性呼吸困难为主要表现。有些患者可因右心室容量负荷过重而发生右心衰竭。

多数患儿在婴幼儿期无明显体征，随后心脏增大，前胸饱满，搏动活跃，少数大缺损、分流量大者可触及震颤。症状出现的早晚和轻重取决于缺损的大小。缺损小者可无症状，仅在体格检查时发现胸骨左缘第 2～3 肋间有收缩期杂音。缺损较大者分流量也大，导致肺充血，由于肺循环血流增多而反复发生呼吸道感染，严重者早期发生心力衰竭；另一方面，体循环血流量不足，表现为体形瘦长、面色苍白、乏力、多汗、活动后气促和生长发育迟缓。

成年后患者会有乏力、活动耐量下降、心悸、呼吸短促或呼吸困难、腹胀、下肢肿胀等。通常情况下，医生通过患者病史、典型症状和体征、ECG 及相关影像学检查即可确诊。

四、辅助检查

1. ECG　可有不完全性右束支传导阻滞（RBBB）、完全性 RBBB 和右心室肥大等表现。

2. X 线检查　可见右心房、右心室增大，肺动脉段突出及肺血管影增加。

3. 超声心动图　二维超声心动图可显示房间隔回声脱落，右心负荷过重；彩色多普勒超声心动图可显示心房水平分流；经食管超声心动图可更准确地测量 ASD 的大小和部位。

4. 心导管检查　对于存在外周不饱和或右向左分流的患者，需要借助右心导管检查，计算左向右分流量、肺循环阻力，结合血管扩张试验评价肺动脉高压是动力型还是阻力型，以帮助决定患者是否仍有外科手术指征。

五、鉴别诊断

ASD 患者体征不明显时需与正常生理情况相鉴别，此外，因可能出现类似的体征或检查结果，还需要与较大的 VSD、瓣膜型单纯肺动脉口狭窄、部分型肺静脉异位引流、特发性肺动脉高压（idiopathic pulmonary arterial hypertension，IPAH）等鉴别。为排除以上疾病，需按照医生要求，尽可能全面完善辅助检查。

六、治疗

介入或外科治疗，介入治疗见第十八章，外科治疗略。

1. 手术适应证

（1）无症状但存在右心房、右心室扩大。

（2）年龄不是决定手术的主要因素，合并肺动脉高压时应尽早手术。

（3）50岁以上成人、合并心房纤颤或内科治疗能控制的心力衰竭。

2. 手术禁忌证 艾森门格综合征。

3. 术后并发症 常见手术并发症有气体栓塞和三度房室传导阻滞。

七、预后

大、中型ASD患者在20～30岁将发生充血性心力衰竭和肺动脉高压。特别是35岁后病情发展迅速，如果不采取干预措施，患者可因肺动脉高压而使右心容量负荷和压力负荷均增加，进而出现右心功能衰竭。此外，ASD患者无论是否接受了手术治疗，均可能会出现房性心律失常，如心房扑动或心房颤动。

（高　歌）

第二节　室间隔缺损

一、概述

室间隔缺损（VSD）是一种常见的先天性心脏畸形，是由胚胎期原始室间隔发育障碍而在左右心室之间形成的异常交通，引起心室水平左向右分流的一种最常见的先天性心脏病。VSD约占成人先天性心血管疾病的10%～20%。

二、分型

1. 根据VSD部位分型 膜部缺损是VSD中最常见的类型；漏斗部缺损还可进一步分为干下型、嵴内型；肌部缺损最不常见。VSD多为单发性，也可见多发性。

2. 根据VSD大小分型 可分为小型、中型及大型VSD。

三、血流动力学变化

VSD血流动力学变化主要取决于缺损大小、两侧心室压力阶差和肺血管阻力变化。VSD大小变异很大，可以从筛孔状大小到几乎整个室间隔缺失。习惯上按VSD大小大致分成3类。

1. 大型VSD 缺损大小等于或大于动脉口径，称为大型VSD。这类缺损阻力小或无阻力，阻力指数 < $20U/m^2$，又称非限制性 VSD。右心室收缩压接近或等于左心室收缩压，肺循环/体循环血流比率的高低取决于肺血管阻力状况。

2. 中等大小 VSD 缺损大小约为主动脉口径的 2/3，血流经 VSD 阻力增大，右心室收缩压升高，不超过左心室收缩压的 1/2。肺循环/体循环血流比率在 2.5～3.0。

3. 小型 VSD 缺损小于主动脉口径的 1/3。右心室收缩压一般无明显变化或稍有升高。肺循环/体循环血流比率增高较少，可超过 1.5。经 VSD 的阻力指数 > $20U/m^2$，又称限制性 VSD。

大型 VSD 分流量取决于肺血管阻力的高低。肺血管阻力的产生开始是由于肺动脉痉挛，当压力逐渐升高，肺小血管内膜和肌层逐渐增厚，发生器质性变化，阻力增加，最终由动力型肺动脉高压发展成为阻力型肺动脉高压。右心室压（right ventricular pressure，RVP）继续升高，最后接近或超过左心室压力。与此同时，左向右分流量逐渐减少，出现双向分流，最后甚至形成右向左的分流，此时肺血管已发生不可逆性变化。

肺动脉高压程度一般按肺动脉收缩压与主动脉收缩压的比值分为 3 级，轻度肺动脉高压的比值 < 0.45；中度肺动脉高压比值为 0.45～0.75；严重肺动脉高压比值 > 0.75。肺血管阻力也可分为 3 级，轻度、中度、重度增高者肺血管阻力分别 < $7U/m^2$、$8～10U/m^2$、> $10U/m^2$。

四、临床表现

VSD 患者的症状严重程度常与缺损大小、心脏血流动力学受影响程度有关。临床表现包括：①小型缺损，分流量小，一般无明显症状；②缺损较大，分流量较大者，常有劳力性心悸、气急，呼吸困难，活动受限；③大型 VSD，可反复发生肺部感染；④缺损较大的患者因心内左向右分流量多，肺动脉血量增加，肺动脉扩张压迫喉返神经，可引发声音嘶哑；⑤少部分成人可能会于体检中发现有 VSD，此时无论是否有症状均需要及时就诊，判断是否需要进行治疗；VSD 患者无论缺损大小，常有特征性听诊杂音。

五、辅助检查

1. ECG VSD 比较小时，ECG 可正常或出现电轴左偏；缺损较大时，可出现左心室或双心室肥大，部分患者可出现传导阻滞。

2. X 线检查 小型 VSD 可无异常表现；中型 VSD 可出现肺血增加，心影略向左增大；大型 VSD 主要表现为肺动脉及其主要分支明显扩张，但在肺野外 1/3 血管影突然减少，心影形态因疾病进展程度不同而不同。

3. 超声心动图 可以从多个切面显示缺损的部位、数目、大小等，是确诊 VSD 主要的方法，同时也是判断疾病严重程度的重要检查之一。

4. 心导管检查 可测量心室水平的分流量，评估 PAP、肺循环阻力等参数，评估肺血管损害程度等。通常仅用于上述检查不足，医生需要获取更多信息以全面评估病情并实施进一步有创治疗方案。

六、治疗

VSD 目前以保守治疗、介入手术治疗和外科手术治疗为主。

1. 一般治疗 对于很小的 VSD，各项辅助检查均未发现心脏房室结构、PAP、心脏功能有异常，提示 VSD 无血流动力学意义时，可不必手术，注意防止 IE 并遵医嘱定期随访复查。

2. 药物治疗 目前没有药物能够直接针对性治疗 VSD，药物主要用于治疗该病的并发症。如利尿剂，可减轻充血性症状；地高辛，可改善患者心排血量（CO）；血管扩张剂，可降低左心室负荷；肺动脉高压靶向治疗药物，可一定程度控制和治疗肺动脉高压及改善相关症状等。

3. 手术治疗 包括非开胸的经导管介入行 VSD 封堵术及开胸手术直视修补两种方式。

（1）VSD 修补术的手术适应证

1）大型 VSD：新生儿或婴幼儿出现喂养困难、反复肺部感染、心力衰竭时需尽早手术；大龄儿童和成人出现肺循环 / 体循环血流比率 > 2、心脏杂音明显、X 线检查显示肺充血、超声显示左向右分流为主时，需及时手术。

2）中型 VSD：出现反复肺部感染、发育迟缓等，且伴心脏扩大、肺充血、肺动脉高压时，应尽快手术。

3）小型 VSD：随访观察为主，当辅助检查提示心脏扩大、肺充血，尤其合并 IE 时，需积极手术。

4）干下型缺损：宜尽早手术。

（2）VSD 修补术的手术禁忌证：艾森门格综合征，即 VSD 患者病程发展到晚期，出现肺动脉压（PAP）增高，肺阻力明显增高，出现双向分流或右向左分流，导致发绀。

（3）VSD 修补术的术前准备

1）伴有充血性心力衰竭者，可应用地高辛、利尿剂等药物治疗，以纠正心力衰竭，改善心功能；有喂养困难和生长迟缓者，必须给予营养支持。

2）对伴有重度肺动脉高压者，应常规应用扩血管药物减轻前、后负荷，首选硝普钠，可以降低肺血管阻力，提高手术安全性。

3）如有咳嗽、咳痰及肺部啰音，应在控制心力衰竭的基础上，选用适当的抗生素治疗，以防治呼吸道感染。

4）如果药物治疗效果不明显，决定立即手术前尚需注意检查有无并发PDA、主动脉瓣下狭窄和主动脉缩窄等畸形，以便采取相应治疗方案。

5）伴 IE 者，原则上先选用敏感抗生素，给予有效的治疗，感染控制后进行手术。对感染难以控制的病例，在应用高效广谱抗生素治疗 1～2 周后，限期手术。对伴有赘生物随时有脱落危险，或已脱落，造成大面积肺梗死时，即使在感染活动期也必须进行急诊手术。

七、并发症及防治

1. 完全性房室传导阻滞 发生率为 1%～2%，多与手术损伤传导束有关。从解剖上准确界定各类缺损，掌握房室传导束行径，是防止发生传导阻滞的关键。

2. VSD 残余漏 发生率为 1%～5%。多见于以下几种情况：缝线撕脱或组织割裂；术中暴露不良；转移针位置不当；留有缝隙，或为多发性 VSD 被遗漏。如果残余左向右分流量较多（Qp/Qs ＞1.5：1）或出现心力衰竭症状，应及时再次手术修复。随着介入性 VSD 封堵技术的发展及经验积累，对于较大儿童或成年患者，有作者认为应用介入封堵技术是治疗 VSD 残余漏的首选方法。

3. 三尖瓣或主动脉瓣反流 VSD 补片或介入性治疗的封堵伞如果压住三尖瓣腱索，使其活动受限，会引起瓣膜反流。主动脉瓣损伤则多由于缝合膜周型或干下型缺损缝针误伤瓣叶所致，应以预防为主，如反流严重，应及时手术修复。

4. 肺动脉高压危象 肺动脉高压危象是术后严重并发症，可发生在肺血管反应较强的患者，主要表现为 PAP 突然急剧升高，超过体循环水平，右心房压（right atrial pressure，RAP）亦升高，左心房压（LAP）下降，体循环压下降和休克。诱发因素包括气管吸痰、低氧血症和高碳酸血症、代谢性酸中毒、高浓度正性肌力药物应用和烦躁不安等。处理方法包括给予镇静药和肌松药；吸入高浓度氧和过度通气；NO 吸入；前列环素静脉滴注，目前认为可能是治疗肺动脉高压危象的特效药物。

（高　歌）

第三节　动脉导管未闭

一、概述

动脉导管未闭（PDA）是一种常见的先天性心血管畸形，在先天性心脏病中其发生率为 5%～20%。动脉导管是连接肺动脉和降主动脉的血管管道，胎儿期肺尚无呼吸作用，故大部分血液不进入肺，由肺动脉经动脉导管转入主动脉。其主要功能是将含有氧气和营养物质的右心室血转运至主动脉，以满足胎儿代谢的需要。出生后随肺部呼吸功能的发展和肺血管的扩张，动脉导管失去其作用而逐渐闭塞。出生后若导管依然开放，即为 PDA。

PDA 女性发病多于男性，两者之比为 2∶1，且多见于儿童和青年。妊娠初期感染病毒的母亲，其子女易患肺动脉口狭窄和 PDA；柯萨奇 B 病毒感染的孕妇易娩出 PDA 或 VSD 的婴儿。早产尤其体重低于 2 500g 的婴儿 PDA 和 VSD 的较多，与没有足够的发育时间有关。高原地区氧分压（partial pressure of oxygen，PO_2）低，PDA 和 ASD 的婴儿较多。

二、分型

一般 PDA 位于降主动脉近端距左锁骨下动脉起始部 2～10mm 处，与肺总动脉干左肺动脉根相通。其形状各异，大致可分为 5 型。

1. **管形**　外形如圆管或圆柱，最为常见。
2. **漏斗形**　导管的主动脉侧往往粗大，而肺动脉侧则较狭细，因而呈漏斗状，也较多见。
3. **窗形**　管腔粗大但较短，酷似主肺动脉窗，较少见。
4. **哑铃形**　导管中段细；主、肺动脉两侧扩大，外形像哑铃，很少见。
5. **动脉瘤形**　导管本身呈瘤状膨大，壁薄而脆，张力高，容易破裂，极少见。

三、病理生理

1. **左向右分流**　在无并发症的 PDA，由于主动脉压力不论在收缩期或舒张期总比肺动脉压（PAP）高，产生连续的肺动脉水平的自左向右分流，临床上产生连续性杂音和肺充血。分流量的多少取决于主动脉与肺动脉之间压力阶差的大小、动脉导管的粗细及肺血管阻力的高低。

2. 左心室肥大 由于未闭动脉导管的自左向右分流使肺血流量增加，因而左心房的回血就相应增加，左心室的容量负荷增加，加之左向右分流使体循环血流减少。左心室代偿性地增加做功，从而导致左心室扩大、肥厚，甚至出现衰竭。

3. 右心室肥大 未闭的动脉导管较粗时，分流至肺动脉血量大者可引起 PAP 增高，最后导致右心室肥厚、扩张，甚至衰竭。

4. 双向分流或右向左分流 随着病程的发展，PAP 不断增加，当接近或超过主动脉压力时，即产生双向分流或右向左分流，转变为艾森门格综合征，临床上出现差异性发绀。

5. 周围动脉舒张压下降，脉压增宽 是由于在心脏舒张期，主动脉的血液仍分流入肺动脉，体循环血流量减少所致。

四、临床表现

PDA 导管细、分流量少者，可无症状，常在体检时发现心脏杂音。

中等大小的 PDA，分流量随着出生后数月肺血管阻力下降显著增加，呼吸道易感染，发育不良。

PDA 导管粗、分流量大的婴儿可在生后数周发生左心衰竭伴呼吸急促、心动过速和喂养困难。

在胸骨左缘第 2 肋间听到响亮粗糙的连续性机器样杂音，向左锁骨下窝或颈部传导，局部可扪及震颤；肺动脉明显高压者则仅可听到收缩期杂音。肺动脉瓣区第二心音亢进。分流量较大者，心尖部还可听到柔和的舒张期杂音。

周围血管体征有脉压增宽、洪大，颈部血管搏动增强，四肢动脉可扪及水冲脉和听到枪击音等体征，但随着 PAP 升高，分流量下降而不显著，以致消失。

五、辅助检查

1. ECG 导管细小分流量小者 ECG 正常或电轴左偏。分流量较大者示左心室高电压或左心室肥大。分流量大者有左心室肥大或左、右心室肥大的改变，部分有左心房肥大。心力衰竭者，多伴心肌劳损改变。

2. 胸部 X 线检查 心影正常或左心房、左心室增大，肺动脉段突出，肺野充血，肺门血管影增粗，搏动增强，可有肺门"舞蹈"征。近 50% 患者可见主动脉在动脉导管附着处呈局部漏斗状凸起，称为"漏斗"征。有肺动脉高压时，右心室亦增大，主动脉弓增大，这一特征与室间隔缺损和 ASD 不同，有鉴别意义。

3. 超声心动图　左心房和左心室内径增宽、主动脉内径增宽，左心房内径/主动脉根部内径<1.2。多普勒彩色血流显像可见分流的部位、方向、估测分流量大小及缺损的位置。扇形切面可显示导管的位置及粗细。

4. 右心导管检查　一般不需心导管检查。右心导管可发现肺动脉血氧含量高于右心室。右心室及肺动脉压（PAP）正常或不同程度升高。部分患者导管由肺动脉经未闭的动脉导管进入降主动脉。

5. 选择性心血管造影　可见主动脉弓显影的同时肺动脉也显影，有时还可显出未闭的动脉导管和动脉导管附着处的主动脉局部漏斗状膨出，有时也可见近段的升主动脉和主动脉弓扩张而远段的主动脉管径较细。

六、诊断及鉴别诊断

根据典型的杂音、X线检查、ECG和超声心动图检查，可以准确地诊断本病。

PDA主要应与主-肺动脉间隔缺损、主动脉窦瘤破入心腔、VSD伴有主动脉瓣反流等鉴别。

1. 主-肺动脉间隔缺损　连续性机器样杂音更响，位置较低（低一肋间）且向右。超声心动图可见肺总动脉主动脉增宽，其间有缺损。右心导管检查时心导管由肺动脉进入主动脉的升部，逆行升主动脉造影见升主动脉与肺总动脉同时显影。当发生肺动脉显著高压出现右至左分流而有发绀时，其上、下肢动脉的血氧含量相等，这点与PDA也不相同。

2. 主动脉窦瘤破入心腔　杂音同PDA，但患者多有突然发病的病史，如突发心悸、胸痛、胸闷或胸部不适、感觉左胸出现震颤等，随后有右侧心力衰竭的表现。

3. VSD伴有主动脉瓣反流　杂音多缺乏典型的连续性，ECG和X线检查显示明显的左心室肥大，超声心动图和右心导管检查可资鉴别。

4. 其他　如冠状动静脉瘘、左上叶肺动静脉瘘、左前胸壁的动静脉瘘等左前胸部类似连续性机器声样杂音，超声等有助于鉴别。

七、治疗

1. 内科治疗　主要是并发症的处理，如肺炎、心力衰竭及细菌性心内膜炎等。新生儿PDA，可试用吲哚美辛（消炎痛）治疗，以促使动脉导管的关闭。如无效，即需行PDA手术。

2. 外科治疗　宜在学龄前选择手术结扎或切断导管，可治愈。如分流量大、症状重可于任何年龄手术。成年后随着动脉逐渐硬化，PDA手术危险性增大，选择正中开胸体外循环下手术更为安全。即使PAP升高，只要仍有左向右分流，也应施行手术，以防发展成为逆向分流，失去手术机会。并发细菌性心内膜炎者，最好在抗生素控制感染 2 个月后施行 PDA 手术。

3. 介入治疗 见第十八章第四节。

4. 手术并发症及防治

（1）术中大出血。

（2）喉返神经损伤。

（3）急性左心衰竭：常发生于阻断导管后，患者心率增快，吸出泡沫痰或血性分泌物，听诊闻及肺部啰音，应及时给予对症治疗。

（4）假性动脉瘤：极严重的并发症，由局部感染或手术损伤所致。常于术后 2 周发热，声音嘶哑或咯血，左前胸听诊有杂音，造影可确诊。应及时体外循环下修补。

（5）术后高血压：多见于粗大动脉导管闭合后，可持续数日，药物控制可避免脑部并发症。

（高　歌）

周围动脉疾病

第一节　主动脉及其主要分支动脉的解剖

一、弓上动脉的解剖

一般情况下，主动脉从心脏发出后，上行至右锁骨下向左转折为主动脉弓，在弓部从右到左分出三个大分支，分别为头臂干、左颈总动脉、左锁骨下动脉。头臂干很快延续为右锁骨下动脉和右颈总动脉，分别供应右上肢、右侧大脑半球、右侧小脑半球的血液；左颈总动脉供应左侧大脑半球的血液；左锁骨下动脉供应左上肢和左侧小脑半球的血液（图 12-1）。

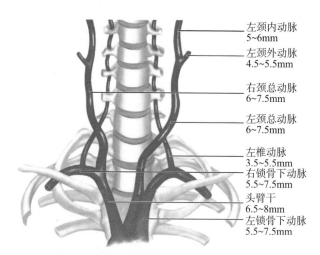

左颈内动脉
5~6mm

左颈外动脉
4.5~5.5mm

右颈总动脉
6~7.5mm

左颈总动脉
6~7.5mm

左椎动脉
3.5~5.5mm

右锁骨下动脉
5.5~7.5mm

头臂干
6.5~8mm

左锁骨下动脉
5.5~7.5mm

图 12-1　弓上动脉颅外段主要分支的解剖示意图

二、胸腹主动脉的解剖

主动脉弓分出三条大分支后沿脊柱旁下行，称为降主动脉，沿途分出众多小的分支，进入腹腔后称为腹主动脉。腹主动脉分出几个大的分支，分别为腹腔干、肠系膜上动脉、左肾动脉、右肾动脉和肠系膜下动脉，分别供应腹腔脏器的血液（图 12-2）。

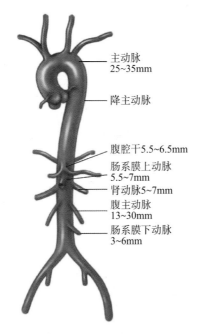

主动脉
25~35mm

降主动脉

腹腔干5.5~6.5mm

肠系膜上动脉
5.5~7mm

肾动脉5~7mm

腹主动脉
13~30mm

肠系膜下动脉
3~6mm

图 12-2　胸腹主动脉主要分支的解剖示意图

三、下肢动脉的解剖

　　腹主动脉在盆腔分为左右两支，形如倒"Y"，供应下肢和盆腔脏器的血液，这两支分别在左右两侧延续为髂总动脉、髂外动脉和髂内动脉、股总动脉后出腹腔，延续为下肢动脉，在大腿根部分为股浅动脉和股深动脉，其中股浅动脉在腘窝上方延续为腘动脉，腘动脉在膝关节下分为三条动脉，分别为胫前动脉、腓动脉和胫后动脉（图 12-3）。

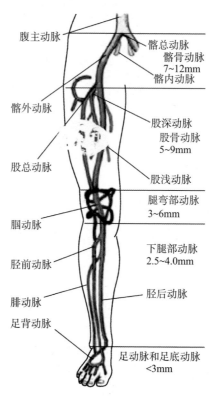

腹主动脉

髂总动脉
髂骨动脉
7~12mm
髂内动脉

髂外动脉

股深动脉
股骨动脉
5~9mm

股总动脉

股浅动脉

腘动脉

腿弯部动脉
3~6mm

胫前动脉

下腿部动脉
2.5~4.0mm

腓动脉

胫后动脉

足背动脉

足动脉和足底动脉
<3mm

图 12-3　下肢动脉主要分支的解剖示意图

（邹玉宝　蒋雄京）

第二节　肾动脉狭窄

一、病因

肾动脉狭窄（RAS）在欧美国家最常见的原因是动脉粥样硬化（约90%）及纤维肌性结构不良（约10%），罕见原因包括血管炎、神经纤维瘤样增生、先天性缩窄环、外源性压迫、血栓栓塞、AD及放射损伤等。

二、临床表现

RAS 的临床表现包括：①肾血管性高血压；②肾脏萎缩；③肾功能不全和终末期肾病；④反复发作的肺水肿；⑤心血管事件的风险增加；⑥无症状 RAS。

三、提示肾动脉狭窄的临床线索

提示 RAS 的临床线索包括：①在 30 岁之前出现高血压或 55 岁之后出现严重高血压；②既往可控制的高血压突然出现持续性的恶化；③顽固性高血压；④恶性高血压；⑤高血压并有腹部杂音；⑥高血压伴无法解释的血清肌酐升高；⑦当应用 ACEI 或 ARB 类药物时，血压下降明显，但可出现新发的氮质血症或肾功能恶化（血清肌酐升高大于 30%）；⑧存在难以解释的肾萎缩或双侧肾脏大小差距超过 1.5cm；⑨突然出现的难以解释的肺水肿（如与左心功能不匹配的发作性肺水肿）。

四、辅助检查

1. 常规检查　静脉血常规检查、超声心动图和 X 线胸片等。

2. 狭窄程度判断　超声多普勒、CTA 了解肾脏 / 肾上腺 / 肾动脉的解剖。

3. 肾功能判断　肾同位素检查了解分肾功能，必要时做卡托普利激发试验；24h 尿蛋白定量、24h 尿肌酐等。

4. 高血压及其靶器官损害判断　24h 动态血压，卧立位血浆肾素 - 血管紧张素 - 醛固酮水平、眼底等检查。

5. 病因判断　动脉硬化的高危因素检查，如血糖、血脂、其他动脉粥样硬化程度，TA 活动度评价，如 ESR、CRP、[18]F-FDG PET 等。

五、诊断

1. 解剖学诊断　推荐使用双功超声、CTA、MRA 三种手段进行 RAS 的影像学诊断。经导管血管造影术的适应证是有 RAS 的临床表现而又无法进行无创检查，或有临床症状且取得患者同意并准备接受外周动脉或冠状动脉造影检查。

2. 病理生理诊断　卡托普利肾脏核素扫描、选择性肾静脉肾素水平测定确诊 RAS。

六、治疗

1. 综合治疗　包括戒烟、治疗血脂异常和服用阿司匹林的综合治疗对进展期粥样硬化性肾动脉疾病是有益的。

2. 药物治疗　ACEI 和 CCB 能够有效地控制 RAS 并发的高血压。利尿剂和 β 受体拮抗剂对 RAS 有效。大多数患者通常需联合服用多种降压药，包括 β 受体拮抗剂、CCB、利尿药和 α 受体拮抗剂。单侧肾血管性高血压，可用 β 受体拮抗剂或 ACEI 或 ARB 治疗；双侧肾血管性高血压慎用 ACEI 或 ARB 等药物。

3. 经皮腔内肾血管成形术治疗

（1）适应证

1）临床标准：①急进型高血压、顽固性高血压、恶性高血压、高血压伴一侧肾萎缩、不能耐受抗高血压药物。②肾功能不全 / 恶化无法用其他原因解释；③使用降压药，尤其使用 ACEI 或 ARB 后肾功能恶化；④不稳定心绞痛；反复发作的急性肺水肿与左心室收缩功能不匹配。

2）血管解剖标准：何种程度的 RAS 必须进行血运重建目前尚无统一意见，推荐 RAS 最小阈值为狭窄 50%。但对于 RAS 50% ~ 70% 的患者，要有明确的血流动力学显著狭窄的依据，一般以跨病变收缩压差 > 20mmHg 或平均压差 > 10mmHg 为准。

（2）禁忌证

1）由于伴随的严重疾病预期寿命有限。

2）对比剂过敏或无法耐受抗血小板药物。

3）严重的慢性缺血性肾病，接近需要长期透析的患者，需要肾内科专家会诊，如必要时有即刻透析条件者，方可考虑行介入手术。

4）临床病情不稳定，不能耐受介入手术。

5）如病因是 TA 所致，炎症活动期一般不宜手术，要用免疫抑制剂治疗使 ESR/CRP 降至正常范围后方可考虑。

6）患肾严重萎缩，长度 < 7cm，GFR < 10ml/min。

（3）操作流程

1）血管造影机及导管室、仪器、介入耗材和药品准备。

2）询问病史及详细体格检查，术前检查、术前医嘱、患者准备；与患者和家属谈话，包括介绍手术适应证、方案、并发症，并签署知情同意书。

3）常规用药：①阿司匹林 100 ~ 300mg，每日一次；氯吡格雷 75mg，每日一次，至少 2d。②维持血压和心率相对平稳的药物。③患者其他伴随疾病治疗需要的药物。

4）手术操作：一般提倡纤维肌发育不良（fibro-muscular dysplasia，FMD）及 TA 患者先行单纯球囊扩张血管成形术，如残余狭窄 ≥ 30% 或有明显夹层，则使用血管内支架。但动脉粥样硬化性病变，尤其肾动脉开口部病变，球囊扩张血管成形术效果不理想，多主张直接放置血管内支架。

（4）术后处理

1）严密监测心律、心率、呼吸和血压等生命体征至少 24h。

2）穿刺侧肢体制动 6h（使用闭合器者）或 24h（常规拔管，加压包扎者），密切观测穿刺点及远端血供情况。

3）年老体弱或易感染人群必要时预防性使用抗生素 2 ~ 3d，以防术后感染。

4）停用或减用降压药物，密切观察血压变化，根据血压对介入治疗的反应调整抗高血压药物。

5）多饮水或经静脉予以充分补液，保证 4 ~ 6h 内尿量达 1 000ml 以上，必要时给予呋塞米，使造影剂尽早尽快排泄。

6）肾血流明显减少者给予低分子量肝素 100 ~ 120IU/kg，每 12h 一次，3 ~ 5d。

7）密切观察尿量及肾功能变化至少 2d。术后当日查血、尿常规，次日复查血、尿常规及肾功能。

（5）并发症

1）与穿刺有关的并发症，包括血肿、动静脉瘘、假性动脉瘤、大出血。

2）与导管操作有关的并发症，包括动脉穿孔、动脉破裂、动脉栓塞、动脉夹层、球囊导管断裂、导丝或导管断裂或打结。

3）低血容量、迷走反射导致的低血压休克，严重过敏反应，原有心力衰竭、肺部疾病或肾功能不全者病情加重。

4）心、脑血管意外事件，如 AMI、脑卒中。

上述并发症均可导致患者住院时间延长，或需要输血 / 外科手术等处理，个别甚至致死或致残。

4. 外科手术　是治疗 RAS 的补充手段。

5. RAS 的处理流程　见图 12-4。

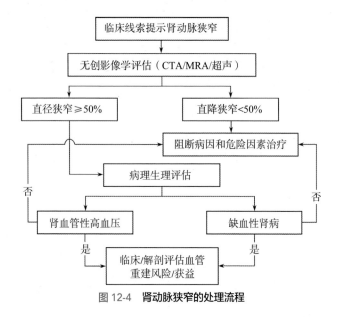

图 12-4　肾动脉狭窄的处理流程

（邹玉宝　蒋雄京）

第三节　下肢动脉狭窄

一、病因及流行病学

下肢动脉疾病（lower extremity artery disease，LEAD）主要是指髂、股动脉及以下动脉狭窄程度超过 50%，存在复杂斑块或瘤样扩张，常见的原因是动脉粥样硬化，其他病因还包括血栓、TA、纤维肌发育不良（FMD）、夹层、外伤或外源性压迫等。LEAD 是中老年人常见的疾病，其中下肢动脉狭窄需引起临床重视。

下肢动脉狭窄在 ≥ 35 岁人群的患病率为 6.6%，并随年龄增长患病率增加，≥ 75 岁人群的患病率可达 11.8%。

LEAD 的危险因素主要有吸烟、2 型糖尿病、高血压、高胆固醇血症、慢性肾病 [估测肌酐清除率 < 60ml/（min・1.73m^2）] 等，患病风险伴随着危险因素数量的增加而增加。

二、临床表现

1. 慢性下肢缺血　下肢动脉狭窄超过一定程度（一般 ≥ 70%），可出现麻木、发凉、疼痛等缺血症状，其中典型症状是下肢间歇性跛行，该症状是一种腿部或臀部疼痛、抽搐、不舒服或疲乏之感，在行走时发生，休息时缓解，一般不超过 10min，并且重复出现，呈现某种程度的规律性。如果慢性缺血引起下肢静息疼痛、溃疡或坏疽，甚至可伴局部蜂窝织炎、骨髓炎，即为慢性严重肢体缺血（chronic limb-threatening ischemia，CLTI）。

2. 急性下肢缺血　多为动脉狭窄的基础上合并血栓所致，也见于其他部位栓子脱落或动脉夹层累及。疼痛（pain）、麻木（parasthesia）、运动障碍（paralysis）、无脉（pulselessness）、苍白（pallor）是急性肢体缺血的典型表现，即"5P"。2015 下肢动脉硬化闭塞症诊治指南中分期和分级见表 12-1。

表 12-1　**下肢动脉狭窄性疾病的分期和分级（Fontaine 法和 Rutherford 法）**

Fontaine 法：		Rutherford 法：		
期别	临床表现	级别	类别	临床表现
Ⅰ 期	无症状	0 级	0	无症状
Ⅱa 期	轻微跛行	Ⅰ 级	1	轻微跛行
Ⅱb 期	中至重度跛行	Ⅰ 级	2	中度跛行
		Ⅰ 级	3	重度跛行
Ⅲ 期	缺血性静息痛	Ⅱ 级	4	缺血性静息痛
Ⅳ 期	溃疡或坏疽	Ⅲ 级	5	轻度组织丧失
		Ⅳ 级	6	溃疡或坏疽

三、筛查

建议对下列人群进行下肢动脉筛查：①具有多个危险因素，如吸烟、高血压、高胆固醇血症、2 型糖尿病；② < 50 岁的糖尿病患者，伴有一个或多个动脉粥样硬化危险因素，如吸烟、高血压、血脂异常和高凝状态；③年龄 50～64 岁，有心血管危险因素，尤其是吸烟或糖尿病；④年龄 ≥龄有

岁，已知有冠状动脉、颈动脉或肾动脉粥样硬化疾病者，或 10 年 CAD 风险达 10% ~ 20% 的人群；⑤运动后有下肢疲劳症状或有难以愈合的伤口；⑥下肢动脉体检异常；⑦男性勃起功能障碍。

四、辅助检查

1. **踝臂指数（ABI）** 是无创筛查下肢动脉狭窄的基本检查方法，正常值为 1.00 ~ 1.40，≤ 0.90 为异常，0.91 ~ 0.99 为临界，> 1.40 表明血管严重钙化或弹性减低。当 ABI 临界异常或静息 ABI 正常而仍高度怀疑下肢动脉狭窄时，可行 ABI 运动试验，包括 6min 步行试验、平板运动试验，静息 ABI 为 0.90 以上，运动后 1min ABI 下降超过 20% 可诊断 LEAD。

2. **影像学检查** 包括双功能超声、CTA、MRA、DSA，其中 DSA 是下肢动脉疾病狭窄或闭塞诊断的"金标准"，适合于拟计划行同期血运重建的患者或上述无创检查难以明确的患者。

五、诊断和鉴别诊断

对于有临床线索的患者需完善上述检查，确诊一般依靠影像学检查结果。间歇性跛行的患者注意鉴别诊断，见表 12-2。

表 12-2　间歇性跛行的鉴别诊断

症状 / 疾病	疼痛或不适的部位	不适的性质	症状与运动的关系	休息的影响	体位的影响	其他特点
间歇性跛行（小腿）	小腿肌群	痉挛性疼痛	相同程度的运动后发生	很快缓解	无	重复性
慢性骨筋膜室综合征	小腿肌群	突发紧痛	一定强度的运动后（如慢跑）发生	缓解很慢	抬高肢体可快速缓解症状	常见于肌肉发达的运动员
静脉性间歇性跛行	全下肢，但大腿及腹股沟的症状通常更重	突发紧痛	步行后发生	缓解慢	抬高肢体可快速缓解症状	髂股深静脉血栓形成史
神经根的压迫（如椎间盘突出）	沿患肢向下的放射性疼痛，常位于后方	尖锐的针刺样疼痛	立即或很短时间内发生	不能很快缓解（休息过程中也常出现）	调整后背位置可能有助于缓解症状	有背部疾病史

症状/疾病	疼痛或不适的部位	不适的性质	症状与运动的关系	休息的影响	体位的影响	其他特点
症状性腘窝囊肿	膝关节后方沿小腿向下的疼痛	肿胀、酸痛、压痛	运动时发生	休息过程中仍有症状	无	无间歇性跛行
间歇性跛行(髋部、大腿、臀部)	髋部、大腿、臀部	疼痛不适及无力感	相同程度的运动后发生	很快缓解	无	重复性
髋关节炎	髋部、大腿、臀部	疼痛不适	不同程度的运动后发生	不能很快缓解(休息时也常出现)	采用下肢支撑的坐姿较为舒适	多变,可能与活动量和天气变化有关
脊髓压迫症	髋部、大腿、臀部(相应皮节)	无力感多于疼痛感	行走或站立相同时间后发生	仅体位改变可缓解症状	可通过坐或前屈改变腰椎屈伸压力以缓解症状	频繁发作背部疾病史,腹内压增高可诱发症状
间歇性跛行(足)	足、足弓	严重的深部疼痛和麻木感	相同程度的运动后发生	很快缓解	无	重复性
关节炎、炎症反应	足、足弓	酸痛	不同程度的运动发生	不能很快缓解(休息时也通常出现)	可能通过不承重而缓解	多变,可能与活动量有关

六、治疗

1. 非药物治疗

（1）患者教育和改善生活方式，包括戒烟、限酒、控制体重等。

（2）注意下肢保健。

（3）步行锻炼，适合于慢性缺血患者，每日 30min，≥ 12 周。

2. 药物治疗

（1）抗血小板药物：首选氯吡格雷或阿司匹林，长期服用，也可选用西洛他唑、盐酸沙格雷酯。

（2）扩张血管和改善侧支循环的药物：常用前列腺素类药物。

（3）抗凝药物：阿加曲班、肝素类药物可用于急性下肢缺血、血管重建术期间及术后早期，继之以口服抗凝药物维持治疗。

（4）对症支持药物：包括抗生素治疗下肢溃疡继发感染、伴严重疼痛的患者给予 NSAIDs 或阿片类等镇痛药物。

（5）控制危险因素：包括治疗高血压、血脂异常、心房颤动、糖尿病的药物。

3. 局部治疗　伴有皮肤溃疡的患者注意清创术和换药。

4. 血运重建术　对于慢性严重下肢缺血和急性下肢缺血的患者，应尽快行血运重建治疗。主要手段如下。

（1）下肢动脉腔内介入治疗

1）导管溶栓和 / 或机械取栓：急性下肢缺血首选，尤其是对发病时间 14d 内、无运动障碍的患者。溶栓药物包括受累动脉局部注射尿激酶或特异性纤溶酶原激活剂。

2）血管成形术或支架置入：是部分髂动脉、股 - 腘动脉、腘动脉以下血管闭塞引起的慢性严重下肢缺血和急性下肢缺血的首选治疗方法。

（2）外科手术治疗：部分重症患者可能需要血管（人工血管或自体静脉）旁路手术、动脉取栓或截肢手术。

七、后续治疗和随访

定期监测病情变化，继续维持有效治疗。对于血运重建术后的患者，继续长期服用抗血小板药物（双抗 1 ~ 3 个月后改为单抗维持），对于部分动脉栓塞的患者或血栓负荷重的患者需长期口服抗凝药物。

八、下肢动脉狭窄的诊疗流程

见图 12-5。

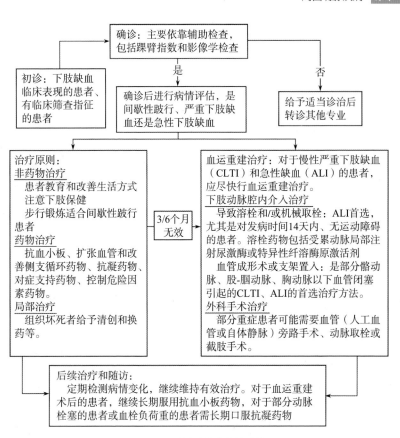

图 12-5　下肢动脉狭窄的诊疗流程

（邹玉宝　蒋雄京）

第四节　颅外颈动脉狭窄

一、病因

颅外颈动脉狭窄主要原因是动脉粥样硬化，其他少见的原因包括动脉夹层、纤维肌性发育不良和血管炎等。

二、临床表现

颈动脉狭窄的症状主要包括卒中或 TIA，如短暂同侧视物模糊（一过性黑矇）、对侧肢体无力及面部麻木、视野缺损、构音困难。如果卒中发生在优势半球，往往会有失语症。

三、诊断

大部分病变听诊有血管喷射性杂音，同时影像学上表现为相应节段的动脉狭窄。根据临床表现有无出现发作性或持续性脑缺血症状和体征，分为症状性或无症状性颈动脉狭窄。

四、治疗

1. 药物治疗

（1）抗动脉粥样硬化。

（2）抗血小板治疗：对于颅外颈动脉狭窄的患者，推荐应用阿司匹林；对于有症状患者，推荐单纯应用阿司匹林或氯吡格雷，也可联合应用阿司匹林和潘生丁。

2. 血运重建治疗

包括颈动脉内膜剥脱术（carotid endarterectomy，CEA）和颈动脉支架术（carotid artery stenting，CAS）。

（1）CAS 适应证

1）临床标准：①有狭窄相关的症状，狭窄侧 TIA 或缺血性卒中；②伴一个或多个合并症，血管外科手术风险大；③手术难以抵达部位（如颈总动脉近段，颈内动脉颅内段）的狭窄；④对侧颈动脉闭塞；⑤多处狭窄病变；⑥放疗所致的颈动脉狭窄；⑦手术后复发的颈动脉狭窄。

2）血管解剖标准：①选择性动脉造影或 DSA 证实颈总或颈内动脉节段性直径狭窄 ≥ 50%。②有狭窄相关的症状，推荐介入治疗阈值为颈动脉狭窄 ≥ 50%；如无明确症状，则推荐介入阈值为直径狭窄 ≥ 70%。

（2）CAS 禁忌证

1）由于伴随的严重疾病预期寿命有限者。

2）对比剂过敏或无法耐受抗血小板药物。

3）病变解剖特点不适合介入治疗；慢性完全闭塞性病变。

4）临床病情不稳定，不能耐受介入手术。

5）如病因为 TA 所致，炎症活动期一般不宜手术，要用免疫抑制剂治疗使 ESR/CRP 降至正常范围后方可考虑。

6）1 个月内有严重脑卒中史。

（3）常规用药

1）阿司匹林 100～300mg，每日一次；氯吡格雷 75mg，每日一次，至少 2d。

2）维持血压和心率相对平稳的药物。

3）患者其他伴随疾病治疗需要的药物。

4）适当减少 β 受体拮抗剂或非二氢吡啶类钙拮抗剂用量，维持基础心率 > 60 次 /min。

（4）CAS 操作过程

1）动脉插管一般选择股动脉径路。如果髂动脉严重迂曲、闭塞或腹主动脉下段闭塞，经股动脉路径无法插入导管，可经肱动脉或桡动脉路径行颈动脉介入。

2）动脉内注入普通肝素 1mg/kg；建立动脉内压力监测，注意维持血压相对平稳。

3）弓上动脉造影，了解血管的解剖全貌。选择性颈动脉造影，了解病变血管的详细解剖。

4）推送导引导管头端接近病变，随后放置颈动脉栓塞防护装置。

5）一般提倡 FMD 及 TA 患者先行单纯球囊扩张血管成形术，如残余狭窄 ≥ 30% 或有明显夹层，则使用血管内支架。但动脉粥样硬化性病变，多主张直接行血管内支架。

6）球囊扩张血管成形术：预扩张球囊直径较远端正常对照动脉小 1～2mm，长度以能覆盖病变全长为宜。后扩张是为了病变残余狭窄完全扩开，根据血管造影情况，可选用直径与远端正常对照动脉等大的球囊再扩张，以获得满意的血管造影结果。

7）支架置入：对于动脉粥样硬化性病变，一般提倡常规使用颈动脉专用自膨式支架。支架长度以能覆盖病变全长并在两端延长 5～10mm 为宜，自膨式支架直径较近端邻近正常对照动脉大 1～2mm。如果支架扩张欠佳，根据血管造影情况进行后扩张。

8）低血压与心动过缓的处理：主要是颈动脉窦部受压导致的反射性低血压与心动过缓，一般为一过性，但也有持续几日的情况。如介入治疗涉及颈动脉窦部，而基础心率 < 70 次 /min，则球囊扩张或支架置入前先静脉推注阿托品 0.5～1.0mg，提高心率至 > 70 次 /min；少数无应答的病例需置入临时起搏器，提高心率至 60～70 次 /min；如球囊扩张或支架置入后心率 < 60 次 /min，可再静脉推注阿托品 0.5～1.0mg 1～2 次，如血压较基线值明显下降或低于 90/60mmHg，则静脉推注多巴胺 2～3mg，可重复给药，或静脉持续泵入，维持血压 > 90/60mmHg。

9）再造影明确血运重建情况，如无血栓、夹层及明显残余狭窄，则可回收动脉栓塞防护装置。

10）双侧颈动脉狭窄的介入治疗一般主张先解决狭窄重的一侧，如血流动力学平稳，可同期完成另一侧的介入治疗，如血流动力学不平稳，则分期完成。

（5）术后处理

1）严密监测心律、心率、呼吸和血压等生命体征至少 24h，维持血压及心率在正常范围。

2）穿刺侧肢体制动 6h（使用闭合器者）或 24h（常规拔管，加压包扎者），密切观测穿刺点及远端血供情况。

3）必要时预防性使用抗生素 2~3d，以防术后感染。

4）观察是否发生新的神经系统病理体征。

5）术后当日查血、尿常规，次日复查血、尿常规及肾功能。

6）术后 2d：颈动脉操作的患者可适当推迟出院时间 1~3d。等待 CABG 的患者安排转入相关病房，介入术后最早 5d 可暂停抗血小板药物，换用低分子量肝素 5 000U（每 12h 一次），阿司匹林视情况而定，5~7d 后可进行 CABG 治疗。如 CAD 症状稳定，则建议双抗 1 个月后再行 CABG。

（6）并发症

1）与穿刺有关的并发症：血肿、动静脉瘘、假性动脉瘤、大出血。

2）与导管操作有关的并发症：动脉穿孔、动脉破裂、动脉栓塞、动脉夹层、球囊导管断裂、导丝或导管断裂或打结。

3）低血容量、迷走反射导致的低血压休克，颈动脉窦部受压导致的反射性低血压与心动过缓，严重过敏反应，原有心力衰竭、肺部疾病或肾功能不全者病情加重。

4）心、脑血管意外事件，如 AMI、脑卒中。

（邹玉宝　蒋雄京）

推荐阅读资料

[1] 蒋雄京. 外周血管疾病与顽固性高血压临床手册. 北京：人民卫生出版社，2016.

[2] ABOYANS V, RICCO J B, BARTELINK M, et al. 2017 ESC Guidelines on the diagnosis and treatment of peripheral arterial diseases, in collaboration with the

European Society for Vascular Surgery (ESVS): document covering atherosclerotic disease of extracranial carotid and vertebral, mesenteric, renal, upper and lower extremity arteries endorsed by: the European Stroke Organization (ESO) The Task Force for the diagnosis and treatment of peripheral arterial diseases of the European Society of Cardiology (ESC) and of the European Society for Vascular Surgery (ESVS). Eur Heart J, 2018, 39(9): 763-816.

[3] 中华医学会外科学分会血管外科学组. 下肢动脉硬化闭塞症诊治指南. 中华普通外科学文献 (电子版), 2016, 10(1): 1-18.

[4] 蒋雄京, 邹玉宝. 冠心病合并颈动脉狭窄的处理策略专家共识. 中国循环杂志, 2016,31(12): 1150-1156.

[5] 蒋雄京, 邹玉宝. 肾动脉狭窄的诊断和处理中国专家共识. 中国循环杂志, 2017, 32(9): 835-844.

肺动脉疾病

第一节 肺动脉高压

一、定义

肺动脉高压（pulmonary hypertension，PH）是指由各种原因引起的肺血管床结构和/或功能的改变，以肺血管阻力进行性增高为特征的临床综合征，最终导致右心扩张、心力衰竭甚至死亡。PH 是一种血流动力学异常状态，可以是某些疾病的临床表现，也可以是独立的疾病。

从血流动力学方面讲，PH 是指在海平面，静息状态下，右心导管检查测定的肺动脉平均压（mean pulmonary artery pressure，mPAP）$\geqslant$ 25mmHg（1mmHg=0.133kPa），而动脉性肺动脉高压（pulmonary arterial hypertension，PAH）指右心导管测得 mPAP $\geqslant$ 25mmHg、肺动脉楔压（pulmonary arterial wedge pressure，PAWP）$\leqslant$ 15mmHg 和肺血管阻力（pulmonary vascular resistance，PVR）> 3WU[1WU=80dyn/（s·cm^5）]。

二、临床分类

PH 的临床分类见表 13-1。

表 13-1　肺动脉高压的临床分类

分类	亚类
1. 动脉性肺动脉高压	1.1 特发性肺动脉高压
	1.2 遗传性肺动脉高压
	1.3 药物和毒物相关肺动脉高压
	1.4 疾病相关的肺动脉高压
	1.4.1 结缔组织病
	1.4.2 HIV 感染
	1.4.3 门静脉高压
	1.4.4 先天性心脏病
	1.4.5 血吸虫病
	1.5 对钙通道阻滞剂长期有效的肺动脉高压
	1.6 具有明显肺静脉闭塞症/肺毛细血管瘤病（PVOD/PCH）的肺动脉高压
	1.7 新生儿持续性肺动脉高压
2. 左心疾病所致肺动脉高压	2.1 射血分数保留的心力衰竭
	2.2 射血分数降低的心力衰竭

分类	亚类
2. 左心疾病所致肺动脉高压	2.3 瓣膜性心脏病 2.4 导致毛细血管后肺动脉高压的先天性/获得性心血管病
3. 肺部疾病和/或低氧所致肺动脉高压	3.1 阻塞性肺疾病 3.2 限制性肺疾病 3.3 其他阻塞性和限制性并存的肺疾病 3.4 非肺部疾病导致的低氧血症 3.5 肺发育障碍性疾病
4. 肺动脉阻塞所致肺动脉高压	4.1 慢性血栓栓塞性肺动脉高压 4.2 其他肺动脉阻塞性疾病:肺动脉肉瘤或血管肉瘤等恶性肿瘤、肺血管炎、先天性肺动脉狭窄、寄生虫(包虫病)
5. 未明和/或多因素所致肺动脉高压	5.1 血液系统疾病(如慢性溶血性贫血、骨髓增殖性疾病) 5.2 系统性和代谢性疾病(如结节病、戈谢氏病、糖原储积症) 5.3 复杂性先天性心脏病 5.4 其他(如纤维性纵隔炎)

三、临床表现

1. **PH 及右心衰竭的症状** 劳累性气短、疲劳、乏力、心绞痛和晕厥;双下肢水肿、浆膜腔积液、腹胀、食欲不振等;咯血、声音嘶哑、喘息、心绞痛等。

2. **PH 及右心衰竭的体征** 呼吸频率增加、脉搏频速、细小;肺动脉瓣区第二心音亢进、分裂,左侧第 2 肋间可闻及收缩期喷射音及喷射性杂音、肺动脉瓣区舒张期杂音、三尖瓣区全收缩期杂音;颈静脉怒张、肝大、腹水、下肢水肿等。

3. **PH 病因方面的症状及体征** 如皮肤、关节、黏膜、骨骼异常,慢性咳痰喘病史、药物毒物接触史、职业史等。

四、辅助检查

1. **实验室检查** 血常规、血生化、ESR、甲状腺功能、肝炎病毒、HIV、免疫自身抗体全套、易栓全项、凝血功能、BNP 或 NT-proBNP、铁代谢、血气分析。

2. **ECG** 肺性 P 波、电轴右偏、右心室肥厚、RBBB、心房扑动或心房颤动等。

3. **X 线胸片** 肺动脉主干扩张而外周血管纤细、右心房和右心室扩大。合并左心病可有不同程度肺淤血,合并肺部疾病可见相应肺实质、胸廓或胸膜改变，肺动脉阻塞性疾病可见肺纹理不对称等表现。

4. 超声心动图

（1）估测肺动脉收缩压：通过三尖瓣反流速率估测肺动脉收缩压，结合其他支持征象判断 PH 的可能性。

（2）评估右心功能：通过右心房面积、三尖瓣环收缩期位移（tricuspid annular plane systolic excursion，TAPSE）、Tei 指数及 TDI 等评估右心收缩和舒张功能。

（3）了解心内结构、功能异常或血管畸形：如先天性心脏病、瓣膜性心脏病（valvular heart disease，VHD）、心肌受累疾病等。

5. 呼吸功能

有助于发现气道、肺实质或肺间质性疾病。PH 患者可表现为肺容量下降、弥散量轻度下降。

6. 肺动脉 CTA

（1）PH 间接征象：肺动脉增宽、右心房和右心室扩大、右心室壁增厚、心包积液、胸腔积液等。

（2）高分辨率 CT 平扫：了解肺实质、肺间质及纵隔病变，有助于 PH 原因的筛查如肺部疾病所致 PH、肺静脉闭塞症或肺毛细血管瘤病。

（3）肺动脉 CTA：了解肺血管情况，有助于 PH 原因筛查如肺动脉阻塞性疾病（PE、肺血管炎、纤维素性纵隔炎、肺动脉内占位、肺静脉狭窄）、肺动静脉瘘等；同时有助于先天性心脏病的诊断，如 ASD、肺静脉异位引流、PDA 等。

7. 核素肺通气/灌注扫描

有助于肺动脉阻塞性疾病所致 PH 的病因筛查，阳性结果不具有特异性，需要进一步影像学检查明确原因。

8. 6min 步行距离

评估 PH 患者运动功能、危险分层的指标。

9. 心肺运动试验

评估 PH 患者运动功能、危险分层的指标。

10. 睡眠呼吸监测

了解是否合并睡眠呼吸暂停，评估夜间低氧情况。

11. 腹部超声

了解 PH 的病因如门静脉高压、肝动静脉瘘等，并评估右心衰竭严重程度。

12. 右心导管和肺动脉造影

（1）右心导管是 PH 诊断的"金标准"，测定血流动力学参数包括右心房和右心室压力、PAP 及各腔室血氧饱和度，计算 CO 和肺血管阻力等参数。

（2）了解 PH 性质（毛细血管前或毛细血管后 PH），进一步明确 PH 原因。

（3）进行急性肺血管扩张试验。

（4）肺动脉造影，有助于 PE、肺血管炎等肺动脉阻塞性疾病的诊断，可作为肺动脉血栓内膜剥脱术、肺动脉支架置入术治疗评估。

五、肺动脉高压的诊断流程

PH 诊断流程见图 13-1。

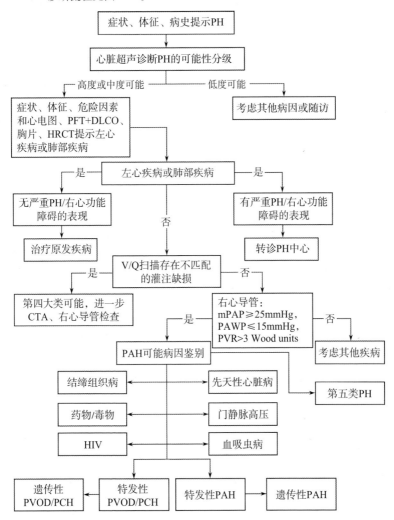

PH. 肺动脉高压；PFT+DLCO. 肺功能检查；HRCT. 高分辨率 CT；V/Q. 核素肺灌注 / 通气；CTA.CT 血管造影；mPAP. 平均肺动脉压；PAWP. 肺动脉楔压；PVR. 肺血管阻力；PAH. 动脉性肺动脉高压；HIV. 人类免疫缺陷病毒；PVOD/PCH. 肺静脉闭塞症 / 肺毛细血管瘤病。

图 13-1　肺动脉高压诊断流程

六、动脉性肺动脉高压的危险分层

PAH 危险分层见表 13-2。

表 13-2　动脉性肺动脉高压危险分层

	预后决定因素 （估计 1 年死亡率）	低风险（＜5%）	中风险（5%～10%）	高风险（＞10%）
A	WHO FC	I，II	III	IV
B	6min 步行距离	＞440m	165～440m	＜165m
C	血浆 NT-proBNP/BNP 水平或 RAP 两者中较差的指标	BNP ＜50ng/L，NT-proBNP ＜300ng/L 或 RAP ＜8mmHg	BNP 50～300ng/L，NT-proBNP 300～1 400ng/L 或 RAP 8～14mmHg	BNP ＞300ng/L，NT-proBNP ＞1 400ng/L 或 RAP 8～14mmHg
D	CI 或 SvO_2 两者中较差的指标	CI ≥ 2.5L/min/m^2 或 SvO_2 ＞65%	CI 2.0～2.4L/min/m^2 或 SvO_2 60%～65%	CI ＜2.0L/min/m^2 或 SvO_2 ＜60%

注：A、B、C、D 四个标准综合分析。低风险至少符合三项低风险标准，且不具有高风险标准；高风险为符合两项高风险标准，其中包括心脏指数或混合静脉血氧饱和度；中风险为不属于高风险和低风险的情况。

BNP，脑钠肽；NT-proBNP，N 末端 B 型利钠肽原；RAP，右心房压；CI，心脏指数；SvO_2，混合静脉血氧饱和度。

七、动脉性肺动脉高压的治疗

1. 病因治疗　明确 PAH 原因，进行病因治疗。

2. 一般治疗　避免妊娠、适度运动康复、预防感染、避免前往高海拔地区。

3. 支持治疗　特发性肺动脉高压（IPAH）、可遗传 PAH 和药物毒物相关 PAH 如无禁忌建议抗凝，液体潴留患者利尿治疗，血氧饱和度降低患者给予氧疗，地高辛或其他血管活性药物可酌情给予。

4. 钙离子拮抗剂　IPAH、可遗传 PAH 和药物毒物相关 PAH 患者进行急性血管扩张试验，反应阳性的患者可给予钙离子拮抗剂（硝苯地平、地尔硫䓬或氨氯地平），逐渐滴定至最大耐受剂量，服药后定期随访，监测病情和血流动力学是否维持稳定。急性血管反应试验阳性标准：mPAP 下降超过

10mmHg 并降至 40mmHg 以下，心排血量（CO）增加或维持不变。

5. **靶向药物治疗**　见表 13-3。

表 13-3　动脉性肺动脉高压靶向药物治疗

靶向药物	用法	主要不良反应
前列环素通路药物		
依洛前列素(万他维)	10 ~ 20μg/ 吸入，6 ~ 9 次 /d	头痛、脸红、低血压
曲前列尼尔(瑞莫杜林)	1.25ng/(kg·min) 起始，静脉或皮下注射	输注部位疼痛、头痛、腹泻
司来帕格(优拓比)	0.2mg，每日两次，每周增加 0.2mg 至 1.6mg，每日两次	头痛、腹泻
内皮素通路药物		
波生坦(全可利)	62.5 ~ 125mg，每日两次	肝功能异常、头痛、水肿
安立生坦(凡瑞克)	5 ~ 10mg，每日一次	血红蛋白下降、水肿
马昔腾坦(傲朴舒)	10mg，每日一次	血红蛋白下降
一氧化氮通路药物		
西地那非(万艾可)	20mg，每日三次	头痛、脸红、月经增多等
他达那非(希爱力)	20 ~ 40mg，每日一次	头痛、脸红、肌肉酸痛等
利奥西呱(安吉奥)	1mg，每日三次，每两周增加 0.5mg 至 2.5mg，每日三次	头痛、血压降低等

6. **肺移植**　联合靶向治疗后患者仍为中风险或高风险或 REVEAL 危险评分 > 7 分者，或包括前列环素在内的药物联合治疗至少 3 个月，WHO 功能仍为Ⅲ级或Ⅳ级者，应尽早进行肺移植评估。

7. **PAH 的治疗流程**　见图 13-2。

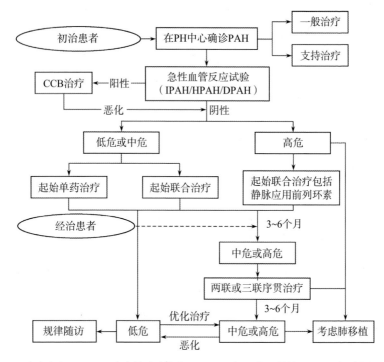

PH. 肺动脉高压；PAH. 动脉性肺动脉高压；CCB. 钙通道阻滞剂；IPAH. 特发性肺动脉高压；HPAH. 遗传相关性肺动脉高压；DPAH. 药物相关性肺动脉高压。

图 13-2　动脉性肺动脉高压治疗流程

8. 动脉性肺动脉高压的随访

PAH 患者需要定期随访，评估治疗效果和调整治疗方案。随访的时间及复查内容见表 13-4。

表 13-4　动脉性肺动脉高压的随访

随访内容	基线	每3～6个月①	每6～12个月①	治疗改变后3～6个月①	临床恶化时
WHO 功能分级	＋	＋	＋	＋	＋
心电图	＋	＋	＋	＋	＋
6min 步行距离 /Borg 呼吸困难评分	＋	＋	＋	＋	＋

随访内容	基线	每3～6个月①	每6～12个月①	治疗改变后3～6个月①	临床恶化时
心肺运动试验	+		+		+
超声心动图	+		+	+	+
基础实验室检查②	+	+	+		+
其他实验室检查③	+		+		+
血气分析	+		+		+
右心导管检查	+		+	+	+

注：①间隔时间根据患者需要调整。

②基础实验室检查包括血常规、INR（服用 VKA 患者）、肝功能、肾功能、电解质及 NT-proBNP/BNP。

③其他实验室检查项目包括 TSH、肌钙蛋白、尿酸、铁贮备（铁、铁蛋白、可溶性转铁蛋白受体）及其他符合个体患者需求的检查。

八、慢性血栓栓塞性肺动脉高压的治疗流程

慢 性 血 栓 栓 塞 性 肺 动 脉 高 压（chronic thromboembolic pulmonary hypertension，CTEPH）一经确诊，需要长期抗凝治疗。目前首选的治疗方式为肺动脉血栓内膜剥脱术，如不能手术、术后残存 PH 或术后复发的患者，可考虑靶向药物治疗（首选利奥西呱）或经皮球囊肺动脉成形术。见图 13-3。

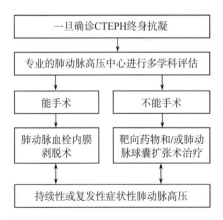

图 13-3　慢性血栓栓塞性肺动脉高压（CTEPH）的治疗流程

（罗　勤）

第二节　肺动脉血栓栓塞、深静脉血栓形成

一、急性肺栓塞

1. 定义　急性肺血栓栓塞症（acute pulmonary thromboembolism）简称急性肺栓塞（acute pulmonary embolism，APE），是指源于静脉系统或右心的血栓栓子堵塞肺动脉或其分支，引起循环和呼吸障碍的临床综合征。

2. 危险因素（约 40% 的 APE 患者无危险因素）　导致静脉血流瘀滞、血管损伤、高凝状态的因素，包括获得性和遗传性两类，表现为暂时性和长期性。常见危险因素包括：①下肢骨折、关节置换、手术、脊髓损伤、大创伤；②恶性肿瘤；③ 3 个月内的心肌梗死；④既往静脉血栓病史；⑤心力衰竭或呼吸衰竭；⑥激素替代和口服避孕药；⑦自身免疫病、炎症性肠病；⑧糖尿病、肥胖；⑨感染；⑩增长的年龄、妊娠。

3. 临床表现　从无症状到甚或猝死，缺乏特异性。

（1）症状：呼吸困难、胸痛、咳嗽、咯血、心悸、晕厥。

（2）体征：呼吸急促、啰音、心动过速、发热、发绀。

4. 临床可能性评估　根据临床表现预测 APE 的可能性（表 13-5）。

表 13-5　急性肺栓塞临床可能性评估

指标	临床评分	
修订 Geneva 评分	原始版	简化版
既往肺栓塞或深静脉血栓形成	3	1
心率		
75 ~ 94 次 /min	3	1
≥ 95 次 /min	5	2
1 个月内的外科或骨折	2	1
咯血	2	1
癌症活动期	2	1
非对称性下肢痛	3	1
下肢深静脉触痛和 / 或非称性水肿	4	1

指标	临床评分	
年龄 > 65 岁	1	1
临床可能性 (分三层评分)		
低	0 ~ 3	0 ~ 1
中	4 ~ 10	2 ~ 4
高	≥ 11	≥ 5
分两层评分		
肺栓塞不可能	0 ~ 5	0 ~ 2
肺栓塞可能	≥ 6	≥ 3

5. 辅助检查

（1）ECG：无特异性。可表现为房性心律失常、窦性心动过速。较严重者可见 $V_1 \sim V_4$ 导联 T 波倒置、V_1QR 和 S1Q3T3、RBBB。

（2）胸片：大多正常，可见肺不张、胸腔积液、肺梗死。

（3）血气分析：可表现为低氧血症和低碳酸血症，≤ 40% 患者动脉血氧饱和度（oxygen saturation in arterial blood，SaO_2）正常。

（4）D- 二聚体：敏感性高，特异性低。用以排除中低危疑似 APE 患者。> 50 岁患者应采用经年龄校正的 D- 二聚体临界值（年龄 ×10μg/L）。

（5）心脏超声：危险分层的重要依据。可表现为右心室壁局部运动幅度降低，右心扩大，三尖瓣反流速度增快及室间隔左移运动异常，肺动脉干增宽等。

（6）肺血管增强 CT：特异性和敏感性均高。直接征象为肺动脉内的低密度充盈缺损或远端血管不显影；间接征象为肺血管血流灌注不均形成"马赛克"征、肺梗死、肺不张、胸腔积液和右心扩大。对亚段 APE 诊断有限。

（7）BNP 或 NT-proBNP、TnI 或 TnT：危险分层的重要依据。

6. 危险分层　见表 13-6、表 13-7。

表 13-6　急性肺栓塞（APE）危险分层

早期死亡风险		危险分层指标			
		血流动力学不稳定	APE 严重程度和/或合并症的临床指标：PESI 分级 Ⅲ ~ Ⅴ级或 sPESI ≥ 1	TTE 或 CTPA 有右心室功能不全	肌钙蛋白水平升高
高危		+	+	+	+
中危	中高	−	+	+	+
	中低	−	+	一项或无 +	
低危		−	−	−	可选择性评估；若评估均 −

注：血流动力学不稳定指如下临床表现之一，包括心脏骤停、梗阻性休克（收缩压 < 90mmHg 或足够充盈状态下仍需升压药使收缩压 ≥ 90mmHg、末端器官低灌注）或持续性低血压（无新发的心律失常、低血容量或败血症的情况下，收缩压 < 90mmHg 或下降 ≥ 40mmHg，持续超过 15min）。即使 PESI 为 Ⅰ ~ Ⅱ 级或 sPESI 为 0，若存在右心功能不全的征象或心脏生物标志物水平升高，也应被划分为中危。

TTE，经胸超声心动图检查；CTPA，CT 肺动脉造影；PESI，肺栓塞严重指数；sPESI，简化肺栓塞严重指数。

表 13-7　原始版和简化版肺栓塞严重指数（PESI）

指标	原始版	简化版
年龄	以年龄为分数	1（若年龄 > 80 岁）
男性	+10	−
癌症	+30	1
慢性心力衰竭	+10	1
慢性肺部疾病	+10	1
脉搏 ≥ 110 次 /min	+20	1
收缩压 < 100mmHg	+30	1

指标	原始版	简化版
呼吸频率 > 30 次 /min	+20	—
体温 < 36℃	+20	—
精神状态改变	+60	—
动脉血氧饱和度 < 90%	+20	1
危险分类	Ⅰ 类：≤ 65 分,30d 极低死亡风险(0 ～ 1.6%) Ⅱ 类:66 ～ 85 分, 低死亡风险(1.7% ～ 3.5%) Ⅲ 类:86 ～ 105 分, 中死亡风险(3.2% ～ 7.1%) Ⅳ 类:106 ～ 125 分, 高死亡风险(4.0% ～ 11.4%) Ⅴ 类: > 126 分, 极高死亡风险(10% ～ 24.5%)	0 分:30d 死 亡 风 险 1.0% (95%CI:0 ～ 2.1%) ≥ 1 分:30d 死亡风险 10.9% (95%CI:8.5% ～ 13.2%)

7. 治疗

（1）血流动力学和呼吸支持：氧疗、药物治疗急性右心衰竭、器械支持。

（2）初始抗凝治疗（前 5 ～ 14d 的抗凝治疗）：中高度疑似 APE 患者在等待确诊期间就应开始抗凝。

1）低分子量肝素和磺达肝癸钠：优先用于中危或低危患者，根据体重和肾功能调整剂量，不需监测。如依诺肝素 1mg/kg 皮下注射，每 12h 一次。低分子量肝素在肌酐清除率 15 ～ 30ml/min 调整剂量使用。磺达肝癸钠 5mg（＜50kg）、7.5mg（50 ～ 100kg）、10mg（＞100kg）皮下注射，每日一次；用于 HIT 患者。

2）普通肝素：适于严重肾功能不全（肌酐清除率 ≤ 30ml/min）、重度肥胖、高出血风险、部分高危患者。静脉输注，首剂 80U/kg（2 000 ～ 5 000U），维持 18U/（kg·h），监测活化部分凝血酶时间（activated partial thrombin time，APTT）（1.5 ～ 2.5 倍）。

3）NOAC（阿哌沙班、达比加群、依度沙班或利伐沙班）：启用口服抗凝治疗时优于华法林使用；不用于严重肾功能不全、妊娠 / 哺乳、抗磷脂抗体综合征患者；固定剂量不需监测。

利伐沙班：15mg（每日两次）×3 周，改为 20mg（每日一次）。

阿哌沙班：10mg（每日两次）×7日，改为5mg（每日两次）。

达吡加群：胃肠外抗凝5~7日后，150mg（每日两次）；≥80岁110mg（每日两次）。

依度沙班：胃肠外抗凝5~7日后，60mg（每日一次）。

4）维生素K抑制剂（VKA，华法林）：替代NOAC，与胃肠外抗凝剂重叠≥5d至INR 2~3稳定2d。抗凝疗程：≥3个月。

（3）再灌注治疗：高危患者。

1）静脉溶栓：发病48h获益最大，6~14d仍有效。溶栓前需明确溶栓禁忌证、知情同意书、备血、避免有创穿刺；溶栓中观察生命体征和出血。

rt-PA：50~100mg，静脉注射，持续2h。

尿激酶：4 400IU/（kg·10min）负荷，2 200IU/（kg·h）维持静脉注射，12h；或2万U/kg，静脉注射2h。

2）外科取栓：肺动脉近端血栓，溶栓禁忌或溶栓失败。

（4）下腔静脉滤器：抗凝禁忌或抗凝后复发。

8. 整合风险调整后的诊治策略

（1）诊断策略：见图13-4、图13-5。

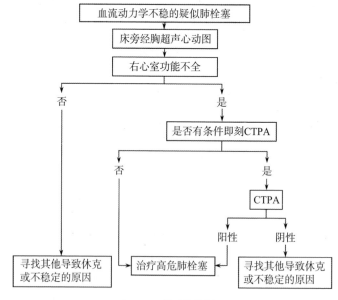

CTPA.CT肺动脉造影。

图13-4　血流动力学不稳的疑似肺栓塞诊断流程

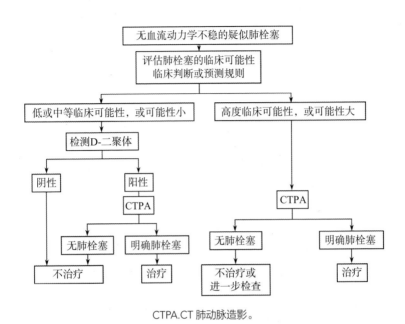

CTPA.CT 肺动脉造影。

图 13-5　无血流动力学不稳的疑似肺栓塞诊断流程

（2）治疗策略：延展期抗凝治疗（图 13-6）。

3 个月后的抗凝治疗称延展期抗凝治疗。继发于暂时性 / 可逆危险因素的首发 PE 患者，抗凝 3 个月后停药；抗磷脂抗体综合征患者，继续使用 VKA 口服抗凝治疗；接受延展期抗凝的患者，定期再评估药物耐受性和患者用药依从性、肝功能、肾功能和出血风险。

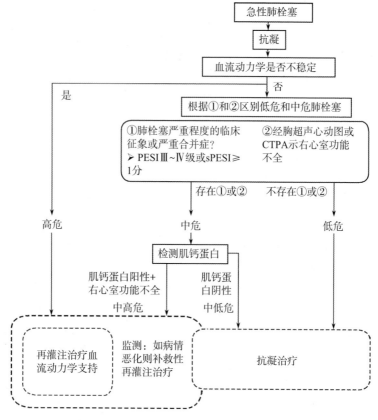

CTPA.CT 肺动脉造影；PESI. 肺栓塞严重指数；sPESI. 简化肺栓塞严重指数。

图 13-6　延展期抗凝治疗流程

（顾　晴）

二、深静脉血栓形成

1. **定义**　深静脉血栓形成（DVT）是血液在深静脉内不正常凝结引起的静脉回流障碍性疾病，常发生在下肢。血栓脱落可引起肺栓塞（PE），DVT 和 PE 是同一疾病过程中两个不同阶段，统称为静脉血栓栓塞症（venous thromboembolism，VTE），约 50% 的近端 DVT 合并 PE。

2. **危险因素**　同"急性肺栓塞"。

3. **临床表现**　根据发病时间，分为急性期（发病 14d 以内）、亚急性期

（发病 15～30d）和慢性期（发病 30d 以后）。急性下肢 DVT 主要表现为患肢突然肿胀、疼痛，患肢呈凹陷性水肿、软组织张力增高、皮温升高。严重的下肢 DVT，可出现股青肿，表现为下肢极度肿胀、剧痛、皮肤发亮呈青紫色、皮温低伴有水疱，足背动脉搏动消失，全身反应明显。当血栓位于小腿肌间静脉时，Homans 征和 Neuhof 征阳性。

4. 辅助检查

（1）血浆 D- 二聚体测定：敏感性高、特异性差。可用于急性 VTE 筛查。

（2）彩色多普勒超声检查：血管加压超声是诊断 DVT 的首选方法，对股静脉和腘静脉诊断的准确率高（＞90%），对于周围型小腿静脉丛血栓和中央型髂静脉血栓诊断的准确率较低。

（3）CT 静脉成像：用于下肢主干静脉或下腔静脉血栓的诊断，准确率高。

（4）静脉造影：诊断下肢 DVT 的"金标准"。目前常采用超声检查替代静脉造影。

5. 急性期治疗

（1）抗凝治疗：DVT 基本治疗、抗凝方案及药物选择参考"急性肺栓塞"。

（2）溶栓治疗：包括系统溶栓和导管内直接溶栓。

（3）手术治疗或机械血栓清除术：出现股青肿的患者，应立即行手术取栓或机械血栓清除术。

（4）下腔静脉滤器：对于不适合抗凝或抗凝禁忌，或在充分抗凝治疗的情况下仍发生 PE 的患者，可考虑置入下腔静脉滤器。

（罗　勤）

第三节　肺动脉介入治疗

一、急性肺动脉血栓栓塞的介入治疗

1. 适应证

（1）高危肺栓塞（PE）溶栓禁忌。

（2）中高危 PE 经抗凝治疗并且恶化，溶栓禁忌。

（3）溶栓治疗无效或出现并发症不能继续溶栓治疗。

（4）一侧肺动脉完全堵塞，无血流灌注，考虑溶栓效果差。

（5）由于各种原因不能实施急诊肺动脉血栓清除术。

2. 介入方法

（1）经导管肺动脉吸栓术。

（2）经导管碎栓术。

（3）经导管肺动脉内溶栓。

二、经皮肺动脉球囊扩张和／或支架植入术

1. 适应证

（1）慢性血栓栓塞性肺动脉高压（CTEPH）。

（2）肺动脉狭窄。

2. 术前准备

（1）入院时完善检查：血常规、血生化、凝血全项、ECG、胸片、超声心动图、肺动脉CTA、核素肺灌注和运动耐量评估。

（2）了解患者既往病史及服药病史，如对比剂过敏、双胍类降糖药、PH靶向药物、华法林等，口服华法林患者进行肠外抗凝药物替换。

（3）术前准备：穿刺部位备皮、建立外周静脉通道、碘过敏试验及抗过敏处理。

3. 术后医嘱

（1）观察生命体征及穿刺点有无血肿或血管杂音。

（2）复查血常规、肝功能、肾功能、电解质、ECG，给予适当补液。

（3）术后当日和次日胸片检查，了解有无肺水肿或肺出血。

三、肺动脉介入治疗并发症

1. 手术期间并发症　由导丝穿孔、球囊过度扩张、对比剂高压注射所致的肺血管损伤伴或不伴咯血；血管夹层；对比剂过敏；对镇静／局部麻醉的不良反应等。

2. 手术后并发症　术后再灌注肺损伤；肾功能不全；穿刺部位并发症。

（罗　勤）

推荐阅读资料

[1] 中华医学会呼吸病学分会肺栓塞与肺血管病学组 , 中国医师协会呼吸医师分会肺栓塞与肺血管病工作委员会 , 全国肺栓塞与肺血管病防治协作组 . 肺血栓栓塞症诊治和预防指南 . 中华医学杂志 , 2018, 98(14): 1060-1087.

[2] KONSTANTINIDES S V. 2019 ESC Guidelines for the diagnosis and management of acute pulmonaryembolism developed in collaboration with the European Respiratory Society (ERS). Russian J Cardiol, 2020, 25(8): 3848.

非心脏手术前和妊娠心血管风险评估

第一节　非心脏手术前心血管风险评估

一、心力衰竭

众所周知,心力衰竭是围手术期和术后心脏事件的危险因素。所以,发现并治疗心力衰竭对改善非心脏手术的不良事件发生率和死亡率非常重要。2014年欧洲心脏病学会(ESC)和欧洲麻醉学学会(ESA)发布了《2014 ESC/ESA非心脏手术指南:心血管评估和管理》(以下简称"指南"),指导不同基础疾病的患者非心脏手术前心血管风险的评估和管理。对新诊断的、严重的收缩性心力衰竭患者,建议推迟非紧急手术,以利于有充分的时间实施新的药物治疗或其他治疗方案,促进左心室功能改善和左心室重构(表14-1)。

表14-1　心力衰竭患者非心脏手术前的风险评估要点推荐

指南意见	推荐级别	证据等级
对于已确诊或疑似心力衰竭并且需行择期中危或高危非心脏手术的患者,建议先进行经胸超声心动图和/或利钠肽检查,以对左心室功能进行评估,除非其近期接受过类似检查	I	A
对于行择期中危或高危非心脏手术的心力衰竭确诊的患者,建议依据ESC心力衰竭治疗指南,采用β受体拮抗剂、ACEI或ARB、盐皮质激素拮抗剂及利尿药等进行合理治疗,以优化心功能	I	A
对于近期被诊断为心力衰竭的患者,建议先进行心力衰竭治疗,应至少间隔3个月再实施中危或高危手术,以留出治疗时间,在该时间段内逐步增加药物剂量,改善左心室功能	I	C
对于心力衰竭患者,建议在整个围手术期应用β受体拮抗剂,术日晨,依据患者血压状况,可考虑暂不给予ACEI或ARB。如果给予ACEI或ARB,则监测患者的血流动力学状态显得至关重要,必要时需给予适当的容量替代治疗	I	C
在非心脏手术前,对于心力衰竭患者,只要有充足的时间用于逐步增加剂量,就不建议直接使用高剂量β受体拮抗剂	III	B

二、高血压

尽管高血压是一种危险因素，但并不是非心脏手术围手术期心血管并发症非常强的独立危险因素。没有确切的证据表明接受非心脏手术患者接受某种抗高血压药物治疗优于其他抗高血压药物。高血压患者应根据 ESC 高血压指南接受治疗（表 14-2）。

表 14-2　高血压患者非心脏手术前的风险评估要点推荐

指南意见	推荐级别	证据等级
近期被诊断出高血压的患者,建议术前接受终末器官损伤和心血管危险因素评估	I	C
应尽量避免高血压患者围手术期出现较大的血压波动	IIa	B
对于有 1 级或 2 级高血压(收缩压 < 180mmHg,舒张压 < 110mmHg)的患者,建议不要延迟行非心脏手术	IIb	B

三、瓣膜性心脏病

瓣膜性心脏病（VHD）患者的非心脏手术围手术期心血管并发症的风险增加，风险的大小取决于 VHD 的类型和严重程度及非心脏手术的类型。已知或怀疑 VHD 的患者应在术前接受超声心动图检查，尤其是存在心脏杂音的患者（表 14-3）。

表 14-3　瓣膜性心脏病患者非心脏手术前的风险评估要点推荐

指南意见	推荐级别	证据等级
在行中危或高危非心脏手术前,建议对有或疑似有瓣膜性心脏病(VHD)的患者进行临床和超声心动图评估	I	C
有症状的重度主动脉瓣狭窄患者,在接受择期非心脏手术之前,只要心脏瓣膜手术引起不良转归的风险不属于高危,则建议对其进行主动脉瓣置换术	I	B
无症状的重度主动脉瓣狭窄患者,在接受择期非心脏手术之前,只要心脏瓣膜手术引起不良转归的风险不属于高危,则可以考虑对其进行主动脉瓣置换术	IIa	C

指南意见	推荐级别	证据等级
无症状的重度主动脉瓣狭窄患者,如果之前未接受主动脉瓣相关治疗,则可以考虑对其进行择期低危或中危非心脏手术	Ⅱa	C
有症状的重度主动脉瓣狭窄患者,行择期非心脏手术之前,如果接受心脏瓣膜手术引起不良转归的风险高,则应由专家组共同探讨是否要进行经导管主动脉瓣置换术(TAVR)或球囊主动脉瓣瓣膜成形术	Ⅱa	C
对于无严重心力衰竭或左心室功能不全的重度瓣膜反流患者,可以考虑进行择期非心脏手术	Ⅱa	C
有严重二尖瓣狭窄、肺动脉高压症状的患者,在行择期中危或高危手术之前,可以考虑实施经皮二尖瓣成形术	Ⅱa	C

四、心律失常

心律失常是围手术期死亡率和发病率增加的主要原因之一。心律失常,如心房颤动和室性心动过速通常提示存在结构性心脏病,当术前发现这些心律失常时应当进一步评价,如超声心动图。

1. 室性心律失常 包括室性期前收缩和室性心动过速(VT)尤其常见于高危患者。单形性 VT 可能由心肌瘢痕引起;多形性 VT 则是急性心肌缺血的常见后果。如在术前发现这些心律失常,应进行诊断性评价,并给予恰当治疗(表 14-4)。

表 14-4　室性心律失常患者非心脏手术前的风险评估要点推荐

指南意见	推荐级别	证据等级
推荐一般室性心律失常患者术前继续服用抗心律失常药物	Ⅰ	C
推荐持续性室性心动过速患者围手术期服用抗心律失常药物	Ⅰ	C
不推荐给予室性期前收缩患者抗心律失常药物	Ⅲ	C

2. 室上性心律失常 在围手术期,室上性心律失常和心房颤动较室性心律失常更加常见。应纠正可能使之恶化的因素,如呼吸衰竭或电解质失

衡。不建议使用药物来抑制室上性期前收缩。刺激迷走神经可终止部分患者的室上性心动过速（SVT）。对于 SVT 频繁发作的患者，在围手术期可以使用 β 受体拮抗剂、CCB 或胺碘酮治疗。围手术期心房颤动治疗的目标通常是心室率被控制（表 14-5）。

表 14-5　室上性心律失常患者非心脏手术前的风险评估要点推荐

指南意见	推荐级别	证据等级
推荐此类患者术前继续服用抗心律失常药物	I	C
若患者血流动力学不稳定，推荐电复律治疗	I	C
若室上性心动过速血流动力学稳定，推荐迷走神经刺激法或抗心律失常治疗	I	C

3. 缓慢型心律失常及起搏器　围手术期心动过缓通常对短期的药物治疗反应很好，很少需要临时心脏起搏。非心脏手术前通常不需要预防性使用起搏治疗。只要给予适当的关注，已经植入永久起搏器的患者可以安全地接受外科手术。依赖起搏器的患者应在术后检测起搏器以确保恰当的起搏程序和感知 - 起搏阈值（表 14-6）。

表 14-6　缓慢型心律失常及起搏器植入患者非心脏手术前的风险评估要点推荐

指南意见	推荐级别	证据等级
围手术期放置临时起搏器的指征应和放置永久性起搏器的指征基本一致	I	C
建议医院指定专人负责术前和术后植入心律失常设备的管理	I	C
对于佩戴植入型心律转复除颤器（ICD），但 ICD 在术前已失效的患者，要在整个失效期内进行连续心脏监测。需准备好体外除颤设备，以便随时使用	I	C
对于无症状双束支传导阻滞或三束支传导阻滞患者，不建议在围手术期常规使用临时起搏电极导线进行管理	III	C

五、肾脏疾病

肾脏疾病患者非心脏手术前的风险评估要点推荐见表 14-7。

表 14-7　肾脏疾病患者非心脏手术前的风险评估要点推荐

指南意见	推荐级别	证据等级
若患者接受对比剂影像学检查,需评估对比剂导致患者肾损伤的风险	Ⅱ a	C
为预防对比剂所致肾病,在注入对比剂之前,建议先补充生理盐水	Ⅰ	A
建议使用低渗对比剂或等渗对比剂	Ⅰ	A
建议使用最低剂量的对比剂	Ⅰ	B
在注射对比剂之前,可以考虑给予一定量的碳酸氢钠溶液	Ⅱ a	A
应考虑短期应用高剂量他汀类药物治疗	Ⅱ a	B
对于 4 期或 5 期慢性肾脏病(CKD)患者,在综合干预或高危手术之前,应预防性给予血液滤过治疗	Ⅱ b	B
对于 3 期及以下的 CKD 患者,不建议进行预防性血液滤过治疗	Ⅲ	B

六、颈动脉疾病

颈动脉疾病患者非心脏手术前的风险评估要点推荐见表 14-8。

表 14-8　颈动脉疾病患者非心脏手术前的风险评估要点推荐

指南意见	推荐级别	证据等级
近 6 个月内有短暂性脑缺血发作史或卒中史的患者,建议对其进行术前颈动脉和脑部影像学检查	Ⅰ	C
对于接受血管手术的患者,术前应常规行颈动脉影像学检查	Ⅱ b	C
对有颈动脉疾病的患者,在整个围手术期应尽可能持续给予抗血小板和他汀类药物治疗	Ⅱ a	C
颈动脉疾病患者接受非心脏手术前颈动脉血运重建的指征应与一般人群保持一致	Ⅱ a;C	C
对行非血管手术的患者,不建议常规进行术前颈动脉影像学检查	Ⅲ	C

七、周围动脉疾病

有周围动脉疾病（peripheral arterial disease，PAD）病史患者应通过常规的临床检查评价是否存在缺血性心脏病。所有 PAD 患者应接受他汀和血小板抑制剂治疗（表 14-9）。

表 14-9　外周动脉疾病患者非心脏手术前的风险评估要点推荐

指南意见	推荐级别	证据等级
若 PAD 患者存在超过 2 个心血管疾病风险因素,应该评估其缺血性心脏病风险,并考虑术前负荷试验或影像学检查	Ⅱa	C

八、肺部疾病

合并肺部疾病患者的非心脏手术的手术风险增加（表 14-10）。这些疾病包括急性呼吸道感染、慢性阻塞性肺疾病（COPD）、哮喘、囊性纤维化、间质性肺病和导致呼吸功能损害的其他状况。

表 14-10　肺部疾病患者非心脏手术前的风险评估要点推荐

指南意见	推荐级别	证据等级
严重动脉性肺动脉高压(PAH)患者要进行择期手术前,需专家组共同探讨,制订治疗方案	I	C
对高危 PAH 患者进行干预时,应由多学科肺动脉高压专家组共同探讨治疗方案	I	C
在 PAH 患者接受非紧急手术之前,均需制订优化治疗方案	I	C
接受 PAH 靶向疗法的患者,在术前、围手术期及术后都应继续治疗,不能中断	I	C
PAH 患者术后要继续接受至少 24h 监测	I	C
对于术后进展为右心衰竭的 PAH 患者,建议选用利尿药优化心功能,必要时,可在经验丰富医师的指导下给予静脉注射血管活性药	I	C
慢性阻塞性肺疾病患者需在术前至少 2 个月停止吸烟	I	C

指南意见	推荐级别	证据等级
在严重右心衰竭患者对支持治疗无应答的情况下，建议在有 PAH 丰富治疗经验医师的指导下，暂时应用肺部血管扩张剂(吸入或静脉注射)	I	C
对于有肥胖通气不足综合征高风险的患者，在行大型择期手术之前，要经过相关专家评估，再决定治疗方案	Ⅱa	C

九、先天性心脏病

通常认为先天性心脏病患者接受非心脏手术时手术风险均增加，无论是儿童、青少年，还是成年患者，但风险的程度变异极大。当缺损简单、血液循环的生理参数保持正常且患者能很好代偿时，额外的手术风险非常低（表14-11）。

表 14-11　先天性心脏病患者非心脏手术前的风险评估要点推荐

指南意见	推荐级别	证据等级
对于有复杂先天性心脏病的患者，在行择期非心脏手术之前，要经过相关专家评估，参考其意见，再制定治疗方案	I	C

（吴雪怡　朱　佩）

第二节　妊娠与心血管系统

一、妊娠对心血管系统的影响

妊娠期是女性的一个特殊生理时期。胎儿在母体内生长、发育，孕妇子宫逐渐增大，胎盘循环建立，母体代谢率增高，对氧及循环血液的需求量增加。妊娠期母体血容量扩增，可引起心率加快，心排血量（CO）增多，心肌耗氧量增加。分娩期产妇屏气用力，胎儿娩出后母体子宫突然收缩，使腹腔内压骤减，大量血液向内脏灌注，血流动力学的急剧变化将加重心脏负担。妊娠期母体的高凝状态还可导致孕妇血栓栓塞的风险增加。此外，贫血、低蛋白血症和感染等不良因素可引起孕妇心功能下降，多胎、羊水过多和子痫前期等产科因素可诱发妊娠期心脏疾病加重，出现心力衰竭、恶性心律失常、肺动脉高压（PH）危象、CS 和血栓栓塞等危及母婴生命的严重心脏并发症。

二、妊娠期心血管风险评估

《2018 ESC 妊娠期心血管疾病管理指南》（以下简称"2018 年指南"）建议对所有合并心血管疾病的育龄期女性进行妊娠前风险评估，采用改良世界卫生组织（modified World Health Organization，mWHO）孕产妇心血管风险分级标准对孕产妇进行危险分层，并明确不同风险级别的妊娠管理措施（表 14-12）。mWHO Ⅰ 级为低危患者，未发现孕妇死亡风险增加，母亲心血管事件发生率低，为 2.5% ~ 5.0%，可以妊娠；mWHO Ⅱ 级为中危患者，孕妇死亡风险轻度增加，母亲心血管事件发生率为 5.7% ~ 10.5%，可根据具体情况考虑妊娠；mWHO Ⅲ 级为高危患者，孕妇死亡风险显著增加，母亲心血管事件发生率为 19.0% ~ 27.0%；mWHO Ⅳ 级为极高危患者，孕妇死亡率高，母亲心血管事件发生率高达 40.0% ~ 100.0%，一旦妊娠应考虑终止妊娠。其中 mWHO Ⅲ ~ Ⅳ 级的患者妊娠期及分娩期应就诊于具备产科和心脏专科的医疗中心，并应增加妊娠期产检次数。

表 14-12　改良世界卫生组织（mWHO）孕产妇心血管风险分级

分级	疾病类型	心血管事件发生率 /%	妊娠风险	妊娠期管理及分娩医院	妊娠期随访频率
Ⅰ 级	①微小或轻度的肺动脉瓣狭窄、PDA、二尖瓣脱垂；②已成功行手术治疗的简单先天性心脏病（ASD、VSD、PDA、肺静脉异位引流）；③孤立性房性或室性期前收缩	2.5 ~ 5.0	孕妇死亡率未增加，母儿并发症无或轻度增加	当地医院	1 次或 2 次
Ⅱ 级	①未行手术治疗的 ASD 或 VSD；②法洛四联症修补术后；③大多数心律失常（室上性心律失常）；④无主动脉扩张的特纳综合征	5.7 ~ 10.5	孕妇死亡率轻度增加，母儿并发症中度增加	当地医院	妊娠早、中、晚期各 1 次

分级	疾病类型	心血管事件发生率/%	妊娠风险	妊娠期管理及分娩医院	妊娠期随访频率
Ⅱ～Ⅲ级	①轻度左心功能不全(LVEF>45%);②肥厚型心肌病;③不属于mWHO Ⅰ级或Ⅳ级的心脏瓣膜病(二尖瓣轻度狭窄、主动脉瓣中度狭窄);④不伴主动脉扩张的马方综合征或其他HTAD;⑤二叶式主动脉瓣,主动脉直径<45mm;⑥主动脉缩窄矫正术后;⑦ASD	10.0～19.0	孕妇死亡率中度增加,母儿并发症中、重度增加	中心医院	每2个月1次
Ⅲ级	①中度左心功能不全(LVEF 30%～45%);②既往围产期心肌病史且左心功能无受损;③机械瓣置换术后;④右心室系统疾患且心室功能良好或轻度下降;⑤Fontan循环;⑥未行手术治疗的发绀型心脏病;⑦其他复杂心脏病;⑧二尖瓣中度狭窄;⑨无症状性主动脉瓣重度狭窄;⑩主动脉中度扩张(马方综合征或其他HTAD),主动脉直径40～45mm;二叶式主动脉瓣,主动脉直径45～50mm;特纳综合征,ASI 20～25mm/m²;法洛四联症,主动脉直径<50mm;⑪室性心动过速	19.0～27.0	孕妇死亡率和严重并发症发生风险显著增加	具备产科和心脏专科的医疗中心	每月1次或每2个月1次
Ⅳ级	①肺动脉高压;②严重左心功能不全(LVEF<30%或NYHA心功能分级Ⅲ～Ⅳ级);③既往围产期心肌病史伴左心功能受损;④二尖瓣重度狭窄;⑤有症状的主动脉瓣重度狭窄;⑥右心系统	40.0～100	孕妇死亡率和严重并发症发生风险极高,属妊娠禁忌证,一旦妊娠应	具备产科和心脏专科的医疗中心	每月1次

分级	疾病类型	心血管事件发生率/%	妊娠风险	妊娠期管理及分娩医院	妊娠期随访频率
IV级	疾病伴中、重度心室功能受损;⑦主动脉重度扩张(马方综合征或 HTAD,主动脉直径 > 45mm;二叶式主动脉瓣,主动脉直径 > 50mm;特纳综合征,ASI > 25mm/m²;法洛四联症,主动脉直径 > 50mm);⑧血管性埃勒斯 - 当洛综合征;⑨严重(再发)主动脉缩窄;⑩ Fontan 循环伴任何并发症	讨论终止妊娠		

注:mWHO,改良世界卫生组织;NYHA,纽约心脏协会;PDA,动脉导管未闭;ASD,房间隔缺损;VSD,室间隔缺损;HTAD,遗传性胸主动脉疾病;LVEF,左心室射血分数;ASI,主动脉大小指数。

三、妊娠期心血管疾病治疗

1. 妊娠与先天性心脏病或肺动脉高压(PH) 大多数先天性心脏病妇女都能够较好地耐受妊娠。妊娠风险主要取决于心脏病的类型、心室功能、心功能分级、左右心腔与大血管间分流情况。先天性心脏病孕妇的心血管并发症发生率较低(< 10%),以子痫前期多见。子代并发症主要包括流产、早产和新生儿死亡。2018 年指南对妊娠合并先天性心脏病的主要建议见表 14-13。

表 14-13 妊娠合并先天性心脏病的指南建议

指南推荐	推荐级别	证据等级
不建议 NYHA 心功能分级Ⅲ/Ⅳ级、左心功能不全(LVEF < 40%)或三尖瓣重度反流患者妊娠	Ⅱa	C
建议 Fontan 循环患者妊娠期考虑抗凝治疗	Ⅱa	C
不建议血氧饱和度 < 85% 和 / 或存在心力衰竭的症状性 Ebstein 畸形患者妊娠	Ⅱa	C

指南推荐	推荐级别	证据等级
对于血氧饱和度 < 85% 的 Fontan 循环患者,若伴有左心功能下降、中重度房室瓣反流、难治性心律失常或蛋白丢失性肠病,则不建议妊娠	Ⅲ	C

注:NYHA,纽约心脏协会;LVEF,左心室射血分数。

妊娠合并 PH 属于高危妊娠,孕产妇死亡率较高(16% ~ 30%),主要死因包括 PH 危象、PE、右心衰竭。导致孕产妇死亡的高危因素有严重的 PH、住院时间晚、全身麻醉等。2018 年指南对妊娠合并 PH 的主要建议见表 14-14。

表 14-14　妊娠合并肺动脉高压的指南建议

指南推荐	推荐级别	证据等级
建议采用右心导管检查确诊肺动脉高压,右心导管检查可在妊娠期进行,但有严格的适应证	Ⅰ	C
建议慢性血栓栓塞性肺动脉高压的孕妇使用治疗剂量的低分子量肝素	Ⅰ	C
对正在接受靶向治疗的肺动脉高压患者,应考虑停用有胚胎毒性的药物,并充分考虑停药风险	Ⅱa	C
对于既往未治疗的肺动脉高压孕妇应考虑开始治疗	Ⅱa	C
肺动脉高压患者避免妊娠	Ⅲ	B

2. 妊娠与主动脉疾病　主动脉疾病包括马方综合征(MFS)、二叶式主动脉瓣、特纳综合征及血管性埃勒斯 - 当洛综合征等。主动脉疾病患者妊娠属于高危妊娠,孕产妇死亡率较高,风险因素包括高血压和高龄,妊娠期出现胸痛的患者均需要考虑主动脉疾病可能。2018 年指南对妊娠合并主动脉疾病的主要建议见表 14-15。

表 14-15　妊娠合并主动脉疾病的指南建议

指南推荐	推荐级别	证据等级
所有主动脉异常患者需行妊娠前咨询以了解主动脉夹层的风险	Ⅰ	C

续表

指南推荐	推荐级别	证据等级
已确诊或疑似主动脉疾病的患者在妊娠前应行全主动脉 CT/MRI 检查	I	C
建议二叶式主动脉瓣患者在妊娠前行升主动脉影像学评估	I	C
有主动脉夹层病史或基因检测结果有主动脉夹层倾向的患者妊娠期应严格控制血压	I	C
升主动脉扩张的患者妊娠期每 4 ~ 12 周行超声心动图检查,产后 6 个月复查超声心动图	I	C
所有主动脉疾病孕妇需在经验丰富、具备心脏手术条件的医疗中心分娩	I	C
升主动脉内径 < 40mm 的患者可经阴道分娩	I	C
当主动脉内径 > 45mm 且增长迅速时,可考虑妊娠期行预防性手术治疗	Ⅱa	C
升主动脉内径 > 45mm 或既往有主动脉夹层病史的患者应考虑剖宫产术	Ⅱa	C
若胎儿可存活,应考虑在妊娠期心脏手术前分娩	Ⅱa	C
主动脉直径 40 ~ 45mm 的患者,应考虑在硬膜外麻醉镇痛下经阴道分娩,尽量缩短第二产程	Ⅱa	C
对于主动脉直径 40 ~ 45mm 的患者,也可考虑剖宫产术	Ⅱb	C
主动脉夹层患者或有主动脉夹层病史的患者应避免妊娠	Ⅲ	C
升主动脉直径 > 45mm 的马方综合征患者、升主动脉直径 > 50mm 的二叶式主动脉瓣患者、主动脉大小指数 > 25mm/m² 的特纳综合征患者、所有的血管性埃勒斯 - 当洛综合征患者应避免妊娠	Ⅲ	C

3. 妊娠与心脏瓣膜病　育龄期的心脏瓣膜病通常是由风湿性心脏病引起,主要包括瓣膜狭窄和关闭不全。妊娠期的血流动力学变化使得瓣膜狭窄比瓣膜关闭不全的妊娠风险更高。2018 年指南对妊娠合并心脏瓣膜病的主要建议见表 14-16。

表 14-16 妊娠合并心脏瓣膜病的指南建议

指南推荐	推荐级别	证据等级
对所有已知或可疑心脏瓣膜病的孕妇进行产前评估(超声心动图和产前咨询)	I	C
对于有症状或合并肺动脉高压的二尖瓣狭窄孕妇,应限制其活动,并推荐服用选择性 β_1 受体拮抗剂,当 β 受体拮抗剂对缓解充血症状无效时推荐使用利尿剂	I	B
建议存在心房颤动、左心房血栓或已知栓塞的二尖瓣狭窄患者在妊娠期使用肝素或 VKA 进行抗凝治疗	I	C
瓣口面积 < 1.0cm^2 的二尖瓣狭窄患者应行妊娠前干预	I	C
瓣口面积 < 1.5cm^2 的二尖瓣狭窄患者可考虑行妊娠前干预	II a	C
对症状严重、药物治疗后肺动脉压仍 > 50mmHg 的二尖瓣狭窄患者应考虑行经皮二尖瓣分离术	II a	C
主动脉瓣重度狭窄患者出现下列情形之一时应行妊娠前干预: (1)有症状 (2)左心室功能不全,LVEF < 50% (3)运动测试过程中出现症状	I I I	B C C
主动脉瓣重度狭窄伴严重症状的孕妇,妊娠期应考虑行主动脉瓣成形术	II a	C
对于瓣膜关闭不全的患者,出现症状时建议使用药物治疗;伴有心功能不全症状的主动脉瓣或二尖瓣重度关闭不全患者,应在妊娠前行手术治疗	I	C
有生育要求的年轻女性患者可考虑选择生物瓣膜置换	II a	C
对于机械瓣置换术后的患者,建议妊娠 12 ~ 36 周口服抗凝药物治疗,妊娠期调整抗凝药需在医院进行。口服 VKA 的患者妊娠期应每周或每 2 周监测 INR。妊娠 36 周开始使用普通肝素(UFH)(监测活化部分凝血酶时间 ≥参考值 2 倍)或低分子量肝素(LMWH)(每周监测抗 X a 因子水平)替代口服抗凝药物治疗。LMWH 的目标剂量:服药 4 ~ 6h 后抗 X a 因子水平达到 0.8 ~ 1.2U/L 或 1.0 ~ 1.2U/ml。UFH 应持续使用至分娩前 4 ~ 6h,若出血量不多,需在产后 4 ~ 6h 恢复使用 UFH。若患者正在使用 VKA 或 VKA 停用时间 <2 周时进行分娩,应选择剖宫产术	I	C

指南推荐	推荐级别	证据等级
若在妊娠前 3 个月时服用的华法林剂量 < 5mg/d(或苯丙香豆素 < 3mg/d 或醋硝香豆素 < 2mg/d),妊娠期可持续口服药物治疗。若华法林剂量 > 5mg/d(或苯丙香豆素 > 3mg/d 或醋硝香豆素 > 2mg/d),则应考虑在妊娠 6 ~ 12 周使用 UFH 或 LMWH 治疗	Ⅱa	C

注:VKA,维生素 K 拮抗剂;LVEF,左心室射血分数。

4. 妊娠与冠状动脉疾病 与同龄非妊娠女性相比,妊娠使 AMI 的发生风险增加 3 ~ 4 倍,危险因素包括高血压、糖尿病、肥胖、血脂异常、子痫前期、多胎妊娠、输血、产后出血、血栓、产后感染等。妊娠期 CAD 的病因与一般人群不同,大多数为非动脉粥样硬化所致,包括妊娠相关的自发性冠状动脉夹层、冠状动脉血栓形成等。妊娠晚期和产后早期孕产妇易发生自发性冠状动脉综合征相关的 AMI。2018 年指南对妊娠合并冠状动脉疾病的主要建议见表 14-17。

表 14-17 妊娠合并冠状动脉疾病的指南建议

指南推荐	推荐级别	证据等级
妊娠合并胸痛的患者建议完善心电图、血清肌钙蛋白检测	Ⅰ	C
妊娠期 ST 段抬高型心肌梗死的再灌注治疗首选介入治疗	Ⅰ	C
妊娠期高危的非 ST 段抬高型急性冠脉综合征患者应考虑介入治疗,低危的非 ST 段抬高型急性冠脉综合征患者应以保守治疗为主	Ⅱa	C
建议急性心肌梗死后至少 2 周再分娩,随访时间至少 3 个月,不建议服用除小剂量阿司匹林之外抗血小板药物的患者进行母乳喂养	Ⅲ	C

5. 妊娠与心肌病 妊娠相关心肌病的病因包括获得性疾病和遗传性疾病,如围产期心肌病、DCM、HCM 等。2018 年指南对妊娠合并心肌病的主要建议见表 14-18。

表 14-18　妊娠合并心肌病的指南建议

指南推荐	推荐级别	证据等级
建议所有的围产期心肌病或扩张型心肌病患者就再次妊娠时疾病的复发风险进行妊娠前咨询	I	C
不建议围产期心肌病或扩张型心肌病患者在左心室射血分数恢复正常之前再次妊娠	Ⅲ	C
围产期心肌病和严重心力衰竭患者应停止母乳喂养,溴隐亭可考虑用于回奶治疗和促进围产期心肌病患者的左心功能恢复	Ⅱ b	B
对于肥厚型心肌病患者,建议采用与非妊娠期女性相同的风险分层方法	I	C
当出现流出道梗阻或心律失常时应考虑使用 β 受体拮抗剂	Ⅱ a	C
当存在持续性心房颤动时可考虑使用心脏电复律	Ⅱ a	C

6. 妊娠与心律失常　妊娠期较常见的心律失常包括心房颤动、阵发性室上性心动过速（PSVT）、室性期前收缩等。2018 年指南将心律失常的处理细化为心房颤动和 PSVT 的急性、长期治疗,室性心律失常的急性、长期治疗。同时将妊娠合并心律失常的孕妇分娩风险分为低级、中级、高级（表14-19）,中高分娩风险患者需要有包括心律失常专家在内的多学科团队共同会诊,严密监测血流动力学变化;建议高风险患者行剖宫产术分娩,且应在具备心胸手术条件的手术室进行,产后根据情况必要时转往心脏监护病房。2018 年指南对妊娠合并心律失常的主要建议见表 14-20。

表 14-19　妊娠合并心律失常的孕妇分娩风险分级

风险级别	疾病种类
低风险	阵发性室上性心动过速,心房颤动,特发性室性心动过速,低风险长 QT 综合征,预激综合征
中风险	血流动力学不稳定的室上性心动过速,室性心动过速,心脏复律除颤器置入术后,Brugada 综合征,中风险长 QT 综合征,儿茶酚胺敏感性多形性室性心动过速
高风险	器质性心脏病 / 先天性心脏病合并血流动力学不稳定的室性心动过速,高风险长 QT 综合征,短 QT 综合征,高风险儿茶酚胺敏感性多形性室性心动过速

表 14-20　妊娠合并心律失常的指南建议

指南推荐	推荐等级	证据级别
心律失常的紧急处理		
急性 PSVT 转复首选迷走神经刺激,其次为腺苷静脉用药,对于血流动力学不稳定的心动过速或预激合并心房颤动建议立即行电复律	I	C
PSVT 的急性转复可考虑应用选择性 β_1 受体拮抗剂	II a	C
对于血流动力学稳定的非器质性心房颤动和心房扑动患者,可考虑使用伊布利特或氟卡尼转复	II b	C
对于持续性室性心动过速患者,无论血流动力学是否稳定,均建议立即行电复律	I	C
对于持续的、血流动力学稳定的单形性 VT(如特发性 VT)的急性转复,应考虑 β 受体拮抗剂、索他洛尔、氟卡尼、普鲁卡因胺或超速心室起搏	II a	C
心律失常的长期治疗		
非预激 SVT 发作时推荐应用选择性 β_1 受体拮抗剂或维拉帕米	I	C
对预激合并 SVT 患者,推荐应用氟卡尼或普罗帕酮	I	C
心房颤动或 AT 的心率控制,推荐应用选择性 β_1 受体拮抗剂	I	C
如果房室结阻滞药无效,应考虑氟卡尼、普罗帕酮或索他洛尔来预防 SVT、AT 和心房颤动	II a	C
如果 β 受体拮抗剂无效,应考虑应用地高辛和维拉帕米控制 AT 或心房颤动的心室率	II a	C
在有经验的中心,对于药物治疗无效或难以耐受的 SVT 应考虑采用射频导管消融治疗	II a	C
对于室性心动过速患者,若存在植入 ICD 指征则建议于妊娠前植入。若在妊娠期间需要植入 ICD,建议使用超声心动图引导或标测,特别是在妊娠超过 8 周时	I	C
对于长 QT 综合征或儿茶酚胺敏感性多形性室性心动过速患者,建议在妊娠期和产后口服 β 受体拮抗剂	I	C

指南推荐	推荐等级	证据级别
对于伴有严重症状的特发性持续性室性心动过速患者，推荐使用 β 受体拮抗剂或维拉帕米	I	C
对其他药物治疗无效的特发性持续性室性心动过速可考虑应用索他洛尔或氟卡尼	Ⅱa	C
在有经验的中心,对于药物治疗无效或难以耐受的 VT 可考虑采用射频导管消融治疗	Ⅱb	C

注：PSVT，阵发性室上性心动过速；VT，室性心动过速；SVT，室上性心动过速；AT，房性心动过速；ICD，埋藏式心律转复除颤器。

7. 妊娠与高血压 妊娠期高血压是孕产妇死亡及新生儿并发症发生的主要原因。母体风险主要包括胎盘早剥、卒中、多器官功能障碍综合征、弥漫性血管内凝血；胎儿风险主要包括胎儿宫内发育迟缓、早产和胎死宫内。2018 年指南对妊娠合并高血压的主要建议见表 14-21。

表 14-21　妊娠合并高血压的指南建议

指南推荐	推荐级别	证据等级
有中度或高度子痫前期发病风险的孕妇应从妊娠 12 周开始口服阿司匹林(100 ~ 150mg/d),直至妊娠 36 ~ 37 周	I	A
建议血压 140 ~ 150/90 ~ 95mmHg 的妊娠期高血压患者只有在出现脏器功能损害或症状时才开始使用药物治疗,否则,只有当收缩压 ≥ 150mmHg 或舒张压 ≥ 95mmHg 时才建议使用药物治疗	I	C
孕妇收缩压 ≥ 170mmHg 或舒张压 ≥ 110mmHg 是非常危险的紧急状态,建议孕妇立即住院接受治疗	I	C
推荐甲基多巴(ⅠB 级)、拉贝洛尔(ⅠC 级)和钙拮抗剂(ⅠC 级)用于治疗妊娠期高血压	I I	B C
建议妊娠期高血压或轻度子痫前期患者在妊娠 37 周分娩	I	B
对于子痫前期患者,若出现视觉障碍或凝血功能障碍等并发症时应尽快分娩,若出现肺水肿则推荐静脉滴注硝酸甘油	I	C

指南推荐	推荐级别	证据等级
对于严重的高血压,推荐静脉使用拉贝洛尔或口服甲基多巴或硝苯地平	I	C
建议妊娠前肥胖的孕妇(体重指数 $\geqslant$ 30kg/m^2)妊娠期体重增加量不超过 6.8kg	II a	C
不推荐使用血管紧张素转化酶抑制剂(ACEI)、血管紧张素受体拮抗剂(ARB)及直接肾素抑制剂治疗	III	C

8. 妊娠、产后与静脉血栓栓塞 静脉血栓栓塞症(VTE)包括肺栓塞(PE)和深静脉血栓形成(DVT),妊娠是导致 VTE 发病率和死亡率增加的重要原因。2018 年指南对妊娠期及产褥期 VTE 预防与处理的主要建议见表 14-22。

表 14-22 **妊娠期及产褥期静脉血栓栓塞症(VTE)预防与处理的指南建议**

指南推荐	推荐级别	证据等级
建议所有妊娠患者使用 LMWH 预防和治疗 VTE	I	B
对于高危女性,建议按体重给予 LMWH 预防剂量(例如,依诺肝素 0.5mg/kg,每日一次)	I	B
建议根据体重调整 LMWH 的治疗剂量	I	C
肺栓塞患者发生严重低血压或休克时才推荐溶栓治疗	I	C
对于高危女性,建议至少在分娩前 36h 将 LMWH 改为 UFH,并在预期分娩前 4 ~ 6h 停用 UFH,局部麻醉前 APTT 值应恢复正常	I	C
对于应用 LMWH 治疗的低风险妇女,建议在最后一次注射 LMWH 24h 后进行引产或剖宫产手术	I	C
对于体外受精合并 OHSS 的妇女,建议在孕早期使用 LMWH 预防血栓	I	C
如果超声检查为阴性,在进行 CT 肺血管造影或呼吸灌注扫描之前应优先考虑使用磁共振静脉造影来诊断盆腔血栓形成	II a	C

指南推荐	推荐级别	证据等级
应用 LMWH 治疗的孕妇,计划分娩应考虑在妊娠第 39 周左右,以避免在完全抗凝的同时有自然分娩的风险（LMWH 仅能部分被鱼精蛋白中和）	Ⅱa	C
妊娠期间不建议直接口服抗凝药物	Ⅲ	C

注：LMWH，低分子量肝素；UFH，普通肝素；OHSS，卵巢过度刺激综合征；APTT，活化部分凝血酶时间。

（刘立旻）

推荐阅读资料

[1] KRISTENSEN S D, KNUUTI J, SARASTE A, et al. 2014 ESC/ESA Guidelines on non-cardiac surgery: cardiovascular assessment and management: The Joint Task Force on non-cardiac surgery: cardiovascular assessment and management of the European Society of Cardiology (ESC) and the European Society of Anaesthesiology (ESA). Eur Heart J, 2014, 35(35): 2383-2431.

[2] REGITZ-ZAGROSEK V, ROOS-HESSELINK J W, BAUERSACHS J, et al. 2018 ESC guidelines for the management of cardiovascular diseases during pregnancy. Eur Heart J, 2018, 39(34): 3165-3241.

临床基本技能

第一节　心血管系统体格检查

一、病史

心脏病的常见症状包括胸痛或胸部不适、呼吸困难、心悸、晕厥、水肿、咳嗽、咯血和乏力等。

病史是胸痛鉴别诊断的重要方法，如胸痛的性质、部位、时限、诱发和加重的因素、缓解的方式及伴随症状等。心绞痛的性质为"发紧感""烧灼感"和"压榨感"等；体力活动、情绪变化、冷空气或进餐是最常见的诱因；心绞痛通常发生在胸骨后或正中线偏左的位置，并可向左肩臂、左手指内侧、颈部和下颌放射；大部分患者在停止体力活动或舌下含服硝酸甘油数分钟后症状缓解。

二、体格检查

1. 一般体格检查　生命体征包括体温、脉搏、呼吸和血压；发育与体型；营养状态；神志和言语；面容与表情；皮肤和黏膜；头面部、颈部、胸部和腹部体检。

2. 心脏检查

（1）视诊：患者取平卧位。

1）心前区隆起；多见于先天性心脏病。

2）心尖搏动的位置、强度和范围：心尖搏动主要由于心室收缩时心尖冲击前胸壁形成，正常位于第5肋间，左锁骨中线内侧0.5~1.0cm，搏动范围直径2.0~2.5cm。心尖搏动移位和强度范围的改变均受生理及病理性因素的影响。心前区异常搏动多见于先天性心脏病、肺动脉高压或主动脉瘤。

（2）触诊

1）心尖或心前区抬举样搏动：心尖抬举性搏动为左心室肥厚（LVH）体征，胸骨左下缘收缩期抬举性搏动是右心室肥厚体征。

2）心前区震颤：发生机制与心脏杂音相同，为血流经狭窄口或向异常方向流动形成涡流，造成瓣膜、血管壁或心腔壁震动传至胸壁所致，多见于先天性心血管病或狭窄性瓣膜病等器质性心脏病。

3）心包摩擦感：可在心前区或胸骨左缘第3、4肋间触及，多见于急性心包炎。

（3）叩诊：心浊音界，用于确定心脏的大小和形状（表15-1）。

表 15-1　心浊音界的对应关系　　　　　单位：cm

肋间	右界	左界
第 2 肋间	2 ~ 3	2 ~ 3
第 3 肋间	2 ~ 3	3.5 ~ 4.5
第 4 肋间	3 ~ 4	5 ~ 6
第 5 肋间		7 ~ 9

（4）听诊：包括心律、心率、心音、额外心音、杂音和心包摩擦音。

心脏瓣膜 5 个听诊区分别为二尖瓣区（M）、肺动脉瓣区（P）、主动脉瓣区（A）、主动脉瓣第二听诊区（E）和三尖瓣区（T）。

第一心音（S1）是心室收缩期的开始，第二心音（S2）是舒张期的开始，第三心音（S3）可在部分青少年中闻及，第四心音一般听不到，属病理性。心音的改变包括强度、性质及心音分裂。

S1 增强常见于二尖瓣狭窄（MS），S1 减弱常见于二尖瓣关闭不全（MI），S1 强弱不等常见于心房颤动和完全性房室传导阻滞。S2 包括主动脉瓣第二心音（A2）和肺动脉瓣第二心音（P2），一般情况下，不同年龄两个心音的强度不同，青少年 P2 强度高于 A2 强度，成年人 P2 和 A2 强度相等，老年人 P2 强度低于 A2 强度。A2 增强提示体循环阻力增高或血流增多，如高血压。P2 增强提示肺循环阻力增高或血流增多，如肺源性心脏病或左向右分流的先天性心脏病。S2 减弱见于主动脉瓣或肺动脉瓣狭窄。左右心室收缩明显不同步出现 S1 分裂，如完全性右束支传导阻滞和肺动脉高压。P2 分裂有生理性和病理性，如 MS 或 MI、肺动脉瓣狭窄和房间隔缺损等。

额外心音是指正常 S1、S2 之外听到的附加心音，包括：①舒张期额外心音，奔马律是发生在舒张期的三音心律，是心肌严重损害的体征；开瓣音常见于 MS 而瓣膜尚柔软时；心包叩击音见于缩窄性心包炎；肿瘤扑落音见于心房黏液瘤。②收缩期额外心音，收缩早期喷射音见于主动脉瓣、肺动脉瓣狭窄和肺动脉高压；收缩中、晚期喀喇音常见于二尖瓣脱垂。③医源性额外心音，主要有人工瓣膜音和人工起搏音。

心脏杂音的产生机制包括血流加速、瓣膜口狭窄或关闭不全、异常血流通道或心脏异常结构等。杂音的听诊要点：最响部位和传导方向；心动周期中的时期；杂音的性质和强度；体位、呼吸和运动对杂音的影响。

1）杂音强度：收缩期杂音的强度采用 Levine 6 级分级法，也可用于舒张期杂音的分级，或将舒张期杂音分为轻、中、重三级。

2）心脏杂音强度分级：①1级，最轻的，不易被听到的杂音；②2级，轻的，易被听到的杂音；③3级，明显的，容易听到的杂音；④4级，响亮的杂音；⑤5级，很响亮的，听诊器稍接触胸壁即能听到的杂音；⑥6级，极响亮的，听诊器未接触胸壁即能听到的杂音。

3）杂音的特点与临床意义

收缩期杂音：功能性收缩期杂音为柔和、吹风样，响度不到3级，可在心尖部、心底部或沿胸骨左缘听到。器质性收缩期杂音分为喷射性和反流性两大类，杂音性质粗糙，高调，强度≥3级。AS的喷射性收缩期杂音在胸骨右缘第2肋间隙最响，向颈部放射；HCM收缩中期的杂音在左侧胸骨下方和心尖部最明显，几乎不向颈动脉传导。全收缩期杂音常见于二尖瓣反流、三尖瓣反流或室间隔缺损。

舒张期杂音：舒张期杂音多见于器质性心脏病。主动脉瓣关闭不全（AI）的杂音在胸骨左缘第3肋间隙最清楚，呈叹气样。MS为舒张期中晚期隆隆样杂音。

连续性杂音：见于PDA、先天性或获得性动静脉瘘、冠状动静脉瘘、左冠状动脉-肺动脉异常起源等。

心包摩擦音：听诊特点是性质粗糙，类似皮革的刮擦声，可在整个心前区听到，坐位前倾呼气时更明显。

3. 血管检查

（1）颈静脉检查

1）颈静脉怒张：在坐位或半坐卧位时，颈外静脉充盈水平超过锁骨上缘至下颌角距离的下2/3，提示颈静脉压升高。

2）肝颈静脉回流征：右心衰竭引起肝淤血肿大，用手压迫肿大肝脏可使颈静脉怒张更明显，称为肝颈静脉回流征阳性。

（2）周围血管检查

1）脉搏：触诊颈动脉、肱动脉、桡动脉、股动脉及足背动脉等。检查脉搏时应注意两侧脉搏是否对称、脉率、节律、紧张度及强弱。水冲脉常见于AI、PDA或动静脉瘘；交替脉常见于高血压心脏病、AMI或AI导致的心力衰竭；奇脉指吸气时脉搏明显减弱，常见于心脏压塞或心包缩窄；无脉常见于大动脉炎（TA）或严重休克。

2）血压：体检时常用袖带加压法以血压计测量。注意有无直立性低血压、双上肢血压差别、上下肢血压差异常和脉压改变。

3）血管杂音：多发性TA或周围动脉狭窄在狭窄病变部位可听到收缩期杂音。听诊颈部血管杂音一般取坐位，颈动脉狭窄的杂音发自颈动脉分叉部，向下颌部放射，呈吹风样高调杂音。锁骨下动脉狭窄杂音在锁骨上窝处听诊。动静脉瘘在相应部位可以听到连续性杂音。

4）周围血管征阳性：包括水冲脉、枪击音、Duroziez 双期杂音和毛细血管搏动征，主要见于主动脉瓣重度关闭不全、甲状腺功能亢进和严重贫血。

水冲脉：脉搏骤起骤落，犹如潮水涨落，常见于 AI、PDA 或动静脉瘘。

枪击音：常选股动脉，可闻及与心跳一致的短促如射枪的声音。

Duroziez 双期杂音：听诊器稍加压力于股动脉，可闻及收缩期和舒张期双期吹风样杂音。

毛细血管搏动征：手指轻压患者指甲末端，当心脏收缩和舒张时发白的局部边缘呈有规律的红白交替改变。

（关　婷）

第二节　呼吸支持

一、气管插管

1. 目的

（1）患者自主呼吸突然停止，紧急建立人工气道，机械通气和治疗。

（2）严重呼吸衰竭不能满足机体通气和氧供的需要，而需要机械通气的患者。

（3）不能自主清除上呼吸道分泌物，胃内容物反流或出血，随时有误吸的患者。

（4）存在有上呼吸道损伤、狭窄、堵塞、气管 - 食管瘘等影响正常通气的患者。

2. 操作步骤

（1）患者取仰卧位，头后仰，使口腔、咽喉、气管处于同一纵轴方向。

（2）左手持喉镜柄，将喉镜片放入口腔，沿舌背缓慢插入，至舌根部轻轻挑起会厌软骨，以暴露声门。右手拇指、示指和中指执笔式持气管导管中上段，将导管尖端通过声门，插入气管。拔出管芯，放置牙垫，退出喉镜。

（3）导管插入气管内的深度成人为 4 ~ 5cm，导管尖端至门齿的距离18 ~ 22cm。

（4）管导管前端气囊注入空气 5ml，以封闭导管和气管壁之间的空隙。

（5）检查气管导管外口有无气体随呼吸排出，或听诊两侧肺部呼吸音是否一致。确认插管无误后，再将其和牙垫一起固定。

二、机械通气

1. 适应证

（1）CS 或严重心律失常。

（2）病情危重发展迅速，出现呼吸困难或肺水肿。

（3）意识不清、淡漠或昏迷。

（4）血气指标继续恶化：吸入气氧浓度（fractional concentration of inspired oxygen，FiO_2）>60%，PO_2 <60mmHg；$PaCO_2$ >50mmHg，pH <7.35。

（5）呼吸频率 > 35 次 /min，或 < 10 次 /min。

（6）肺部感染严重，痰多。

（7）常规吸氧和药物治疗不能缓解或进行性呼吸困难加重。

2. 禁忌证

（1）活动性大咯血。

（2）严重误吸引起的窒息性呼吸衰竭。

（3）伴有肺大疱的呼吸衰竭。

（4）张力性气胸。

3. 机械通气模式　通气模式是指令、辅助、支持和自主四种机械呼吸类型的理想结合和不同组合，分为容积控制通气（volume control ventilation，VCV）和压力控制通气（pressure control ventilation，PCV），包括传统通气模式、自主呼吸辅助模式等。

（1）常见的传统通气模式

1）控制性机械通气（control mechanical ventilation，CMV）：每分通气量完全是由设定的呼吸频率和潮气量（TV）决定的，包括 VCV-CMV 和 PCV-CMV。

2）辅助通气（assisted ventilation，AV）：通过设定呼吸频率和 TV 来确定最小的每分通气量。患者可通过触发额外的呼吸来增加每分通气量，包括 VCV-AC 和 PCV-AC。

3）同步间歇指令通气（synchronized intermittent mandatory ventilation，SIMV）：呼吸机的送气与患者的吸气用力是同步的，可在很大范围内调节通气支持的水平。

4）支持通气（supported ventilation，SV）：患者必须自主触发每次呼吸，呼吸机可提供吸气压，直至吸气流量降至预设的其峰值的一个百分比为止，通常为 25%。

5）持续气道正压（CPAP）：触发压力支持（pressure support，ΔPsupp）时呼吸的时间、次数和持续时间由患者自主呼吸决定。

（2）常见的自主呼吸辅助模式

1）自主呼吸 - 持续气道正压（spontaneous breathing-continuous positive airway pressure，SPN-CPAP）：增加肺泡内压和功能残气量，使肺泡 - 动脉血氧分压差减少，有利于氧向血液内弥散；使萎缩的肺泡复张，在整个呼吸周期维持肺泡的通畅。

2）压力控制 - 双相气道正压（PC-biphasic positive airway pressure，PC-BiPAP）：在呼气末正压（positive end expiratory pressure，PEEP）水平上的自主呼吸可选择正压 SV，整个呼吸周期内患者均可自主呼吸。

（3）呼吸机常用参数设置

1）潮气量（TV）：是指每次通气时输送的气量，初始一般 4 ~ 10ml/kg。

2）吸入气氧浓度（FiO_2）：吸入气体中的氧浓度分数，一般不超过 60%。

3）呼吸频率（RR）：呼吸机设定的每分钟通气次数，初始一般 12 ~ 20 次 /min，可根据通气模式调整。

4）分钟通气量：由 TV 和呼吸频率决定，单位 L/min。

5）吸呼比（I：E）：每次呼吸吸气时间和呼气时间的比值，一般为 1：1.5 ~ 1：4。

6）吸气时间（Ti）：吸气开始到呼气开始的时间，初始设置为 0.8 ~ 1.2s。

7）呼气末正压（PEEP）：机械呼吸机在吸气相产生正压，气体进入肺泡，在呼气末气道开放时，气道压力仍保持高于大气压，以防止肺泡萎缩塌陷。一般 3 ~ 5cmH₂O，可根据情况增加设置值。

8）吸气流速：释放出 TV 的速度（单位 L/min），初始一般为 40 ~ 100L/min，根据患者需要和时间压力波形调整。

9）压力上升时间（Slope）：为保证更好的人机协调性，根据压力时间波形适当调整，默认 0.2s。

10）吸气压力（Pinsp）：一般以容控模式的平台压为依据，根据所需 TV 适当调整。

11）压力支持（ΔPsupp）：克服气管导管和呼吸机回路的阻力，一般 5 ~ 8cmH₂O。

（4）参数调整及观察指标：见表 15-2。

表 15-2　参数调整及观察指标

阶段	患者特征	模式选择	参数设置				效果评估		
			FiO_2/%	TV/(ml·kg^{-1})	R-R (次·min^{-1})	PEEP/cmH$_2$O	临床表现	胸片	动脉血气
初始阶段	无自主呼吸	CMV	100	4~10	12~20	3~5	尿量增加,血压上升,意识清醒	肺淤血,肺水肿改善	pH、PO$_2$、SaO$_2$、PCO$_2$、乳酸
早期恢复阶段	呼吸力弱次数少	AV	50~70	6~8	12	<10	尿量增加,血压逐渐恢复	肺淤血,肺水肿较前改善	pH、PO$_2$、SaO$_2$、PCO$_2$、乳酸
恢复阶段	自主呼吸恢复、呼吸力可	IMV	30~40	6~8	8~12	4~8	生命体征、血流动力学相对稳定	肺淤血、肺水肿较前改善	各项指标在正常范围之内
稳定阶段	自主呼吸恢复,呼吸力基本正常	CPAP SV	30	6~8	8~12	2~4	生命体征,血流动力学平稳	肺淤血基本改善	各项指标基本在正常范围内
脱机阶段	足够的自主呼吸频率和驱动力	CPAP	21	5~10	—	2.9	生命体征、血流动力学平稳	胸片正常	在FiO$_2$<40%时,PaO$_2$>60mmHg,PaCO$_2$<50%

注：CPAP，持续气道正压；CMV，控制性机械通气；AV，辅助通气；IMV，间歇指令通气；SV，支持通气；FiO$_2$，吸入气氧浓度；PaCO$_2$，动脉血二氧化碳分压；PaO$_2$，动脉血氧分压，SaO$_2$，动脉血氧饱和度。

（5）机械通气并发症及其处理

1）呼吸机相关性肺炎：机械通气患者若无体位改变禁忌证，均取半坐卧位，避免镇静时间过长过深，避免误吸，尽早撤机。

2）呼吸机相关肺损伤：避免潮气量（TV）和平台压过高，同时设定合适的 PEEP，以防肺萎陷。

3）氧中毒：高氧浓度会导致肺损伤，刚使用呼吸机的低氧血症患者可短时间内吸入纯氧，病情许可时应尽早调低氧浓度。

4）气道损伤：注意插管时动作轻柔准确，留管时间尽可能缩短，使用低压高容量气囊，避免充气压力过高。

5）血流动力学变化：正压通气可引起前负荷减少，CO 下降，导致低血压。通过调整通气模式降低胸腔内压多能使低血压改善。

（6）撤机指征

1）导致机械通气的基础疾病已经纠正。

2）血流动力学稳定。

3）氧合状况良好：$PO_2 > 60mmHg$（$FiO_2 \leqslant 40\%$，$PEEP \leqslant 8cmH_2O$）。

4）较强的自主呼吸能力、咳嗽能力。

5）意识水平稳定。

6）自主呼吸试验（spontaneous breathing test，SBT）：运用 T 管或低水平支持的自主呼吸模式，通过短时间（30~120min）的动态观察，评价患者完全耐受自主呼吸的能力。

7）气囊漏气试验评估上气道阻塞。

三、血气分析

1. 基本要求

（1）合理的采血部位（桡动脉、肱动脉、股动脉）。

（2）严格隔绝空气，在海平面大气压（101.3kPa，760mmHg）、安静状态下，采集肝素抗凝血。

（3）标本采集后立即送检，若血标本不能及时送检，应将其保存在 4℃环境中，但不得超过 2h。

（4）吸氧患者若病情许可停止吸氧 30min 后再采血送检，否则应标记给氧浓度与流量。

2. 氧合评估

（1）氧分压（PO_2）：指物理溶解在血液中的氧分子所产生的压力，正常值为 90~100mmHg。PO_2 正常值随着年龄增加而下降，预计 PO_2（mmHg）$= 100 - 0.33 \times$ 年龄（岁）± 5。

帮助判断有无缺氧和缺氧的 PO_2：轻度缺氧，80~60mmHg；中度缺氧，60~40mmHg；重度缺氧，<40mmHg。

（2）动脉血氧饱和度（SaO_2）：表示血氧与血红蛋白的结合程度。正常人动脉 SaO_2 为 95%~98%，如低于 90% 可确定有低氧血症存在。

（3）氧合指数（PaO_2/FiO_2）：即氧分压/吸氧浓度，是反映呼吸功能的重要指标。吸氧浓度=（21+4×氧流量）/100。氧合指数≥400为正常。

3. 通气评估　$PaCO_2$指物理溶解在动脉血中的CO_2分子所产生的压力，正常值为35~45mmHg，是判断人体通气状态的唯一指标，能帮助判断呼吸衰竭的类型、呼吸性酸碱失衡和代谢性酸碱失调的代偿反应。

Ⅰ型呼吸衰竭：缺氧而无CO_2潴留（$PaO_2 < 60$mmHg，$PaCO_2$降低或正常）；Ⅱ型呼吸衰竭：指缺氧伴有CO_2潴留（$PaO_2 < 60$mmHg，$PaCO_2 > 50$mmHg）。

4. 酸碱评估

（1）常见指标

1）pH：为动脉血中H^+浓度的负对数，正常为7.35~7.45。pH正常，可能确实正常或代偿性改变；pH>7.45为碱血症，即失代偿性碱中毒；pH<7.35为酸中毒症，即失代偿性酸中毒。

2）$[HCO_3^-]$：实际碳酸氢根（actual bicarbonate，AB）参考值为22~27mmol/L，平均值为24mmol/L。它反映肾功能及肾的调节功能，是反映酸碱平衡代谢因素的指标，但受呼吸因素影响。

$[HCO_3^-] < 22$mmol/L，可见于代谢性酸中毒或代偿性呼吸碱中毒；$[HCO_3^-] > 27$mmol/L，可见于代谢性碱中毒或代偿性呼吸性酸中毒。

标准碳酸氢根浓度（standard bicarbonate concentration，SB）是在标准条件下（PCO_2 40mmHg、Hb完全饱和、温度37℃）测得的$[HCO_3^-]$。参考值为22~27mmol/L，平均值为24mmol/L。它反映酸碱平衡代谢因素，但不受呼吸因素的影响。

正常情况下AB=SB；AB升高大于SB升高见于代谢性碱中毒或代偿性的呼吸性酸中毒；AB降低小于SB降低见于代谢性酸中毒或代偿性呼吸性碱中毒。

3）剩余碱（base excess，BE）：参考值±3mmol/L。BE反映血液中碱储备增加或减少的情况，BE>+3mmol/L，为碱剩余；BE<−3mmol/L，为碱不足。BE可以指导临床补酸或补碱，比$[HCO_3^-]$更准确。

4）缓冲碱（buffer base，BB）：指血液中所具有缓冲作用的阴离子总和。它反映代谢性因素，正常值45~55mmol/L，平均50mmol/L。

5）阴离子间隙（anion gap，AG）：指血浆中未测定阴离子（undetermined anion，UA）与未测定阳离子（undetermined cation，UC）的差值，即$AG=Na^+ − （HCO_3^- +Cl^-）$。正常范围是8~16mmol/L。

（2）酸碱失衡的类型

1）单纯性酸碱失衡：原发变化必然大于代偿变化，决定了pH的变化方向（表15-3）。

表 15-3　单纯性酸碱失衡

异常	pH	原发异常	代偿反应
代谢性酸中毒	↓	$[HCO_3^-]$ ↓	$PaCO_2$ ↑
代谢性碱中毒	↑	$[HCO_3^-]$ ↑	$PaCO_2$ ↓
呼吸性酸中毒	↓	$PaCO_2$ ↑	HCO_3^- ↓
呼吸性碱中毒	↑	$PaCO_2$ ↓	HCO_3^- ↑

注：HCO_3^-，碳酸氢根；$PaCO_2$，动脉血二氧化碳分压。

根据 AG 将代偿性酸中毒分为两类：①高 AG 正常血氯型代谢性酸中毒，多见于乳酸酸中毒、肾功能衰竭、糖尿病酮症酸中毒；②正常 AG 高血氯型代谢性酸中毒，多见于恶心和呕吐胃肠道丢失碱、输盐水过多、肾小管酸中毒。

2）双重性酸碱失衡：根据酸碱失衡预计代偿公式中代偿极限来确认是否为双重性酸碱失衡（表 15-4）。

表 15-4　酸碱失调的预计代偿极限

原发失衡	预计代偿公式	代偿极限
呼吸性酸中毒	急性 $\Delta[HCO_3^-]=\Delta PaCO_2 \times 0.07 \pm 1.5$	30mmol/L
	慢性 $\Delta[HCO_3^-]=\Delta PaCO_2 \times 0.35 \pm 5.88$	45mmol/L
呼吸性碱中毒	急性 $\Delta[HCO_3^-]=\Delta PaCO_2 \times 0.2 \pm 2.5$	18mmol/L
	慢性 $\Delta[HCO_3^-]=\Delta PaCO_2 \times 0.5 \pm 2.5$	12mmol/L
代谢性酸中毒	$PaCO_2=[HCO_3^-] \times 1.5+8 \pm 2$	10mmol/L
代谢性碱中毒	$\Delta PaCO_2=\Delta[HCO_3^-] \times 0.9 \pm 1.5$	55mmol/L

注：HCO_3^-，碳酸氢根；$PaCO_2$，动脉血二氧化碳分压。

（3）三重性酸碱失衡

判断步骤：①根据病史和 $PaCO_2$ 变化决定时呼吸性酸中毒还是呼吸性碱中毒；②计算 AG 值，AG ≥ 16mmol/L 即表示有 AG 升高的代谢性酸中毒；③若为并发高 AG 代谢性酸中毒的混合性酸碱失衡，则应计算潜在

[HCO$_3$$^-$]；④根据呼吸性酸中毒或呼吸性碱中毒代偿公式计算预计[HCO$_3$$^-$]，若潜在 [HCO$_3$$^-$] 大于预计 [HCO$_3$$^-$]，考虑存在代谢性碱中毒。

当高 AG 型代谢性酸中毒时，AG 的升高恰好等于 [HCO$_3$$^-$] 的下降时，即 ΔAG=Δ[HCO$_3$$^-$]，于是又 AG 产生一个潜在 [HCO$_3$$^-$] 的概念：潜在 [HCO$_3$$^-$]=ΔAG+ 实测 [HCO$_3$$^-$]。当潜在 [HCO$_3$$^-$] 大于预计 [HCO$_3$$^-$] 示有代谢性碱中毒存在。但结合临床表现、病史综合判断。

（刘亚欣 罗 芳）

第三节 心脏电复律及除颤

一、定义

心脏电复律是指应用高能脉冲电流快速通过心脏，使心肌同时除极，造成心脏短暂的电活动停止，继而由最高自律性的起搏点（通常为窦房结）重新控制心律的治疗过程。电复律一般须与 QRS 波群同步放电以避开易损期，根据是否与 QRS 波群同步放电可分为同步电复律与非同步电复律，非同步电复律为电除颤。根据电极安放部位可分为胸外电复律和胸内电复律，本节介绍胸外电复律。

二、适应证

1. 非同步电复律（电除颤） 心室颤动、心室扑动、无脉室性心动过速。

2. 同步电复律 心房颤动、心房扑动、室上性心动过速、室性心动过速等。

（1）血流动力学不稳定，紧急终止心律失常。

（2）血流动力学稳定，转复各类异位性快速型心律失常（药物无效或不宜 / 不愿用药）。

关于 2014 AHA/ACC/HRS 心房颤动管理指南中电复律的推荐见表 15-5。

表 15-5　关于心房颤动电复律的指南推荐

指南推荐	推荐级别
在节律控制策略中，电复律可用于心房颤动／心房扑动患者恢复窦性心律。如复律不成功，可在改变电极位置、电极板压紧皮肤或应用抗心律失常药物等措施后重复尝试电复律。	I
心房颤动／心房扑动伴快心室率患者药物治疗效果不佳并出现持续心肌缺血、低血压、心力衰竭，建议行电复律。	I
心房颤动／心房扑动伴预激患者因心动过速出现血流动力学不稳定，建议行电复律。	I
对于持续性心房颤动患者，如转复后窦性心律可维持一段具有临床意义的时期，则重复进行电复律是合理的。实施需要多次复律的治疗策略应当考虑心房颤动患者的症状严重程度及治疗意愿	II a

三、禁忌证

1. 电除颤　紧急情况唯一明确的禁忌为患者（或代理人）表示不接受复苏。

2. 电复律（非紧急情况）

（1）心腔附壁血栓或近期栓塞事件。

（2）病态窦房结慢 - 快综合征或心房颤动伴高度／完全房室传导阻滞。

（3）洋地黄中毒、风湿活动或重度低血钾等所致心律失常。

（4）持续心房颤动已数年，左心房显著增大或心房颤动直接病因未治愈（如 MS、甲状腺功能亢进等）。

（5）心房颤动／心房扑动持续时间未明，未经充分抗凝且未行经食管超声心动图检查除外血栓。

（6）窦性心动过速，以及因自律性增加所致的心动过速。

（7）患者不能安全耐受镇静。

注：紧急情况则需临床全面评估、权衡利弊。

四、操作流程

1. 术前准备（非紧急情况）

（1）签署知情同意书。

（2）禁食 6 ~ 8h（如有可能）。

（3）吸氧及气道管理（气管插管准备）。

（4）建立静脉通路．

（5）心电监护。

（6）备抢救车（CPR 准备）。

（7）病史及 ECG 采集。

（8）确认心腔血栓检查结果及抗凝状态（心房颤动）。

（9）排查未纠正的病因（如电解质紊乱、洋地黄中毒、甲状腺功能亢进等）。

（10）皮肤准备（胸毛剃刮，如有必要）。

注：紧急情况按 CPR 流程，尽快实施电除颤。

2. 操作过程

（1）镇静（非紧急情况患者清醒状态）

1）应用短效镇静药物，可通过倒数数字及睫毛反射消失判断镇静效果。

2）常用药物有地西泮、咪达唑仑等。

3）重点要注意气道管理，关注呼吸及指氧饱和度。

（2）电极位置如下，电极板与皮肤接触紧密

1）前侧位（标准位）：分别在胸骨右缘第 2～3 肋间和心尖部。

2）前后位：分别在胸骨左缘第 3、4 肋间和左肩胛下区域。

（3）能量选择

1）目前临床均采用直流电复律，根据电脉冲方向可分为单相及双相，后者所需能量更低、心肌损伤较小、效果更好。

2）常见心律失常的电复律能量初始选择见表 15-6。

表 15-6　常见心律失常的电复律能量初始选择　　　　　　　　　单位：J

心律失常类型	双相
心室颤动（或不稳定室性心动过速）	120～200
心房颤动	100
心房扑动	50～100
室上性心动过速	100
室性心动过速（稳定）	100

（4）电复律设置（选择监测导联，同步/非同步）→充电→通知周围人

员离开患者→放电→判断是否成功（必要时重复复律）。

（5）注意事项

1）安全保障：防火、防电击伤。

2）电除颤时注意设置为非同步，否则将因无法识别 QRS 波群而不能放电。

3）保留监测条带。

3. 术后观察

（1）生命体征，特别是血压、呼吸、指氧饱和度。

（2）心电监测，复查 ECG，判断有无心律失常及心肌损伤表现。

（3）意识情况，神经系统症状体征，判断镇静恢复情况及有无栓塞征象。

五、并发症

1. 心律失常　期前收缩，窦性停搏，房室传导阻滞，室性心动过速、心室颤动需再次电复律 / 除颤。

2. 心肌损伤　可出现一过性 ST 段改变及心肌标志物水平升高。

3. 皮肤灼伤　操作时电极板需压紧皮肤，应用导电凝胶或盐水纱布。

4. 其他　栓塞事件、急性肺水肿和发热等。

六、特殊情况

1. 永久起搏 / 除颤装置植入后

（1）电极放置尽可能远离起搏 / 除颤装置，可采用前后位进行电复律。

（2）电复律前后建议对起搏 / 除颤装置进行程控。

2. 妊娠　妊娠全程进行电复律通常都是安全的。电复律后建议监测胎心情况。

（杨瑶瑶）

第四节　心包穿刺术

心包穿刺术必须在局部麻醉下在透视或超声心动图引导下进行。除非即刻危及生命，一般不允许盲穿。建议由有经验的术者及辅助人员在配备有影像设备、血流动力学监测设备及 ECG 机的手术室行心包穿刺术。

一、适应证

心包穿刺术的适应证：①抽液检查，以确定积液性质及病原；②大量积液有填塞症状时，放液治疗，如化脓性心包炎穿刺排脓；③心包腔内注射药物。

二、禁忌证

心包穿刺术的禁忌证：①未纠正的凝血功能紊乱；②正接受抗凝治疗且INR > 1.5；③血小板小于 5 万 U；④少量、后部或包裹性心包液。

三、术前准备

心包穿刺术的术前准备包括：①了解、熟悉患者病情；②与患者及家属谈话，交代检查目的、大致过程、可能出现的并发症等，于知情同意书签字，并嘱患者穿刺时勿咳嗽或深呼吸；③器械准备，包括心包穿刺包、手套、治疗盘（棉签、消毒药品、胶布、局部麻醉药），此外，应同时准备注射器、引流管，根据情况准备心包腔内注射药物；④操作者熟悉操作步骤，戴帽子、口罩。

四、操作方法

1. 体位 患者取半坐卧位。

2. 穿刺点定位

（1）心尖途径：心左侧第 5 肋间锁骨中线外心浊音界内 1～2cm，沿第 6 肋骨上缘向背部并稍向正中线刺入。

（2）剑突下途径：在剑突与肋弓缘所形成的夹角内，穿刺针与胸壁成30°，向上穿刺可进入心包腔下部与后部。

3. 铺巾、麻醉 常规皮肤消毒。解开穿刺包，戴无菌手套，并检查穿刺包内器械（注意穿刺针是否通畅）铺无菌孔巾。在穿刺点用 2% 利多卡因从皮肤至心包外层作局部麻醉。

4. 心包穿刺 左手固定穿刺部位局部皮肤，右手持无菌纱布包裹的穿刺针，由麻醉部位刺入。在心尖部进针时，应使针自下而上，向脊柱并稍向心脏方向缓慢刺入；在剑突下进针时，应使针与腹壁成 30°～40°，向上、向后并稍向左进入心包腔后下部。待感到针头阻力消失时，则表示已穿过心包外层，并可见针头有与心脏搏动同步的震动，此时应固定穿刺针。将 30ml或 50ml 注射器套于针座的橡胶管上，助手松开橡胶管上的止血钳，缓慢抽吸液体，当针管吸满后，先用钳子将橡胶管夹住，再取下针管以防空气进入。

5. 术后操作　①如需持续引流，建议使用猪尾导管进行引流；若无此规格导管，可使用中心静脉导管替代；②将抽出液体留取化验；③术毕，拔出针头/引流管，消毒穿刺点局部盖消毒纱布后用胶布固定。

五、心包积液检测项目

心包积液检测项目包括生化、细胞学检测、聚合酶链反应（PCR）和微生物检测（表15-7）。

表15-7　心包积液检测项目

项目类型	检测内容
生化	蛋白定量,蛋白/白蛋白比值,心包LDH/血清LDH,血细胞计数
细胞学检测	心包积液离心分离,肿瘤标志物,肿瘤细胞
聚合酶链反应（PCR）	肺结核PCR,特定病毒基因
微生物检测	分枝杆菌培养,需氧、厌氧菌培养

注：LDH，乳酸脱氢酶。

（刘亚欣　陈　静）

第五节　有创动脉压力监测

一、动脉穿刺操作

1. 桡动脉穿刺方法

（1）穿刺侧手腕下放入垫子，背曲60°。

（2）术者以示指和中指触摸桡动脉搏动，选择搏动最明显处的远端0.5cm为穿刺点。

（3）常规消毒，铺巾，以1%利多卡因行局部麻醉。

（4）套管针与皮肤成30°，于穿刺点进针，对准中指触到的桡动脉搏动方向，直到针尾有血溢出为止。抽出针芯，如有血喷出表明套管在血管内，顺势推进套管，血流出通畅表示穿刺成功。

（5）确认导管回血通畅，连接测压系统。

（6）用透明敷料局部覆盖固定。

2. 股动脉穿刺方法

（1）取腹股沟韧带中部下方 2～3cm 处，触摸股动脉搏动，确定股动脉走行。

（2）术者以示指和中指触摸桡动脉搏动，选择搏动最明显处的远端 0.5cm 为穿刺点。

（3）同桡静脉穿刺。

二、动脉内血压监测

动脉内血压监测是经周围动脉插管直接测量动脉内血压的方法，可连续测量收缩压、舒张压及平均压等数值，并显示血压波形。动脉内血压是血压测定的"金标准"。

1. 适应证

（1）血流动力学不稳定或有潜在危险。

（2）重症患者、复杂手术的术中和术后监护。

（3）应用较大剂量血管活性药进行治疗的患者。

（4）需反复动脉取血。

（5）无创血压测量有困难。

2. 禁忌证　有严重凝血功能障碍及穿刺部位血管病变的患者属相对禁忌证，无绝对禁忌证。

（卿　平　于丽天）

第六节　深静脉置管

一、深静脉穿刺操作

1. 股静脉穿刺方法

（1）在腹股沟韧带中部下方 2～3cm 处，触摸股动脉搏动，确定股动脉走行。

（2）触摸到股动脉搏动时，通过手指感觉动脉的走行线，以股动脉内侧 0.5cm 与腹股沟皮折线交点为穿刺点。

（3）常规消毒，铺巾，以 1% 利多卡因行局部麻醉。

（4）进针，边进针边抽回血，一般进针深度 2～5cm，当有暗红色静脉血被顺畅回抽时表明穿刺成功，导管插入深度 15～20cm。调整位置后用缝线固定导管。

（5）确认导管回血通畅，连接测压系统。

（6）用透明敷料局部覆盖固定。

2. 锁骨下静脉穿刺方法

（1）患者平卧，必要时取头低足高位，床尾抬高 15°～25°，以提高静脉压使静脉充盈，防止发生空气栓塞。两肩胛之间放置小枕使锁骨中段抬高，便于锁骨下静脉与肺尖分开。患者面部转向穿刺对侧。

（2）穿刺点为右锁骨中 1/3 与外 1/3 交界处，锁骨下缘 1～2cm；或左锁骨内 1/4～1/3 处，沿锁骨下缘进针。

（3）常规消毒，铺巾，以 1% 利多卡因行局部麻醉。

（4）将穿刺针连接在抽有肝素生理盐水的注射器上，针头与皮肤成 30°～35° 向内向上穿刺，针头指向胸骨上窝方向，紧靠锁骨内下缘缓慢推进，边进针边抽回血，一般进针深度为 4.0cm。如进针 4～5cm 仍不见回血，应缓慢后撤针并边退边抽回血，如仍无回血则将针头撤至皮下，改变进针方向为针尖指向甲状软骨，以同样方法缓慢进针。

（5）当有暗红色静脉血被顺畅回抽时表明穿刺成功，以下步骤同上，一般导管插入深度左侧不宜超过 15cm，右侧不宜超过 12cm。调整位置后用缝线固定导管。

（6）确认导管回血通畅，连接测压系统。

（7）用透明敷料局部覆盖固定。

3. 颈内静脉穿刺方法

（1）患者平卧，头后仰 20°～30°，并转向穿刺对侧。

（2）确定胸锁乳突肌的胸骨头、锁骨头和锁骨形成的三角区，可采用中央径路、前侧径路或后侧径路进针。中央径路以三角区的顶端为穿刺点，针尖指向同侧乳头方向；前侧径路在甲状软骨水平，胸锁乳突肌内侧缘，颈动脉搏动的外侧缘平行进针；后侧径路在胸锁乳突肌与颈外静脉交点的上缘进针，针尖指向骶骨，向前对准胸骨上切迹。

（3）常规消毒，铺巾，以 1% 利多卡因行局部麻醉。

（4）将穿刺针连接在抽有肝素生理盐水的注射器上，左手示指和中指定位，右手持针，在选定的穿刺点进针，针轴与额面成 45°。

（5）一般进针深度为 2.5 ~ 3.0cm，边进针边抽回血，当有暗红色静脉血被顺畅回抽时表明穿刺成功，经注射器针尾插入导引钢丝，退出穿刺针，沿导引钢丝插入静脉导管，一般导管插入深度为 15cm。调整位置后用缝线固定导管。

（6）确认导管回血通畅，连接测压系统。

（7）用透明敷料局部覆盖固定。

二、中心静脉压监测

中心静脉压（CVP）是指接近右心房的腔静脉内的血压，相当于右心房压（RAP）或右心室舒张压，因此可以反映右心室前负荷。CVP 监测主要用于评价血容量、右心前负荷及右心功能。

1. 适应证

（1）休克及低血压患者评价血容量状态。

（2）大量补液或心脏病患者补液时监测血容量。

（3）急性心力衰竭。

（4）重症患者、复杂手术的术中和术后监护。

2. 禁忌证　上腔静脉阻塞综合征和穿刺静脉局部感染或血栓形成是中心静脉置管的绝对禁忌证，相对禁忌证为凝血功能障碍。

（卿　平　于丽天）

第七节　床旁血流动力学监测

一、Swan-Ganz 导管压力监测

肺动脉导管又称 Swan-Ganz 导管，不仅能提供 CVP/RAP、右心室压（RVP）、肺动脉压（PAP）和肺动脉楔压（PAWP）的波形和数值，而且可应用热稀释法测量心排血量（CO），还能测定混合静脉血氧饱和度。

Swan-Ganz 气囊漂浮导管全长 110cm，距管顶端约 1mm 处有一个气囊，可充入 1.5ml 空气。导管尾部通过开关连接一个 1.5ml 的注射器，用以充气或放气。导管顶端有一腔开口，可进行 PAP 监测，亦可采集混合静脉血标本，距导管顶部约 30cm 处，有另一腔开口，可进行 RAP 监测。如在距顶部 4cm 处加一热敏电阻探头，则可进行 CO 的测定。

1. 适应证

（1）有并发症的严重心肌梗死。

（2）严重心力衰竭。

（3）严重呼吸衰竭。

（4）多脏器功能不全的重症患者。

（5）高危患者术中、术后监测。

（6）心脏移植患者的评估。

（7）评价药物的血流动力学作用。

2. 禁忌证

（1）导管经过的通路上有严重的解剖畸形使导管无法通过或加重原有疾病，如三尖瓣或肺动脉瓣狭窄、右心室流出道（RVOT）梗阻、肺动脉严重畸形等。

（2）凝血功能障碍及出血性疾病。

（3）感染性心内膜炎（IE）。

（4）右心及血管内血栓或肿物。

（5）未控制的严重室性心律失常。

（6）完全性 LBBB 为相对禁忌证。

3. 肺动脉导管压力参数及正常参考值范围　见表 15-8。

表 15-8　肺动脉导管压力参数及正常参考值范围　　单位：mmHg

参数	正常参考值
右心房压	5 ~ 10
右心室收缩压	20 ~ 30
右心室舒张压	0 ~ 8
肺动脉收缩压	20 ~ 30
肺动脉舒张压	4 ~ 12
肺动脉平均压	10 ~ 20
肺动脉楔压	6 ~ 12

二、心排血量监测

心排血量（CO）指心脏每分钟将血液泵至周围循环的血量，可反映整个循环系统的功能状况。目前临床上主要应用热稀释法及连续心排血量

（continuous cardiac output，CCO）法测定 CO。

1. 热稀释法测定　热稀释法测定 CO 对操作者和患者都有一定要求：①注射生理盐水的温度最好与肺动脉血温度相差 10℃以上，如用冰水，应在取出后 30s 内使用；②注射冰水时，应快速、均匀地在 4s 内将冰水注入右心房；③每次注射冰水的量应与导管相适应；④患者的呼吸、心率、体位和肢体活动对 CO 的测定也有影响，因此，一般连续测量 3 次，取其平均值。

CO 正常值 4 ~ 8L/min，由于不同体表面积患者 CO 有差异，临床上采用心脏指数（CI）使不同体型的患者具有可比性。CI=CO/ 体表面积，CI 正常值为 2.5 ~ 4.2L/（min·m^2）。CO 或 CI 增加见于感染脓毒症休克早期的高动力状态和贫血性心脏病代偿阶段。CO 或 CI 降低见于各种原因导致的心力衰竭、CS 和心包疾病。MR、肺动脉瓣反流或心内分流，不适于用热稀释法测量 CO。

2. CCO 法测定　CCO 法测定与传统的温度稀释法高度相关，每隔 30s 显示一次新的测定值，反映测量前 3 ~ 5min 的平均 CO。该方法减少了仪器定标和注射盐水带来的许多影响因素，但需使用特殊的导管和相应的监测仪来测定。

（卿　平　于丽天）

推荐阅读资料

[1] ADLER Y, CHARRON P, IMAZIO M, et al. 2015 ESC guidelines for the diagnosis and management of pericardial diseases: the task force for the diagnosis and management of pericardial diseases of the European Society of Cardiology (ESC) endorsed by: the European Association for Cardio-Thoracic Surgery (EACTS). Eur Heart J, 2015, 36(42): 2921-2964.

[2] JANUARY C T, WANN L S, ALPERT J S, et al. 2014 AHA/ACC/HRS guideline for the management of patients with atrial fibrillation: executive summary a report of the American College of Cardiology/American Heart Association Task Force on Practice Guidelines and the Heart Rhythm Society. Circulation, 2014, 130(23): e199-e267.

[3] LINK M S, ATKINS D L, PASSMAN R S, et al. Part 6: electrical therapies: automated external defibrillators, defibrillation, cardioversion, and pacing: 2010 American Heart Association Guidelines for Cardiopulmonary Resuscitation and

Emergency Cardiovascular Care. Circulation, 2010, 122(18 Suppl 3): S706-S719.

[4] REGITZ-ZAGROSEK V, ROOS-HESSELINK J W, BAUERSACHS J, et al. 2018 ESC guidelines for the management of cardiovascular diseases during pregnancy. Kardiol Pol, 2019, 77(3): 245-326.

[5] RISTIĆ A D, IMAZIO M, ADLER Y, et al. Triage strategy for urgent management of cardiac tamponade: a position statement of the European Society of Cardiology Working Group on Myocardial and Pericardial Diseases. Eur Heart J, 2014, 35(34): 2279-2284.

常用辅助检查

第一节　常规心电图

一、心电图波形

心电图（ECG）是临床最常用的检查之一，应用广泛，可记录人体心脏的电活动，诊断心律失常，协助诊断心肌缺血、心肌梗死并判断心肌梗死的部位，其他疾病异常情况及心脏植入器械功能等。ECG读图需紧密结合临床资料，复杂ECG常需结合心电生理检查、起搏器程控等方式确诊。

体表ECG机走纸速度为25mm/s，纵向代表电压（振幅），输入1mV时描记笔偏转10mm，每小格0.1mV；横向代表时间，每小格0.04s（图16-1）。

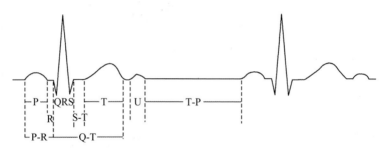

图 16-1　心电图组成及命名

1. ECG 波段组成　见表16-1。

表 16-1　心电图波段组成

心电图波段	相应心电活动的意义	正常范围
P 波	心房除极	P 波时限为 0.12s,高度为 0.25mV
PR 间期	房室传导时间	成人 PR 间期正常范围 0.12 ～ 0.20s,上限不超过 0.21s
QRS 波群	心室除极	时限小于 0.11s
ST 段	心室除极完成	正常情况下 ST 段应处于等电位线上
T 波	心室复极化	T 波应与 QRS 波群主波方向相同
U 波	可能复极化有关	某些导联上 T 波之后可见 U 波
QT 间期 /QTc	心室除极到完全复极的时间	正常 QT 间期为 0.44s;QTc 为 QT/RR 间期的平方根,一般 < 0.45

2. **心电向量轴**　心电轴是心脏电活动的平均方向，是心脏除极和复极时额面最大综合向量与水平轴形成的角度，通常指 QRS 电轴。最简单的方法是根据 I、II、III 导联的 QRS 波群主波方向估计平均电轴的大致方向。见表 16-2。

电轴左偏多见于横位心脏，如肥胖、妊娠、腹水、左心室肥大和左前分支阻滞等；电轴右偏常见于体形瘦长者、儿童、右心室肥大、左后分支阻滞等；不确定电轴可见于器质性心脏病患者，如重度肺气肿、先天性心脏病合并右心室肥大、AMI 等，也可见于少数健康人。

表 16-2　心电轴判断法

心电轴	I 导联	II 导联	III 导联	心电轴值范围
正常	↑	↑	↑	$0° \sim +90°$
轻度左偏	↑	↑	↓	$0° \sim -30°$
明显左偏	↑	↓	↓	$-30° \sim -90°$
电轴右偏	↓	↑↓	↑	$+90° \sim +180°$
电轴极度右偏	↓	↓	↓	$+180° \sim +270°$

注：↑，代表 QRS 波群的 R 波向上；↓，代表 QRS 波群的 R 波向下。

二、常见心电图诊断

1. **心肌缺血／梗死**　对应导联见表 16-3。急性冠脉综合征（ACS）ECG 改变包括 T 波高尖、ST 段抬高、异常 Q 波形成等，ST 段压低、T 波低平倒置见于非 ST 段抬高型心肌梗死（NSTEMI）、不稳定型心绞痛（UA）。详见第一章第四节图 1-4 ~ 图 1-7。

表 16-3　心肌梗死部位对应导联

梗死部位	相关导联
前间壁	$V_1 \sim V_3$
前壁	$V_2 \sim V_5$
高侧壁	I、aVL
广泛前壁	$V_1 \sim V_5$
下壁	II、III、aVF
后壁	$V_7 \sim V_9$
右心室	$V_{3r} \sim V_{5r}$

2. 心室肥厚

（1）左心室肥厚（LVH）ECG 表现：①左心室高电压，$RV_5 > 2.5mV$；$RV_5 + SV_1 > 4.0mV$（男）或 $3.5mV$（女）；② QRS 波时限延长达 $0.10 \sim 0.11s$；ST-T 改变；心电轴左偏，但一般不超过 $-30°$。

（2）右心室肥厚 ECG 表现：① V_1 导联 $R/S \geq 1$，V_5 导联 $R/S \leq 1$ 或 S 波比正常加深；② $RavR > 0.5mV$；③心电轴右偏 $\geq +90°$（重度可 $> +110°$）；④ ST-T 改变。

3. 心律失常（结合第四章第四节心律失常所示 ECG 特征）

（1）窦性心律

1）窦性心律时正常心率为 $60 \sim 100$ 次 /min，< 60 次 /min 为心动过缓，> 100 次 /min 为心动过速。

2）停搏：根据原因需区分窦性心律不齐、窦性停搏、房性期前收缩未下传、窦房传导阻滞，心房颤动、心房扑动时常出现长 RR 间期等。

3）窦性心律不齐表现为 PP 间期长短不一，PP 间期差异 $> 0.12s$，呈逐渐缩短又逐渐延长的周期变化，并且慢相的 PP 间期不是快相 PP 间期的整倍数。

4）二度Ⅰ型窦房传导阻滞表现为在长 PP 间期之后的 PP 间期逐渐缩短，又突然出现长 PP 间期，呈"渐短突长"的特点，上述现象周而复始地出现。二度Ⅱ型窦房传导阻滞表现为无窦性 P 波的长间期是基本窦性心律 PP 间期的整倍数，易于鉴别，但如合并窦性心律不齐，则诊断有一定困难。

（2）房性心律

1）房性期前收缩：提前出现异形 P' 波，P' 波形状和窦性 P 波不同，跟随的 QRS 波群的形态和基本窦性心律可相同或不同（伴差传），有不完全性代偿间歇。

2）房性心律：P' 波与窦性 P 波不同，根据频率可为逸搏或心动过速，可按不同比例下传，但心房率 < 250 次 /min（与心房扑动鉴别）。

3）心房颤动：最常见的一种持续性心律失常，P 波消失，代之以大小不等、形态及振幅变化不定的 f 波，频率 $350 \sim 600$ 次 /min。心室率极不规则，心率快时可达 $100 \sim 160$ 次 /min，当心室率齐时常合并三度房室传导阻滞、交界性心律。QRS 波群形态正常或因室内差异性传导而变宽。

4）心房扑动：全部导联 P 波消失，代之为大小相等、形态相同、间距均一的锯齿样波或波浪形波，又称 F 波。F 波在下壁导联最为明显，F 波频率为 $250 \sim 350$ 次 /min。F 波与 F 波之间通常无等电位线，这是心房扑动与阵发性房性心动过速的区别之一，后者通常可以看到等电位线。F 波可伴不同比例下传心室，RR 间期可齐或不齐。

（3）室性心律

1）室性期前收缩：ECG 提前出现宽大畸形的 QRS 波群，偶见 QRS 波时限 < 0.12s，QRS 波群之前无 P 波，逆行 P' 波可出现于 QRS 波群之后，往往伴有完全性代偿间期。根据间隔时长可区分室性逸搏、室性自主心搏。

2）室性心律：ECG 连续出现宽大畸形的 QRS 波群 ≥ 3 个，之前无 P 波存在房室分离。根据心率可分为室性逸搏心律、室性自主心搏及室性心动过速，室性逸搏心律的频率多为 30 ~ 50 次 /min，室性心动过速的心室率常 > 100 次 /min。

（4）交界性心律

1）交界性期前收缩：提前出现与窦性 QRS 波群基本相同的 QRS 波群，P' 波可在之前或之后，多伴有完全代偿间歇。

2）交界性心律：连续出现 ≥ 3 个交界性搏动，心率 < 60 次 /min 为交界性逸搏心律，心率 70 ~ 100 次 /min 为加速性交界性心律，心率 > 100 次 /min 为交界性心动过速。

（5）房室传导阻滞

1）一度房室传导阻滞：① PR 间期 > 0.20s；②每个 P 波后，均有 QRS 波群。

2）二度房室传导阻滞：部分心房激动不能传至心室，可见 P 波后无 QRS 波群。

3）二度Ⅰ型房室传导阻滞（莫氏Ⅰ型）（文氏现象）：① PR 间期逐渐延长，直至 P 波受阻与心室脱漏；② RR 间期逐渐缩短，直至 P 波受阻；③包含受阻 P 波的 RR 间期比两个 PP 间期之和短。

4）二度Ⅱ型房室传导阻滞（莫氏Ⅱ型）：① PR 间期固定，可正常或延长；② QRS 波群有间期性脱漏，下传的 QRS 波群可呈束支传导阻滞图形。

5）三度房室传导阻滞（完全性房室传导阻滞）：① P 波与 QRS 波群相互无关；②心房速率比心室速率快，心房心律可能为窦性或起源于异位；③心室心律由交界区或心室自主起搏点维持。

6）阵发性室上性心动过速（PSVT）：狭隘的室上性心动过速仅指 PSVT，包括房室结折返性心动过速（AVNRT）和房室折返性心动过速（AVRT）两类。ANVRT 及 AVRT 体表 ECG 变化复杂，尤其合并多旁路、不典型 ANVRT、ANVRT 合并旁道等特殊情况时，常需借助于腔内电生理等有创手段进行分析及治疗。典型的 PSVT 常表现为规律的窄 QRS 波群心动过速，频率为 150 ~ 250 次 /min，有时可见逆传 P 波。

AVNRT 借助于房室结的快慢径路而形成小范围的折返，R 波后常可见逆行 P' 波，RP' 间期 < 70ms，快慢型 AVNRT 的 ECG 出现 RP' 间期 > P'R 间期。

AVRT 借助于旁路形成房室大折返，窦性心律时 ECG 可有或无预激表现，心动过速呈突发突止，心率 150～250 次 /min，RP' 间期 < P'R 间期，且 RP' 间期 > 70ms。

7）室内阻滞（intra ventricular block）：指希氏束分叉以下部位的传导阻滞，根据部位可分为左束支传导阻滞（LBBB）、右束支传导阻滞（RBBB）（图 16-2）、左前分支阻滞及左后分支阻滞。

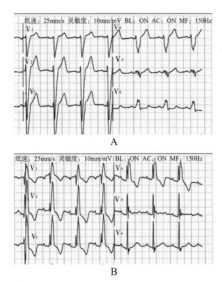

图 16-2　完全性左束支传导阻滞（A）与完全性右束支传导阻滞（B）对比图形

若 ECG 图形与上述相同，而 QRS 波时限未超过 0.12s，称不完全性LBBB、不完全性 RBBB。

左前分支阻滞 ECG 特点：①电轴左偏 −45°～−90°；②Ⅰ、aVL 导联呈 qR波型，但 q 波不超过 0.02s；③Ⅱ、Ⅲ、aVF 导联呈 rS 波形，且 RaVL > R Ⅰ；④ QRS 波时限正常或轻度增宽，一般不超过 0.11s。

与左前分支比较，左后分支短又宽、不应期最短、血供丰富，发生左后分支阻滞的机会少，临床上很少在 ECG 上作出左后分支阻滞的诊断。

（6）心室预激：窦性或房性的激动从正常房室传导通路及旁路（accessory pathway）下传心室，旁路能较快地提早激动一部分或全部心室肌而形成心室预激（ventricular preexcitation），当并发或曾并发旁路参与的快速性室上性心律失常者称为预激综合征（preexcitation syndrome）。

心室预激的 ECG 表现：① PR 间期 < 0.12s；② QRS 波时限 > 0.10s；

③ QRS 波群起始部粗钝称为 δ 波（心室预激波），δ 波可正可负，常与 QRS 波群主波方向一致；④ PJ 时间正常，≤ 0.27s，此为 PR 间期与 QRS 波群时间之和；⑤可有继发性 ST-T 改变。心室预激心电图分为 A 型和 B 型（图 16-3）。

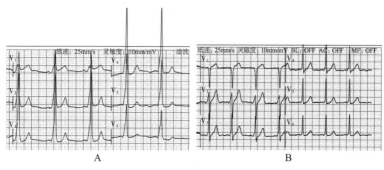

图 16-3　A 型（A）与 B 型（B）预激心电图

（黄静涵）

第二节　起搏心电图

　　根据起搏方式可基本分为心房起搏（AP）、心室起搏（VP）、房室顺序起搏，评估起搏器感知及起搏功能，以及自身节律情况。随着起搏器功能日益发展，出现了更多新型心脏起搏器及特殊功能，使得起搏 ECG 变得越来越复杂。分析起搏 ECG 需结合植入起搏器类型、工作模式、各项参数设置、程控情况、植入年限等（详见第十八章第十节）。

（黄静涵）

第三节　动态心电图

　　动态心电图（ambulatory electrocardiograph）于 1961 年试用于临床。动

态 ECG 是一种可以连续记录 24h（甚至 48 ~ 72h）人体心脏在日常活动状态下心电活动情况的方法。相比做一次 ECG 只有十几秒，采用动态 ECG 检查，常能捕捉到常规 ECG 难以发现的偶发、短阵心律失常或一过性心肌缺血发作，不仅能显著提高心肌缺血的检出率，还能显示缺血发生的时段、持续时间、出现频率、缺血程度及其与患者活动、症状之间的关系，从而为心脏病的诊断和治疗提供更全面的 / 切实可靠的客观依据，使患者得到更明确诊断与治疗。

一、动态心电图采集流程

动态 ECG 采集流程：①处理好局部皮肤，正确安置导联电极；②向患者交代注意事项；③按检测要求启动记录仪；④结束动态监测，先取出电池，再取下导联线和所有电极片；⑤动态分析报告。

监测中避免电极脱落，远离电磁干扰，避免剧烈运动，防止仪器损坏。

二、报告解读

动态 ECG 报告解读要点如下。

（1）心律，为窦性心律或异位心律，起搏心律或自身心律等异位心律的频率及持续时长。

（2）心率动态变化范围，平均及最快、最慢心率是否正常。

（3）各 ECG 波形是否正常。

（4）ECG 诊断参照常规 ECG。

（5）阳性标准

1）心律失常：包括与窦房结和房室相关的阻滞及各类停搏，如窦房传导阻滞、房室传导阻滞、窦性停搏。期前收缩类，从心脏高位向下排列，如房性期前收缩、交界性期前收缩、室性期前收缩。逸搏类，从心脏高位向下排列同期前收缩类。其他，如心室预激、束支传导阻滞、室内阻滞。

2）心肌缺血 / 梗死标准同常规 ECG 变化。

3）抗心律失常药物的作用：室性心动过速消失，成对室性期前收缩减少 90%，室性期前收缩减少 50%。

4）致心律失常药物的副作用：出现新的快速室性心律失常（无其他诱因），室性期前收缩数目增加 4 倍，成对室性期前收缩、室性心动过速的数目增加 10 倍，出现持续性室性心动过速。

5）起搏器、ICD 的功能：动态 ECG 可评价心脏植入性器械功能状态，感知及起搏功能是否正常，以及判断特殊功能状态。感知功能不正常包括过度感知及感知不足；起搏功能不正常指在感知正常情况下，有起搏脉冲但不起搏。

三、心率变异性

心率变异性（heart rate variability，HRV）是指逐次窦性心动周期之间的微小变异，反映心脏自主神经系统的功能状态。这种心搏间的微小差异，可以被计算机心电监测系统记录、测量和计算，作为临床应用指导。大多数研究认为，窦性心搏 RR 间期间标准差（standard deviation of the normal-to-normal RR intervals，SDNN）、窦性心搏 RR 间期平均值标准差（standard deviation of the cwerage normal RR intervals，SDANN）、窦性心搏 RR 间期标准差指数（standard deviation of the normal-to-normal RR intervals index，SDNN index）等时域指标小于 50ms，为 HRV 显著减低，提示疾病预后不良。

（黄静涵）

第四节　运动负荷心电图

运动负荷 ECG 是指通过运动增加心脏负荷，增加心肌耗氧量，从而诱发静息状态下未表现出来的心血管系统异常，主要用于冠心病（CAD）及其他疾病的辅助诊断、冠状动脉病变严重程度判定及预后评价的一种检查方法。

一、运动试验方法

可采用运动平板、踏车运动试验方案，常用的是 Bruce 方案及 Bruce 次极量运动试验。

二、禁忌证

1. 绝对禁忌证

（1）AMI（5d 内）。

（2）未控制的不稳定型心绞痛（UA）。

（3）引起临床症状或血流动力学障碍的心律失常。

（4）有症状的严重主动脉狭窄。

（5）临床未控制的有症状的心力衰竭。

（6）急性肺栓塞（APE）或肺梗死。

（7）急性心肌炎或心包炎。

（8）急性主动脉夹层（AD）分离。

2. 相对禁忌证

（1）冠状动脉左主干狭窄。

（2）中度狭窄的心脏瓣膜病。

（3）电解质异常。

（4）严重高血压（收缩压 > 200mmHg 或舒张压 > 110mmHg）。

（5）心动过速或过缓。

（6）梗阻性肥厚型心肌病及其他形式的流出道梗阻。

（7）精神或体力障碍而不能进行运动试验。

（8）高度房室传导阻滞。

三、终止运动负荷试验的指征

1. 绝对指征

（1）试验中运动负荷增加，但收缩压较基础血压下降 > 10mmHg，并伴随其他缺血证据。

（2）中、重度心绞痛。

（3）出现神经系统症状（共济失调、眩晕、晕厥前期症状）。

（4）低灌注体征（发绀、苍白）。

（5）监测 ECG、血压设备故障。

（6）受试者拒绝继续运动。

（7）持续室性心动过速。

（8）无病理性 Q 波导联上出现 ST 段抬高 ≥ 1.0mm（非 V_1 或 aVR 导联）。

2. 相对指征

（1）运动负荷增加，收缩压下降 ≥ 10mmHg，但不伴其他心肌缺血征象。

（2）ST 段或 QRS 波群改变，如 ST 段过度压低，或运动诱发明显的电轴偏移。

（3）除持续性室性心动过速以外的心律失常，如多源期前收缩、短阵室性心动过速、室上性心动过速、传导阻滞、心动过缓。

（4）乏力、呼吸困难、腿痉挛、跛足。

（5）出现束支传导阻滞或不能与室性心动过速相鉴别的室内传导阻滞。

（6）进行性胸痛。

（7）高血压反应：无明显症状，收缩压 > 250mmHg 和 / 或舒张压 > 115mmHg。

四、试验结果与判断标准

1. 阳性标准

（1）运动中出现典型的心绞痛。

（2）运动中或运动后即刻 ECG 出现 ST 段水平或下斜型下降 ≥ 0.1mV，或原有 ST 段下降者，运动后在原有基础上再下降 0.1mV，并持续 2min 以上才可逐渐恢复正常。

（3）运动中或运动后在 R 波占优势的导联上 ST 段缺血性弓背向上型上移 ≥ 0.1mV。

（4）运动中血压下降。

2. 可疑阳性标准

（1）运动中出现心绞痛。

（2）在运动中或运动后以 R 波占优势的导联 ST 段水平型或下斜型下移 ≥ 0.05mV 而 < 0.1mV，持续至少 2min。

（3）ST 段上斜型下移 ≥ 0.15mV，持续至少 2min。

（4）U 波倒置。

（5）出现严重的心律失常，如多源性期前收缩、室性心动过速、房室传导阻滞、窦房传导阻滞、心房颤动、心房扑动。

（6）运动中收缩压较安静时或前一级运动时下降 ≥ 10mmHg。

（黄静涵）

第五节　动态血压监测

一、诊断标准（成人参考值）

动态血压监测（ABPM）诊断高血压的标准：24h 血压 130/80mmHg，或白天平均血压 135/85mmHg，或夜间平均血压 120/70mmHg。全天平均低血压：< 90/60mmHg。清晨血压 ≥ 135/85mmHg 可以诊断为"清晨高血压"。生理情况下，夜间的收缩压和舒张压较白天血压下降 10% ~ 20%。临床上常根据夜间血压下降比值 [（白天血压 – 夜间血压）/ 白天血压 × 100%] 定义杓型（> 10% ~ 20%）、非杓型（0 ~ 10%）、反杓型（< 0）及超杓型（> 20%）血压节律。

二、适应证

新发现诊室 1～2 级高血压；评估合并靶器官损害或高心血管疾病发生风险；血压波动较大，或怀疑直立性低血压、餐后低血压、继发性高血压等；诊室血压已达标，但仍发生了心脑血管并发症，或新出现了靶器官损害或加重；难治性高血压；评价药物或器械治疗的降压效果。

三、临床应用

准确诊断高血压，包括"白大衣高血压"、隐蔽性高血压、阵发性高血压（如 PCC）、夜间高血压、直立性低血压、药物治疗过度引起的低血压，揭示受检者 24h 血压谱变化。

评价参数：①降压谷 / 峰比值（TPR 或 T/P），是指降压药物前一剂量作用终末、下一剂量使用前的血压降低值（谷效应）与药物使用期间的血压最大下降值（峰效应）的比值。美国 FDA 标准将 TPR > 50% 作为降压药临床应用的重要条件之一。②平滑指数（SI），是指应用降压药物后每小时的降压幅度的平均值与每小时降压幅度的标准，反映降压的平稳性。

帮助选择药物种类、剂型（短、长效）、剂量和给药时间。

评估患者的预后：24h ABPM 的平均血压水平与靶器官损害的相关性比诊室血压的相关性更好；24h 血压变异幅度越大，靶器官损害越大；高血压患者昼夜节律消失者，更易发生心、脑、肾的并发症。

（黄静涵　李　卫）

第六节　经胸超声心动图检查

一、操作方法

1. **探头选择**　一般使用相控阵探头，小儿多选择 5～8MHz 的高频探头，成人多选择 2.5～3.5MHz 的低频探头。

2. **检查体位**　根据检查需要，体位可以灵活变化。心脏超声检查常用平卧位及左侧卧位。

3. **检查流程**　可以采用以下推荐流程：①胸骨旁左心室长轴切面；②大动脉短轴切面；③左心室短轴系列切面（二尖瓣水平 - 乳头肌水平 - 心

尖水平）；④心尖系列切面（心尖四腔心 - 心尖五腔心 - 胸骨旁斜四腔心 - 心尖二腔心）；⑤根据患者情况不同，补充剑突下切面或胸骨上窝切面。

4. 基本切面 见表 16-4。

表 16-4　经胸超声心动图检查基本切面、获取方法、测量内容及临床意义

标准切面	获取方法	测量内容	临床意义
胸骨旁左心室长轴切面	探头置于胸骨旁左侧第 3 ~ 4 肋间，声束指向右肩，与室间隔垂直。根据体型适当调整探头位置	左心室舒张末期内径、室间隔厚度、左心室后壁厚度、右心室前后径、主动脉瓣环、主动脉窦部、升主动脉内径、左心房前后径	观察左心室、右心室、二尖瓣、主动脉瓣及其瓣下结构、部分升主动脉和冠状静脉窦；测量左心室收缩功能；探查左心室后侧心包积液
胸骨旁大动脉短轴切面	声束由胸骨旁长轴切面顺时针旋转 90°	肺动脉干内径及肺动脉瓣峰值血流速度	观察主动脉瓣、三尖瓣及肺动脉瓣形态结构及运动功能；探查室间隔、房间隔有无分流；观察右心室流出道、肺动脉发育、肺动脉分支情况
胸骨旁左心室二尖瓣水平短轴切面	声束由胸骨旁大动脉短轴切面向心尖部倾斜	室壁厚度	重点观察二尖瓣瓣叶数目、回声连续性、启闭情况及运动功能，并进行二尖瓣脱垂分区；观察室间隔、左心室壁（基底段）及右心室前侧壁
胸骨旁左心室乳头肌水平短轴切面	声束由胸骨旁左心室二尖瓣水平短轴切面向左心室中部平行滑动	室壁厚度	重点观察左心室前外侧、后内侧两组乳头肌结构、数目及发育情况；观察左、右心室壁中段
胸骨旁左心室心尖水平短轴切面	声束由胸骨旁左心室乳头肌水平短轴切面向心尖部平行滑动	室壁厚度	重点观察左心室心尖部形态（有无肥厚）、运动功能及有无血栓；观察室间隔心尖段及左心室壁心尖段
心尖四腔心切面	探头置于心尖搏动点，声束指向心底部大血管	二尖瓣、三尖瓣峰值血流速度，左心房及左心室容积和功能	观察十字交叉结构的完整性及各心腔的大小及比例；于二尖瓣及三尖瓣口测量流速；评估左、右心室的运动及功能情况

续表

标准切面	获取方法	测量内容	临床意义
心尖五腔心切面	声束由心尖四腔心切面向前向上翘	左心室流出道及主动脉瓣峰值血流速度	重点观察主动脉瓣和二尖瓣的狭窄和反流,以及左心室流出道血流情况
胸骨旁斜四腔心切面	声束由心尖四腔心切面向胸骨旁上移并顺时针旋转		判断是否为真性房间隔缺损;评估二尖瓣及三尖瓣的形态和功能
心尖两腔心切面	声束由心尖四腔心切面逆时针旋转60°	左心室容积和功能	重点观察二尖瓣狭窄和反流情况;评估左心室前壁和下壁的运动功能

二、成人正常参考值

根据2005年美国超声心动图学会(ASE)和欧洲超声心动图协会(European Association of Echocardiography,EAE)发布的心腔定量测量指南、2015年ASE心腔定量指南、2016年《中国成年人超声心动图检查测量指南》(以下简称"2016年指南"),18～79岁年龄段成人的TTE正常参考值见表16-5。

表16-5 成人经胸超声心动图检查(TTE)正常参考值

参数	正常参考值	
	男性	女性
左心房前后径 /cm	3.0 ~ 4.0	2.7 ~ 3.8
左心房前后径 / 体表面积 /(cm·m^{-2})	1.5 ~ 2.3	1.5 ~ 2.3
左心房面积 /cm^2	≤ 20	≤ 20
左心房容积 /ml	18 ~ 58	22 ~ 52
左心房容积 / 体表面积 /(ml·m^{-2})	16 ~ 34	16 ~ 34
右心房横径 /cm	2.9 ~ 4.5	2.9 ~ 4.5
右心房横径 / 体表面积 /(cm·m^{-2})	1.7 ~ 2.5	1.7 ~ 2.5
舒张末期室间隔厚度 /cm	0.6 ~ 1.2	0.5 ~ 1.1
舒张末期左心室后壁厚度 /cm	0.6 ~ 1.2	0.5 ~ 1.1
舒张末期左心室内径(前后径)/cm	3.7 ~ 5.5	3.5 ~ 5.1
舒张末期左心室内径(前后径)/ 体表面积 /(cm·m^{-2})	2.2 ~ 3.1	2.4 ~ 3.2
右心室长径 /cm	5.9 ~ 8.3	

参数	正常参考值	
	男性	女性
右心室中段横径 /cm	1.9 ~ 3.5	
右心室基底横径 /cm	2.5 ~ 4.1	
右心室流出道近端内径 /cm	2.1 ~ 3.5	
右心室流出道远端内径 /cm	1.7 ~ 2.7	
主动脉瓣环内径 /cm	2.6 ± 0.3	
主动脉窦部内径 /cm	3.4 ± 0.3	
主动脉窦管交界处内径 /cm	2.9 ± 0.3	
近端升主动脉内径 /cm	3.0 ± 0.4	
肺动脉主干内径 /cm	1.4 ~ 2.6	

三、对心脏功能的评估方法

1. **左心室收缩功能** 2016 年《中国成年人超声心动图检查测量指南》（以下简称"指南"）和 2015 年 ASE 和欧洲心血管影像协会（European Association of Cardiovascular Imaging, EACVI）推荐的成人超声心腔定量升级指南中主要推荐的评估左心室收缩功能的常用指标及正常参考值见表 16-6。

表 16-6　常用超声心动图评估左心室收缩功能指标测量方法及正常值

超声参数	测量方法	正常值
左心室舒张末期内径	M 型:胸骨旁左心室长轴切面,采样线在二尖瓣腱索水平垂直于室间隔和左心室后壁测量	男性:3.7 ~ 5.5cm 女性:3.5 ~ 5.1cm
	二维:胸骨旁左心室长轴切面,测量线在二尖瓣腱索水平垂直于左心室长轴测量	
左心室舒张末期容积（EDV）	M 型:胸骨旁左心室长轴切面,采样线在二尖瓣腱索水平垂直于室间隔和左心室后壁测量	男性:41.6 ~ 133.7ml 女性:25.6 ~ 111.5ml
	二维:心尖四腔心切面、心尖两腔心切面,描记心内膜时不包含心腔内腱索及乳头肌等结构	
左心室收缩末期容积（ESV）	M 型:胸骨旁左心室长轴切面,采样线在二尖瓣腱索水平垂直于室间隔和左心室后壁测量	男性:7.8 ~ 54ml 女性:3.1 ~ 45.9ml
	二维:心尖四腔心切面、心尖两腔心切面,描记心内膜时不包含心腔内腱索及乳头肌等结构	

超声参数	测量方法	正常值
射血分数(EF)	M 型:胸骨旁左心室长轴切面,采样线在二尖瓣腱索水平垂直于室间隔和左心室后壁测量	M 型超声 > 50%
	二维:心尖四腔心切面、心尖两腔心切面,描记心内膜时不包含心腔内腱索及乳头肌等结构	男性:52% ~ 72% 女性:54% ~ 74%
缩短分数(FS)	M 型:胸骨旁左心室长轴切面,采样线在二尖瓣腱索水平垂直于室间隔和左心室后壁测量	≥ 25%
	二维:胸骨旁左心室长轴切面,测量线在二尖瓣腱索水平垂直于左心室长轴测量	
整体纵向应变(GLS)	二维:心尖四腔心切面,采样线包含全部心肌结构,尽量贴合心肌走行	≤ - 20%

2. 左心室舒张功能 2016 年指南经过简化后,推荐用于评估左心室舒张功能的主要指标见表 16-7。

表 16-7　常用超声心动图评估左心室舒张功能超声参数及测量方法

超声参数	测量方法
二尖瓣瓣环的 e' 速度	组织多普勒:心尖四腔心切面,取样容积放于室间隔或侧壁侧的二尖瓣附着位置测量
二尖瓣 E 峰、A 峰、E/A 测量	频谱多普勒:心尖四腔心切面,取样容积为 1 ~ 3mm,放于二尖瓣瓣尖测量
左心房容积指数(左心房容积 / 体表面积)	二维:心尖四腔心切面、心尖两腔心切面,描记心内膜时避免包含肺静脉、左心耳
三尖瓣反流峰值流速(TR)	二维:心尖四腔心切面,取样线尽量平行于血流束方向

　　参考 2016 年 ASE 和 EACVI 关于左心室舒张功能诊断的指南,图 16-4 是在左心室 EF 正常的患者中左心室舒张功能的评估流程。

　　对于在 EF 减低或心肌病但 EF 正常者中,采用以下流程评估左心房压(LAP)及左心室舒张功能(图 16-5)。但该流程不适用于心房颤动、严重的二尖瓣病变(中度及以上的二尖瓣瓣环钙化、中度及以上的 MS 或关闭不全、二尖瓣成形和人工二尖瓣)、LVAD、LBBB 和心室起搏(VP)心律的患者。

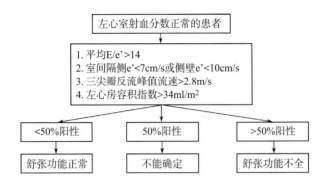

图 16-4 **左心室射血分数正常的患者左心室舒张功能评估流程**

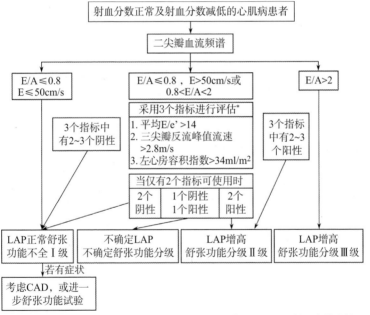

*：当3个指标中仅1个可获取时，不确定LAP是否增高，在左心室射血分数减低的患者中，肺静脉S/D<1提示LAP增高

LAP. 左心房压；CAD. 冠心病。

图 16-5 **射血分数减低或心肌病但射血分数正常者左心房压及左心室舒张功能评估流程**

3. 右心功能 超声心动图可以通过对右心房、右心室的径线、面积进行测量，从而对其形态、大小进行量化评估，常用指标包括右心室流出道（RVOT）近端内径、RVOT 远端内径、右心室左右径、右心室长径、右心室游离壁厚度、右心室面积、右心房左右径、右心房长径、右心房面积等（表16-8）。

表 16-8　常用超声心动图评估右心室收缩功能指标测量方法及异常值

超声参数	测量方法	异常值
右心室面积变化分数（RVFAC）	二维：心尖四腔心切面，（右心室舒张末期面积－右心室收缩末期面积）/心室舒张末期面积×100%	< 35%
右心室射血分数（RVEF）	三维：心尖四腔心切面，仅在右心室明显扩张及右心室功能异常的患者中推荐应用3D-RVEF 进行右心室功能评估	< 45%
三尖瓣环收缩期位移（TAPSE）	M 型：心尖四腔心切面，采样线通过心尖与右心室纵向运动方向一致	< 17mm
右心室心肌做功指数（RIMP）[①]	脉冲多普勒：心尖四腔心切面、大动脉短轴切面，（TCO－ET）/ET	> 0.43
	组织多普勒：心尖四腔心，（IVRT+IVCT）/PI=（TCO－ET）/ET	> 0.54
三尖瓣环收缩期速度（S' 波）	组织多普勒：心尖四腔心切面，取样容量置于右心室三尖瓣环或右心室游离壁基底段中部	< 9.5cm/s
右心室游离壁纵向应变（RVfwLS）	二维斑点追踪：心尖四腔心切面，测定右心室游离壁三个节段的纵向应变峰值，取平均值	数据变异大，推荐 > － 20%

注：① RIMP 又称 Tei 指数或心肌做功指数（MPI）。

IVRT，等容舒张时间，IVCT，等容收缩时间；ET，射血时间；TCO，三尖瓣关闭开放时间；MPI，心肌做功指数。

（朱振辉　吴伟春）

四、常见心脏疾病的超声诊断及鉴别诊断

（一）简单先天性心脏病

1. 房间隔缺损（ASD）

（1）概述：ASD 为临床上常见的先天性心脏畸形，是原始房间隔在胚胎发育过程中出现异常，致左、右心房之间遗留孔隙。

ASD 可单独发生，也可与其他类型的心血管畸形并存，女性多见，男女之比约 1∶3。由于心房水平存在分流，可引起相应的血流动力学异常。

从 ASD 的发生学方面可将其分为：①原发孔 ASD（Ⅰ孔型），缺损紧邻房室瓣环，常伴有二尖瓣和三尖瓣的畸形；②继发孔 ASD（Ⅱ孔型）。根据缺损出现的部位分为中央型缺损（卵圆窝型缺损）、上腔型缺损（静脉窦型缺损）、下腔型缺损、混合型缺损等。

（2）超声心动图表现

1）右心房和右心室增大，室间隔与左心室后壁同向运动等右心负荷过重表现。

2）经大动脉短轴、心尖四腔心、胸骨旁四腔心及剑突下双心房切面可以探查房间隔组织连续性中断，并可测量缺损大小，同时可以评估缺损边缘情况，决定是否适合封堵。必要时可以行 TEE，以获得更清晰的图像。

3）原发孔 ASD（Ⅰ孔型）位于房间隔下方，十字交叉处。

4）继发孔 ASD（Ⅱ孔型），中央型位于房间隔卵圆孔周围，上腔型位于上腔静脉根部，下腔型紧邻下腔静脉，混合型为中央型缺损累及到腔静脉。

5）检查时，还需仔细探查是否合并肺静脉异位引流。

6）彩色多普勒可以明确分流方向及分流量多少，三尖瓣及肺动脉瓣血流量增多，流速增快。

（3）鉴别诊断：冠状静脉窦间隔缺损表现为右心增大，冠状动脉窦壁回声脱失，血流动力学呈心房水平左向右分流，需与 ASD 鉴别。

2. 室间隔缺损（VSD）

（1）概述：VSD 指室间隔在胚胎时期发育不全，形成异常交通，在心室水平产生左向右分流。VSD 是最常见的先天性心脏病，约占先天性心脏病的 20%，可单独存在，也可与其他畸形并存。

根据缺损的位置，可分为如下类型。

1）膜周部缺损：位于室间隔膜部周围，此型最多见，包括嵴下型、隔瓣型及膜部型。

2）漏斗部缺损：位于右心室流出道（RVOT），包括干下型、嵴内型。

3）肌部缺损：可发生于肌部任何位置，以心尖部多见。

4）心内膜垫型缺损：发生于流入部，常见于完全型心内膜垫缺损。

（2）超声心动图表现

1）左心房室内径增大，室间隔及左心室壁厚度及运动幅度正常。

2）经胸骨旁左心室长轴、大动脉短轴、左心室短轴及心尖四腔心等切面可以观察到各个位置的室间隔回声连续中断，并测量大小。

3）膜周部缺损位于膜部室间隔周围，于大动脉短轴切面，缺损位于三尖瓣隔瓣与室上嵴之间。

4）漏斗部缺损位于 RVOT，位于大动脉短轴的室上嵴上方至肺动脉瓣下。

5）肌部缺损可发生于肌部任何位置，以心尖部多见，心尖四腔心切面往往容易发现。但由于肌部缺损位置变异大，容易漏诊。

6）心内膜垫型缺损：发生于流入部，常见于完全型心内膜垫缺损。于心尖四腔心切面可见紧邻房室瓣环处的缺损。

7）彩色多普勒可显示心室水平分流信号。

8）小缺损往往不合并 PH，通常为左向右高速分流。

9）缺损越大，可能形成 PH，左向右分流流速越低，甚至出现双向或右向左分流。

（3）鉴别诊断：当右心室双腔心合并 VSD 时，尤其是 VSD 位于高压腔时，因为心室水平低速分流，容易漏诊 VSD。

3. 动脉导管未闭（PDA）

（1）概述：动脉导管原本是胎儿时期肺动脉与主动脉间的正常血流通道。来自右心室的肺动脉血经导管进入降主动脉，为胚胎时期特殊循环方式所必需。出生后不久导管即自行闭合，如持续不闭合则形成 PDA。

PDA 根据导管的形态分为如下类型。

1）漏斗型：最常见，往往主动脉侧开口相对大，肺动脉侧开口小。

2）管型：呈管形，往往较长。

3）窗型：较少见。

（2）超声心动图表现

1）左心房、左心室增大，室壁运动往往良好。

2）大动脉短轴显示肺动脉增宽，于肺动脉分叉处偏左探及肺动脉与主动脉间异常交通。

3）胸骨上窝切面也可显示未闭动脉导管的形态、走行及大小，大多数导管呈漏斗型，也有管型或窗型导管。

4）彩色多普勒可显示降主动脉至肺动脉的高速连续性分流。

5）合并 PH 时，分流速度可逐渐降低，甚至出现双向或右向左分流。

（3）鉴别诊断：二维超声显示主肺动脉间隔缺损的主动脉及肺动脉间隔回声脱失，往往合并 PH，出现动脉水平双向低速分流，需与窗型 PDA 鉴别。

（二）瓣膜病

1. 主动脉瓣狭窄（AS）

（1）概述：先天性主动脉瓣病变主要为二瓣化畸形。获得性主动脉瓣病变包括风湿性改变及退行性病变。

（2）超声心动图表现

1）左心室内径可正常，左心室壁增厚，室壁收缩幅度尚正常。

2）经胸骨旁左心室长轴或大动脉短轴切面探查主动脉瓣，显示主动脉瓣瓣叶数目，瓣叶是否出现增厚、钙化及开放受限。

3）彩色多普勒显示主动脉瓣收缩期前向血流加速，平均跨瓣压差增高。

4）可以使用连续方程测量主动脉瓣瓣口面积。

连续方程：$AVA=CSA_{LVOT} \times VTI_{LVOT}/VTI_{AV}$ [AVA：主动脉瓣瓣口面积（aortic valve area）；CSA_{LVOT}：左心室流出道横截面积（cross sectional area of left ventricular outfow tract）；VTI_{LVOT}：左心室流出道速度时间积分；VTI_{AV}：主动脉瓣速度时间积分]。

5）正常人主动脉瓣瓣口面积为 2.6 ~ 3.5cm^2，瓣口面积小于 1.0cm^2 时，为主动脉瓣重度狭窄（表16-9）。

表 16-9　评估主动脉瓣狭窄程度的常用参数

狭窄程度	峰值流速 /(m·s^{-1})	平均跨瓣压差 /mmHg	主动脉瓣瓣口面积 /cm^2
轻度	2.6 ~ 2.9	< 20	> 1.5
中度	3.0 ~ 4.0	20 ~ 40	1.0 ~ 1.5
重度	≥ 4.0	≥ 40	< 1.0

（3）鉴别诊断：主动脉瓣下狭窄多为隔膜型，为主动脉瓣下的隔膜样回声，可紧邻主动脉瓣，也可与主动脉瓣有距离。隔膜导致 LVOT 前向血流加速，加速位置位于主动脉瓣下隔膜处。

2. 主动脉瓣反流

（1）概述：主动脉瓣反流常见病因包括风湿性瓣膜病、瓣膜退行性变、瓣叶脱垂及感染性心内膜炎（IE）等；马方综合征（MFS）导致的升主动脉扩张及主动脉瓣环扩张也可导致主动脉瓣反流。

主动脉瓣反流根据反流发生机制的不同，分为如下三型。

1）Ⅰ型：为瓣叶活动度正常，反流源自主动脉扩张或瓣叶的穿孔。

2）Ⅱ型：为瓣叶活动度增大，瓣叶脱垂。

3）Ⅲ型：为瓣叶增厚，活动受限。

（2）超声心动图表现

1）二维超声显示左心室增大，左心室壁运动幅度可正常，也可出现减低。

2）胸骨旁左心室长轴、大动脉短轴及心尖五腔心切面可以评估主动脉瓣的瓣叶数目、形态、启闭运动。

3）结合彩色多普勒，可以明确反流的发生机制及反流的严重程度等。

4）瓣叶脱垂时，脱垂瓣叶舒张期脱向 LVOT，反流多为偏心性。

5）评估主动脉瓣反流的主要参数见表 16-10。

表 16-10　评估主动脉瓣反流的主要参数

反流程度	结构参数			
	主动脉瓣叶	左心室大小（定性多普勒）	压力降半时间（PHT）/ms	舒张期降主动脉血流逆流（PW）
轻度	正常或不正常	正常	> 500	短暂的舒张早期逆流
中度	正常或不正常	正常或扩张	200 ~ 500	介于轻度反流和重度反流之间
重度	不正常／连枷／大的对合裂隙	扩张	< 200	显著的全舒张期逆流

反流程度	半定量参数	
	缩流颈宽度 /cm	反流宽度／左心室流出道宽度（中心反流）/%
轻度	< 0.3	< 25
中度	0.3 ~ 0.6	25 ~ 45　46 ~ 64
重度	> 0.6	> 65

（3）鉴别诊断：主动脉瓣反流的鉴别诊断主要是区分反流的发生机制。①风湿性主动脉瓣病变主要表现为瓣叶增厚、交界粘连致瓣叶关闭不全；②退行性病变则主要表现为瓣叶增厚、钙化；主动脉瓣脱垂时，通常为偏心性反流，根据脱垂瓣叶的不同，反流的方向也不同。

3. 二尖瓣狭窄（MS）

（1）概述：MS 最常见的病因为风湿性心脏病，表现为二尖瓣开放受限，瓣口面积减小，导致左心房增大、LAP 升高。

（2）超声心动图表现

1）二维超声可以观察到左心房增大，严重 MS 还可以观察到左心室内径减小及右心房、右心室的增大。

2）胸骨旁左心室长轴、左心室短轴及心尖切面可观察到二尖瓣瓣叶增厚、回声增强、钙化、交界粘连，瓣叶开放受限，呈鱼口状。

3）M 型超声示二尖瓣前叶呈"城垛样"改变。

4）二尖瓣水平左心室短轴切面，于瓣叶开放时可以测量瓣口面积。

5）彩色多普勒可见二尖瓣前向血流增快、平均跨瓣压差增高、频谱形态异常、压力降半时间延长等。

6）可能观察到左心房血栓、PH 等。

7）MS 程度的分级，应结合瓣口面积、平均跨瓣压差、压力降半时间等多参数进行综合分析。

2014 年以后国内外诊疗指南指出：①正常二尖瓣瓣口面积（MVA）为 $4 \sim 6cm^2$；②MVA 小于正常但大于 $2.0cm^2$ 为轻度狭窄；③MVA $1.6 \sim 2.0cm^2$ 为中度狭窄；④ MVA < $1.5cm^2$ 为重度狭窄，具有干预指征，需结合患者临床表现进行治疗决策；⑤ MVA < $1.0cm^2$ 为极重度狭窄。

（3）鉴别诊断

1）二尖瓣瓣上隔膜：也称二尖瓣瓣上环，为二尖瓣与左心房连接处出现坚韧的纤维组织环状隔膜，造成左心室流入道的狭窄。血流加速的位置位于隔膜水平。

2）先天性 MS：常见于伞形二尖瓣，为瓣下腱索缩短、增粗、相互融合，一般所有腱索均附着于单组乳头肌，严重影响二尖瓣瓣叶的开放，造成二尖瓣重度狭窄。

4. 二尖瓣反流（MR）

（1）概述：原发性 MR 可由瓣膜黏液样变性、退行性变、风湿改变、IE 等病因导致；继发性 MR 可由缺血性心脏病、DCM 的瓣环扩张所导致。

根据瓣叶活动度不同，MR 常使用 Carpentier 分型，具体如下。

1）Ⅰ型：瓣叶活动度正常，反流为瓣环扩张、瓣叶穿孔或瓣叶裂所致。

2）Ⅱ型：瓣叶活动度增加，反流原因为瓣叶脱垂或连枷样改变。

3）Ⅲ型：瓣叶活动受限，导致 MI。

（2）超声心动图表现

1）二维超声可以观察到左心房、左心室增大。

2）胸骨旁左心室长轴、左心室短轴及心尖切面可观察到相应的二尖瓣瓣叶形态改变，如瓣环扩张及瓣叶增厚、穿孔、裂隙或脱垂等。

3）二尖瓣脱垂时，可见前叶或后叶收缩期脱向左心房，如合并腱索断裂，则可探及断裂的腱索随着心动周期出现连枷样运动。

4）彩色多普勒可见二尖瓣不同程度的反流，呈中心性或偏心性。

5）二尖瓣脱垂时，反流通常为偏心性。

6）评估 MR 的主要参数中结构参数包括二尖瓣形态和左心房、左心室大小，半定量参数为缩流颈宽度，定量参数为反流分数（regurgitant fraction，RF），见表 16-11。

表 16-11　关于评估二尖瓣反流程度的主要参数

反流程度	二尖瓣形态	左心房、左心室大小	缩流颈宽度 /cm	反流分数 /%
轻度	正常或轻度异常	正常	< 0.3	< 30
中度	中度异常	正常或轻度扩大	介于轻度反流和重度反流之间	30 ~ 49
重度	严重的瓣叶损害	扩大	≥ 0.7	≥ 50

（3）鉴别诊断：MR 的鉴别诊断主要是区分反流的发生机制。①风湿性二尖瓣病变主要表现为瓣叶增厚、交界粘连致瓣叶关闭不全；②退行性病变则主要表现为瓣叶增厚、钙化；③二尖瓣脱垂时，通常为偏心性反流，根据脱垂瓣叶的不同，反流的方向也不同。

（逄坤静　高一鸣）

（三）感染性心内膜炎

1. 概述　感染性心内膜炎（IE）是一种致死性感染性疾病，是指病原微生物经血行途径造成的瓣膜和心脏、血管内膜等结构的炎症性病变。其多发生于心血管器质性病变基础之上，如风湿性瓣膜病、先天性心脏病、人工瓣膜、老年退行性瓣膜病变、经静脉吸毒及医源性因素等，也可发生于结构正常的心脏。IE 时主动脉瓣、二尖瓣受累最常见，肺动脉瓣及三尖瓣少见，亦可多个瓣膜同时受累。

2. 超声心动图表现　超声心动图在 IE 的诊断、治疗、随访中都有重要的作用（表 16-12、表 16-13）。超声心动图诊断 IE 的主要标准为赘生物、脓肿及人工瓣瓣周新发的裂隙。

表 16-12 超声心动图在感染性心内膜炎（IE）中的作用

推荐	推荐级别	证据水平
诊断		
疑诊 IE 时，TTE 被推荐为一线影像学检查	I	B
所有临床疑诊 IE 而 TEE 结果阴性或非诊断性结果的患者推荐 TEE	I	B
临床疑诊 IE、置入人工心脏瓣膜或心腔内装置的患者，推荐 TEE	I	B
初步检查结果为阴性但临床仍然高度怀疑 IE 的病例，推荐在 5 ~ 7d 内重复 TTE 和/或 TEE	I	C
在金黄色葡萄球菌血症时应考虑行超声心动图检查	Ⅱa	B
即使是 TTE 阳性的患者，在大多数疑诊 IE 的患者中亦应当进行 TEE 检查	Ⅱa	C
药物治疗下随访		
怀疑出现新的 IE 并发症（新出现的杂音，栓塞，持续发热，HF，脓肿，房室传导阻滞），推荐复查 TTE 和 TEE	I	B
在随访无并发症的 IE 患者中考虑复查 TTE 和 TEE，以便于发现无症状的并发症和监测赘生物大小。复查的时间和方式（TTE 或 TEE）取决于最初的结果、致病微生物的类型和对治疗的最初反应	Ⅱa	B
术中超声心动图		
所有需要外科手术的 IE 患者，推荐术中行超声心动图检查	I	B
治疗完成后随访		
在抗生素治疗完成后推荐 TTE 评价心脏和瓣膜的形态和功能	I	C

注：HF，心力衰竭；TEE，经食管超声心动图检查；TTE，经胸超声心动图检查。

表 16-13 感染性心内膜炎外科/解剖形态和超声心动图特点

项目	外科/解剖形态	超声心动图特点
赘生物	附着于心内结构或心腔内置入材料上的感染性团块	瓣膜或其他心内结构，或心腔内植入材料上震荡或非震荡的心腔内团块
脓肿	瓣周伴有坏死的空洞和与心血管腔不相通的化脓性物质	瓣周区域增厚的、非均匀的回声或无回声表现

项目	外科 / 解剖形态	超声心动图特点
假性动脉瘤	瓣周与心血管腔相通的空洞	瓣周搏动的无回声区,彩色多普勒可探及血流
穿孔	心内膜组织的连续性中断	心内膜组织的连续性中断伴有彩色多普勒血流
窦道	两个邻近的空洞通过一个孔相通	彩色多普勒上两个邻近的空洞通过一个孔相通
瓣体瘤	瓣膜组织的囊袋状凸起	瓣膜组织的囊袋状凸起
人工瓣周裂	人工瓣周裂隙	TTE/TEE 确定的瓣周反流,伴或不伴人工瓣的摇摆运动

注:TEE,经食管超声心动图检查;TTE,经胸超声心动图检查。

3. 超声心动图诊断 IE 的要点

(1)赘生物的存在部位、大小。

(2)受累瓣膜及其他心内结构的异常改变(脓肿、穿孔、腱索断裂、人工瓣周裂等)。

(3)心内其他原发病变的情况。

(4)心功能状态。

4. IE 最常见、最典型超声表现 赘生物。

(1)好发于房室瓣的心房侧、半月瓣的心室侧。

(2)二维超声表现为这些部位出现的异常回声团块,可为中等或高回声。

(3)受累的瓣叶往往增厚变形、回声粗糙,严重者可有瓣膜功能受损。

(4)瓣膜受累严重者,可表现为穿孔、瓣体瘤、腱索断裂、瓣周脓肿、瓣膜出现狭窄或反流、心腔内出现异常分流等。

5. 人工瓣膜的 IE 主要表现 赘生物、瓣周脓肿和瓣周漏。

(1)赘生物表现为人工瓣膜邻近的心脏组织上的异常回声,往往呈不规则形态,随血流活动。

(2)对于 TTE 显示不清或较小的赘生物,TEE 检查有助于提供补充信息。

(3)瓣周脓肿多发生于主动脉瓣置换术后的患者,较常见的部位是主动脉后壁与二尖瓣前叶之间的组织。

(4)瓣周脓肿二维超声表现为局部囊状回声,内部呈低或无回声。

(5)未破溃的脓肿内部无血流信号,破溃的脓肿与心腔相通,可探及脓肿腔与心腔间的交通血流信号,也可合并瓣周漏。

(6)较大瓣周漏二维超声表现为瓣环与瓣周组织间存在间隙,甚至瓣环活动度增大，小的瓣周漏多通过彩色多普勒显示的瓣周反流提示。

（7）对于人工瓣声影遮挡无法显示的瓣周漏，TEE 检查可以提供有效的诊断信息。

6. 鉴别诊断

（1）IE 的赘生物需要与心内血栓、二尖瓣乳头状纤维瘤、二尖瓣黏液样变、风湿性心脏病的瓣尖增厚钙化等相鉴别。

（2）二尖瓣置换术后患者的赘生物需要与换瓣术后保留的瓣叶及瓣下结构鉴别。

（3）IE 所致的人工瓣周反流需要与瓣环内"清洗性"射流及彩色多普勒下瓣环强回声所致的伪像相鉴别。

（四）高血压

1. 概述　高血压以动脉血压升高为特征，由于动脉血压增高，左心后负荷增加，左心室早期表现为室壁收缩增强的代偿性改变。长时间的后负荷增加可导致左心室重构，表现为左心室肥厚、左心增大甚至左心室舒张和收缩功能的减低。

左心室重构的四种类型包括正常构型、向心性重构、向心性肥厚和离心性肥厚（图 16-6）。

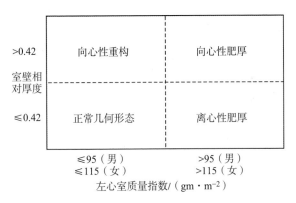

图 16-6　**左心室重构的四种类型**

2. 超声心动图表现

（1）左心增大：左心房增大往往是高血压患者早期表现之一。长期高血压患者左心室也可出现增大。

（2）左心室壁增厚：当左心室壁厚度 ≥ 12mm 时，即为左心室壁增厚。在胸骨旁左心室长轴切面表现为室间隔与左心室后壁均匀增厚。左心室短轴切面显示整个左心室壁呈向心性均匀性增厚，心肌回声无明显改变，早期左心室腔内径可相对变小。心尖四腔心、两腔心、三腔心切面显示各个节段左心室壁均匀增厚。

（3）左心功能减低

1）高血压患者由于左心室后负荷的增高，早期可出现左心室顺应性降低，左心室舒张功能减低。

2）对于 LVEF 正常的患者，可以通过测量二尖瓣口血流 E 峰与二尖瓣环运动频谱平均 e' 的比值（E/e'）、二尖瓣环运动频谱 e'、LAVI 及三尖瓣反流峰值血流速等指标来评估左心室舒张功能。

3）长期高血压患者还可能出现左心室功能逐渐受到损害，最终出现离心性肥厚，左心室收缩功能亦出现下降。

4）超声心动图可以通过测量 LVEF 进行定量评估。

5）超声评估左心功能的方法详见前文。

3. 鉴别诊断

（1）HCM：此类患者也会出现心脏扩大、左心室壁增厚的超声表现。对称性 HCM 患者室间隔及左心室壁均匀肥厚，室壁增厚程度往往比高血压患者更为明显，且心肌回声呈颗粒状，回声紊乱。高血压患者的心肌回声往往趋于正常。

（2）主动脉瓣、瓣下和 / 或瓣上狭窄，主动脉缩窄：主动脉瓣、瓣下、瓣上或主动脉弓降部的形态异常。彩色多普勒探及狭窄处五彩镶嵌的湍流血流信号。连续波多普勒测量到狭窄部位前向流速增快。

（五）冠心病

1. 概述　冠状动脉粥样硬化病变造成冠状动脉狭窄时，相应节段的心肌血供出现异常。超声心动图可以评估 CAD 患者的心脏大小和形态、室壁运动异常、心脏收缩和舒张功能及心肌梗死并发症。

2. 超声心动图表现　可利用二维、M 型超声、TDI、室壁应变分析、三维超声、负荷超声及声学造影等多种方法对 CAD 进行诊断和分析。

（1）左心大小及形态改变、室壁厚度及回声改变

1）心绞痛患者心肌回声及心脏大小可无明显变化。

2）AMI 时梗死部位的心肌回声可无改变或回声略减低，室壁厚度可正常或变薄。

3）陈旧性心肌梗死患者心肌形成纤维组织，超声可表现为局部室壁变薄、回声增强，局部室壁外膨致左心室增大、形态失常。

（2）节段性室壁运动异常

1）心肌梗死时梗死部位的局部运动可能出现异常，表现为运动减低、

消失、矛盾运动、运动延迟等。

2）非梗死区域的心肌运动正常或代偿性运动增强。

3）将左心室心肌分为16、17或18节段（图16-7），可以根据心肌节段性室壁运动的异常评估局部心肌功能。

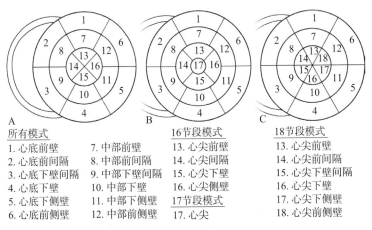

图 16-7　不同左心室节段模式示意图

A.16 节段模式；B.17 节段模式；C.18 节段模式。

4）节段性室壁运动异常评估方法常用的有目测法和室壁运动评分法。目测法是通过肉眼观察节段性室壁运动异常，分辨室壁运动为增强、正常、减弱、消失或矛盾运动。室壁运动评分法是对每一节段心肌的运动进行半定量的评分，1分为正常运动，2分为运动减弱，3分为运动消失，4分为矛盾运动，5分为室壁瘤。

5）心肌梗死累及右心室者，也可出现右心室壁的运动异常。

6）M型超声时间分辨力高，通过观察取样线部位室壁的增厚率可发现局部室壁运动的减低。

7）TDI可以测量取样点部分心肌运动的幅度，应变成像可以测量各节段心肌的应变、应变率、扭转、旋转等心肌形变参数，是定量分析室壁运动的方法。

8）三维超声可以进行局部每搏输出量、射血分数的测量及室壁各节段的同步化分析。

9）负荷超声分为运动负荷和药物负荷两种方法，可以对冠状动脉储备功能和心肌存活性进行分析。

10）超声声学造影通过静脉观察声学造影在心肌的显影情况，可以评估心肌的灌注状态并进行定量分析。

（3）心肌梗死并发症：超声可以识别心肌梗死的各种并发症（表16-14）。当室壁出现瘤样膨出时，需要鉴别真性室壁瘤和假性室壁瘤（表16-15）。

表16-14　心肌梗死常见并发症及超声表现

心肌梗死并发症	超声表现
心室游离壁破裂	心包积液；心室游离壁连续性中断，断端不规则；彩色多普勒于中断处可探及心腔-心包腔的双向分流信号；可形成假性室壁瘤
室间隔穿孔	室间隔连续性中断，彩色多普勒显示穿孔处心室水平左向右分流信号
乳头肌功能不全	乳头肌回声异常，附着处室壁运动异常，二尖瓣对合错位或脱垂，彩色多普勒显示二尖瓣反流信号
乳头肌断裂	一侧乳头肌回声缺如或形态异常，多累及后组乳头肌；断裂的乳头肌附着处室壁运动异常；二尖瓣叶脱垂，呈连枷样运动，瓣下探及甩动的断裂腱索及乳头肌残端回声，彩色多普勒显示大量反流；早期左心轻度增大，未梗死区域心肌呈代偿性运动增强
心包积液	心包腔内无回声区
心脏压塞	心包腔内无回声区，多为中量甚至大量心包积液；右心房收缩期塌陷，右心室舒张期塌陷；室间隔摆动；下腔静脉扩张
左心功能减低	左心室壁运动减低，左心室射血分数减低
室壁瘤形成	多见于心尖，也可见于后壁、侧壁，室壁局部变薄、向外膨突，矛盾运动（心室收缩时向外膨出）；瘤体内可有附壁血栓形成，表现为附壁的不规则团块状回声

表 16-15　真性、假性室壁瘤的鉴别诊断

室壁瘤	瘤体形态	瘤壁	瘤口	血栓	彩色多普勒
真性室壁瘤	室壁局部变薄、膨出，回声增强，矛盾运动	瘤壁与周边室壁连续性完整	瘤口一般大于瘤体直径	可有附壁血栓	瘤体内低速涡流信号
假性室壁瘤	心室轮廓外袋状或球形回声，与心腔相通	与周边室壁心内膜、肌层连续性中断，瘤壁不是完整的心肌	瘤口一般小于瘤体直径	常见血栓及凝血块附着	经瘤口的收缩期舒张期双向分流信号

3. 鉴别诊断

（1）扩张型心肌病（DCM）

1）可有左心扩大、MR、左心功能减低。

2）室壁运动也可出现异常。

3）无明确心肌梗死病史。

（2）心律失常

1）LBBB 者可出现室壁收缩运动的不协调。

2）室壁收缩幅度及收缩期增厚率正常。

（3）VSD

1）无明确心肌梗死病史。

2）多见于室间隔膜周部或漏斗部。

3）单发肌部 VSD 少见。

（4）二尖瓣脱垂

1）无明确心肌梗死病史。

2）左心室壁无节段性运动减低。

（5）心室憩室

1）罕见的先天性心脏畸形。

2）室壁肌性或纤维性向外呈囊性突出。

3）多见于左心室心尖部。

4）肌性憩室的憩室壁一般为心肌全层，有收缩功能，不易破裂。

5）纤维性憩室局部室壁较薄，无收缩功能。

6）腔内可形成血栓。

7）可合并其他先天性心血管畸形。

（逄坤静　万琳媛）

五、心肌病

1. 扩张型心肌病（DCM）

（1）概述：DCM 是一种原发的由心肌功能障碍引起的疾病，表现为左心室或双心室扩大，收缩功能障碍，无其他负荷异常（高血压、瓣膜病等）或冠状动脉病变。

（2）超声心动图表现

1）临床常用诊断标准：①左心室舒张期末内径（left ventricular end-diastolic diameter，LVEDd）＞5.0cm（女性）或＞5.5cm（男性）（或相对准确的方法：经体表面积校正的 LVEDd ＞2.7cm/m^2，或 LVEDd 大于年龄和体表面积预测值的 117%，即预测值的 2 倍标准差 +5%）；②LVEF ＜45% 和 / 或左心室短轴缩短速率（left ventricular short axis fraction shortening，LVFS）＜25%；③除外高血压、瓣膜病、先天性心脏病和缺血性心脏病等。

2）二维超声心动图

心腔明显扩大：以左心房和左心室扩大为主或全心扩大。左心室呈球形扩大，LVOT 增宽，右心室扩大相对较轻。

室壁厚度：心腔扩张较轻者，室壁厚度变化不明显，甚至可稍增厚。一般室壁厚度与左心室腔大小成反比，心腔越大则室壁越薄。

室壁动度减低：可表现为弥漫性减低，合并冠状动脉疾病时也可出现节段性室壁运动不良。

心室功能评估：推荐改良双平面 Simpson 法测量左心室容积和 LVEF，LVEF ＜45% 提示左心功能减低；右心室面积变化分数（right ventricular fractional area change，RVFAC）＜35%，且 TAPSE ≤16mm 提示右心功能减低。

二尖瓣开放幅度减小：二尖瓣开放受限，瓣口面积减小，前后叶开放幅度减小，与扩大的心腔形成"大心腔，小开口"改变。

附壁血栓形成：房室腔内可出现一个或多个附壁血栓，常见于左心室近心尖部。左心腔内血流缓慢瘀滞，可出现云雾状回声。

下腔静脉内径增宽（＞21mm）及随呼吸塌陷率减低。

3）彩色多普勒：心脏扩大可导致二尖瓣或三尖瓣环相对扩大，造成相对性关闭不全，出现收缩期反流。

4）TDI：二尖瓣环间隔侧舒张期平均运动速度 e'＜7cm/s，或侧壁侧 e'＜10cm/s 提示左心室舒张早期松弛受损；平均 E/e'＞15，提示左心室充盈压升高。

（3）鉴别诊断

1）缺血性心肌病：通常局部室壁回声增强、变薄、室壁运动节段性降低，通常存在严重的三支冠状动脉病变，需结合病史和其他检查。

2）左心室心肌致密化不全：肌小梁呈网状、蜂窝状或海绵状改变，收缩时非致密心肌与致密心肌比 > 2（成人）或 1.4（儿童）。

2. 肥厚型心肌病（HCM）

（1）概述：HCM 是一组主要表现为左心室壁不均匀增厚的心肌病，约 50% 的患者具有家族遗传性。

（2）诊断标准

1）左心室壁厚度超过 15mm。

2）有明确家族史者，室间隔或左心室壁厚超过 13mm 为诊断标准。

3）需排除负荷增加如高血压、AS 等引起的左心室壁增厚。

4）儿童患者左心室厚度超过同年龄、性别或体重指数儿童左心室厚度平均值 +2 倍标准差。

（3）分型：根据超声心动图检查时测定的 LVOT 峰值压差，可分为 3 种类型。

1）梗阻性：安静时 LVOT 峰值压差超过 30mmHg。此类患者对药物治疗反应不佳，LVOT 峰值压差 ≥ 50mmHg 时，有外科手术或化学消融指征。

2）隐匿梗阻性：安静时 LVOT 峰值压差正常，负荷运动时峰值压差超过 30mmHg。

3）非梗阻性：安静和负荷时 LVOT 峰值压差均低于 30mmHg。

（4）超声心动图表现

1）二维超声心动图：①左心房增大，与左心室舒张功能受损相关；②心室壁增厚，以左心室心肌受累为著，室壁厚度 ≥ 15mm，有家族史者，厚度 ≥ 13mm；③室壁增厚往往以室间隔基底段为著，累及左心室前壁、侧壁；④乳头肌肥厚；⑤心肌回声不均匀，呈斑点样回声粗、增强；⑥左心室收缩期内径缩小，严重者心腔可成闭塞样改变；⑦ LVOT 基底段梗阻多由二尖瓣 SAM 征导致；⑧左心室中部梗阻往往由增厚室壁及肥厚乳头肌收缩期挤压导致。

2）彩色多普勒：①收缩期 LVOT 血流加速，血流频谱呈匕首样；②可以合并不同程度的 MR，反流频谱圆钝，成钟形；当二尖瓣 E/e' > 12 ～ 15 时，提示左心室舒张末压升高。

（5）鉴别诊断

1）高血压心脏病：室间隔及左心室壁可增厚，多为均匀性增厚，增厚程度也较 HCM 轻，可出现左心室舒张功能减低。

2）心肌淀粉样变：通常双心房增大，室间隔及左心室壁也可增厚，多为均匀性增厚，心肌回声呈颗粒样改变。

3. 限制型心肌病（RCM）

（1）概述：RCM 是一组以心肌硬度增加导致心室充盈受限为特征的心肌病。左心室和 / 或右心室舒张期容积正常或减小，心室的收缩功能和室壁厚度可表现为正常或接近正常。最多见的病因为特发性、心肌淀粉样变、心脏结节病、心脏血红蛋白沉着病。临床表现主要为心力衰竭和心律失常。

（2）超声心动图表现

1）二维超声心动图：①双心房明显增大，而双心室内径正常或减小；②室壁厚度正常或增厚；③双心室收缩功能可基本保留或减低，但舒张充盈明显受限；④心内膜病变可出现心内膜回声增强；⑤心肌淀粉样变还可表现为心肌回声颗粒样增强，房室瓣增厚，房间隔增厚；⑥心腔内可见附壁血栓；⑦亦可出现心包积液、下腔静脉扩张等心力衰竭表现。

2）彩色及频谱多普勒：二尖瓣口（和 / 或三尖瓣口）血流频谱呈现舒张早期高尖的 E 峰，舒张晚期矮小的 A 峰，E 峰减速时间（DT）明显缩短。出现不同程度的房室瓣反流，可经三尖瓣反流估测肺动脉收缩压。

提示患者存在左心室舒张功能异常的指标有：①二尖瓣环 e'（间隔 e' < 7cm/s，侧壁 e' < 10cm/s）；②平均 E/e' > 14；③ LAVI > 34ml/m^2；④三尖瓣反流峰值流速 > 2.8m/s。

（3）鉴别诊断：主要与缩窄性心包炎相鉴别。心包炎可观察到心包增厚、粘连；吸气时室间隔异常抖动；二尖瓣口血流频谱 E 峰随呼吸变化率大于 20%；TDI 显示二尖瓣环平均 e' > 8cm/s，且室间隔 e' 高于侧壁 e'。需仔细询问患者有无结核菌感染病史，有无心包炎病史，有无心脏外科手术或胸部放射性治疗史。

六、心包疾病

1. 心包积液

（1）概述：正常情况下，心包腔内有少量液体储备，通常 < 50ml。当心包膜渗出或漏出的液体蓄积在心包腔，导致总液体量超过 50ml 时，即为心包积液。心包积液可以是渗出液、漏出液、积血或积脓。通常以 50 ~ 100ml 为少量，100 ~ 500ml 为中量，500ml 以上为大量。

（2）超声心动图表现：二维超声可以定性评估积液的量、分布及性质。心脏前方和后方的积液比较常见，占心包积液患者的 5% 以上。应用二维超声可以根据舒张末期两层心包膜间无回声区的宽度半定量评估心包积液的量，包括少量（< 10mm）、中量（10 ~ 20mm）、大量（20 ~ 25mm）、超大量（> 25mm）。

（3）鉴别诊断：积液要注意与心外膜脂肪组织鉴别，积液多是无回声，并且无运动，而脂肪组织回声更高一些，并且在心动周期中与心脏同时运动。

2. 缩窄性心包炎

（1）概述：缩窄性心包炎是指各种原因引起的心包增厚、钙化、瘢痕，导致舒张期心室充盈受限。临床多表现为腹水、肝大、下肢水肿、胸腔积液等液体潴留的表现。

（2）超声心动图表现

1）二维超声心动图：①可以观察到心包的增厚、钙化；②双心房呈中度扩大；③舒张期心室充盈突然停止，因心室间相互依赖导致室间隔异常运动；④M型超声可以看到心包的增厚，脏层和壁层心包之间正常的相对运动消失，表现为平行运动；⑤主动脉根部及左心室后壁曲线显示快充盈段加速，慢充盈段平直，提示左心室充盈受限在舒张中晚期；下腔静脉及肝静脉扩张，吸气塌陷减低或消失。

2）多普勒超声：对于缩窄性心包炎的诊断至关重要。①主要表现为双心室舒张期限制充盈改变（E峰增高、DT缩短、A峰减低）；②房室瓣血流随呼吸变化，吸气时二尖瓣E峰减低 > 25% ~ 40%；TDI表现为间隔侧二尖瓣环舒张早期运动速度 e' 显著增高（用以鉴别RCM）。

（3）鉴别诊断：缩窄性心包炎与RCM的鉴别存在一定的困难。TDI二尖瓣环舒张早期运动速度 e' 减低提示心肌病可能性更大。缩窄性心包炎的间隔侧二尖瓣环舒张早期运动速度 e' 通常增高。

3. 心包肿瘤

（1）概述：心包肿瘤分为原发（包括良性和恶性）和转移瘤。原发心包肿瘤罕见，多为良性肿瘤。恶性间皮瘤是最常见的原发恶性心包肿瘤，其次是血管肉瘤。

（2）超声心动图表现

1）可见心包腔内团块状回声，团块可分为叶状，或可见心包膜弥漫性增厚。

2）根据肿瘤的种类不同，可以表现为均匀或混合回声。

3）多数肿瘤不活动。

4）良性肿瘤，包括畸胎瘤、血管瘤和淋巴管瘤，都可能表现为囊性团块。

5）恶性肿瘤往往不表现为团块状回声，而是更倾向于弥漫性生长。

6）超声心动图除探查团块以外，还应评估有无心包增厚、心包积液及是否存在心脏压迫。

（3）鉴别诊断：心包肿瘤的鉴别诊断主要是对团块的性质进行鉴别，

但往往比较困难,需要结合其他影像学检查综合分析。

(逄坤静 高一鸣)

七、大动脉疾病

1. 主动脉瘤

(1)概述:主动脉瘤是指主动脉局部管腔的永久性扩张,内径超过该段主动脉正常内径的1.5倍。超声心动图是诊断主动脉瘤的重要辅助方法,除可协助诊断主动脉瘤之外,还可以全面评价瓣膜和心室功能。

(2)超声心动图表现

1)主动脉瘤在超声上表现为局部动脉管径明显增大,超过正常内径的150%。

2)根部瘤累及主动脉瓣者主动脉瓣环和窦部也可明显增宽,主动脉瓣可闭合不拢,彩色多普勒显示主动脉瓣反流。

3)当主动脉瓣出现中量以上反流时,可出现左心增大、左心室壁运动代偿性增强或失代偿性减低的表现。

4)马方综合征(MFS)的特征表现为局限于瓣环和窦部、主动脉根部呈"梨形"改变的主动脉瘤。

5)主动脉瘤体内可形成附壁血栓,表现为附着于瘤壁的低或中等回声团块。

(3)鉴别诊断

1)假性主动脉瘤:①主动脉瘤表现为管腔的瘤样扩张,管壁连续性完好;②假性主动脉瘤的主动脉管壁连续性中断,瘤壁由周围组织包裹而成,瘤体通过较明显的瘤颈结构与主动脉交通。

2)主动脉夹层(AD):AD往往有主动脉管径的增宽;典型表现为管腔内出现漂浮的线状内膜片回声。

2. 主动脉夹层(AD)

(1)概述:AD是主动脉内膜与部分中膜撕裂并沿着血管纵轴剥离,将主动脉腔分为原有的主动脉腔(真腔)和撕裂腔(假腔)两部分。

(2)超声心动图表现:在急诊情况下TTE是筛查AD的首选方法。TEE诊断夹层的敏感性更高,几乎达100%。TTE不仅可以识别出AD,还可以对心脏大小、功能、心包积液、瓣膜功能和肺动脉压(PAP)情况进行评估。

1)主动脉增宽。

2)管腔内飘动的内膜片:①主动脉腔内飘动的撕裂内膜片是AD最具诊断价值的特征性表现;②将管腔分为真腔、假腔两部分的线状高回声。

3)主动脉瓣反流:①主动脉根部扩张或主动脉瓣受累时可出现主动脉

瓣反流；②二维超声表现为主动脉瓣对合不良、瓣叶脱垂或嵌入瓣口的异常内膜组织影响瓣叶闭合；③彩色多普勒显示左心室内源自主动脉瓣口的反流信号。

4）冠状动脉受累的征象：①冠状动脉受累时，可在冠状动脉开口处探及撕裂的内膜；②受累冠状动脉供应的室壁节段可出现运动异常。

5）心包积液：表现为心包腔内无回声区。

（3）鉴别诊断

1）主动脉腔内伪影：①主动脉壁增厚、钙化可导致主动脉腔内出现平行于管壁的线状高回声；②活动与管壁搏动同步；③改变扫查切面后回声形态改变或消失。

2）心肌梗死：AD 累及冠状动脉时可出现节段性室壁运动异常，需要与心肌梗死相鉴别。

（逄坤静　万琳媛）

第七节　脉搏波及踝臂指数

一、测量参数

测量参数包括左右肱动脉收缩压、左右踝动脉收缩压、左右趾动脉收缩压、臂踝脉搏波速度（brachial-ankle pulse wave velocity，baPWV）、脉搏波上行时间（upstroke time，UT）及平均动脉压百分比（percentage of mean arterial pressure，%MAP），见图 16-8。

计算参数包括左右踝臂指数（ABI）（踝动脉收缩压/较高侧肱动脉收缩压）、双臂间收缩压差（inter-arm systolic blood pressure difference，IASBPD）、左右臂踝指数（brachial ankle index，BAI）[肱动脉收缩压/较高侧踝动脉收缩压]、双踝间收缩压差（inter-leg systolic blood pressure difference，ILSBPD），见图 16-9、图 16-10。

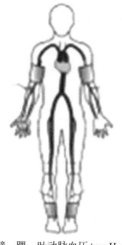

| 心电 |
| 心音 |
| 右臂PVR |
| 左臂PVR |
| 右踝PVR |
| 左踝PVR |

臂、踝、趾动脉血压/mmHg

右臂	右踝	右趾
SBP: 120	SBP: 135	SBP: 133
MBP: 69	MBP: 109	MBP: 99
DBP: 45	DBP: 74	DBP: 64
PP: 75	PP: 61	PP: 69

左臂	左踝	左趾
SBP: 123	SBP: 144	SBP: 140
MBP: 98	MBP: 96	MBP: 82
DBP: 76	DBP: 72	DBP: 49
PP: 47	PP: 72	PP: 91

	参数	左/右	值	参数	左/右	值
右臂	ABI	右	1.10	UT（上肢）	右	111ms
左臂		左	1.17		左	115ms
右踝	TBI	右	0.95	UT（下肢）	右	137ms
左踝		左	1.00		左	122ms
左踝	PWV	右	1074	%MAP（上肢）	右	36%
		左	1106		左	36%
右趾	BAI	右	0.83	%MAP（下肢）	右	39%
左趾		左	0.85		左	40%
	HR		60	AI		−20%

PVR. 肺血管阻力；ABI. 踝臂指数；TBI. 趾臂指数；baPWV. 臂踝脉搏波速度；
BAI. 臂踝指数；HR. 心率；UT. 脉搏波上行时间；%MAP. 平均动脉压百分比；
SBP. 收缩压；DBP. 舒张压；PP. 脉压。PVR、四肢（右臂、左臂、右踝、左踝）、
动脉血压测量值、ABI、baPWV、UT 是临床常用参数。1mmHg=0.133kPa。

图 16-8 同步四肢血压与臂踝脉搏波传导速度测量仪可提供的参数及衍生参数

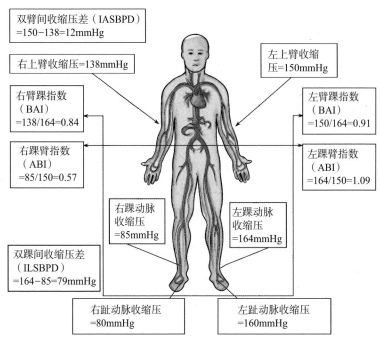

注：踝臂指数（ABI）=踝动脉收缩压/较高侧肱动脉收缩压；臂踝指数（BAI）=肱动脉收缩压/较高侧踝动脉收缩压。1mmHg=0.133kPa。

图16-9 四肢血压参数测量计算方法

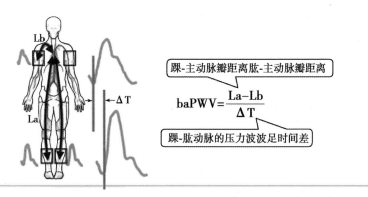

注：主动脉根部与测量点间的血管距离按身高通过固定函数式推算，踝-肱动脉的压力波用袖带示波法采集，根据特征点自动识别波足。

图16-10 臂踝脉搏波速度（baPWV）的测量原理

二、常用参数参考范围和意义

常用同步四肢血压与臂踝脉搏波速度参数及衍生参数参考范围及意义见表 16-16。

表 16-16　常用同步四肢血压与臂踝脉搏波速度参数及衍生参数参考范围及意义

参数名称	正常范围	可疑范围	病理范围	病理意义	心血管风险
脉搏波上行时间（UT）/ms	< 180	180 ~ 200	> 200	上游动脉狭窄	升高
脉搏波上行时间占比（UTCC）/%	< 20	20 ~ 25	> 25	上游动脉狭窄	升高
平均动脉压百分比（%MAP）/%	< 40	40 ~ 45	> 45	上游动脉狭窄	升高
双臂间收缩压差（IASBPD）/mmHg	< 10	10 ~ 15	> 15	值低侧动脉狭窄	升高
双踝间收缩压差（ILSBPD）/mmHg	< 15	15 ~ 20	> 20	值低侧动脉狭窄	升高
臂踝指数（BAI）	0.8 ~ 1.0	0.7 ~ 0.8	< 0.7	值低侧上肢动脉狭窄	升高
踝臂指数（ABI）	1.0 ~ 1.29	0.9 ~ 1.0	< 0.9	值低侧下肢动脉狭窄	升高
		1.3 ~ 1.4	> 1.4	①踝动脉不可压缩；②双上肢动脉严重狭窄；③主动脉瓣中重度反流	升高
两侧臂踝脉搏波速度差（ΔbaPWV）/（m·s⁻¹）	< 1.5	1.5 ~ 1.8	> 1.8	上游动脉狭窄	升高
臂踝脉搏波速度（baPWV）/（m·s⁻¹）	< 14	14 ~ 18	> 18	大动脉硬化	升高

三、临床意义

1. 诊断下肢动脉狭窄　ABI 1.0 ~ 1.29 为正常范围，0.9 ~ 1.0 为可疑狭窄，< 0.9 可诊断 LEAD。ABI 与 LEAD 严重程度相关，0.4 ~ 0.9 提示重度狭窄，≤ 0.4 提示严重缺血。

2. 诊断上肢动脉狭窄　双臂间收缩压差（IASBPD）超过 10mmHg 提示上肢动脉狭窄，超过 15mmHg 基本明确上肢动脉狭窄。

3. 诊断胸、腹主动脉狭窄　双下肢 ABI 均 < 0.9，且双侧 ABI 差值 < 0.1 和 / 或 baPWV 差值 < 1.55m/s。

4. 预测心血管风险　ABI < 0.9、IASBPD ≥ 10mmHg 及 ILSBPD ≥ 15mmHg 是心脑血管病的等危症。PVR 衍生参数 UT、UTCC 和 %MAP 明显增大是压力传导动脉显著狭窄后下游压力波改变的反映，同样与靶器官损伤及心血管风险增高密切相关。

（华倚虹　蒋雄京）

第八节　直立倾斜试验

一、适应证

适用于诊断神经介导的反射性晕厥包括血管迷走性晕厥（vasovagal syncope，VVS）、直立性低血压或体位性心动过速综合征，也可用于鉴别惊厥性晕厥和癫痫，有助于诊断假性晕厥。

二、禁忌证及注意事项

（1）禁忌证

1）严重冠状动脉狭窄、LVOT 梗阻、脑血管狭窄、重度主动脉瓣和 MS、妊娠。

2）使用异丙肾上腺素激发时除上述禁忌证外尚包括未控制的高血压、已知有严重心律失常。

3）使用硝酸甘油激发时包括青光眼、低血压。

（2）注意事项

1）持续监测 ECG 和血压，备好抢救措施。

2）直立倾斜试验阳性不能排除心脏性晕厥。

3）75 岁以上患者慎用。

三、操作方法

直立倾斜试验包括基础试验和药物激发试验，实际工作中每个医院的具体流程可能略有不同。专家共识推荐的流程包括：①患者空腹至少 4h；②在试验开始前平卧 10min，之后使床体倾斜至 70° 开始测量基线值；③如患者在基础试验中出现阳性表现，试验即刻停止，如未出现阳性表现，从第 45 分钟开始进行药物激发试验阶段，常用的激发药物是硝酸甘油和异丙肾上腺素，推荐在患者保持倾斜体位状态下舌下含服硝酸甘油，固定剂量 300 ~ 400μg（即国产硝酸甘油 3/4 片），直至患者出现阳性反应，试验即刻终止，若患者无阳性反应则最长持续时间 20min。硝酸甘油的禁忌证包括青光眼、低血压。患者出现阳性反应后，仍应持续监测血压及 ECG，直至阳性反应消失，血压及心率恢复至正常水平。

四、阳性反应分类

1 型：为混合型。晕厥时心室率不低于 40 次 /min 或低于 40 次 /min 的时间 < 10s 伴或不伴 < 3s 的心脏骤停，心率减慢前血压下降。

2A 型：为心脏抑制型无心脏骤停。心室率低于 40 次 /min 的时间 ≥ 10s，但无 ≥ 3s 的心脏骤停，心率减慢前血压下降。

2B 型：为心脏抑制型伴心脏骤停。心脏骤停时间 ≥ 3s，血压下降在心率减慢前或与之同时出现。

3 型：为血管抑制型。收缩压 < 60 ~ 80mmHg 或收缩压或平均血压降低 ≥ 20 ~ 30mmHg，晕厥高峰时心率减慢 ≤ 10%；

4 型：为体位性心动过速综合征。直立倾斜试验 10min 内心率较平卧位增加 ≥ 30 次 /min，收缩压下降 < 20mmHg（即排除直立性低血压）。

五、诊断标准

（1）意识丧失或疑似意识丧失时不伴有低血压和 / 或心动过缓可考虑心理性假性晕厥。

（2）无结构性心脏病患者出现反射性低血压 / 心动过缓，未诱发出晕厥者为可疑反射性晕厥。

（3）无结构性心脏病患者出现反射性低血压 / 心动过缓伴有晕厥或进行性直立性低血压（伴或不伴症状）分别诊断为反射性晕厥和直立性低血压。直立倾斜试验阳性结果结合临床有助于诊断反射性晕厥，但阴性结果不能排除反射性晕厥。

（黄静涵）

第九节　胸部 X 线片

一、适应证

心脏 X 线检查最常用的投照体位为正位，其次为侧位、斜位等。除近期准备受孕或已受孕的女性外，其他人群几乎都适合 X 线摄影检查。

二、心脏 X 线检查的临床应用

心脏 X 线检查的临床应用包括：①显示心脏各房室和大血管的相对大小、心脏的形态和位置变化；②显示肺循环的异常改变，初步判断心功能及肺循环的血流动力学变化；③心肺兼顾，对肺部病变作出初步判断。

三、常见的异常 X 线征象

1. 心脏各房室增大　见表 16-17。

表 16-17　心脏各房室增大的 X 线征象

心脏房室	X 线征象
左心房增大（图 16-11）	左心房耳部膨凸
	双心房影
	气管隆崤角度增大
	服钡食管中下段不同程度压迹和移位
左心室增大（图 16-12）	远达片左心室段延长,心尖下移,心腰凹陷
	左侧位心后缘下段向后膨凸超过下腔静脉后缘 15mm
右心房增大	右心房段向右向上膨凸
	远达片右心房 / 心高比值 > 0.5
	左侧位心前缘上段向前、向上膨凸
右心室增大	远达片心尖圆隆、上翘
	左侧位心前缘向前膨凸,心前间隙缩小
	肺动脉段饱满或膨凸

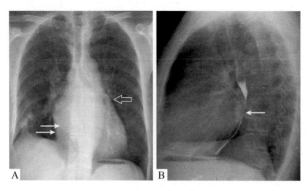

图 16-11　左心房增大 X 线片

A. 正位片示左心房耳部饱满（空心箭头），右心缘可见双心房影（实箭头）；B. 左侧位示食管服钡 Ⅱ 度压迹（箭头）。

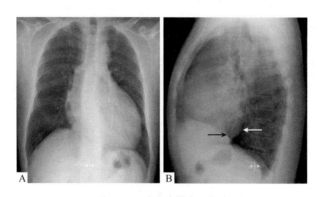

图 16-12　左心室增大 X 线片

A. 正位片示左心室心尖部下移；B. 左侧位示心后缘向后超过下腔静脉后缘 15mm（黑箭头为下腔静脉后缘，白箭头为心后缘）。

2. 心脏形态的变化　见表 16-18。

表 16-18　心脏形态的变化

心脏外形	相关血流动力学表现	常见疾病	X线特点
二尖瓣型心	主要反映右心负荷增大	二尖瓣病变、房间隔缺损、肺动脉高压、肺源性心脏病	肺动脉段凸出，心尖上翘

续表

心脏外形	相关血流动力学表现	常见疾病	X线特点
主动脉型心	主要反映左心负荷增大	主动脉瓣病变、高血压、冠心病	肺动脉段平直,心尖下移
普大型心	反映左、右心负荷均增大	心包病变、心肌病	心脏均匀地向两侧增大,全心均大

3. 肺循环异常

（1）肺血增多：常见于左向右分流的先天性心脏病、心排血量（CO）增加的疾病，其X线表为肺动脉血管纹理增多、增粗，边缘清楚，肺动脉段凸出，两肺门动脉扩张（图16-13）。

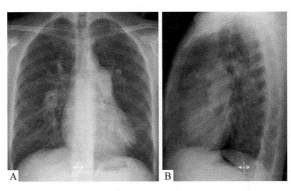

图 16-13　肺血增多的X线片

A.正位；B.侧位。

（2）肺血减少：多见于右心排血受阻或右向左分流的先天性心脏病，如肺动脉瓣狭窄、三尖瓣闭锁、肺动脉闭锁等，还可见于肺动脉本身的狭窄或闭塞病变，如PE、肺血管炎等，X线表现为肺动脉血管纹理稀疏、变细，肺门动脉缩小，肺野透亮度增加（图16-14）。

（3）肺淤血：肺淤血的X线特点包括肺纹理增多、边缘模糊、肺野透亮度减低、上肺静脉扩张明显（图16-15A）、肺门影增大。间质性肺水肿时出现各种间隔线，为肺泡间隔水肿增厚的投影，最常见的是位于肋膈角区的K氏B线（图16-15B），以及肺上叶由肺野外带斜行引向肺门的K氏A线和下叶呈网格状的K氏C线。肺泡性肺水肿多表现为两肺广泛的斑片影，边缘模糊，以两肺门为中心的蝴蝶状影（图16-15C），在短期内X线变化较大。

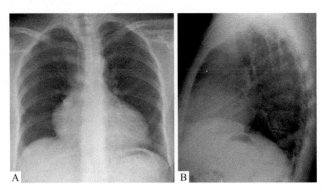

图 16-14　肺血减少的 X 线片

A. 正位；B. 侧位。

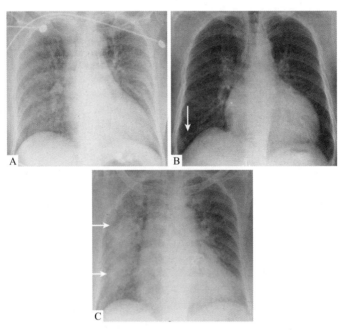

图 16-15　肺淤血（A）、间质性肺水肿（B）（箭头示 K 氏 B 线）、肺泡性肺水肿（C）
X 线片

（4）肺动脉高压（PH）：X 线表现为肺动脉段凸出、肺门动脉扩张，外围肺动脉分支纤细，右心室增大（图 16-16）。

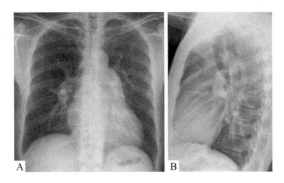

图 16-16 肺动脉高压的 X 线片
A. 正位；B. 侧位。

4. 肺部炎症 见图 16-17。

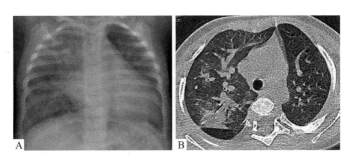

图 16-17 肺部炎症的 X 线和 CT

先天性心脏病患儿，胸片（A）示右上肺野片状密度增高影，边缘模糊，提示炎症，胸部 CT（B）示右上肺片状实变，其内可见充气支气管征，病变未超过叶间裂。

（1）病毒性肺炎：主要表现为肺纹理增多、模糊，肺野内局灶斑片影、磨玻璃影，严重时可呈弥漫斑片影，伴或不伴结节，胸膜下网状影，可伴有胸腔积液。

（2）小叶性肺炎：主要位于中下肺野内中带，沿支气管分布的斑片影，边界不清，病灶可融合为大片状，可伴发阻塞性肺气肿或小叶不张。

（3）大叶性肺炎：实质期主要表现为肺野内片状或三角形密度均匀的致密增高影，与累及肺叶轮廓一致，可见含气支气管影。

（4）间质性肺炎：多位于肺门附近及下肺野，肺纹理增多呈网状或小结节状，多呈对称性分布。

5. 肺部肿瘤 肺部肿瘤表现多样，胸片对于肺部肿瘤主要起初步筛查作用。以结节或肿块为基本病理形态的病变，在 X 线上表现为高密度影（图16-18），单发或多发，直径小于 2cm 为结节，大于 2cm 为肿块。边缘锐利光滑者提示良性可能性大，边缘毛糙，呈分叶状、毛刺或胸膜凹陷者提示恶性可能性大。

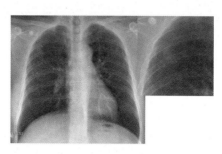

图 16-18 **右上肺结节胸片**
右上肺野外带密度增高结节影。

6. 胸腔积液 见图 16-19。

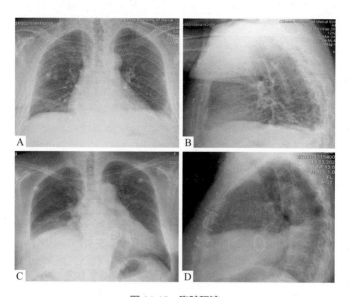

图 16-19 **胸腔积液**
A、B. 双侧胸腔少量积液；C、D. 右侧胸腔中等量积液。

（1）少量积液：积液量在 200～300ml 以下时，液体首先填充在后肋膈角，形成凹面向上的弧形阴影，液面尚未遮盖整个膈面，肋膈角变钝。

（2）中量积液：当液面遮盖整个膈面以上且内上缘未超过肺门角水平时为中量积液。此时，胸片正位呈外高内低的弧形曲线；侧位成横贯前后胸腔的弧形曲线，最后方最高，中间下凹。

（3）大量积液：当液面内上缘超过肺门角水平时为大量积液。如积液量多，可出现一侧胸腔透亮度减低。液体压迫肺组织，推移横膈、纵隔。

7. 气胸 气胸的 X 线直接表现为肺野内气胸线，其外侧为无肺纹理区，气胸量大时，相应肺组织被压缩（图 16-20）。通过胸片可大概判断肺组织被压缩的程度：气带宽度为患侧胸廓 1/4 时，肺被压缩约 35%；气带宽度为患侧胸廓 1/3 时，肺被压缩约 50%；气带宽度为患侧胸廓 1/2 时，肺被压缩约 65%；气带宽度为患侧胸廓 2/3 时，肺被压缩约 90%。

8. 心包积液 心包积液的 X 线征象随积液量的多少和病变演变过程而有所不同。大量心包积液时，心影向两侧扩大，呈普大形或球形，部分病例上腔静脉扩张（图 16-21）；少量积液时，心影形态和大小可无明显异常，或仅有心影轻度增大。

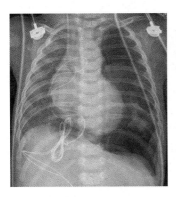

图 16-20　**左侧大量气胸**

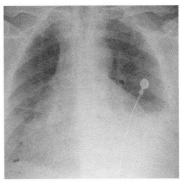

图 16-21　**心包大量积液和胸腔积液**

9. 主动脉疾病

（1）大动脉炎（TA）：见表 16-19 及图 16-22。

表 16-19　大动脉炎常见胸片表现

部位	表现
胸主动脉变化	降主动脉中下段或全段普遍内收
	主动脉弓和降主动脉近端边缘不整或兼有扩张
	病变部位主动脉边缘钙化
心脏变化	约半数病例有心脏增大，主要为左心室增大，多由高血压所致
其他征象	累及肺动脉者，一侧或两侧区域性肺缺血征象，肺血管纹理稀疏、纤细，肺野透明度增高

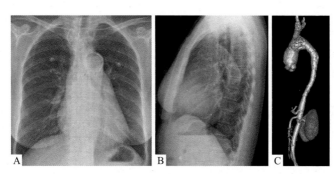

图 16-22　大动脉炎 X 线和 CT
A. 正位；B. 侧位；C.CT 容积重建。

（2）主动脉缩窄：先天性主动脉缩窄大多数发生在左锁骨下动脉开口以远、动脉导管附近的主动脉峡部。由于降主动脉血流受阻，缩窄近心端血压升高，升主动脉、主动脉弓部及头臂动脉起始部扩张，缩窄远端狭窄后扩张，锁骨下动脉 - 肋间动脉系统扩张，扩张迂曲的肋间动脉压迫肋骨下缘可引起该部的骨质吸收。上述改变在 X 线胸片上主要表现为（图 16-23）：①主动脉弓下缘与降主动脉连接部有一切迹，降主动脉起始段扩张构成所谓"3"字征；②肋骨切迹，好发部位为 4 ~ 8 后肋下缘，呈局限性凹陷，一般为双侧；③合并 PDA 或 VSD 的患者，可有肺血增多、左心增大表现。

（3）主动脉夹层（AD）/ 主动脉瘤：AD 的 X 线主要表现为主动脉增宽、扩张，可累及升主动脉、主动脉弓降部（图 16-24）；合并主动脉瓣关闭不全（AI）者，可有左心增大表现。

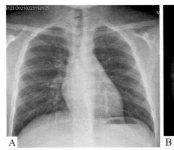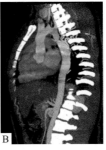

图16-23 主动脉缩窄X线和CT

A. 正位; B.CT最大密度投影。

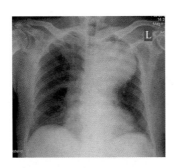

图16-24 主动脉夹层X线胸片

（高　扬）

第十节　心血管计算机断层扫描

一、适应证和禁忌证

1. 适应证

（1）冠状动脉病变评估：冠状动脉CTA检查的最佳适应证见表16-20。

表 16-20　冠状动脉 CTA 检查的最佳适应证

适应证	备注
冠状动脉疾病检测:有症状的胸痛的评价	①冠心病预测风险为中等,病情稳定;②心电图无法解释或不能做运动试验
冠状动脉疾病检测:有症状的急性胸痛	①冠心病预测风险为中等;②无心电图改变和心肌酶谱检查阴性;③无法解释或模棱两可的负荷试验(心电图、同位素或负荷超声心动图)
冠状动脉疾病检测:有症状的心脏内结构的评价	—
可疑冠状动脉先天性发育异常的评价(包括肌桥)	—
外科术前冠状动脉病变的排除	—
可疑冠心病或有冠心病危险因素患者的排查	—
结构和功能评价	①评估复杂先天性心脏病,包括冠状动脉、大血管、心腔及肺静脉引流异常;②新发心力衰竭患者病因学的冠状动脉评价;③冠状动脉成像,包括支架和冠状动脉搭桥血管评估

（2）电生理射频消融术前诊断：在双心室起搏器植入前明确心脏冠状静脉解剖；心房颤动射频消融前用于明确患者的肺静脉解剖及肺静脉入口有无狭窄，测量左心房大小、与周围组织关系（如食管）及除外左心房血栓。

（3）心脏和血管解剖结构的诊断：明确超声心动图的异常发现，如心包病变、心脏肿块或肿瘤、心内膜炎（赘生物）、左心室心尖部的血栓、冠状动脉瘘及肺动脉、肺静脉和主动脉弓部的异常等。瓣膜病不是 CT 观察的重点，但是对于主动脉瓣周围、窦管交界处病变、主动脉瓣术前和术后复杂病变的诊断（如 TA 累及主动脉瓣、瓣周瘘等），CT 有一定的优势。

（4）心肌病的诊断：多排 CT 对于心肌病的诊断价值体现在对患者是否合并冠状动脉病变或对于缺血性心肌病的鉴别诊断，尤其对于老年患者更有价值。

（5）肺及肺血管的评价：包括 PE、肺血管炎（包括 TA 累及肺动脉）、全身免疫性疾病等累及肺血管的病变。

（6）主动脉和外周血管病变的评价：包括 AD、真 / 假性动脉瘤、主动脉溃疡、TA、血栓闭塞性脉管炎、BD（免疫系统疾病）等累及主动脉和外周血管的疾病诊断、术前和术后评估及随访。

（7）先天性心脏病的诊断：CTA 能从形态学和结构上进行精细的观察，特别是对房室连接、房室与静脉和动脉系统的连接关系、固有冠状动脉和肺动脉发育、肺静脉畸形引流、主动脉弓和降主动脉畸形及体肺侧支血管方面，是造影和超声的有力补充。

2. 禁忌证　见表 16-21。

表 16-21　CTA 的绝对和相对禁忌证

禁忌证	备注
绝对禁忌证	
妊娠妇女	—
有明确严重碘对比剂过敏史	轻度过敏史酌情考虑
相对禁忌证	
肾功能不全	肌酐 > 1.5g/dl 或肌酐清除率 < 60ml/（min·1.73m²）
多发性骨髓瘤 / 放射性碘治疗	对比剂肾病风险增加；影响碘治疗
未经治疗的甲状腺功能亢进	诱发甲状腺危象
患者不能配合和憋气	—
异位心律或心律失常	不能确保图像质量（自愿检查患者除外）
临床生命体征不稳定	如严重的心脏和肝脏功能不全、急性心肌梗死、失代偿性心力衰竭、严重的低血压、肺动脉高压等

二、临床应用

1. 冠状动脉疾病

（1）冠状动脉粥样硬化病变分析：由于 CT 分辨率有限，目前对于粥样硬化斑块只能大致分为钙化（ > 130HU）和非钙化两大类，如果斑块中既有钙化又有非钙化成分，称为混合斑块。对于易损斑块，CT 有其独有的特征，需要进行精细分析，进行单独描述。

根据斑块累及的范围，通常将病变分为：①局限性（＜1cm）；②节段性（1～3cm）；③弥漫性（＞3cm）。

管腔狭窄程度分为四类：①无狭窄；②轻度狭窄＜50%；③中度狭窄50%～70%；④重度狭窄＞70%；⑤闭塞。

易损斑块（vulnerable plaque）是指短期内有诱发血栓形成风险的高危斑块。典型的易破裂斑块（thin-cap fibroatheroma，TCFA）纤维帽内有大的坏死核心和巨噬细胞浸润，具体特征为：①血栓；②大的坏死核心；③覆盖坏死核心的纤维帽；④薄（通常厚度＜65μm）；⑤巨噬细胞密度高；⑥平滑肌细胞少；⑦管腔保留的膨胀重塑；⑧新生血管；⑨斑块出血；⑩外膜／血管周围的炎症；⑪点状钙化。

冠状动脉钙化（coronary artery calcification，CAC）定义为冠状动脉管壁上CT值＞130HU的斑块。采用图像后处理工作站，将计算机自动识别的钙化斑块定义归类于冠状动脉血管分支，得到各支冠状动脉的病灶数目、钙化体积、质量（mass）和Agatston积分。

（2）心肌缺血评估

1）基于CT成像的无创血流储备分数（computerized tomography-fractional flow reserve，CT-FFR）：CT-FFR是在CT成像的基础上建立冠状动脉模型，同时结合计算流体力学（computational fluid dynamics，CFD）原理模拟冠状动脉在最大充血状态下的血流情况，从而实现对冠状动脉血流和压力的预测。

CT-FFR的计算基于常规冠状动脉计算机断层扫描血管造影（coronary artery computerized tomography angiography，CCTA）图像，而对CCTA没有特殊要求，检查前同样使用β受体拮抗剂对受检者心率进行调控，并给予硝酸盐确保冠状动脉管腔扩张。通常取冠状动脉狭窄病变以远1～2cm处的CT-FFR作为病变血管的CT-FFR值，同样认为CT-FFR≤0.80的病变具有血流动力学意义（图16-25）。

2）CT心肌灌注成像：是心脏功能学CT成像技术中发展较为迅速的技术之一。目前，该技术分为静息和负荷两种成像方式，其中最常用的是腺苷药物负荷。其成像是在团注碘对比剂后，快速同层动态扫描获得多个层面的连续图像，根据不同时间点心肌内对比剂浓度的变化获得时间密度曲线（time-density curve，TDC），从而计算相关参数来定量评价组织灌注情况。常用的定量参数有平均通过时间（mean transit time，MTT）、心肌血容量（myocardial blood volume，MBV）、心肌血流量（myocardial blood flow，MBF）等。CT心肌灌注成像对于检测因血管狭窄、血流受限引起的心肌灌注缺损具有较高的准确性，具有良好的心脏功能学评估价值（图16-26）。

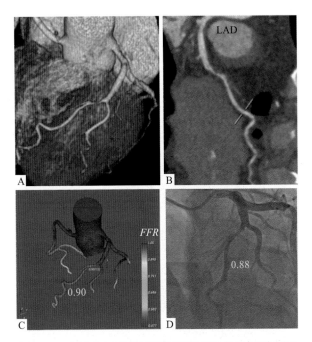

图 16-25　基于 CT 成像的无创血流储备分数（CT-FFR）测量

患者，男，41 岁。发作性胸闷半年。冠状动脉 CT 血管造影提示前降支中段非钙化斑块，局部管腔狭窄 50%～70%；CT-FFR 为 0.90。冠状动脉造影检查提示前降支中段狭窄 70%，术中 CT-FFR 为 0.88。术后患者行冠心病常规药物治疗。

　　3）CT 对冠状动脉支架的成像能力：CT 可评价支架是否完全闭塞、支架内是否有显著的内膜增生或血栓形成、支架位置不良或假性动脉瘤，以及支架周边或未植入支架的冠状动脉是否有新生病变等（图 16-27）。

　　4）对冠状动脉搭桥术的诊断价值：冠状动脉旁路移植术（CABG）术前评估的主要内容是：①各支搭桥血管的整体通畅性和吻合口的通畅性；②各支搭桥血管与固有冠状动脉的逆行充盈情况；③各支搭桥血管狭窄的诊断；④固有冠状动脉新生病变的情况；⑤心肌活性和心腔结构的评估。CABG 术后评估的主要内容是：①各支搭桥血管的整体通畅性和吻合口的通畅性；②各支搭桥血管与固有冠状动脉的逆行充盈情况；③各支搭桥血管狭窄的诊断；④固有冠状动脉新生病变的情况；⑤心肌活性和心腔结构的评估。

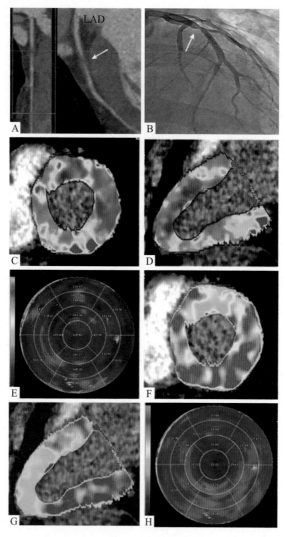

图 16-26　CT 心肌灌注成像

患者，男，29 岁。发作性胸闷 1 个月。冠状动脉 CT 血管造影提示前降支（LAD）近中段非钙化斑块，局部管腔狭窄＞90%（箭头）；CT 心肌灌注成像示左心室前壁、侧壁、心尖部心肌灌注量减低，提示心肌缺血。冠状动脉造影提示左前降支中段狭窄 90%（A～H）。患者行冠状动脉球囊扩张成形术。

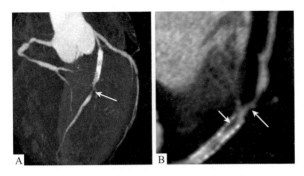

图 16-27　CT 对冠状动脉支架的成像能力

患者，男，43 岁。前降支支架术后 2 年，再发心绞痛 3 个月。CT 最大密度投影显示支架以远的重度再狭窄（A）；CT 曲面重组显示支架内的新生病变呈低密度条状影（B，短白箭头），以及支架以远的重度再狭窄（长白箭头）。

　　CT 作为无创成像方法，易于显示主动脉、乳内动脉（internal mammary artery）桥血管全程，成像范围大，直观；对于桥血管的解剖观察不受心脏跳动的影响，图像质量稳定，见图 16-28、图 16-29。

2. 肺血管疾病

　　（1）肺动脉高压（PH）：PH 的 CT 评价主要包括形态学和功能性评价。目前，应用肺动脉直径 / 主动脉直径（PA/AA）> 1 作为评价 PH 的指标已被广泛接受，通常用右心室直径 / 左心室直径的比值（RV/LV）和室间隔的移位来评价右心室的扩大。急性肺栓塞（APE）患者，RV/LV > 1 代表右心室中度扩张，RV/LV > 1.5 代表右心室重度扩张。

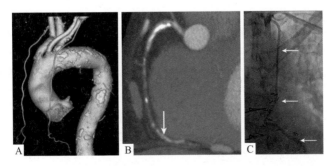

图 16-28　冠状动脉旁路移植术术前评估双侧乳内动脉的发育状况

A. 主动脉弓和降主动脉有大量钙化斑块，升主动脉管壁光滑；B. 右冠状动脉中段闭塞，闭塞以远管腔显影好（箭头）；C. 搭桥血管吻合口以远管腔显影好（箭头）。

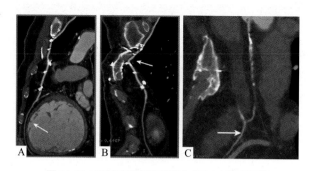

图 16-29　冠状动脉旁路移植术术后 CT 检查评估

左侧乳内动脉桥全程显示清晰，远端与左前降支（LAD）吻合口显示通畅（A、B，箭头）。造影证实了该桥血管的通畅（C，箭头）。

（2）肺栓塞（PE）：PE 的肺动脉 CTA 表现分为直接征象和间接征象，见表 16-22 及图 16-30。

表 16-22　肺栓塞的 CT 征象

征象	CT 表现
直接征象 （肺动脉内 充盈缺损）	中心型(轨道征),栓子位于血管中心,栓子周围为高密度对比剂
	偏心型,栓子位于血管一侧,对侧对比剂充盈,肺动脉部分通畅
	附壁环形型,血管周围为低密度栓子,中心为高密度对比剂
	闭塞型,肺动脉管腔完全闭塞,无对比剂充盈,近段肺动脉扩张,远端分支纤细,呈"残根征"或"枯树枝状"改变
	平扫表现为以胸膜为底,尖端指向肺门的楔状或不规则、磨玻璃状致密影,增强扫描供血区肺动脉分支纤细或完全不显示
	马赛克征,为血管栓塞造成区域性血流灌注减少,与正常或过度灌注区形成明显的密度差
间接征象	胸腔积液、心包积液

（3）肺血管炎：肺血管炎的诊断需要结合患者的病史和临床特点，影像学检查对其诊断具有重要价值，尤其多排 CT 能直接观察肺动脉的形态，明确有无狭窄、扩张或闭塞（图 16-31），管腔内有无充盈缺损，同时还可观察主动脉病变情况，对 TA 的诊断具有其他检查无可比拟的优势。

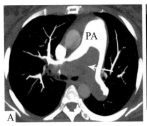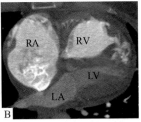

LA. 左心房；LV. 左心室；RA. 右心房；RV. 右心室；PA. 肺动脉。

图 16-30　肺栓塞

A. 轴位最大密度投影示主肺动脉及左、右肺动脉偏心性大片充盈缺损（箭头）；

B. 轴位示右心房、右心室增大。

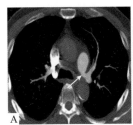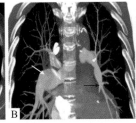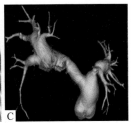

图 16-31　肺血管炎

A. 轴位示左肺动脉近端狭窄（箭头）；B. 冠状位最大密度投影示左、右肺动脉多发狭窄及扩张（箭头）；C. 容积再现示左、右肺动脉多发狭窄、扩张及闭塞。

3. 心律失常

（1）左心房肺静脉 CT 成像：在心脏介入手术之前，CT 检查可了解心脏、血管及邻近结构的解剖，为介入手术治疗提供必要的信息。但对于碘对比剂过敏、甲状腺功能亢进、不稳定性哮喘及肾功能不全等患者禁用。

（2）肺静脉解剖变异：肺静脉解剖变异总的发生率 10%～44%。目前，国内外已报道的肺静脉解剖变异类型共有 5 种，按发生率高低依次为：①左肺静脉短共干左心房；②左肺静脉长共干；③单支右中肺静脉单独注入左心房；④双支右中肺静脉单独注入左心房；⑤单支右中肺静脉并右侧最上肺静脉（位于右上肺静脉上方）单独注入左心房。其中后 3 种为少见类型，发生率小于 1%。

（3）左心耳血栓：心房颤动最常见的并发症为左心房的血栓形成，CT

在检测左心耳血栓时，由于左心耳的对比剂充盈时间较长，CTA 早期扫描有时显示充盈不良，与血栓不容易鉴别（图 16-32），如果注射对比剂后扫描时间过早，左心耳内没有完全充盈，其表现为左心耳内自心房侧对比剂密度渐进改变，而血栓呈边缘清楚的充盈缺损。延迟 30～60s 后再次扫描，如果充盈均匀，就可以排除血栓的可能性。

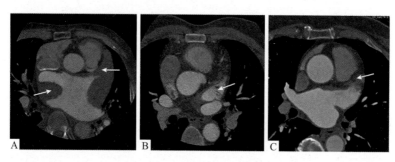

图 16-32　左心耳血栓的鉴别

A. 左心房及左心耳内血栓形成，呈低密度充盈缺损（箭头）；B 左心耳内正常梳状肌（箭头）；C. 左心耳远端对比剂未完全充盈（箭头），需要与血栓鉴别。

4. 常见继发性高血压

（1）先天性主动脉缩窄：CT 可直接显示主动脉缩窄的部位、形态及程度，显示主动脉弓的发育情况和缩窄以远的主动脉情况。同时显示乳内动脉、肋间动脉等侧支血管形成情况；主动脉缩窄患者由于后负荷增加及血压增高，常表现为左心室心肌向心性肥厚（图 16-33）。对于同时合并心内外畸形的情况可同时进行诊断。

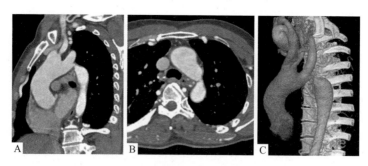

图 16-33　主动脉缩窄 CT 征象（A～C）

（2）肾实质性高血压：肾实质病变的CT检查需要包括平扫、动脉期增强、实质期增强和延迟期增强等完整的CT图像系列，可以同时全面分析肾血管、肾皮质、肾髓质、肾盂肾盏集合系统及输尿管和膀胱等的病变特征。

（3）肾血管性高血压：肾动脉狭窄（RAS）的病因诊断，一般分为动脉粥样硬化和非动脉粥样硬化（以TA和纤维肌性发育不良最常见）两类。

1）肾动脉粥样硬化所致狭窄，常见于65岁以上老年人。病变常位于肾动脉开口及近1/3段，管壁增厚伴钙化常见，亦可为非钙化斑块，通常为腹主动脉粥样硬化斑块向肾动脉的直接延伸，较少累及肾动脉远段及分支（图16-34）。

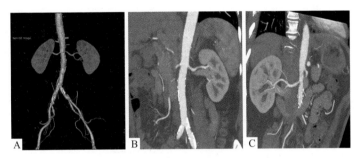

图16-34　肾动脉狭窄

患者，男，49岁。10年前体检测量血压波动于160/100～105mmHg。近期血压最高达180/120mmHg。CT容积再现图像（A）和重组图像（B、C）示腹主动脉和双侧髂动脉粥样硬化病变明显，双肾实质未见异常，双肾动脉开口部均存在＞70%重度狭窄，并经造影确诊，诊断肾血管性高血压。

2）肾动脉纤维肌性结构不良：CT显示病变主要位于肾动脉主干的中远段，可累及分支，单侧病变时右侧较多见。纤维肌性发育不良最常侵犯血管壁中层，但也可侵犯内膜层、外膜层。典型中层纤维肌性发育不良的肾动脉壁为"串珠状"狭窄，狭窄环之间的动脉呈瘤样扩张，致使肾动脉呈"串珠状"改变（图16-35）。除狭窄外，该病还可以表现为夹层、动脉瘤、闭塞及扭曲等形式。

3）TA累及肾动脉可导致RAS，表现为单侧或双侧肾动脉开口及近段狭窄，受累肾动脉开口附近的主动脉，亦有管壁环形增厚的典型表现（图16-36）。

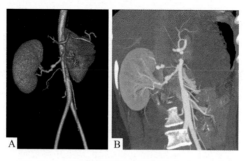

图 16-35　肾动脉纤维肌性结构不良（A、B）

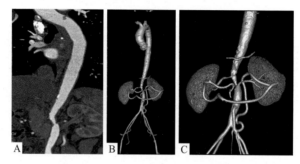

图 16-36　大动脉炎累及肾动脉

患者，女，38 岁。发现血压升高 14 年。14 年前妊娠期间测量血压 180/80mmHg，口服药物治疗血压控制不满意。行主动脉 CT 增强检查，CT 重组图像（A）示降主动脉下段管壁增厚，腹主动脉中上段节段性管腔重度狭窄，最窄处位于左肾动脉开口水平（狭窄处管腔直径约 3.2mm），管壁散在钙化。容积再现图像（B、C）示腹腔干及肠系膜上动脉闭塞，右肾动脉近段重度狭窄，左肾动脉未见明显狭窄，肠系膜下动脉 - 肠系膜上动脉侧支循环形成；诊断为大动脉炎，累及主动脉及腹主动脉主要分支血管。

（4）内分泌性高血压

1）肾上腺腺瘤：典型的肾上腺腺瘤以单侧多见，由于肿瘤周围被纤维组织包裹而边界清晰，有功能者一般能够早期发现，直径多小于 3cm。大多数腺瘤 CT 平扫呈软组织密度影，平扫密度较均匀，CT 值为 - 15 ~ 23HU，相对明显偏低，少数腺瘤可能由于囊变、出血或血管的变异而导致其密度不均匀，钙化很少见，增强扫描后腺瘤呈轻中度强化。

2）肾上腺增生：双侧腺体呈弥漫性增厚，因增生程度不同而表现为结节状或局部突起，一般结节相对较小、无包膜；增生结节平扫多呈等密度，增强扫描明显强化，CT 值一般小于 80HU。

3）嗜铬细胞瘤（PCC）/副神经节瘤：PCC 一般较大，直径可达 5～10cm，呈圆形或类圆形，富血供，动脉期可见肿瘤内粗大的供血动脉，增强扫描呈明显强化，并有渐进性强化的特征，实性成分在静脉期进一步强化，肿瘤内囊变、坏死、出血和钙化常见。病灶大小、密度及 CT 值对区别 PCC 有无功能均有限（图 16-37）。

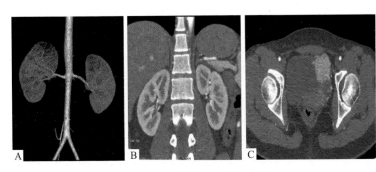

图 16-37　嗜铬细胞瘤/副神经节瘤

患者，女，16 岁。反复乏力伴心悸 10 余日。既往小便时偶有心悸，伴口唇发白，曾测量收缩压最高 180mmHg。CT 容积再现（A）和多平面重组（B）示双侧肾脏、肾上腺未见异常占位性病变，双侧肾动脉未见狭窄；轴位（C）示左侧盆腔不规则软组织肿块，与膀胱壁关系密切，最大截面 44mm×39mm，动脉期明显不均匀强化，CT 值约 190HU，肿瘤可见多支滋养血管，发自左侧子宫动脉及双侧髂内动脉。膀胱内或膀胱壁关系密切占位性病变，血运丰富，考虑为膀胱副神经节瘤。

5. 主动脉疾病

（1）AD：特征表现是内膜片影。AD 的 CT 诊断要点如下。

1）内膜破口的定位：在 CTA 上，破口表现为内膜连续性中断，破口可有一个或多个。

2）内膜片：内膜片影是诊断 AD 的直接征象。内膜片将主动脉管腔分为真腔和假腔，形成"双腔主动脉"。CTA 可明确显示主动脉腔内中低密度的线状内膜片影，并可追踪内膜撕裂延伸的范围和程度。

3）鉴别真腔和假腔（表 16-23）。

表 16-23　主动脉夹层真腔和假腔的鉴别

真腔	假腔
直接与未受累的正常主动脉管腔相连续	不与未受累的正常主动脉管腔相连续

真腔	假腔
真腔小	假腔大
周围环绕假腔	包绕真腔
内膜钙化内移	"鸟嘴征"（假腔与真腔之间形成的角）
沿内膜片可有钙化	"蜘蛛网征"（假腔内的多个线状低密度影）
有内膜撕裂口	可有血栓形成
增强扫描充盈好	增强扫描充盈较真腔差

4）主要分支血管受累表现。

5）主动脉破裂：主动脉破裂的征象主要有对比剂外溢到主动脉管腔外、心包积液、胸腔积液、腹膜后血肿等。A 型 AD 患者，心包前上方的凹陷扩大多提示夹层破裂血液进入心包，而此时心包厚度可基本正常，应提高警惕（图 16-38）。

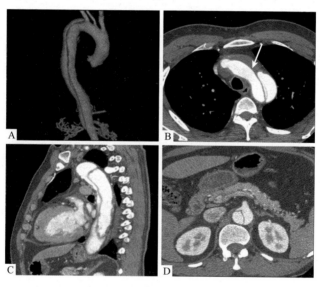

图 16-38　主动脉夹层（DeBakey Ⅲ型）

A. 容积再现示自主动脉弓降部至腹主动脉中段呈双腔；B. 轴位示主动脉弓管壁"增厚"，考虑为夹层逆行波及所致（箭头）；C. 矢状位最大密度投影示降主动脉呈双腔。

（2）主动脉壁内血肿：CT 是诊断主动脉壁内血肿的"金标准"，表现为主动脉壁连续的、新月形增厚的高密度区，增厚 ≥ 7mm，管腔光滑，管壁强化不明显，可见钙化内移（图 16-39）。壁内血肿的 CT 诊断及鉴别诊断见表 16-24。壁内血肿进行性发展的指征见表 16-25。

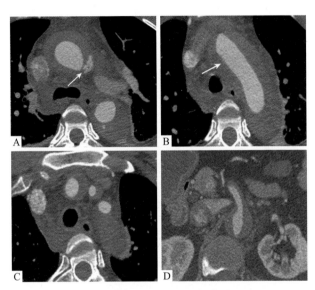

图 16-39　主动脉壁内血肿

A. 轴位示升主动脉、胸主动脉近段管壁增厚，升主动脉远端增厚管壁内见溃疡样对比剂充填（箭头）；B. 轴位示主动脉弓管壁明显增厚（箭头）；C 轴位示血肿沿管壁渗入三支头臂动脉；D. 轴位示肠系膜上动脉受累。

表 16-24　壁内血肿的 CT 诊断及鉴别诊断

病变	平扫	增强扫描
壁内血肿	主动脉壁连续的、新月形增厚的高密度区，厚度 ≥ 7mm，管腔光滑	管壁强化不明显，钙化内移
主动脉粥样硬化	管腔不规则或狭窄	斑块或溃疡
大动脉炎	管壁增厚呈同心圆状，病变呈节段性，病变节段间的主动脉可正常	管壁强化不明显，多见于年轻、女性，管壁钙化较少

表 16-25　壁内血肿进行性发展的指征

条目	指征
1	壁内血肿累及升主动脉
2	最初的影像学检查主动脉直径 ≥ 50mm
3	心包积液
4	大量或进行性增加的胸腔积液
5	随访发现主动脉进行性扩张
6	持续胸痛和 / 或血流动力学不稳定
7	主动脉管壁增厚
8	内膜形状不规整,呈虫蚀状

（3）主动脉穿透性溃疡：穿透性溃疡在 CTA 上的特征性表现是主动脉不规则增厚、钙化，伴溃疡形成，对比剂渗入主动脉管腔外的溃疡形成小的囊袋状突出，类似"龛影"，呈"蘑菇状"或"指状"等，周围常伴壁内血肿，但没有内膜片和假腔。CTA 还可显示穿透性溃疡的并发症，包括壁内血肿、夹层、假性动脉瘤或主动脉破裂等。由溃疡发展而来的夹层，内膜破口通常为溃疡口，多见于 B 型夹层（图 16-40）。

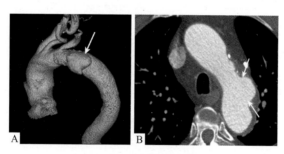

图 16-40　主动脉穿透性溃疡

A. 容积再现示主动脉弓部溃疡（箭头）；B 横截面示溃疡口及深度（箭头）。

（4）主动脉瘤：CTA 可明确动脉瘤的位置、数量、形态，瘤腔内有无血栓，瘤壁有无增厚、钙化、破裂，瘤体周围有无血肿，分支血管有无受累，精确测量动脉瘤的大小及瘤颈长度，为动脉瘤的手术或介入治疗方案的制订和术后随访提供有价值的信息（图 16-41）。

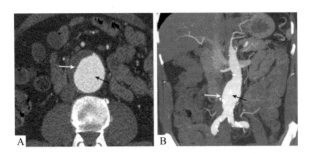

图 16-41 腹主动脉瘤

腹主动脉管腔瘤样扩张（黑箭头），瘤腔内少量附壁血栓（白箭头）（A、B）。

（5）大动脉炎（TA）（图 16-42）

1）主动脉管壁增厚、钙化，或伴附壁血栓形成，管壁多为连续性、向心性增厚，病变严重可致管腔狭窄甚至闭塞，狭窄以远管腔扩张，导致管腔粗细不均。

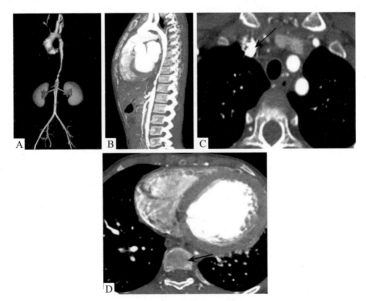

图 16-42 大动脉炎累及胸腹主动脉、头臂动脉

容积再现（A）及矢状位最大密度投影（B）示胸主动脉中远段和腹主动脉上中段多发重度狭窄，无名动脉重度狭窄几乎闭塞；无名动脉管壁显著环形增厚，管腔重度狭窄（箭头，C）；胸主动脉中下段管壁显著环形增厚，管腔重度狭窄（箭头，D）。

2）头臂动脉受累时，表现为头臂动脉开口处管壁增厚狭窄，甚至闭塞。

3）累及肺动脉时，左、右肺动脉及叶段肺动脉管壁增厚狭窄，呈"枯树枝"状改变。

4）肾动脉受累表现为肾动脉管壁增厚，狭窄、闭塞，甚至导致肾脏萎缩。

6. 外周动脉粥样硬化

（1）下肢动脉粥样硬化：CT主要表现为管壁多发斑块，以钙化斑块及混合斑块多见，管腔粗细不均匀，呈锯齿样及串珠样改变（图16-43）。当动脉完全闭塞时，闭塞端呈截断状、杯口状或鼠尾状，周围有较多侧支代偿血管形成。

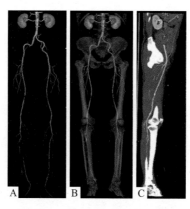

图16-43 双下肢动脉粥样硬化

A. 双下肢动脉容积再现示双侧股动脉重度狭窄，右侧胫后动脉闭塞，左侧胫后动脉重度狭窄；B. 下肢动脉与骨骼重建有利于病变体表定位；C. 最大密度投影重建。

（2）血栓闭塞性脉管炎：CT主要表现为下肢中、小动脉呈节段性狭窄或闭塞，可双侧或单侧受累，未受累段血管光滑平整，无明显钙化及斑块等粥样硬化表现；病变周围侧支血管呈螺旋状改变是其特征性表现（图16-44）。

（3）颈动脉狭窄：颈动脉粥样硬化CT主要表现为管壁增厚，多发斑块，且以混合斑块多见，管腔不同程度狭窄，严重者可完全闭塞（图16-45）。

7. 常见心包疾病

（1）心包积液：正常心包的CT表现为包绕心脏的非常细的线状影，其厚度通常＜2mm。CT对心包积液的部位、性质及积液量均可作出初步诊断。CT上心包积液为外缘光滑，内缘与心脏紧贴，呈新月形或扇形，无强化，形状随体位变化（图16-46）。

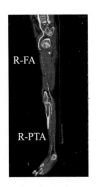

R-FA. 右侧股动脉；R-PTA. 右侧胫后动脉。

图 16-44　右下肢血栓闭塞性脉管炎

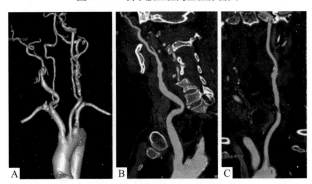

图 16-45　颈动脉粥样硬化

曲面重建（A）及右侧（B）和左侧（C）重建示左侧颈总动脉重度狭窄。

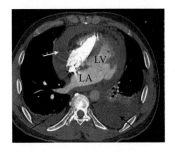

LV. 左心室；LA. 左心房。

图 16-46　心包积液

轴位示心包大量积液（白箭头）及双侧胸腔少 - 中量积液（黑箭头）。

（2）缩窄性心包炎：心包钙化是缩窄性心包炎的直接指征。CT 是发现心包钙化的最佳方法，结合心房扩大、腔静脉增宽等间接征象，即可明确缩窄性心包炎的诊断（图 16-47）。

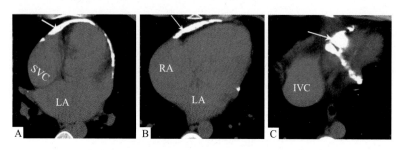

LA. 左心房；RA. 右心房；SVC. 上腔静脉；IVC. 下腔静脉。

图 16-47 缩窄性心包炎

轴位（A、B、C）示上、下腔静脉扩张，左、右心房增大，心包钙化（箭头）。

（高 扬 吕 滨）

第十一节 心血管磁共振检查

一、基本原理

磁共振成像（magnetic resonance imaging，MRI）利用体内质子（主要是氢质子）在静磁场中受到一定强度和频率的脉冲激发后产生共振现象，并由此产生回波信号，经特殊的线圈接收后，由计算机重建而获得图像的一种医学成像方法，没有任何辐射损害，对婴幼儿及妊娠中晚期孕妇同样适用。

二、检查准备及安全性

在提交心血管磁共振（CMR）检查申请单时应尽量提供患者详尽的病史信息、相关实验室及其他影像学检查结果。

植入金属物（如心脏起搏器）者须仔细查询产品说明书确认是否为磁共振兼容。

检查前不需要禁食、禁水，但 CMR 检查时间较长，一般需要 30 ~ 40 分钟。

磁共振检查室无论开机与否，均存在高强度磁场，故任何非磁共振兼容金属器械（包括普通检查床、金属担架、听诊器、手术器械、除颤器、微量泵、球囊反搏器等）及其他铁磁性物品（如硬币、磁卡、手表、钥匙等）均严禁带入检查室。

CMR 常规扫描不需要使用对比剂，心肌灌注和血管造影时使用的是以钆喷酸葡胺（gadopentetate dimeglumine，Gd-DTPA）为代表的对比剂，经肾脏排泄。

三、基本扫描序列及评估内容

1. **黑血、亮血序列** 评估心脏形态、结构的基本序列。

2. **电影序列** 评估心脏功能，包括心室整体及节段功能信息，并可获得心肌质量（指数）。

3. **心肌灌注** 包括静息灌注和负荷灌注，可定性、定量评估心肌血流量（MBF）及血流储备指数，适用于包括心肌缺血、心肌微循环的评估、CAD、心肌病的诊断与鉴别诊断，还可用于临床干预（血运重建及药物）后疗效的评估及随访。

4. **T1、T2 及 T2*** 评估心肌或心血管的组织特征。T_1 通常用于对比增强成像；T_2 和 T_2^* 则多用于非对比成像，其中 T_2WI 有助于识别急性心肌病变，如炎症、水肿、出血等，而 T_2^* 可用于检测铁含量超载，如识别血红蛋白沉着症等。

5. **延迟强化 MRI（delayed enhancement magnetic resonance imaging，DE-MRI 或 late gadopentetate enhancement，LGE）序列** 识别心肌坏死或纤维瘢痕组织。LGE 显示的心肌瘢痕透壁程度可预测再血管化治疗后心脏功能的恢复情况，从而进行预后评估。在非缺血性心脏病，LGE 可用于各种心肌病的鉴别诊断及危险分层。

6. **血流成像** 直接观察异常的血流情况如涡流或湍流等并可定量分析血流速度。

7. **磁共振血管造影（MRA）** 用于颈动脉、主动脉、肾动脉及外周血管系统的动静脉检查，部分可与 DSA 相媲美。

四、常见心脏病的 MRI 征象

1. **冠心病（CAD）**

（1）概述：CAD 是缺血性心脏病的主要代表性疾病，CMR 在缺血性心脏病诊断中的价值突出表现在对心脏形态、功能、心肌缺血与心肌活性等的评估，在缺血性心脏病的诊断和疗效随访中具有重要价值。

（2）CMR特征

1）心肌缺血

①心脏形态：室壁厚度、各心腔大小通常无明显异常，且在未达到不可逆损伤（心肌梗死）之前，DE-MRI序列不会出现异常的延迟强化。

②心脏功能：通常无室壁运动异常。

③心肌灌注：冠状动脉狭窄达85%~90%时可在CMR上检测到心肌灌注异常。而当狭窄程度在50%~80%时，通过药物负荷试验可识别"罪犯"血管，检测潜在的心肌缺血（图16-48），表现为缺血区域峰值信号强度（peak signal intensity，PSI）降低，对比剂达峰时间（time of peak signal intensity，TPSI）延长，平均通过时间（mean transit time，MTT）延长，信号-时间曲线上升支斜率（signal intensity time curve upslope，SITCU）减小。

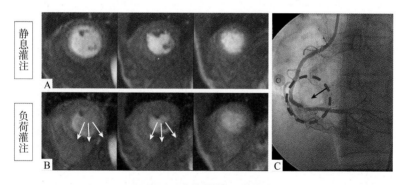

图16-48　负荷磁共振心肌灌注

A.静息心肌灌注图，灌注减低不明显；B.负荷心肌灌注图，负荷下可见心肌缺血（箭头）；C.冠状动脉造影示右冠状动脉第二转折后中重度狭窄（箭头）。

2）急性心肌梗死（AMI）：心肌厚度通常无明显改变，随着时间的推移，瘢痕组织形成，梗死区心肌逐渐萎缩、变薄。AMI的特征性表现是与冠状动脉分布对应的节段心肌信号、运动异常，包括节段性运动减低、无运动甚至矛盾运动；节段性心肌水肿，在T2WI、T2 STIR TSE序列上呈高信号；节段性血流灌注减低及LGE（图16-49），DE-MRI可根据严重程度表现为（图16-50）心内膜下延迟强化，透壁性延迟强化，类似于透壁性强化，伴有心内膜下低信号区，又被称为"无复流"现象，提示微循环栓塞（microvascular obstruction，MVO），有的可继发心肌内出血（intramuscular hemorrhage，IMH），外周强化伴中央无血流灌注区。LGE、MVO 及 IMH 被认为是心肌梗死预后的独立不良因素。

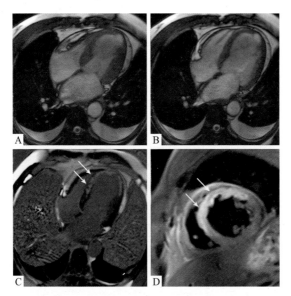

图 16-49　急性心肌梗死的心血管磁共振特征

左心室急性心肌梗死并室壁瘤形成，主要累及左前降支供血区域。A、B. 电影序列左心室收缩末期（A）及舒张末期（B）示左心室扩大，左心室前壁、室间隔中远段、心尖部室壁变薄，相应节段收缩运动减弱，心尖部膨隆并可见矛盾运动；C. 延迟强化晚期钆对比剂增强示左心室前壁、室间隔中断及心尖部透壁性强化（箭头）；D.T$_2$ STIR TSE 序列示前间隔及毗邻左心室前壁信号增高，提示心肌水肿。

3）陈旧性心肌梗死：AMI 后 4～6 个月后进入陈旧性心肌梗死期，梗死心肌逐渐被瘢痕组织（部分可为脂肪组织）替代，继而左心室发生重构。

①心脏形态：左心室腔可进行性扩大，左心功能逐渐减低，甚至伴有室壁瘤的形成，当伴有乳头肌受累时，还可导致 MI。

②心脏功能：受累冠状动脉供血节段运动减低、无运动甚至矛盾运动。

③心肌灌注：节段性血流灌注减低及延迟强化，在 DE-MRI 序列上瘢痕组织表现为异常强化，即"亮的就是死的（bright is dead）"（图 16-51）。

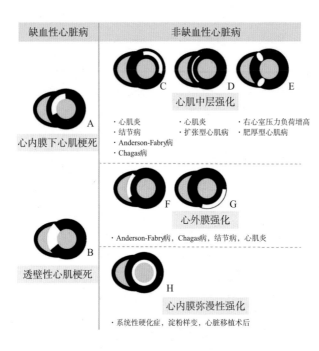

图 16-50 缺血性与非缺血性心肌病的延迟强化类型

A、B. 缺血性心肌病常位于冠状动脉分布的心内膜下；C~H. 非缺血性心肌病的延迟
强化常散在分布于心内膜下，尤其影响多支冠状动脉分布的心肌中层和心外膜。

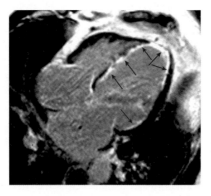

图 16-51 陈旧性心肌梗死的钆对比剂延迟增强

延迟强化序列四腔心切面，左心室心肌可见明显的延迟强化（箭头），基底段主要呈
心内膜下心肌梗死，心尖部主要呈透壁性心肌梗死。

4）心肌梗死并发症

①室壁瘤：最常见并发症之一，分为真性室壁瘤和假性室壁瘤（表16-26）。

表 16-26　真性、假性室壁瘤的鉴别要点

室壁瘤	形成	瘤口	瘤壁延迟强化	与左心室壁连续性
真性室壁瘤	瘤壁以纤维瘢痕组织为主	较大	有	连续
假性室壁瘤	室壁破裂后外周心包粘连形成的包裹性血肿	较小	无	中断

②附壁血栓：易发生在室壁瘤（图16-52）或室壁运动严重障碍的心肌节段心内膜面，左心室心尖部好发，可在心肌灌注及 DE-MRI 序列中识别，表现为高亮信号的血池中低信号充盈缺损团块，易与无/低复流心肌相混淆（表16-27）。

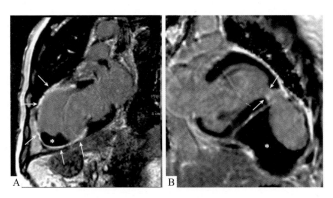

图 16-52　真性、假性室壁瘤对比

心肌延迟强化分别示真性室壁瘤（A）囊腔壁呈均匀一致的强化（箭头），与正常心室壁相连续，囊腔内无信号团块状影为附壁血栓（星号）；假性室壁瘤（B）囊腔壁无强化，箭头所示为瘤颈破口处，星号为附壁血栓。

表 16-27　附壁血栓与无 / 低复流心肌的 MRI 鉴别要点

项目	定位	好发部位	形态	好发时期
附壁血栓	心腔内	室壁瘤内(尤其心尖部)	边缘不规则,体积大	多发于陈旧性心肌梗死
无 / 低复流心肌	心肌内	室间隔心内膜下	边缘规则,与周围心肌连续	仅见于急性或亚急性心肌梗死

③其他：包括室间隔穿孔、乳头肌受累引起的瓣膜功能异常和心包积液等。

2. 心肌病　见表 16-28。

表 16-28　心肌病的心血管磁共振（CMR）特征

心肌病	LGE 分布		LGE 类型	其他 CMR 特征
	心内分布	心肌内分布		
缺血性	左心室冠状动脉分布区域	心内膜下至透壁性	条带状,透壁	左心室壁运动异常,室壁变薄,室壁瘤
非缺血性				
扩张型心肌病	室间隔肌壁间	肌壁间	条带状	弥漫性左心室壁变薄,增强后 T_1 值变短
肥厚型心肌病	肥厚区域	室间隔	斑片状,条带状,部分无 LGE	不对称或对称性左心室肥厚
肥厚型心肌病终末阶段	弥漫性分布	任何部位	明显斑片状,条带状,透壁	左心室增大伴左心室不均匀变薄
心脏肉瘤样变	任何部位	任何部位	斑片状,条带状,透壁	左心室新生物,T_2WI 序列提示心肌水肿
应激性心脏病	一般无	一般无	一般无 LGE	左心室中远段各壁"气球样"或"陶罐"样变

心肌病	LGE 分布		LGE 类型	其他 CMR 特征
	心内分布	心肌内分布		
致心律失常型右心室心肌病	右心室(偶尔累及左心室)	任何部位	与脂肪信号并存	右心室局部或整体扩张,脂肪抑制序列提示脂肪浸润
心脏淀粉样变	任何部位	心内膜下,透壁	弥漫性,心内膜下为著	弥漫性肥厚,瓣叶增厚,T_1 值延长,限制型心肌病血流动力学表现
心肌炎	任何部位	心外膜下	弥漫性,侧壁心外膜下为著	T_2 黑血序列提示心肌水肿,早期延迟强化,T_1 值延长
Fabry 病	左心室后侧壁	肌间隔	条带状	向心性心肌肥厚,T_1 值变短
心内膜下心肌纤维化	流入道到心尖	心内膜下	弥漫性	心室容积正常或减小但心房增大,限制型心肌病血流动力学表现
系统性硬化累及心脏	任何部位	任何部位	任何部位	-
左心室致密化不全	/	/	代偿期一般无,失代偿期受累心肌 LGE	非致密化/致密化心肌比值增大
铁负荷心肌病(心脏血色病)	/	/	/	T_2^* 值变短

注:LGE,延迟强化。

(1)肥厚型心肌病(HCM)

1)心肌形态:心肌肥厚可发生于心室任何部分,有时可伴有左心房扩大。CMR 可准确显示心脏各房室大小和心肌受累的位置、程度及范围,通常认为成人 HCM 的诊断标准为:在没有其他明确原因导致心肌肥厚的前提下,左心室任何部位的舒张末期最大室壁厚度 ≥ 15mm;当存在 HCM 家族史或基因检测阳性时,室壁厚度 ≥ 13mm 者也可诊断。其中,室间隔非对称性 HCM 最常见,常伴有 LVOT 狭窄;心尖部 HCM 多表现为心尖部对称性均匀增厚,致心尖闭塞时左心腔变形，心腔尖端指向心尖，呈典型的"黑桃尖"改变。

2）心脏功能：HCM 可引起局限性心肌室壁运动减低（收缩期受累心肌室壁增厚率减低、舒张期顺应性降低）、LVOT 梗阻患者可引起流出道异常高速血流及二尖瓣 SAM 征及关闭不全等异常征象。

3）受累肥厚心肌节段异常延迟强化（图 16-53），通常有三种形式：①散在多发点片状强化；②团块状强化；③多发生于室间隔、右心室插入点，主要累及室壁中层；透壁性强化较少见。

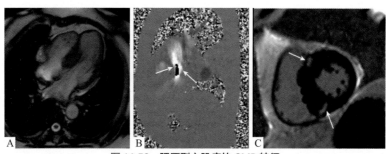

图 16-53　肥厚型心肌病的 CMR 特征

A. 四腔心电影序列，室间隔及毗邻的左心室前壁基底段、下壁近中段增厚；B. 流速编码电影序列，左心室流出道收缩期可见高速血流（箭头）；C. 延迟强化 MRI 序列，室间隔上下插入部斑片状延迟强化（箭头）。

此外，HCM 需与高血压、AS、运动员心脏等疾病引起的继发性心肌肥厚进行鉴别，在 CMR 上，继发性心肌肥厚常表现为轻至中度的普遍性增厚，多无 LVOT 梗阻，收缩期室壁增厚率正常。

（2）扩张型心肌病（DCM）：主要表现为"腔大，壁薄，收缩运动减弱"（图 16-54）。

1）心脏形态：左心室扩大，常合并不同程度的左心房增大，伴 / 不伴右心房室扩张；不同于 CAD 所致的冠状动脉供血区域对应的节段性室壁变薄，DCM 表现为左心室各节段普遍性变薄。

2）心脏功能：左心室整体收缩运动减弱，严重者右心室收缩功能亦减弱。

3）组织特征：LGE 好发于心肌壁内，以室间隔最常见（30%～50%）；少数患者可同时存在心肌脂肪浸润，CMR 水脂分离序列可同时识别心肌纤维化及心肌脂肪替代；此外，DCM 患者还会伴有不同程度的左心室游离壁肌小梁增粗、增多，称为过度小梁化，需要与孤立性左心室致密化不全鉴别。

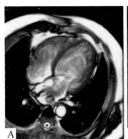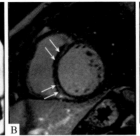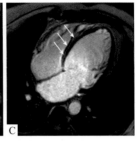

图 16-54　扩张型心肌病的 CMR 特征

A. 四腔心电影序列，左心室舒张末期，左心房、左心室明显扩张，左心室壁普遍变
薄，右心房及右心室内径大致正常；B、C. 延迟强化 MRI 短轴位及四腔心层面，室间
隔及左心室侧壁近心尖部心肌壁内细线状高信号（箭头），提示心肌纤维化。

（3）限制型心肌病（RCM）：双心室腔正常或减小，心室室壁厚度及收
缩功能均正常或接近正常，但心室舒张明显受限，顺应性减低，充盈受限，
心房明显扩大（图 16-55）。

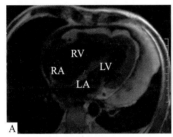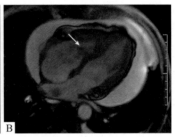

RV. 右心室；RA. 右心房；LA. 左心房；LV. 左心室。

图 16-55　限制型心肌病的 CMR 特征

限制型心肌病右心受累为著，大量心包积液。T₁WI 四腔心层面（A）示右心房显著扩
张，房壁厚度欠均匀，右心室腔小，室壁增厚，流入道变短，心尖近闭塞，左心房、左
心室内径不大，各节段厚度大致正常，流出道通畅；四腔心电影序列（B）示右心室心
尖闭塞，收缩期三尖瓣关闭不全，可见中量反流信号（箭头）。

（4）致心律失常型心肌病（ACM）

1）基于心肌纤维脂肪替代的心脏形态结构及运动功能异常。

2）右心房室扩大，右心室壁变薄，严重者呈"羊皮纸"改变。

3）右心室流出道扩张，主肺动脉不扩张甚至相对缩小。

4）右心室心尖部和下壁可见单个或多个瘤样凸出，部分患者在右心室流出道（RVOT）和／或右心室游离壁三尖瓣下区域可出现特征性的局部皱缩，尤其在收缩期更加明显，称为"手风琴征"。

5）脂肪替代，通常在右心室游离壁及 RVOT 最明显，左心室壁脂肪浸润最常见于心尖和侧后壁，纤维组织在 T_1WI 及 T_2WI 上均为低信号或无信号，在 DE-MRI 序列上可见强化，多分布于右心室游离壁和室间隔（图 16-56）。

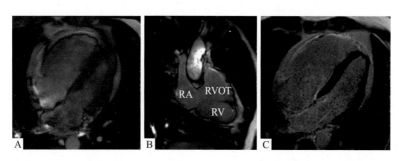

RV. 右心室；RA. 右心房；RVOT. 右心室流出道。

图 16-56　致心律失常型心肌病患者的 CMR 特征

A. 四腔心电影序列收缩末期，右心房室明显扩大，右心室游离壁变薄并收缩运动明显减弱；B. 右心室流出道电影序列收缩末期明显增宽，收缩运动减弱，局部形成小室壁瘤（"手风琴征"）；C. 四腔心延迟强化 MRI 序列，右心室壁弥漫性强化，考虑心肌广泛纤维脂肪替代。

（5）左心室心肌致密化不全

1）最常累及左心室心尖部和左心室中段游离壁，而基底段和室间隔较少受累。

2）电影序列上，海绵状的肌小梁呈"栅栏状"，与交错的小梁隐窝黑白相间，有时伴有附壁血栓。

3）在舒张末期测量非致密心肌与致密心肌厚度比值，一般比值大于 2.3 可明确诊断为左心室心肌致密化不全。

4）心肌可有不同程度纤维化，在 DE-MRI 序列上多表现为不规则的心内膜下 LGE。

需要指出，左心室心肌致密化不全需要与继发性心肌过度小梁化鉴别，对于有明确基础疾病（梗阻性肥厚型心肌病、DCM、瓣膜病）的肌小梁明显增多，左心室心肌致密化不全的诊断需慎重。

3. 心肌炎

（1）心脏功能异常特异性不高，可表现为局部或整体收缩运动异常，也可表现为收缩功能正常。

（2）心肌水肿：T_2WI 呈高信号，水肿呈弥散性或局灶性分布（常见于前壁和侧壁心外膜下），且在治疗随访中可观察到明显变化直至消失。相较于 T_2 参数成像定性识别心肌水肿，T_2 mapping 可对 T_2 值进行定量，对心肌炎症和水肿的识别更加敏感。

（3）LGE：急性期心肌炎多表现为左心室侧壁心外膜下心肌及室间隔的局灶性 LGE，在治疗过程中 LGE 范围可减小甚至消散，而发生大面积 LGE 的患者在治愈后往往仍存在，表现为肌壁间线样强化（图 16-57）。增加 T_1 mapping 和 ECV 的测量，对诊断心肌纤维化更加敏感，可以检测出无室壁运动异常心肌节段甚至是无 LGE 分布区域的心肌节段的异常改变。

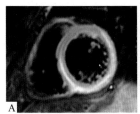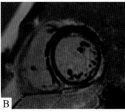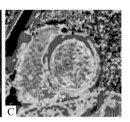

图 16-57　心肌炎患者的 CMR 特征

左心室短轴位延迟强化 MRI 序列及 ECV 图（A～C）可见左心室心肌及室间隔肌壁间
环状强化和弥漫性心肌强化，心肌细胞外容积值明显增加。

4. 心脏瓣膜病　CMR 不仅可对心脏各房室和大血管形态、结构进行全面评估，还可对心脏瓣膜功能进行定量、定性分析。详见表 16-29。

表 16-29　**心脏瓣膜病的 CMR 特征**

心脏瓣膜病	房室形态	观察心脏内异常血流信号		
		心脏周期	观察层面	所在腔室
二尖瓣狭窄	左心房增大	舒张期	二尖瓣瓣口层面	左心房→左心室高速血流
二尖瓣关闭不全	左心房、左心室均增大	收缩期	二尖瓣瓣口层面	左心室→左心房反向血流信号

续表

心脏瓣膜病	房室形态	观察心脏内异常血流信号		
		心脏周期	观察层面	所在腔室
主动脉瓣狭窄	主动脉瓣增厚，升主动脉近中段扩张，继发性左心室肥厚	收缩期	左心室流出道层面	左心室→升主动脉高速血流
主动脉瓣关闭不全	左心室增大，室壁正常或偏薄，主动脉瓣环扩大，升主动脉扩张	舒张期	左心室流出道层面	升主动脉→左心室反流信号

（1）二尖瓣狭窄（MS）（图 16-58）

1）心脏形态及功能：左心房增大，前后径可达 40mm，左心室内径及收缩功能通常正常，心包无增厚。

2）异常血流

①黑血序列：左心房腔内流空信号不均，局部呈混杂信号，提示血流缓慢，如左心房内出现异常附壁信号，常提示血栓形成，尤其好发于左心房耳部。

②电影序列：舒张期左心室内可见经狭窄二尖瓣口的高速血流信号，垂直于二尖瓣口层面可直接观察二尖瓣最大开放程度，并进行面积测量及半定量分析，一般面积 $2.0 \sim 4.0cm^2$ 为轻度狭窄，$1.0 \sim 2.0cm^2$ 为中度狭窄，$< 1.0cm^2$ 为重度狭窄。

③流速编码电影序列：可进一步测得二尖瓣峰值血流速度并得出跨瓣压差，一般跨瓣压差 $< 5mmHg$ 为轻度狭窄，$5 \sim 10mmHg$ 为中度狭窄，$\geq 10mmHg$ 为重度狭窄。

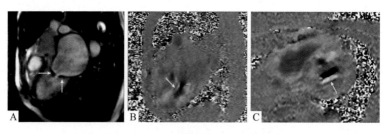

图 16-58 二尖瓣狭窄的 CMR 特征

A. 左心室流出道层面，可见增厚并开放受限的二尖瓣（箭头）；B、C. 流速编码电影序列，可见通过瓣膜高速的血流信号（箭头）。

（2）二尖瓣关闭不全（MI）（图 16-59）

1）心脏形态及功能：左心房左心室均扩大，两者的增大程度大致对应。

2）异常血流：①电影序列，左心室收缩期左心房内可见经二尖瓣口的高速血流信号；经二尖瓣口层面可直接观察反流程度，并进行面积测量及半定量分析；②流速编码电影序列，可定量测量反流量及反流指数，一般反流指数＜30% 轻度反流，30%～49% 为中度反流，≥50% 为重度反流。

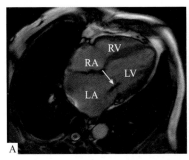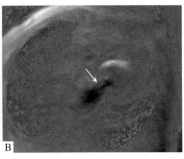

LA. 左心房；LV. 左心室；RA. 右心房；RV. 右心室。

图 16-59 二尖瓣关闭不全的 CMR 特征

A. 四腔心电影序列，左心房、左心室腔明显扩大，两者增大比例基本一致，右心房、右心室腔大致正常，左心房近二尖瓣口可见反流信号（箭头）；B. 速度编码电影序列，左心室收缩期垂直二尖瓣口层面见反流束（箭头），可定量分析反流量大小。

（3）主动脉瓣狭窄（AS）（图 16-60）

1）正常主动脉瓣为三瓣，开放面积 3～4cm^2。

2）电影序列：可动态观察主动脉瓣的发育异常，表现为主动脉瓣增厚，其中二瓣畸形的患者仅可见 2 个窦体，于左心室舒张期主动脉瓣闭合呈"一"字，此外，AS 常伴有近中段升主动脉扩张及左心室继发性肥厚。

3）异常血流：电影序列在左心室收缩期可见经主动脉瓣口高速血流信号；经主动脉瓣口层面可直接观察主动脉瓣最大开放程度，并测量面积及半定量分析狭窄程度，其中面积 1.5～3cm^2 为轻度狭窄，1.0～1.5cm^2 为中度狭窄，＜1.0cm^2 为重度狭窄；流速编码电影序列可计算跨瓣压差，跨瓣压差＜20mmHg 为轻度狭窄，20～40mmHg 为中度狭窄，＞40mmHg 为重度狭窄。

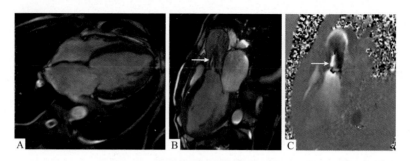

图 16-60   主动脉瓣狭窄的 CMR 特征

A. 四腔心电影序列，左心房左心室扩大；B. 电影序列，冠状位左心室流出道层面，主动脉瓣明显开放受限，可见高速喷射性血流信号（箭头）；C. 速度编码电影序列，收缩期主动脉瓣口层面见高速血流（箭头）。

（4）主动脉瓣关闭不全（AI）（图 16-61）

1）心脏形态：左心室腔扩大，左心室舒张末横径 > 60mm，严重者可达 80～90mm，左心室壁正常或变薄，主动脉瓣环扩大，伴有升主动脉扩张。

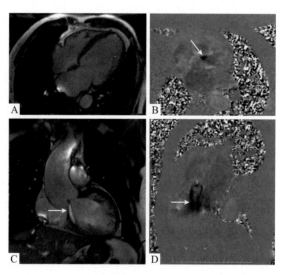

图 16-61   主动脉瓣关闭不全的 CMR 特征

A. 四腔心电影序列，左心房和左心室显著增大；C. 左心室流出道电影序列，舒张期可见左心室反流（箭头）；B、D. 流速编码电影序列，舒张期可见左心室反流信号（箭头）。

2）异常血流：①电影序列，可测量主动脉瓣反流束的宽度，通常 < 30% 为轻度反流，30% ~ 49% 为中度反流，≥ 50% 为重度反流；进一步血流定量可依据反流指数间接评估，15% ~ 19% 为轻度反流，20% ~ 40% 为中度反流，> 40% 为重度反流；②流速编码电影序列，可直接观察主动脉瓣形态，并定量测量反流面积及反流量。

（5）三尖瓣病变：原发性三尖瓣病变少见。如单纯性三尖瓣狭窄多继发于占位、缩窄性心包炎等引起三尖瓣环物理挤压的病变。三尖瓣关闭不全多继发于右心功能不全。部分胸部碰撞外伤致三尖瓣腱索断裂所导致的三尖瓣关闭不全临床也不少见，诊断时应注意询问相关病史。三尖瓣关闭不全的 CMR 特征见图 16-62。

1）心脏形态：右心房、心室及腔静脉明显扩张，严重者肝静脉亦扩张。

2）异常血流：电影序列上，心室收缩期右心房内可见经三尖瓣口的高速血流信号；经三尖瓣口层面可测量三尖瓣反流面积并计算反流指数。

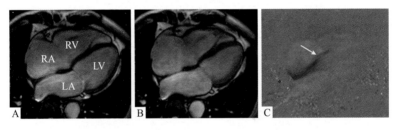

RA. 右心房；RV. 右心室；LA. 左心房；LV. 左心室。

图 16-62　三尖瓣关闭不全的 CMR 特征

电影序列，舒张末期（A）和收缩末期（B）四腔心电影层面，右心房右心室增大，左心房轻度增大，左心室内径大致正常；流速编码电影序列（C），四腔心层面，右心室收缩期右心房内可见异常血流信号（箭头）。

（6）肺动脉瓣病变：主要包括肺动脉瓣狭窄及肺动脉瓣关闭不全（pulmonary regurgitation，PR），前者以先天发育异常多见，后者以后天获得特别是先天性心脏病术后常见。肺动脉狭窄的 CMR 特征见图 16-63。

1）心脏形态：右心室腔正常或轻度增大，右心室壁增厚。

2）异常血流：①电影序列，RVOT 层面可见肺动脉瓣增厚、开放受限，出现"圆顶征"和"喷射征"；垂直于瓣口水平层面可动态观察瓣膜结构（二瓣或单瓣）、开放面积大小等。②流速编码电影序列，可定量评价狭窄程度并计算跨瓣压差；③ MRA 可见主肺动脉及左肺动脉起始部扩张，右肺动脉干比左肺动脉细小。

3）肺动脉瓣关闭不全（PR）的 MRI 特征：①心脏形态，右心室明显增大，严重者右心房亦增大。②异常血流，电影序列于舒张期 RVOT 层面可见经肺动脉瓣口反流入右心室的异常血流信号；流速编码电影序列可定量测量反流量及计算反流指数，一般 < 30% 为轻度反流，30%～49% 为中度反流，≥ 50% 为重度反流。

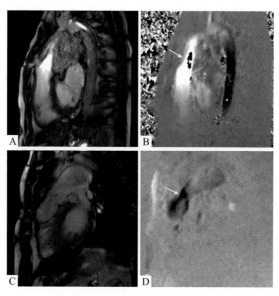

图 16-63　肺动脉瓣狭窄及关闭不全的 CMR 特征

A、B. 肺动脉瓣狭窄的电影序列及流速编码电影序列，收缩期瓣口区可见高速血流信号（箭头）；C、D. 肺动脉瓣关闭不全的电影序列及流速编码电影序列，收缩期瓣口区可见反流信号（箭头）。

5. 心脏原发肿瘤　见表 16-30。

表 16-30　心脏肿瘤的 CMR 鉴别

肿瘤类型	好发年龄	好发部位	CMR 特征
黏液瘤	成人	房室隔左心房面	T_1WI 呈等 / 低信号，T_2WI 呈中高信号，无强化或不均匀强化

肿瘤类型	好发年龄	好发部位	CMR 特征
横纹肌瘤	90% < 1 岁	心室	边界清,T_1WI 信号与邻近心肌相仿,T_2WI 呈稍高信号,强化特征与心肌相似
纤维瘤	婴幼儿	心室	T_1WI 呈等 / 低信号,T_2WI 呈低信号,明显延迟强化
淋巴管瘤	成人	左心房、左心室	T_1WI 呈低信号,T_2WI 呈高信号,无强化或仅轻度强化
血管瘤	成人	右心房、右心室及心瓣膜	T_1WI 呈等信号,T_2WI 呈高信号,较明显强化
脂肪瘤	成人	心外膜	T_1WI、T_2WI 呈高信号,脂肪抑制序列呈低信号
嗜铬细胞瘤	成人	左心房、心底部大血管周围	T_1WI 呈等 / 低信号,T_2WI 呈高信号,强化均匀(无坏死)或不均匀强化(坏死)
囊肿	成人	心包,极少数发生于心瓣膜	T_1WI 呈低信号,T_2WI 呈高信号,无强化
神经纤维瘤	成人	无特异性	与纤维瘤相似
弹力纤维瘤	成人	心瓣膜	影响瓣膜功能,多延迟强化
血管肉瘤	成人男性	右心房	"花椰菜"现象和"日光放射"现象;增强局部或外周强化
未分化肉瘤	成人	左心房	信号特征复杂,多不均匀强化
横纹肌肉瘤	未成年人	无特异性	表现不一(呈等 / 混杂信号),可强化
淋巴瘤	免疫缺陷患者	右心房、右心室	T_1WI 呈低信号,T_2WI 呈中高信号,强化表现不一
间皮瘤	成年男性	心包	T_1WI 呈低信号,T_2WI 呈偏高信号,大量心包积液

（1）心脏良性肿瘤

1）黏液瘤：在原发性心脏肿瘤中最为常见。好发于成年女性，约 75%

发生于左心房，20%发生于右心房，极少数发生于心脏其他部位。需要指出的是，左心房外其他部位、多发或复发心脏黏液瘤需警惕卡尼综合征（Carney complex）。CMR特征见图16-64。

①心脏形态：心腔内圆形或卵圆形分叶状不均匀信号，活动度好，借瘤蒂附着于心内膜（一般位于房间隔左心房面），随心动周期活动及形变，舒张期可经二尖瓣口进入左心室，因而可致二尖瓣机械性梗阻，左心房可继发性增大。

②组织特征：T_1WI呈等/低信号，T_2WI呈中高信号，DE-MRI序列上瘤蒂处可见强化。

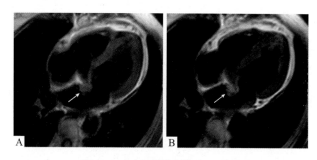

图16-64　心脏黏液瘤的CMR特征

左心房内类圆形占位，以宽基底附着于房间隔卵圆窝前方，边界清晰，信号欠均匀，呈T_1WI（A）呈等信号（箭头），T_2WI（B）呈稍高信号（箭头）。

2）横纹肌瘤：是婴幼儿最常见的肿瘤，一半以上的患者合并结节性硬化，因此它也被认为是心脏的错构瘤。

CMR特征：好发于心室，多见于室间隔，T_1WI信号与邻近心肌相仿，T_2WI呈稍高信号，强化特征与心肌类似。

3）纤维瘤：是除横纹肌瘤外婴幼儿最常见的原发性心脏肿瘤，但发病年龄略大于横纹肌瘤（图16-65）。

CMR特征：心肌团块状占位性病变，T_1WI呈等/低信号，T_2WI呈低信号，常伴钙化及囊变，DE-MRI序列可见明显延迟强化。

4）脂肪瘤：主要由成熟脂肪细胞组成，可包含少量的结缔组织（纤维脂肪瘤）或肌组织（肌脂肪瘤），可发生在任何年龄，但以成人为多。

CMR特征：肿瘤多位于心外膜并向心包腔生长，也可发生在心腔内（少见），表现为边界清楚的圆形或椭圆形肿块，多有包膜。脂肪组织呈特征性T_1WI、T_2WI高信号，脂肪抑制序列呈低信号。

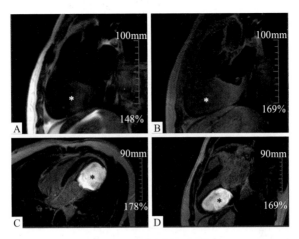

图 16-65　纤维瘤的 CMR 特征

左心室下壁至心尖部较大壁在性占位。T₁WI（A）呈等信号（星号）；T₂WI（B）呈不均匀低信号（星号）；延迟强化 MRI 序列（C、D）可见肿瘤呈均匀明显强化（星号）。

5）淋巴管瘤：是一类内衬内皮细胞的薄壁囊性良性肿瘤，腔内含淋巴液。

CMR 特征：肿瘤呈 T₁WI 低信号，T₂WI 高信号，部分因富含有脂肪成分而在 T₁WI 呈高信号。

鉴别要点：淋巴管瘤、血管瘤及畸胎瘤是小儿心肌、心包常见肿瘤，应加以鉴别。在 CT 上，淋巴管瘤为水样密度，不增强，而血管瘤密度较前者为高，且可被增强，畸胎瘤成分复杂，内常见钙化；在 CMR 上，淋巴管瘤表现为 T₁WI 低信号，T₂WI 高信号，血管瘤则为 T₁WI 中等信号，T₂WI 高信号，有时可见"流空效应"，畸胎瘤则无论在 T₁WI 还是 T₂WI 都表现为混杂信号。

6）血管瘤：病理上可分为海绵状血管瘤、毛细血管样血管瘤和动静脉血管瘤，发病无年龄差异。

CMR 特征：血管瘤可发生于任何心腔的壁内或腔内，T₁WI 呈等信号，T₂WI 呈高信号，有时可见瘤体内"流空效应"，心肌灌注扫描早期呈血管样增强，晚期呈不均匀强化。发生于肌壁间的肿瘤边界常不清晰，其内可见出血；以心内膜为基底的腔内肿瘤边界清晰，若发生于左心房，影像上需与黏液瘤鉴别。

（2）心脏恶性肿瘤：心脏肉瘤是最常见的心脏恶性肿瘤（图 16-66），

以血管肉瘤最常见，约占37%，其次为未分化肉瘤（24%）、纤维肉瘤（11%～24%）、平滑肌肉瘤（8%～9%）、骨肉瘤（3%～9%）等。

CMR特征：肉瘤以右心房和右心室多发，呈浸润性生长，与正常心肌分界不清，瘤体中央常变性、坏死而致信号不均，增强多呈不均匀强化，以周边强化更为明显（图16-66）。

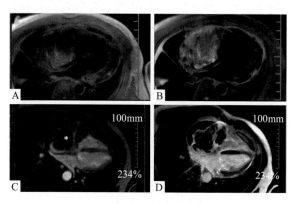

图16-66　心脏恶性肿瘤的CMR特征

右心房壁巨大占位，信号不均匀，T₁WI（A）及T₂WI（B）呈等低信号；四腔心电影序列（C）示肿瘤向腔外呈浸润性生长（星号）；延迟强化MRI序列（D）示肿瘤呈轻度不均匀强化，中心有不强化坏死区。

CMR能对占位进行全面评估，包括显示肿瘤的位置、形态及其毗邻组织结构，为病变的发生和发展提供有价值的信息。其他恶性肿瘤包括未分化肉瘤、黏液肉瘤等与血管肉瘤的CMR特征类似，因此对于恶性占位的精确组织定性还需要手术病理证实（表16-31）。

表16-31　心脏肿瘤的CMR鉴别要点

鉴别要点	良性	恶性
好发位置	多发生于心腔，左心房居多	无特殊，右心系统稍多
受累范围	单发或多发	常累及多个心腔
病灶形态	边缘规则，可呈类圆形或分叶状，基底窄或以蒂相连	较大，形态及边缘不规则，基底宽

鉴别要点	良性	恶性
MRI 特征	信号均匀或稍混杂;增强呈轻度较均匀强化	信号不均,可见囊变、坏死、出血;增强多呈不均匀明显强化
浸润及转移	病变多较局限,无浸润,无转移	病变多呈弥漫性,易累及心脏瓣膜、大血管,常见转移
心包积液	无	有,多为血性积液
疾病进展	多缓慢	进展迅速

6. 心包疾病

（1）概述：心包疾病可为孤立性疾病，亦可为全身疾病的一部分，可分为感染性和非感染性两类，其中感染引起的心包炎最为常见，占所有住院患者的 0.1%。

心包的主要成分是纤维结缔组织，在 T_1WI 及 T_2WI 均为低信号。CMR 对心包积液、心包增厚具有较高的敏感性，可以测量心包厚度、评估积液性质，尤其对心包肿瘤的评估更是优于其他任何一种影像学检查方法，可以清晰地显示肿瘤大小、形态、轮廓、结构，并可根据信号的不同进行定性诊断。

（2）心包炎与心包积液

1）心包异常增厚：电影序列可显示异常的心包增厚，T_1WI、T_2WI 对心包的显示更优于电影序列，可用于测量心包厚度，正常值为 1.2~2.0mm，>4.0mm 考虑为心包增厚，在脂肪抑制 DE-MRI 序列可见心包延迟强化。

2）心包积液：①积液量，可通过测量右心室游离壁侧心包积液的厚度半定量评估积液量，心包腔内液体宽度 >4mm 即可认为异常，通常认为 5~14mm 为少量积液，15~24mm 为中量积液，>24mm 为大量积液；②积液位置，积液量较少时，仰卧位主要集中于左心室背侧，积液量 >100ml 可扩展至心脏腹侧，当积液量 >500ml 时，可包裹所有心脏及大血管根部，且心包壁层、脏层间距明显增宽；③不同性质积液的信号强度不同，在 T_1WI 上，浆液性积液表现为较均匀的低信号，渗出性积液表现为不均匀的高信号，血性积液呈中等或高信号；在 T_2WI 上，积液多呈较均匀的高信号。

3）缩窄性心包炎的 CMR 特征（图 16-67）：①以心包增厚为主，常伴钙化，表现为心包线状或斑片状低或无信号，增厚的心包如同盔甲一样包裹在心脏表面，一般以右心室游离壁和房室沟处最常见；②电影序列示受累心室容积缩小，舒张受限，局部受压凹陷，室壁增厚率下降，室间隔变直或呈"S"形弯曲，严重者室间隔运动出现"摆动"征；③依据受累部位的不同，还会出现不同程度的体静脉、肺静脉回流受阻表现。

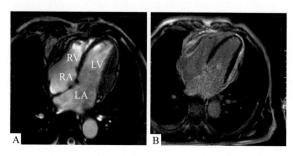

RV. 右心室；RA. 右心房；LV. 左心室；LA. 左心房。

图 16-67　缩窄性心包炎的 CMR 特征

A. 四腔心电影序列，心包普遍不均匀增厚，左心室前侧壁区域为著，双心房大，双心室不大，舒张期可见室间隔"摆动"；B. 延迟强化 MRI 序列，增厚的心包呈弥漫性强化。

（3）心包肿瘤：原发性心包肿瘤极为罕见，发病率仅为 0.001% ~ 0.007%，其中间皮瘤最为常见。原发性心包良性肿瘤包括脂肪瘤、血管瘤、纤维瘤、心包内支气管源性囊肿、心包内畸胎瘤、淋巴管瘤等，恶性肿瘤包括恶性间皮瘤（血管肉瘤、纤维肉瘤、横纹肌肉瘤、脂肪肉瘤等）、恶性畸胎瘤、淋巴瘤、原始神经外胚层肿瘤。

心包肿瘤主要的 CMR 特征如下。

1）心包轮廓异常：可表现为心包局部结节，也可表现为心包广泛增厚、肿块，形态多不规则，边界欠清，可填充全部心包，甚至出现"怪异"心影，这是心包肿瘤的重要特征之一。

2）心影内异常信号：不同来源、不同成分的肿瘤信号及强化形式不同。

3）心外继发性改变：恶性肿瘤心外受累较良性肿瘤多且严重，包括肺血改变、胸腔积液、椎骨及肋骨的异常等。

（4）心包囊肿（pericardial cyst）：是一种胚胎发育异常，虽然不是真正意义上的肿瘤，却是最常见的良性心包肿块。

CMR 特征：右侧心包常发，边界清，常压迫右心房、右心室；单纯囊肿 T_1WI 呈水样低信号，T_2WI 呈水样高信号，不增强，有出血和蛋白质成分的复杂囊肿 T_1WI 呈高信号。

7. 常见大血管疾病

（1）AD（图 16-68）：MR 诊断 AD 时可提供疾病相关的详细信息，包括 AD 的确诊、夹层分型、撕裂定位、夹层范围和紧急指标（如心包、纵隔或胸膜出血）的评估。几种成像方式优劣的简单对比见表 16-32。

表 16-32　主动脉相关疾病诊断性成像技术的对比

项目	TTE/TEE	CT	MRI
敏感性	+++	+++	+++
特异性	+++	+++	+++
夹层分型	+++	+++	++
撕裂定位	+++	+++	++
主动脉反流	+++	−	++
心包积液	+++	+++	+++
纵隔血肿	++	+++	+++
分支受累	++	+++	+++
冠状动脉受累	++	+++	++
X 线暴露	−	++	−
患者舒适度	+	+++	+
随访	+	+++	+
术中治疗	+++	−	−

注：TEE，经食管超声心动图检查；TTE，经胸超声心动图检查。+++，非常推荐；++，推荐；−，不推荐。

1）黑血序列：受累主动脉扩张，主动脉管腔被呈中等信号的内膜片分为真腔和假腔，通常真腔小，假腔大，内膜片呈螺旋状剥离，且因假腔内血流较慢，表现为中等偏高的混杂信号，继发血栓者呈中高信号。

2）电影序列：可动态显示主动脉全程受累情况，真腔和假腔内血流和内膜片运动情况，真腔血流快，血流信号较高，假腔血流慢，信号偏低；在合适的层面可显示破口位置，表现为内膜片连续性中断，真腔内血流经破口进入假腔。

3）对比剂增强三维磁共振血管造影（contrast-enhanced three-dimensional magnetic resonance angiography，3D-CE-MRA）结合多平面重建（multi-planar reformation，MPR）、最大密度投影（maximum intensity projection，MIP）及容积再现（volume rendering，VR）等后处理技术，可显示 AD 的范围、内膜破口及头臂动脉和腹主动脉主要分支受累情况，是诊断 AD 不可缺少的检查序列。

4）血流成像：2D 及 4D 血流成像特别是 4D 血流成像可接近病理生理状态显示 AD 血流流体力学信息，后者还可对 AD 的发病机制、分型诊断及疗效判定方面发挥独特作用，但目前该技术尚处于临床前研究阶段。

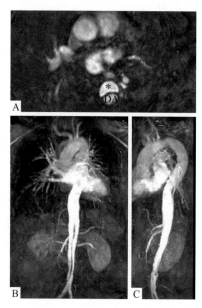

图 16-68　主动脉夹层的 CMR 特征

主动脉夹层（DeBakey Ⅲ型，Stanford B 型）。轴位最大密度投影 MRA（A）示降主动脉呈双腔结构，真腔（DA）小，假腔（星号）大；3D-CE-MRA 序列（B、C）可显示主动脉全程及受累的分支动脉。

（2）主动脉瘤及马方综合征（MFS）

1）主动脉瘤（图 16-69）：黑血序列结合 3D-CE-MRA 可以提供瘤体形态、大小、范围，测量包括瘤颈宽度、瘤体长度、宽度等，并评估与周围器官组织之间的关系、主要动脉分支（如肾动脉）及其毗邻情况；电影序列可动态观察瘤体内血液的流动情况，结合脂肪抑制技术的 T_1WI 及 T_2WI 可进一步评价瘤壁结构是否完整，是否合并粥样斑块、附壁血栓等，假性动脉瘤瘤体周围常有较多新旧不一的血栓形成。

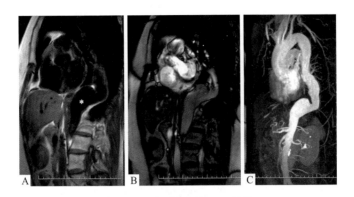

图 16-69　主动脉瘤的 CMR 特征

降主动脉至腹主动脉巨大真性动脉瘤（星号），瘤体内血流缓慢，瘤壁完整，
主动脉走行迂曲。

2）MFS：CMR 特征（图 16-70）为升主动脉扩张，以主动脉窦为著，
呈"蒜头"样改变，常合并 AI 和继发性左心室扩张。

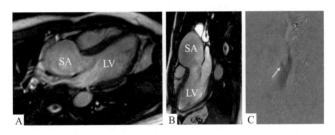

SA. 升主动脉；LV. 左心室。

图 16-70　马方综合征的 CMR 特征

A、B. 主动脉窦明显扩张，呈"蒜头"样改变；C. 流速编码电影序列，左心室舒张期
可见主动脉瓣少许反流信号（箭头）。

8. 动脉粥样硬化性狭窄及阻塞性疾病（图 16-71）　黑血、亮血序列可
观察管壁与腔内血流，受累区管壁不规则增厚，管腔变窄；电影序列可动态
观察受累血管的血液流动情况；3D-CE-MRA 可全面显示血管狭窄和阻塞病
变，甚至可与 DSA 相媲美。

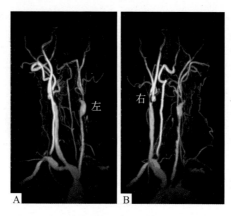

图 16-71　动脉粥样硬化性狭窄的 CMR 特征

A. 左侧颈总动脉管腔狭窄，颈内动脉起始后闭塞；B. 右侧颈内动脉起始段中重度狭窄伴远端动脉瘤形成。

9. 肺动脉高压（PH）　是一种可在多种临床情况下发生的血流动力学及病理生理状态，定义为静息状态下通过有创的右心导管检测，测得 mPAP ≥ 25mmHg。

PH 的影像学评估主要包括右心室及肺血管的评估：①当 > 50% 的肺阻力血管功能障碍时，静息状态下右心室功能就会受到影响，右心室成像可评估右心室充盈压力及功能等参数；②黑血及电影序列可显示主肺动脉及左右肺动脉扩张，外围肺动脉纤细，右心室继发性肥厚和扩张，严重者出现三尖瓣关闭不全、上腔静脉和下腔静脉扩张。

10. 肺栓塞（PE）　是指内、外源性栓子堵塞肺动脉或其分支引起的肺循环障碍的临床和病理生理综合征，是仅次于 CAD 和卒中的第三大常见急性心血管疾病。其中肺血栓栓塞症（PTE）最为常见，通常是下肢深静脉血栓形成（DVT）转移所致。

MRI 特征（图 16-72）：①血栓所在的位置血流流空信号消失，代之以混杂信号，当血栓较多时可呈现中等偏高信号的团块状影。②电影序列可直接显示血管内充盈缺损；③ 3D-CE-MRA 可显示肺动脉"断枝""缺枝"的典型征象。目前最小层厚达 1mm 的 3D-CE-MRA 对段及亚段级的肺动脉分支血栓的评估可与多层螺旋 CT（multislice spiral computerized tomography，MDCT）相媲美；④ 4D-CE-MRA 可动态观察整个心肺循环过程，还可显示受累部位的灌注缺损或降低。

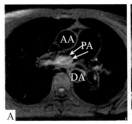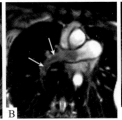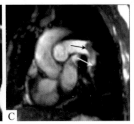

AA. 主动脉弓；PA. 肺动脉；DA. 降主动脉。

图 16-72　肺栓塞的 MRI 特征

A. 轴位脂肪抑制 T₁WI 序列，主肺动脉（PA）扩张，其内可见呈高信号的团块状附壁血栓（箭头）；B. 右肺动脉斜冠状位电影序列，右肺动脉干血栓（箭头）；

C. 左肺动脉斜矢状位电影序列，左肺动脉多发附壁血栓（箭头）。

（赵世华　陆敏杰）

第十二节　心血管核素检查

一、心肌灌注显像

1. 原理　心肌细胞对心肌灌注显像剂的摄取与局部心肌血流灌注量成正相关。运动时与静息血流量相比，运动血流量可增加 2～3 倍，药物负荷血流量增加 4～5 倍；如果冠状动脉狭窄，血流量不能相应增加或增加量减少，显像剂摄取减少。

2. 适应证　诊断 CAD；心肌缺血范围和程度的估测；慢性稳定性 CAD 治疗前评估；CAD 非心脏手术前危险度评估；CAD 疗效观察及预后评估。

3. 禁忌证

（1）绝对禁忌证：AMI 早期（1 周内）；高危险度 UA；心力衰竭失代偿或控制不良；高血压（血压 > 200/100mmHg）；未控制的、导致症状或血流动力学异常的心律失常；严重的主动脉瓣狭窄（AS），严重的梗阻性 HCM，严重 PH；任何急性疾病（如 APE、急性心肌炎、急性 AD 等）。

（2）相对禁忌证：左主干狭窄；中度 AS；中度梗阻性 HCM 或其他形

式的流出道梗阻；高度房室传导阻滞；妊娠及哺乳期妇女。

4. 结果判读

（1）正常影像表现：心肌负荷及静息灌注显像显示放射性分布均匀，未见异常的放射性分布稀疏或缺损区。

（2）负荷显像和静息显像：通过对两者的对比，可有以下异常表现。

1）可逆性灌注缺损：负荷显像出现放射性稀疏或缺损，静息显像原放射性稀疏或缺损区可见放射性充填，考虑心肌缺血（图16-73）。

2）不可逆性灌注缺损：负荷显像出现放射性稀疏或缺损，静息显像无改变，可见于陈旧性心肌梗死、冬眠心肌，也可为技术原因（如乳房、膈肌影响）。

3）部分可逆性灌注缺损：负荷显像出现放射性稀疏或缺损，在静息显像时有部分充填，考虑部分心肌缺血，包括冬眠心肌或瘢痕心肌。

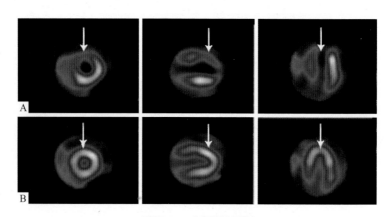

图 16-73　心肌灌注显像

运动负荷心肌灌注显像（A）心尖部、前壁及前间隔放射性显著稀疏至缺损（箭头），
静息心肌灌注显像（B）可见放射性充填（箭头），考虑心肌缺血。

5. 临床意义

（1）CAD 诊断。

（2）指导 CAD 患者治疗方案的制订。

（3）评估血运重建术的疗效及术后随访。

（4）CAD 危险度分层。

二、PET 心肌代谢显像

1. 原理　^{18}F- 氟代脱氧葡萄糖（^{18}F-FDG）为葡萄糖类似物，可以被有活性的心肌细胞摄取。当心肌灌注缺损区 ^{18}F-FDG 摄取正常时，提示心肌细胞存活，反之则提示心肌坏死。

2. **适应证**　CAD 评估存活心肌；冠状动脉血管重建术适应证的选择。

3. **禁忌证**　无绝对禁忌证；妊娠及哺乳期妇女相对禁忌。

4. **结果判读**

（1）正常影像表现：静息心肌灌注显像及心肌代谢显像示放射性分布均匀，未见异常的放射性分布稀疏和缺损区。

（2）根据静息心肌灌注显像和代谢显像的对比，可有以下异常表现。

1）灌注 - 代谢不匹配：心肌灌注显像放射性分布稀疏或缺损区内 ^{18}F-FDG 心肌代谢显像放射性分布正常或较灌注显像明显增加，定义为"灌注 - 代谢不匹配"，提示为冬眠心肌。

2）灌注 - 代谢匹配：心肌灌注显像放射性分布稀疏或缺损区，^{18}F-FDG 心肌代谢显像仍表现为放射性分布稀疏或缺损，定义为"灌注 - 代谢匹配"，提示为梗死心肌。

5. **临床意义**

（1）血运重建术前评价，指导患者治疗方案的制订。

（2）血运重建术预后评估。

（李　薇）

三、肺灌注 / 通气显像

1. **原理**　肺灌注显像是经静脉注射略大于肺泡毛细血管直径（约 8μm）的放射性颗粒显像剂后，显像剂一过性嵌顿在肺毛细血管床，形成肺血流灌注图像，局部嵌顿的颗粒数量与肺灌注血流量成正相关。

肺通气显像是经呼吸道吸入一定量的锝气体，经气道逐步进入肺泡使双肺显影，沉积在终末细支气管和肺泡内，用放射性显像装置在体外探测双肺内放射性分布，其肺内分布与局部肺通气量成正相关。

2. **适应证**

（1）肺血栓栓塞症（PTE）的诊断与疗效判断。

（2）COPD。

（3）原因不明的 PH 或右心负荷增加。

（4）先天性心脏病合并 PH、先天性肺血管病变。

（5）全身性疾病（胶原病、TA 等）可疑累及肺血管。

3. **禁忌证**　无绝对禁忌证；孕妇及哺乳期妇女为相对禁忌。

4. **结果判读**

（1）正常影像表现：肺灌注和肺通气正常影像相似，平面显像双肺影像清晰，各体位显像剂分布均匀，肺周边、叶间隙、肺尖显像剂分布相对稀疏，双肺间空白区为纵隔和心影。

（2）肺栓塞（PE）诊断标准

1）确定PE：灌注/通气不匹配，其范围不少于一个肺段或两个亚肺段。

2）排除PE：灌注正常；灌注/通气匹配或反向不匹配；灌注/通气不匹配，但不呈肺叶、肺段或亚肺段（"楔形"）分布（图16-74）。

3）不确定诊断：灌注/通气不匹配的范围仅为一个亚肺段。

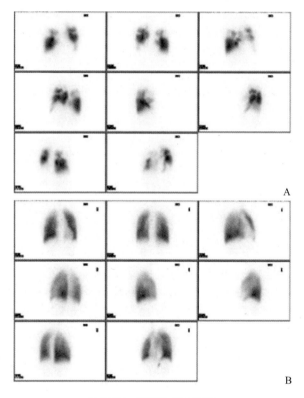

图16-74　肺灌注/通气显像

肺灌注显像（A）多发肺段性血流灌注受损，肺通气显像（B）正常，
灌注/通气不匹配，考虑肺栓塞。

5. 临床意义

（1）PE的诊断与疗效评价。

（2）肺功能评价与预测。

（3）COPD 的评价。

（4）PH 的评估。

（汪　蕾　李　薇）

四、卡托普利介入肾动态显像

1. **原理**　肾血管性高血压是因肾动脉主干或分支狭窄，导致其远端肾脏组织灌注减低，激活肾素 - 血管紧张素系统，使血管紧张素 Ⅱ 增高而导致血压升高。卡托普利是 ACEI，能抑制血管紧张素 Ⅰ 转换为血管紧张素 Ⅱ，使患肾的肾小球出球小动脉扩张，导致肾小球滤过率的降低。与未服用卡托普利的基础肾动态影像相比，服用药物后可见患肾摄取及清除功能减低。

2. **适应证**　筛查肾血管性高血压。

3. **禁忌证**　无绝对禁忌证；妊娠及哺乳期妇女为相对禁忌。

4. **结果判读**

（1）正常肾和与 RAS 无关的高血压患者，卡托普利介入肾动态显像与基础肾显像相比无变化。

（2）肾血管性高血压：与基础肾显像相比，卡托普利介入肾动态显像患侧肾显影延迟，影像浅淡，肾实质影消退明显延迟，肾小球滤过率或相对肾功能降低 10%。

（3）严重病损及萎缩的肾由于长期不依赖肾素，对卡托普利可无反应。

5. **临床意义**

（1）诊断肾血管性高血压。

（2）预测肾动脉再血管化治疗的疗效。

（李　薇）

推荐阅读资料

[1]　陈新 . 黄宛临床心电图学 . 6 版 . 北京：人民卫生出版社，2010.

[2]　王新房 . 超声心动图学 . 5 版 . 北京：人民卫生出版社，2016.

[3]　杨跃进，华伟 . 阜外心血管内科手册 . 2 版 . 北京：人民卫生出版社，2013.

[4]　张澍 . 实用心律失常学 . 2 版 . 北京：人民卫生出版社，2020.

[5]　中国高血压联盟《动态血压监测指南》委员会 . 2020 中国动态血压监测指南 . 中国医学前沿杂志 (电子版)，2021, 13(3): 34-51.

[6]　中国心脏联盟晕厥学会直立倾斜试验专家组 . 直立倾斜试验标准操作流程中国专家推荐意见 . 中国循环杂志，2016, 31(8): 807-808.

[7] 中国医疗保健国际交流促进会难治性高血压与周围动脉病分会专家共识起草组. 同步四肢血压和臂踝脉搏波速度测量临床应用中国专家共识. 中国循环杂志, 2020, 35(6): 521-528.

[8] 中华心血管病杂志编辑委员会, 中国生物医学工程学会心律分会, 中国老年学和老年医学学会心血管病专业委员会, 等. 晕厥诊断与治疗中国专家共识(2018). 中华心血管病杂志, 2019, 47(2): 96-107.

[9] 中华医学会超声医学分会超声心动图学组. 中国成年人超声心动图检查测量指南. 中华超声影像学杂志, 2016, 25(8): 645.

[10] BAUMGARTNER H, HUNG J, BERMEJO J, et al. Recommendations on the echocardiographic assessment of aortic valve stenosis: a focused update from the European Association of Cardiovascular Imaging and the American Society of Echocardiography. J Am Soc Echocardiogr, 2017, 30(4): 372-392.

[11] EVANGELISTA A, MALDONADO G, GRUOSSO D, et al. The current role of echocardiography in acute aortic syndrome. Echo Res Pract, 2019, 6(2): R53-R63.

[12] Ferreira V M, Schulz-Menger J, Holmvang G, et al. Cardiovascular magnetic resonance in nonischemic myocardial inflammation: expert recommendations. J Am Coll Cardiol, 2018, 72(24): 3158-3176.

[13] LANG R M, BADANO L P, MOR-AVI V, et al. Recommendations for cardiac chamber quantification by echocardiography in adults: an update from the American Society of Echocardiography and the European Association of Cardiovascular Imaging. J Am Soc Echocardiogr, 2015, 28(1): 1-39.e14.

[14] NAGUEH S F, SMISETH O A, APPLETON C P, et al. Recommendations for the evaluation of left ventricular diastolic function by echocardiography: an update from the American Society of Echocardiography and the European Association of Cardiovascular Imaging. J Am Soc Echocardiogr, 2016 29: 277-314.

[15] OMMEN S R, MITAL S, BURKE M A, et al. 2020 AHA/ACC guideline for the diagnosis and treatment of patients with hypertrophic cardiomyopathy: executive summary: a report of the American College of Cardiology/American Heart Association Joint Committee on clinical practice guidelines. Circulation, 2020, 142(25): e533-e557.

[16] XU J, ZHUANG B, SIRAJUDDIN A, et al. MRI T_1 mapping in hypertrophic cardiomyopathy: evaluation in patients without late gadolinium enhancement and hemodynamic obstruction. Radiology, 2020, 294(2): 275-286.

[17] ZOGHBI W A, ADAMS D, BONOWET R O, et al. Recommendations for noninvasive evaluation of native valvular regurgitation: a report from the American Society of Echocardiography Developed in Collaboration with the Society for Cardiovascular Magnetic Resonance. J Am Soc Echocardiogr, 2017, 30(4): 303-371.

第十七章

有创检查技能

第一节　右心导管检查

1. **适应证**　血流动力学监测、先天性心脏病的诊断、右心和肺动脉造影、心内膜活检、附加试验。

2. **禁忌证**　严重心律失常、出 / 凝血功能障碍、右心房或右心室内血栓或新生物、严重的三尖瓣或肺动脉瓣狭窄、急性感染期、重要脏器功能衰竭。

3. **操作流程**

（1）物品准备：静脉穿刺针、6 ~ 8Fr 静脉或动脉鞘管、端侧孔导管、猪尾导管、端孔导管、Swan-Ganz 导管等。长 150cm、0.035in 或 0.038in 的普通直头导丝或普通泥鳅导丝（1in=2.54cm）。

（2）术前准备：明确右心导管检查目的；完善术前检查，评估禁忌证；与患者及家属谈话签字，获取知情同意书；开具术前医嘱包括备皮、建立静脉通路、镇静等。

（3）操作过程：经股静脉或颈静脉穿刺，导管顺序进入腔静脉 - 右心房（上、中、下）- 右心室（流入道、室中、流出道）- 肺动脉（主肺动脉 - 右肺动脉 - 左肺动脉），取血 1 ~ 2ml 立即进行血气分析、测定氧饱和度，随后接压力器测定各部位压力情况，股动脉取 1 ~ 2ml 动脉血测定血氧饱和度。采用 Ficks 法计算体循环、肺循环血量，并计算肺血管阻力。无心内分流患者，采用 Swan-Ganz 导管进入腔静脉 - 右心房 - 右心室 - 肺动脉，测量肺小动脉楔压，并注射冰盐水，采用热稀释法测定心排血量（CO）及心脏指数（CI）。

（4）术后医嘱：核对血氧和压力无误后，撤出导管，局部穿刺点加压包扎，平卧 6h，股静脉穿刺需沙袋压迫 1 ~ 2h。返回病房后测血压、心率，复查 ECG；次日复查血常规、肝功能、肾功能和电解质。

4. **结果解读**

（1）心脏、大血管各腔室的正常压力波形见图 17-1。

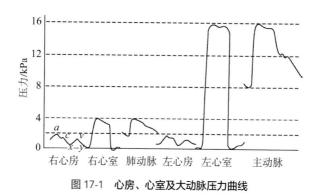

图 17-1 心房、心室及大动脉压力曲线

（2）血管及心腔内血氧饱和度：正常成人血管及心腔内血氧饱和度见表 17-1。

表 17-1 正常成人血管及心腔内血氧饱和度 单位：%

部位	正常范围
下腔静脉	76 ~ 88
上腔静脉	66 ~ 84
右心房	72 ~ 86
右心室	64 ~ 84
肺动脉	73 ~ 85
主动脉	95 ~ 99

（3）压力分析：见表 17-2。

表 17-2 压力分析

部位	正常值范围
右心房压	0 ~ 8mmHg
右心室压	收缩压 20 ~ 30mmHg，舒张末压 0 ~ 8mmHg
肺动脉压	收缩压 15 ~ 30mmHg，舒张压 8 ~ 15mmHg，平均压 10 ~ 20mmHg

部位	正常值范围
肺小动脉楔压	5 ~ 12mmHg
全肺阻力	200 ~ 300dyn/$(s\cdot m^5)$
肺血管阻力	47 ~ 160dyn/$(s\cdot m^5)$
心排血量	4 ~ 6L/min

（4）血氧含量分析：右心房血氧明显高于腔静脉，血氧饱和度差 > 9% 提示心房水平存在分流；右心室血氧明显高于右心房，血氧饱和度差 > 5% 提示心室水平存在分流；肺动脉血血氧明显高于右心室，血氧饱和度差 > 3% 提示肺动脉水平存在分流。当上腔静脉或下腔静脉血氧饱和度明显增高或同一部位相近处多次采血发现血氧饱和度相差很大时，应怀疑腔静脉水平存在分流。如果外周 SaO_2 < 95%，排除肺部疾病导致的低氧，应考虑存在右向左分流。

（5）异常的右心房压力曲线

1）高 v 波：三尖瓣反流时，由于心室收缩期血液反流入右心房，产生明显升高的 v 波（图 17-2）。

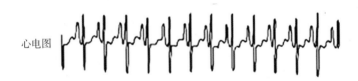

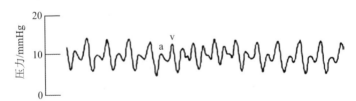

图 17-2　三尖瓣反流时，产生明显升高的 v 波

2）巨大 a 波：房室分离时，三尖瓣关闭时心房与心室同时收缩，出现巨大 a 波。如室性心动过速或心室起搏（VP）、完全性房室传导阻滞等（图 17-3）。

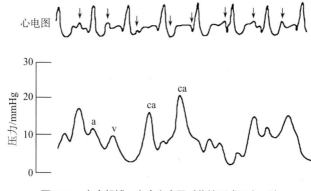

图 17-3　心室起搏，心房心室同时收缩形成巨大 a 波

3）a 波消失：心房颤动或心房扑动时，a 波消失。

4）y 波降支快速下降：可见于缩窄性心包炎、RCM、重度三尖瓣关闭不全。

（6）异常右心室压力曲线

1）右心室收缩压升高：见于 PH 和肺动脉瓣狭窄。肺动脉瓣狭窄时右心室与肺动脉间存在收缩压梯度（图 17-4）。

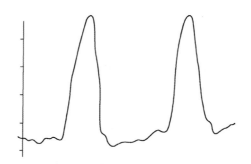

图 17-4　肺动脉瓣狭窄

右心室收缩压升高，射血时间延长，压力曲线上升缓慢，右心室曲线不能形成高原状，随后右心室进入舒张期，压力迅速下降，呈等腰三角形。

2）右心室舒张末压升高：见于心肌病、右心室缺血、右心室梗死、缩窄性心脏疾病等（图 17-5）。

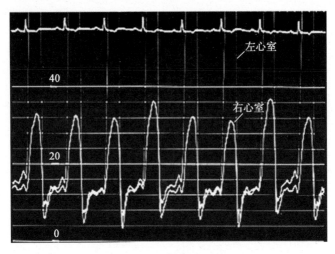

图 17-5　缩窄性心包炎

右心室舒张期压力不能下降达零点，然后压力曲线迅速上升维持高原持续至下一次心室收缩，形成舒张早期下陷舒张后期高原波形。

（罗　勤）

第二节　冠状动脉及左心室造影

1. 适应证

（1）发病时间＜12h 的 AMI，或超过 12h 但仍有胸痛症状，拟行急诊冠状动脉介入治疗。

（2）原发性心脏骤停经 CPR 者，AMI 合并 CS 或室间隔穿孔需行紧急心脏手术。

（3）心肌梗死后再发心绞痛或运动试验阳性。

（4）有典型的缺血症状，或无创检查存在心肌缺血证据。

（5）无缺血症状或病史，但 ECG 有 ST-T 改变或病理性 Q 波不能以其他原因解释。

（6）有不典型症状，临床怀疑 CAD 但其他无创检查方法不能确诊；或确诊对特殊职业（如飞机驾驶员、高空作业）非常重要。

（7）已确诊为 CAD 患者的追踪观察，在第一次冠状动脉造影之后，如病情加重，可再次进行冠状动脉造影，以了解病变的进展情况。

（8）成人先天性心脏病或心脏瓣膜病患者拟行心脏手术治疗评价冠状动脉。

（9）原因不明的心功能不全、心脏扩大、心律不齐，当临床难以确诊时，常需行冠状动脉造影以明确病因。

（10）介入或外科血运重建术后随访评价。

（11）怀疑 LVOT 梗阻、应激性心肌病或左心室占位性病变；不明原因的左心室增大；先天性心脏病，尤其是复杂畸形，需要进行左心室造影。

2. 禁忌证

（1）绝对禁忌证：存在含碘对比剂严重的过敏反应，如过敏性休克。

（2）相对禁忌证：严重心、肝、肾功能不全及其他严重的全身性疾病；不能控制的严重心力衰竭或严重心律失常；活动性出血或严重出血倾向；严重的电解质紊乱，如低钾血症；全身感染性疾病或发热；严重的外周血管疾病以致无可用的血管入路；除过敏性休克以外其他的对比剂过敏反应；其他不能配合手术者。

3. 常用器材　常用造影导管包括共用造影导管 TIG 与非共用造影导管如 Judkins 左 / 右（JL/JR）、Amplatz 左 / 右（AL/AR）；另外少数开口异常的冠状动脉需选用其他特殊造影导管，如多功能管（multipurpose，MP）、乳内动脉造影专用的 IM 造影管或 LCB 造影管，以及用于左心室造影用的猪尾导管；按直径分常用的造影导管为 4～6Fr，其中 5Fr 最为常用（图 17-6）。

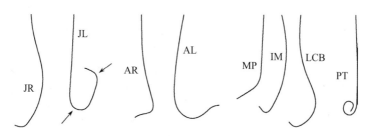

图 17-6　各种类型的造影导管

4. 并发症及处理　详见第十八章第一节。

5. 术前准备　单纯冠状动脉造影患者术前不需要负荷双联抗血小板药物，余术前准备同冠状动脉介入治疗。

6. 操作流程

（1）常规消毒桡动脉及股动脉穿刺区域，铺巾。

（2）配制好肝素、利多卡因、硝酸甘油备用。

（3）入路准备：经桡、股或肱动脉穿刺并留置与造影导管相匹配的鞘管。

（4）补充肝素，单纯造影肝素剂量通常为 3 000IU（约 25mg）。

（5）环柄注射器＋三联三通排气，沿 J 形导丝或泥鳅导丝送入造影导管至主动脉窦底，撤出导丝后导管排气。

（6）右手旋转导管，左手进退导管，切忌一直同一方向旋转，避免导管打折，导管操作过程中应全程关注有创压力曲线变化。

（7）每个病变都应从两个或以上的投照体位分析，以免遗漏偏心病变；病变狭窄程度以邻近正常血管管径为参照，以直径狭窄百分数表示。

（8）撤除造影导管及鞘管，压迫止血。

7. 左心室造影

可定性、定量评价室壁运动，定量评价左心室容积、射血分数、射血功能、心肌肥厚程度和瓣膜反流情况。正常左心室壁运动为收缩期沿心内膜面，统一协调向心性内向的同步化运动。

异常的室壁运动为非同步化运动，包括三种运动形式：①运动减低，左心室某个节段收缩期运动减低；②不运动，左心室某个节段收缩期无运动；③矛盾运动，左心室某个节段收缩期与其他节段反向运动。室壁瘤表现为室壁矛盾运动伴瘤样膨出。

具体操作需要将猪尾导管沿导丝送入左心室腔中部，记录左心室收缩压和舒张压，取右前斜位（RAO）30°，评估左心室壁各节段的运动功能，有无室壁瘤，同时观察有无二尖瓣脱垂及反流。梗阻性肥厚型心肌病患者还需在左前斜位（LAO）45°造影，观察 LVOT 梗阻程度，并需记录从左心室心尖部至主动脉连续压力，评价跨瓣压差。LAO 60°可评价室间隔及侧壁的运动功能。

8. 常规体位造影影像

（1）左冠状动脉系统常用投照体位：通常左冠状动脉造影选择 4～5 个体位，可将绝大多数病变展示清楚，常用的有左前斜头位（LAO 45°＋头 Cran 25°）、后前位头位（AP＋头 Cran 35°）、右前斜头位（RAO 30°＋头 Cran 35°）、右前斜足位（RAO 30°＋足 Caud 23°）及左前斜足位（LAO 45°＋足 Caud 30°，蜘蛛位即"spider"位）。左前斜头位可观察左主干开口，前降支中远段，对角支开口及中远段；后前位头位可充分显示左前降支的中段及远段，以及对角支开口；左前斜足位（LAO＋Caud）（"spider"位）是观察左主干前降支及回旋支开口及近端极好的体位（图 17-7）。

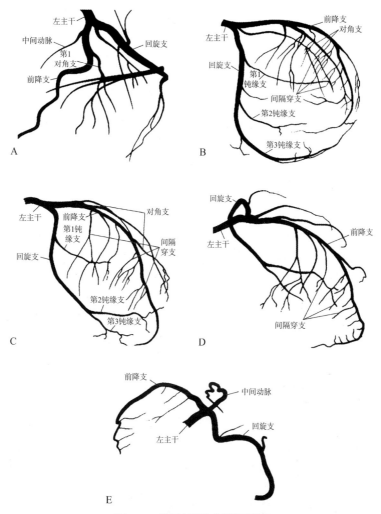

图 17-7　常用左冠状动脉造影体位

A. 左前斜头位；B. 右前斜足位；C. 后前位头位；D. 右前斜头位；E. 左前斜足位。

（2）右冠状动脉（RCA）系统常用投照体位：RCA 的透照体位通常有 LAO 45°、RAO 30° 及 AP 30°。LAO 45°可清楚显示 RCA 近端中段及远端；RAO 30°可显示 RCA 的近端及中端；AP 30°可将后降支后侧支充分展开（图 17-8）。

449

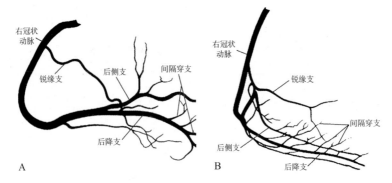

图 17-8　常用右冠状动脉造影体位

A. 左前斜位；B. 右前斜位。

（3）桥血管的造影

1）左乳内动脉（left internal mammary artery，LIMA）造影：选用 JR4 或乳内动脉造影管通过导丝将导管送入左锁骨下动脉远端，轻轻回撤并逆时针转动导管直到嵌入 LIMA 内。

2）右乳内动脉（right internal mammary artery，RIMA）造影：选用 JR4 或乳内动脉造影管，方法类似 LIMA 造影，应注意避免导管进入右颈总动脉。全动脉化搭桥时会采用 RIMA 造影。

3）静脉桥血管（SVG）造影：一般选用左桡动脉路径或股动脉路径。可选用 JR4、MP 或 Amplatz R 或专用移植血管的造影管（LCB，RCB）。右冠状动脉桥血管常取 LAO 45°，通常在 RCA 开口上方。主动脉至前降支和回旋支的 SVG，在 RAO 30°时导管比较容易进入。如果选择性造影未找到 SVG 在升主动脉端的吻合口，可行升主动脉造影确定开口位置。术前 CT 检查可明确桥血管的位置和通畅情况，作为造影时的参考。

9. 异常造影影像

（1）起源异常的冠状动脉造影：不同文献报道冠状动脉起源异常的检出率为 0.5% ~ 1.3%。RCA 起源于左冠窦最为常见，可选用 AL1、JR 导管完成造影。操作时导管先位于左冠状动脉开口，而后水平缓慢转动导管，寻找位于邻近的 RCA 开口。RCA 起源于主动脉前壁，一般位置较高，开口朝上，走行向下。如果 TIG 导管或 JR 导管难与冠状动脉开口同轴，可选用 AR1、AL1 或 MP。操作时，一边顺时针向沿主动脉壁自下向上或自上缓慢转动导管，一边注射少量对比剂寻找冠状动脉开口。左冠状动脉开口异常较为多见的是前降支和回旋支分别开口于左冠窦，TIG 导管多可完成，前降支优选 JL3.5，回旋支优选 JL4.0。如左主干开口于左冠窦上方，位置较高，可选用 JL3.5 或 AL 导管。对于左冠状动脉异常起源于右冠窦者，可选用 Amplatz L 1～2 导管，多数可完成造影。如选择性造影困难时，可先进行升主动脉造影，确定 RCA 开口位置，再选用合适的导管。见图 17-9。

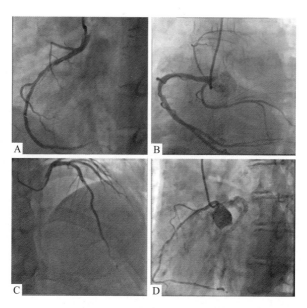

图 17-9　冠状动脉起源异常影像

A. 右冠状动脉起源于主动脉前壁；B. 回旋支起源于右冠状动脉；
C. 左冠状动脉起源于右冠窦；D. 右冠状动脉起源于左冠窦。

（2）血管狭窄程度的判定

1）目测法：以造影导管为参考（1Fr=0.33mm，6Fr 造影导管 =2mm），估测血管直径和病变节段狭窄程度。此方法方便快捷，但依赖术者经验，个体差异大。

2）计算机辅助的定量冠状动脉造影（quantitative coronary angiography，QCA）分析法：以造影导管为参考，通过密度法由计算机辅助测定参考血管直径、病变节段直径狭窄百分数和病变长度，推算面积狭窄百分数。

3）腔内影像学的面积测定法：通过血管内超声（intravascular ultrasound，IVUS）或光学相干断层显像（optical coherence tomography，OCT）等腔内影像学检查方法测量管腔面积的狭窄率。

10. 报告书写　临床一般使用冠状动脉外科手术研究（coronary artery

surgery research，CASS）中的方法统一命名各冠状动脉节段及病变部位（图17-10），报告中同时需要描述冠状动脉的优势型、起源是否异常、病变的狭窄程度、病变长度，原发病变还是支架内再狭窄，是否合并钙化、闭塞、分叉等复杂的解剖特点。美国心脏病学会（American College of Cardiology，ACC）/ 美国心脏协会（AHA）病变分类根据冠状动脉形态分为 A、B1、B2及 C 型（表 17-3）。左心室造影报告应包括左心室压力曲线和左心室功能参数，如 LVEF、左心室舒张末期压力（left ventricular end-diastolic pressure，LVEDP）、LVOTG 等（表 17-3）。

表 17-3　1988 年美国心脏病学会和美国心脏协会（ACC/AHA）的冠状动脉病变分型

病变特征	A 型	B 型*	C 型
病变范围	局限性，< 10mm	管状，10 ~ 20mm	弥漫，> 20mm
病变形态	向心性	偏心性	—
进入难度	容易	近段血管中度弯曲	近段血管极度弯曲
是否成角	非成角（< 45°）	中度成角（45° ~ 90°）	严重度成角（> 90°）
病变外形	光滑	不规则	
钙化程度	无或轻度	中度	重度
闭塞程度	非完全闭塞	完全闭塞 < 3 个月	完全闭塞 > 3 个月
病变部位	非开口部	开口部	—
分支受累	不累及主要分支	分支需要导丝保护	有不能保护的大分支
血栓形成	无血栓	有血栓	
旁路血管	—		退行性静脉桥血管病变

注：*，B 型病变分为两个亚型，仅有一种病变特征为 B1 型，若有两种或两种以上的病变特征则为 B2 型。"—"代表不适合。

SYNTAX 评分系统是目前常用的衡量冠状动脉病变解剖复杂性的工具，可以用于指导血运重建策略的选择。评分采用冠状动脉树 16 分段法，结合冠状动脉的优势分布、病变部位、狭窄程度与病变特征，对直径 ≥ 1.5mm、狭窄程度 ≥ 50% 的病变进行评分。该评分系统共包括 12 个问题，内容包括优势类型、病变数、累及节段和病变特征（完全闭塞、三分叉、分叉、主动脉、开口病变、严重迂曲、病变长度 > 20mm、严重钙化、血栓及弥散 / 小血管病变）。评分通常在线计算，采用交互问卷依次回答上述问题，对每一病变的评分累加即为 SYNTAX 积分。

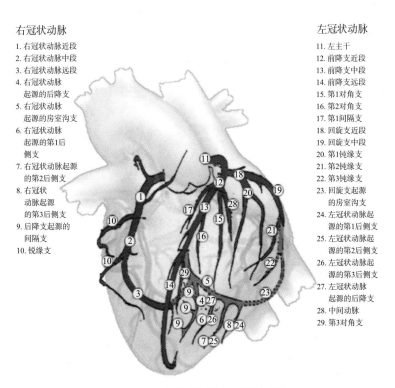

右冠状动脉

1. 右冠状动脉近段
2. 右冠状动脉中段
3. 右冠状动脉远段
4. 右冠状动脉起源的后降支
5. 右冠状动脉起源的房室沟支
6. 右冠状动脉起源的第1后侧支
7. 右冠状动脉起源的第2后侧支
8. 右冠状动脉起源的第3后侧支
9. 后降支起源的间隔支
10. 锐缘支

左冠状动脉

11. 左主干
12. 前降支近段
13. 前降支中段
14. 前降支远段
15. 第1对角支
16. 第2对角支
17. 第1间隔支
18. 回旋支近段
19. 回旋支中段
20. 第1钝缘支
21. 第2钝缘支
22. 第3钝缘支
23. 回旋支起源的房室沟支
24. 左冠状动脉起源的第1后侧支
25. 左冠状动脉起源的第2后侧支
26. 左冠状动脉起源的第3后侧支
27. 左冠状动脉起源的后降支
28. 中间动脉
29. 第3对角支

图 17-10　冠状动脉外科手术研究分类

11. **术后处理**　注意观察生命体征及穿刺点情况，复查 ECG，肾功能不佳者注意水化，详见第十八章第一节。

12. **出院后管理**　根据临床及病变不同有所差异，详见第十八章第一节。

（宋　雷[*]）

第三节　心脏电生理检查

1. 适应证

（1）为缓慢型心律失常获取额外的信息以指导治疗决策和评估预后。

（2）评价窦房结功能（获得窦房结恢复时间和窦房传导时间）。

（3）明确房室传导阻滞和室内阻滞的水平和程度。

（4）怀疑快速型心律失常但未能明确记录到心电资料。

（5）明确诊断的快速型心律失常，在导管消融术中明确心律失常的确切机制和消融靶点。

（6）评估致命性心律失常的风险分层，明确器械植入预防猝死的指征。

（7）经无创评价后仍不能解释原因的晕厥或心脏骤停幸存者。

（8）怀疑或确诊遗传性心律失常时评估致命性心律失常的风险。

2. 禁忌证

（1）全身感染性疾病、败血症、IE。

（2）穿刺部位局部感染、穿刺入路血管闭塞或畸形。

（3）出血性疾病及显著出血倾向。

（4）严重心力衰竭不能平卧、严重肝功能和肾功能障碍、严重电解质紊乱及酸碱失衡。

（5）恶病质、疾病临终期。

3. 术前准备

（1）病史采集：心律失常的发生终止方式、伴随症状、治疗反应和相应心电资料，合并疾病、心脏病外科手术史和既往导管消融、器械植入史。

（2）常规体格检查：注意穿刺部位血管杂音。

（3）客观检查：ECG、胸片、超声心动图和 / 或动态 ECG，血常规、尿常规、便常规、出 / 凝血功能、电解质及肝、肾功能等。

（4）抗心律失常药物：绝大多数情况需要停用 I 类和Ⅲ类抗心律失常药物至少 5 个半衰期（胺碘酮至少停用 2 周）。

（5）多数电生理检查可在局部麻醉或联合清醒镇静条件下进行，因此术前不需要禁食。不能配合手术的儿童或可能引起难以耐受的疼痛（如部分心房颤动射频消融、心外膜室性心动过速）时，可考虑静脉 - 吸入复合全身麻醉手术，需术前禁食、禁水 8h。

（6）获取知情同意。

（7）告知患者及家属手术的必要性、手术过程、风险及注意事项。

4. 基本操作

（1）设备器械：X线透视设备、电生理记录仪、程序性刺激仪、血管穿刺工具和血管鞘、不同解剖位置的多极标测导管。

（2）标测入路：右颈内静脉、锁骨下静脉、股静脉。

（3）导管放置：高位右心房、冠状静脉窦、希氏束、右心室。

（4）术中用药

1）肝素：50U/kg。

2）异丙肾上腺素：易化心动过速的自发或诱发。

3）三磷酸腺苷（adenosine triphosphate，ATP）或腺苷：阻断房室结或特殊旁路的传导，用于鉴别诊断，易化普通旁路传导、兴奋静止心肌的传导能力、触发心房颤动等。

（5）电生理检查主要内容

1）窦房结功能、室房传导功能（逆传路径、逆传不应期等）、房室传导功能（前传间期测量、不应期、前传文氏点等）。

2）诱发心动过速及进行鉴别诊断。

（6）刺激方案

1）刺激部位：根据检查目的在高位右心房、冠状静脉窦和右心室等标准解剖位置进行右心房、左心房和右心室的起搏刺激。

2）刺激方式：常见为分级递增刺激（S1S1刺激）和程序期前刺激（6～10个基础起搏节律后引入单个或多个期前刺激，即S1S2、S1S2S3和S1S2S3S4）。

5. 常见心律失常的电生理检查表现

（1）房室结折返性心动过速（AVNRT）：最常见的为典型慢快型，表现为心房起搏时出现慢径跳跃现象，心动过速时腔内图可见前传AH间期明显延长（多长于180ms），A波和V波基本重合，希氏束部位A波领先（图17-11）。起搏拖带或期前收缩刺激与其他室上性心动过速的鉴别诊断，以及不典型AVNRT表现请查阅相关电生理专业专著。

（2）房室折返性心动过速（AVRT）：常见的为隐匿旁路介导的顺向型AVRT，心动过速时房室结前传，经隐匿旁路逆传形成折返。旁路可位于二尖瓣环或三尖瓣环。心室起搏时表现为经旁路逆传且传导无递减，心室起搏或心房起搏刺激可诱发心动过速，旁路所在部位逆传A波领先（图17-12），心动过速可经起搏拖带或期前收缩刺激与其他室上性心动过速鉴别（可参考专业电生理专著）。

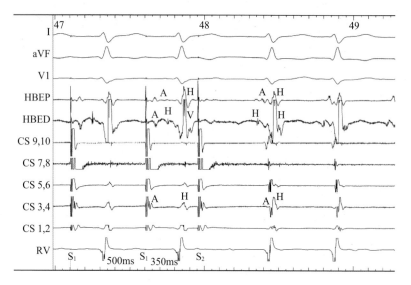

图 17-11 S1S2 心房刺激

刺激间期递减，AH 间期显著延长，提示慢径跳跃，并诱发 AV 基本重合的窄 QRS 心动过速，希氏束部位 A 波领先，支持典型的房室结折返性心动过速。

（3）心室预激：窦性心律分别经房室结及显性旁路前传心室，ECG 表现为 QRS 波群起始部位的 delta 波，腔内电图可见 HV 缩短，旁路所在部位 V 波提前（图 17-13）。

（4）病态窦房结综合征：目前不常规推荐做电生理检查，临床 ECG 表现为窦性心动过缓、窦性停搏（详见第四章第四节）。

（5）房室传导阻滞：电生理检查可有助于区分一度或二度房室传导阻滞的水平，阻滞水平在希氏束水平或以下（图 17-14、图 17-15），为支持起搏指征。

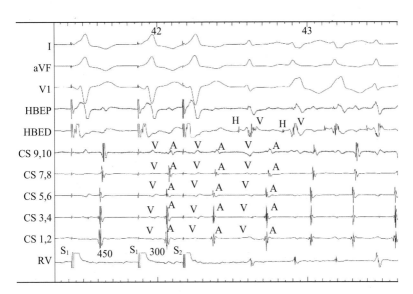

图 17-12　室性期前收缩可见室房经左侧旁路逆传并诱发了该旁路介导的顺向型房室折返性心动过速

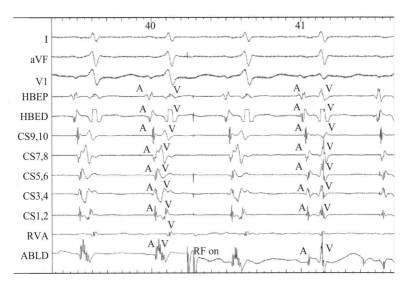

图 17-13　心室预激

窦性心律时 delta 波起始领先于 H 波，腔内电图 CS5 部位 V 波最为领先，提示 CS5 位置靠近旁路前传的心室插入端。

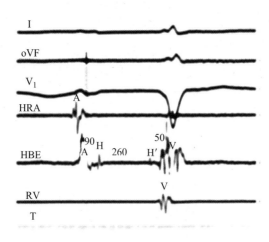

图 17-14　希氏束内一度传导阻滞

PR 间期延长，其中 AH 间期正常，H 波分裂，HV 间期显著延长。

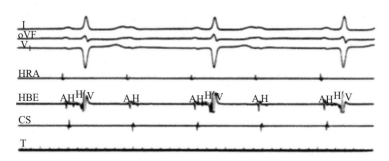

图 17-15　希氏束内 2∶1 传导阻滞，房室 2∶1 传导，H 波分裂，AH 固定，但 HV 传导呈 2∶1 传导阻滞

6. **报告书写**　主要包含以下内容：患者基本信息（病案号、姓名、性别、年龄），手术日期，手术目的，麻醉方式，基础疾病，穿刺入路，所使用的导管，电生理检查内容（基础心律、AH/HV 间期、前传文氏点、前传阻滞情况、逆传途径、诱发心律失常情况等），检查结论，术者及助手签字。

7. **术后处理和观察**

（1）穿刺血管处理：静脉鞘管直接拔除后压迫包扎。之后卧床 4～6h，次日拆除绷带。

（2）术后测量血压、复查 ECG。

（3）发现和处理穿刺并发症（出血、血肿、假性动脉瘤、动静脉瘘、气胸或血气胸）。

（4）发现和处理导管操作相关并发症（房室传导阻滞、束支传导阻滞、心脏穿孔、心脏压塞、下肢深静脉血栓或 PE、脑梗死等）。

（郭晓刚）

推荐阅读资料

[1]　郭继鸿. 心电图学. 北京：人民卫生出版社，2005.

[2]　张澍. 心律失常介入诊疗培训教程. 北京：人民卫生出版社，2018.

[3]　周爱卿. 先天性心脏病心导管术. 上海：上海科学技术出版社，2009.

[4]　ALDERMAN E L, CORLEY S D, FISHER L D, et al. Five-year angiographic follow-up of factors associated with progression of coronary artery disease in the Coronary Artery Surgery Study (CASS). CASS Participating Investigators and Staff. J Am Coll Cardiol, 1993, 22: 1141-1154.

[5]　FAROOQ V, SERRUYS P W, BOURANTAS C V, et al. Quantification of incomplete revascularization and its association with five-year mortality in the synergy between percutaneous coronary intervention with taxus and cardiac surgery (SYNTAX) trial validation of the residual SYNTAX score. Circulation, 2013, 128: 141-151.

[6]　FLEITMAN J. Pulmonary artery catheterization: Interpretation of hemodynamic values and waveforms in adults. [2021-06-14]. https://www.uptodate.com/contents/pulmonary-artery-catheterization-interpretation-of-hemodynamic-values-and-waveforms-in-adults?

[7]　JOSEPHSON M E. Clinical cardiac electrophysiology. 4th ed. Philadelphia: Lippincott Williams and Wilkins, 2008.

第十八章

有创治疗技术

第一节　经皮冠状动脉介入治疗

1. 适应证

（1）稳定性 CAD（stable coronary artery disease，SCAD）：规范药物治疗下仍有缺血症状及存在较大范围心肌缺血证据，且预判 PCI 的潜在获益大于风险的 SCAD 患者，可根据病变特点选择经皮冠状动脉介入治疗（PCI）。

（2）急性 ST 段抬高型心肌梗死（STEMI）：尽快开通"罪犯"血管，缩短首次医疗接触（FMC）至 PCI 的时间是 STEMI PCI 治疗的关键。首诊可开展急诊 PCI 的医院，要求 FMC 至 PCI 的时间 < 90 分钟，根据我国的国情，一般要求在 120 分钟内。首诊不能开展急诊 PCI 的医院，当预计 FMC 至 PCI 的时间延迟小于 120 分钟，应尽可能将患者转运至有直接 PCI 条件的医院。

（3）非 ST 段抬高型急性冠脉综合征（NSTE-ACS）：根据风险评估决定手术时机，推荐采用全球急性冠状动脉事件注册（GRACE）评分进行缺血危险分层。

1）高危患者（ > 140 分），建议发病 24h 内行 PCI。

2）中危患者（109～140 分），建议发病 72h 内行 PCI。

3）低危患者（ < 109 分），可考虑择期 PCI 或药物治疗。

4）极高危患者：存在血流动力学不稳定或 CS，顽固性心绞痛，危及生命的心律失常或心脏骤停，心肌梗死机械并发症，急性心力衰竭伴难治性心绞痛和 ST 段改变，再发 ECG ST-T 动态演变，尤其是伴有间歇性 ST 段抬高的患者，推荐发病 2h 内行紧急冠状动脉造影，根据病变特点实施 PCI。

2. 禁忌证

（1）严重的心肺功能不全，不能耐受手术。

（2）未能控制的严重心律失常。

（3）未能纠正的低钾血症，严重的电解质紊乱和酸碱平衡失调。

（4）严重的肝、肾功能不全。

（5）有出血性疾病而不适宜抗凝治疗。

（6）对抗血小板类药物和 / 或支架的材料过敏。

（7）对比剂过敏。

（8）患有发热、重度感染疾病。

3. 冠状动脉介入常用器材

（1）指引导管（guiding catheter）：是介入器械进出动脉血管的通道，其作用包括冠状动脉开口压力的监测，对比剂推注的通道，导丝、球囊导管、支架等器械的传送通道，并对器械的输送提供支撑。常用导管直径多在

6～8Fr，评价指引导管特性的指标主要包括支撑力、同轴性、操控性、头端的可视性和柔软程度等。

① Judkins 指引导管：临床最常用的指引导管类型，可用于左冠状动脉、RCA（JL、JR），适用于大部分正常形态的左冠状动脉、RCA 介入治疗。这类指引导管的共同特点是容易操作、不易损伤冠状动脉开口、可提供中等的支撑力。

② Amplatz 指引导管：分为左 Amplatz（AL）和右 Amplatz（AR）指引导管，临床上以 AL 更为常用，其特点为支撑力较强，多用于复杂 PCI，如慢性完全闭塞性病变（chronic total occlusion，CTO）、迂曲成角病变或钙化病变。由于其形状设计特点，AL 也常用于回旋支、RCA 前向开口变异、RCA 向上走行（牧羊鞭样走行）和静脉桥病变的 PCI。AL 的缺点是操控性差，操作方式有一定难度，较易损伤冠状动脉开口，因此操作时要特别小心，时刻关注动脉压力波形，避免导管嵌顿。

③ XB 及其改良型指引导管：这类指引导管包括 XB、EBU、XBU 等不同产品，主要针对左冠状动脉系统的介入治疗，其设计综合了 JL 导管和 AL 导管的优点，支撑力强、同轴性好，相对容易操作且并发症少。

（2）导丝：导丝的全称是导引钢丝，是引导球囊、支架等器械进出冠状动脉的轨道，结构大致分为头端、核芯和推送杆 3 个部分（图 18-1）。导丝的特性由其不同的结构设计决定，包括导丝头端直径、硬度、形态、是否有亲水/疏水涂层或护套等。介入医生一般会根据病变特点选择不同特性的导丝。根据用途导丝可以分为工作导丝（Work horse）、CTO 导丝（包括穿刺型导丝与侧支通道导丝）、延长导丝、旋磨导丝等。目前临床常用导丝的设计特点见表 18-1。

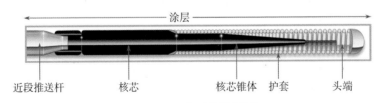

图 18-1　导引钢丝的基本结构

表 18-1　常用导引钢丝的设计特点

名称	头端直径 /in	硬度 /g	涂层	头端形态
BMW Universal II	0.014	0.7	亲水	直形

名称	头端直径 /in	硬度 /g	涂层	头端形态
SION	0.014	0.7	亲水	直形
SION blue	0.014	0.5	亲水	直形
SION black	0.014	0.8	亲水	直形
Fielder XT	0.009	0.8	亲水	锥形
Fielder XT-A	0.010	1	亲水	锥形
Fielder XT-R	0.010	0.6	亲水	锥形
Pilot 50	0.014	2	亲水	直形
Pilot 150	0.014	4	亲水	直形
Pilot 200	0.014	6	亲水	直形
Gaia First	0.010	1.7	亲水	锥形
Gaia Second	0.011	3.5	亲水	锥形
Gaia Third	0.012	4.5	亲水	锥形
Conquest	0.009	9	疏水	锥形
Conquest Pro	0.009	9	体部亲水,头端疏水	锥形
Conquest Pro 12	0.009	12	体部亲水,头端疏水	锥形
Conquest Pro 8-20	0.008	20	体部亲水,头端疏水	锥形

注：1in=2.54cm。

（3）球囊：球囊导管的主要作用是扩张冠状动脉病变，包括在支架植入前的预扩张，使支架顺利通过并释放，以及支架释放后的后扩张，使支架充分膨胀并贴壁。

球囊分为顺应性、半顺应性和非顺应性球囊。顺应性球囊主要用于病变预处理；非顺应性球囊主要用于后扩张。针对不同病变，还有一些特殊的斑块修饰球囊，包括双导丝球囊、棘突球囊、乳突球囊、切割球囊等，主要用于支架内再狭窄、钙化病变、口部病变和普通球囊无法充分扩张的病变。

还有一类特殊球囊称为药物涂层球囊（drug coated balloon，DCB），在病变充分预处理的基础上，通过 DCB 将药物（目前主要为紫杉醇）在局部释放以抑制血管内膜增生，目前主要针对支架再狭窄病变、分叉病变或小血管病变。在原发大血管病变的应用目前还缺乏循证医学证据支持。

（4）支架：冠状动脉支架仍是目前主要的治疗冠状动脉严重狭窄性病变的方法，主要分为金属裸支架（BMS）、药物洗脱支架（DES）和生物可降解支架（biodegradable stents，BRS）。其作用主要为：①提供机械性支撑，降低弹性回缩或单纯球囊扩张后的急性闭塞或再狭窄风险；②支架上的药物涂层可以进一步抑制血管内膜增生，降低远期再狭窄率，改善患者临床预后。新一代的 DES 是目前临床应用最为广泛的支架类型，不同的支架平台、涂层及药物有所差异。目前主流的支架平台为钴铬或铂铬合金，涂层可分为无涂层、可降解涂层或永久涂层，药物主要为西罗莫司及其衍生物（佐他莫司或依维莫司）。

BRS 是一种全新的介入治疗器械，其设计初衷为利用生物可降解材料在支架植入早期提供一定的径向支撑力并抑制内膜增生，其材料可在 3 年左右逐渐完全降解并被人体吸收，体现了介入无植入的理想。然而，第一代 BRS 的临床研究发现其晚期支架血栓事件的发生率高于普通的金属 DES，尤其是对于某些复杂病变，因此需要严格把握适应证，目前仅适用于部分简单病变的介入治疗。

4. 术前准备

（1）基本病情评价：仔细询问患者的病史、既往史、个人史，进行全面体格检查和辅助检查。评估患者的缺血和出血风险。

（2）知情同意：患者及家属术前应充分知晓 PCI 的获益与风险，并签署书面知情同意。

（3）术前用药：行急诊 PCI 的 ACS 患者，术前尽早口服阿司匹林 300mg 负荷量，同时口服氯吡格雷 300～600mg 或替格瑞洛 180mg 负荷量。无禁忌证且术前无长期口服抗血小板药物史的择期 PCI 患者，术前至少 24h 口服阿司匹林 300mg 负荷量，同时口服氯吡格雷 300mg 或替格瑞洛 180mg 负荷量。已经长期双抗治疗（至少 6d）的患者可以直接进行介入手术。

5. 冠状动脉介入治疗基本流程　见图 18-2。

6. 特殊病变的治疗策略

（1）左主干/多支病变：对于有血运重建指征的左主干/多支病变患者，当前指南与专家共识推荐使用冠状动脉病变复杂程度的 SYNTAX 评分，指导血运重建治疗策略的选择。评分＜22 分者更倾向于介入治疗；评分 23～32 分者，非左主干病变患者建议选择 CABG，合并左主干病变的多支病变患者可结合临床情况选择 PCI 或 CABG；评分＞32 分者首选 CABG。

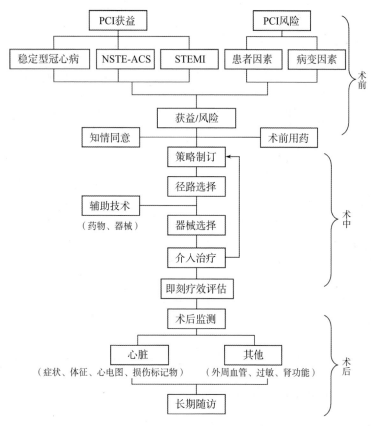

PCI. 经皮冠状动脉介入治疗；NSTE-ACS. 非 ST 段抬高型急性冠脉综合征；STEMI.ST 段抬高型心肌梗死。

图 18-2　冠状动脉介入治疗的基本流程

新的 SYNTAX Ⅱ评分在原有解剖学评分的基础上，纳入了性别、年龄、COPD、外周血管疾病、LVEF、肌酐清除率 6 个临床指标，较 SYNTAX 评分指导价值更高。

（2）分叉病变：分叉病变介入治疗的策略主要分为单支架或双支架策略。建议结合病变解剖分型对分叉病变采用个体化的治疗策略，对于大部分简单的分叉病变采用单支架策略（必要时双支架技术）是合理的；对于复杂分叉病变，双支架策略更有优势。具体术式建议根据病变的特点和术者经验进行选择，Crush、DK-Crush、DS-Crush 与 Cullotte 均可选择。DK CRUSH 系列研究表明，DK-Crush 技术远期再狭窄率低，证据更加充分。

（3）慢性完全闭塞病变：目前研究认为 PCI 治疗对慢性完全闭塞性病变患者的获益主要在于改善心绞痛症状，提高运动耐力，改善左心室收缩功能，减少恶性心律失常的风险；但并不能改变患者远期死亡 / 心肌梗死等临床终点。主流的 CTO 介入技术包括前向导丝升级技术、逆向导丝升级技术、前向内膜下再进入技术（主要指器械辅助的再进入技术）与逆向内膜下再进入技术（主要指反向控制性正向逆向内膜下寻径，即 Reverse CART 技术）。对于有 PCI 指征的 CTO 患者，推荐在双侧造影指导下详细评价病变的解剖特点，根据当代的 CTO 介入治疗流程图推荐，选择合理的路径与介入技术。IVUS 指导有助于提高 PCI 成功率，同时减少并发症的发生。

（4）再狭窄病变：支架再狭窄病变是指冠状动脉造影显示支架内全程和 / 或支架两端 5mm 节段内直径狭窄程度 ≥ 50% 的病变，其介入治疗的指征与原位病变相同。对于有介入指征的再狭窄病变，推荐使用腔内影像学检查评价再狭窄病变的发生机制，包括支架膨胀不全、支架断裂变形等机械性因素，单纯内膜增生与新生动脉粥样硬化等生物性因素。根据不同的再狭窄机制选择合适的治疗方法，包括再次支架（建议使用新一代的 DES）与药物洗脱球囊治疗。无论采用何种治疗方法，腔内影像学指导下积极的病变预处理是获得良好临床疗效的前提。反复支架内再狭窄是一种特殊类型的病变，建议尽量使用药物球囊或外科 CABG 治疗，避免多层金属支架丝的堆积。

（5）桥血管病变：对静脉桥血管（SVG）进行 PCI 的不良事件发生率是干预自身冠状动脉的 2 倍，因此目前国内外指南均不推荐对慢性闭塞的 SVG 行 PCI，而更推荐对相应的自身冠状动脉血管病变进行 PCI。对于早期（30d 内）的桥血管病变，在考虑操作可行性、缺血心肌范围（治疗的意义）、临床状态等一系列因素后，可进行包括 CABG 或 PCI 在内的再次血运重建治疗。在操作层面，目前我国及欧美的心肌血运重建指南建议静脉桥 PCI 治疗中使用远端保护装置以减少远端栓塞与无再流 / 慢血流风险，推荐使用新一代 DES 以减少远期支架血栓与再狭窄的发生。

7. 冠状动脉介入特殊技术

（1）冠状动脉旋磨（rotational atherectomy，RA）：主要针对中重度钙化病变，通过镶嵌有金刚石颗粒的旋磨头的打磨，一方面方便后续器械的通过，另一方面对病变进行修饰，有利于支架膨胀和贴壁，同时减少钙化病变对支架药物的剐蹭，提高手术成功率并改善远期预后。

1）适应证：①血管内膜中重度钙化病变；②球囊无法通过或无法充分扩张的病变。

2）禁忌证：①旋磨导丝无法通过的病变；②明显富含血栓的病变；③静脉桥血管（SVG）病变；④严重的大于90°的成角病变；⑤严重的螺旋性夹层。

（2）冠状动脉内血栓抽吸术：是利用负压抽吸原理通过抽吸导管将血栓抽出体外的介入治疗方法。适用于急性冠脉综合征（ACS）或SVG病变且血栓负荷较重的患者，可减少血管远端的栓塞和无再流的风险。抽吸装置分为手工抽吸和机械抽吸，目前以手工抽吸为主，但由于可能延长再灌注时间或增加脑卒中风险，目前并不推荐对血栓负荷不重的病变无选择性地进行抽吸治疗。

8. 术后处理

（1）桡动脉通常需要使用压迫器局部压迫止血。

（2）股动脉穿刺可使用各种血管封堵或缝合器材止血。

（3）动态观察患者生命体征和穿刺部位情况。

（4）术后常规复查ECG并动态观察心肌酶变化。

（5）必要时复查床旁超声。

（6）大部分患者术后可返回普通病房，术中操作复杂或血流动力学不稳定者，可考虑CAD监护病房观察。

9. 并发症及其处理

（1）急性冠状动脉闭塞：由于夹层、血肿、支架内血栓或主支植入支架后分支受压所致，可很快出现血压降低、心率减慢，甚至导致心室颤动或死亡，应及时处理或植入支架，目标为尽快恢复冠状动脉血流。

（2）无复流或慢血流：是冠状动脉狭窄或闭塞被解除后心肌组织无灌注或灌注不良的表现，确诊需除外痉挛、夹层、血栓或严重残余狭窄。经微导管在冠状动脉靶病变以远使用硝普钠、钙离子拮抗剂、硝酸酯类等药物有助于改善血流。

（3）穿孔：是少见但致命的并发症，可由于导丝或球囊/支架过度扩张导致。发生穿孔时，可先用直径匹配的球囊在穿孔处低压力扩张封堵，必要时应用各种材料进行封堵，如封堵失败可考虑植入覆膜支架。若出现心脏压塞应立即行心包穿刺引流，必要时行急诊外科手术。

（4）支架内血栓形成：支架血栓发生率较低，但致死率极高。根据发生时间分为急性（＜24h）、亚急性（24h～30d）、晚期（30d～1年）或极晚期支架血栓（＞1年）。

一旦怀疑支架血栓，应立即复查造影，同时行腔内影像学检查明确原因并采用有针对性的治疗。

（5）支架脱载：多见于病变未经充分预扩张（或直接支架术）、近端血管扭曲（或已置入支架）、支架跨越狭窄或钙化病变阻力过大且推送支架过于用力等情况。术前充分预判病变特点及预处理病变（如钙化病变采取旋磨术预处理等），是防止支架脱落的有效手段。

（6）出血：围手术期出血包括入路出血（见下文"血管并发症"）和内脏出血。严重的出血并发症是引发死亡及其他严重不良事件的主要危险因素。预防措施包括术前评估出血风险，高出血风险患者优先选择出血风险较小的抗凝药物如比伐芦定等。出血后是否停用或调整抗血栓药物，需权衡出血和再发缺血事件风险进行个体化评价。

（7）血管并发症

1）股动脉穿刺：①穿刺点及腹膜后血肿，术后短时间内发生低血压（伴或不伴腹痛、局部血肿形成），应怀疑腹膜后出血，必要时行增强 CT 检查，在充分加压止血的同时及时补充血容量；②假性动脉瘤，局部加压包扎减少下肢活动多可闭合，较大假性动脉瘤可在超声引导下向瘤体内注射小剂量凝血酶治疗，少数需外科手术；③动静脉瘘，少部分可自行闭合，也可进行局部压迫，大的动静脉瘘需外科修补术。

2）桡动脉穿刺：①桡动脉闭塞，术中充分抗凝，术后及时减压，能有效预防桡动脉闭塞和 PCI 术后手部缺血；②桡动脉痉挛，较常见，穿刺时麻醉不充分、器械粗硬、操作不规范均增加痉挛发生率，严重痉挛时严禁强行拔出导管，应待痉挛解除后再进行操作；③前臂血肿，可由导丝穿孔桡动脉小分支或不恰当应用压迫器引起，预防方法为透视下推送导丝，如遇阻力应进行桡动脉造影；④筋膜室综合征，少见但后果严重，当前臂血肿快速进展引起骨筋膜室内压力增高至一定程度时，会导致桡动脉、尺动脉及正中神经受压，进而引发手部缺血、坏死，一旦确诊应尽快外科手术治疗。

（8）对比剂肾病（contrast-induced nephropathy，CIN）：传统定义为使用对比剂后血清肌酐上升 $\geq$ 44.2μmol/L（0.5mg/dl）或较基础值上升 $\geq$ 25%。目前临床更多采用"对比剂诱导的急性肾损伤（contrast-induced acute kidney injury，CI-AKI）"这个概念，定义为接触含碘对比剂 7d 内，肌酐较基线上升 $\geq$ 50% 或 48h 内升高 $\geq$ 26.5μmol/L（0.3mg/dl）。识别高危患者，尤其是高龄、有基础肾病或糖尿病的患者，有针对性地选取肾损害较小的等渗型对比剂，尽可能地减少对比剂用量可有效减少肾损伤发生。腔内影像学对减少对比剂用量有重要意义，甚至可采用零对比剂，单纯在腔内影像指导下完成冠状动脉介入手术。围手术期水化疗法是最简单有效的预防措施之一，通常使用 0.9% 生理盐水 1ml/（kg·h）术前 6～12h 及术后 6～12h 静脉滴注。

10. 报告书写　介入手术报告应详细描述 PCI 的手术过程，包括：①患者的基本信息；②靶病变的基本特点；③术中使用到的器械与耗材；④采用的术式与特殊技术；⑤是否应用腔内影像学或功能学检查及其结果；⑥ PCI 是否成功及术中并发症情况等。

11. 出院管理

（1）康复治疗：包括运动、合理膳食、戒烟、心理调整和危险因素的控制。

（2）术后抗栓

1）稳定 CAD 的患者 PCI 术后双联抗血小板治疗至少 3 ~ 6 个月。

2）ACS 的患者至少 12 个月。

3）抗栓治疗强调个体化，应充分权衡出血与血栓风险：出血风险高者可适当缩短到 1 个月以上，血栓风险高者可延长双联抗血小板时程至 1 年半。

（3）调脂治疗

1）CAD 患者无论是否介入治疗，基线血脂水平高低，均应尽早服用他汀类并长期维持。

2）使 LDL-C < 1.8mmol/L，且较基线降幅超过 50%。

3）2 年内发生 ≥ 2 次心血管事件的极高危患者，可考虑将 LDL-C 降至 < 1.4mmol/L 且较基线降幅超过 50%。

4）他汀不耐受或最大剂量不能达标的患者，可联合依折麦布、PCSK9 抑制剂等非他汀类降脂药。

（4）CAD 合并心力衰竭

1）建议 CAD 合并心力衰竭或心肌梗死后 LVEF < 40% 的患者尽早服用沙库巴曲缬沙坦钠或 ACEI/ARB 类药物。

2）所有心力衰竭或左心室功能不全患者如无禁忌，尽早服用 β 受体拮抗剂，至最大可耐受剂量并长期服用。

3）症状持续（NYHA 心功能分级 Ⅱ ~ Ⅳ级）且 LVEF < 35% 的患者，加用醛固酮受体拮抗剂。

4）窦性心律、心率 > 70 次 /min 且 LVEF < 35% 的心力衰竭患者，可加用伊伐布雷定。

（5）PCI 术后随访

1）术后 1 个月门诊复查 ECG、生化全套及血、尿、便常规等。

2）对于复杂 PCI 术后 1 年左右复查冠状动脉造影或 CT。

3）有症状者随时复查。

（宋 雷）

第二节　主动脉内球囊反搏

1. 适应证

（1）AMI 或严重心肌缺血并发 CS，且不能由药物纠正。

（2）伴血流动力学障碍的严重 CAD（如 AMI 伴机械并发症）。

（3）心肌缺血或急性重症心肌炎伴顽固性肺水肿。

（4）作为左心室辅助装置（LVAD）或心脏移植前的过渡治疗。

（5）预防性支持（高危血管成形患者）。

（6）心脏术后低心排血量（CO）。

（7）体外循环脱机困难。

2. 禁忌证

（1）绝对禁忌证

1）主动脉瓣重度关闭不全，主动脉窦瘤破裂。

2）AD 及主动脉瘤（气囊充气可致夹层形成或动脉破裂）。

（2）相对禁忌证

1）严重的凝血功能障碍。

2）终末期心脏病（无后续有效解决方案）。

3）严重周围动脉粥样硬化。

4）脓毒血症。

5）疾病终末期。

6）腹主动脉瘤。

3. 操作流程

（1）消毒铺巾，局部麻醉，穿刺，置入导丝，扩皮，沿导丝置入球囊，放置球囊到位，撤出导丝，分别连接导管至 IABP 机内氦气系统及压力传感系统，设置合理参数，在合适位置固定导管，穿刺伤口局部铺巾。

（2）球囊大小选择：IABP 球囊导管包括 50ml、40ml、34ml（或 30ml）和 25ml 四种规格，球囊充气后大小应当是主动脉直径的 80%~90%。临床根据患者身高选用相应规格，如患者身高大于 183cm，选用 50ml 的 IABP 球囊导管；身高为 165~183cm，选用 40ml 的 IABP 球囊导管；身高为 152~165cm，选用 34ml 的 IABP 球囊导管；身高低于 152cm，则选用 25ml 的 IABP 球囊导管。

（3）置入途径：常规为经股动脉穿刺置管。股动脉细小患者可请血管外科医师用切开法经人工血管置入球囊。股动脉严重狭窄无法插管时，可经胸升主动脉插管或经腹主动脉插管。对于无法经股动脉途径行 IABP 置入的患者也可经肱动脉置入 7Fr IABP 球囊导管。

（4）导管放置：在有造影条件的情况下置入 IABP 导管的头端应位于左锁骨下动脉开口以远 1～2cm 处。如果没有造影条件，将 IABP 导管的头端放在路易斯角，到脐，再斜向股动脉穿刺部位，测量需置入的长度。置入后应立即进行 X 线摄片，以确认球囊导管在正确位置。

（5）参数设置：触发模式首选 ECG 触发，选取 R 波足够高同时 T 波低矮且无干扰的导联，心房颤动时选用心房颤动模式，起搏心律时选用 VP 或 AP 模式。无法获得满意心电信号时，可使用压力触发模式。反搏比选择 1：1，撤机前改为 1：2 或 1：4，半小时内撤机拔管。心率超过 120 次 /min 时舒张期缩短球囊充盈不充分，可考虑将反搏比降低到 1：2。

4. 临床应用及管理

（1）适当调整反搏比或球囊充气、放气时间：ECG 触发模式时，在 T 波的降支充气，R 波前放气。观察动脉压力波形，在重搏波切迹点充气，舒张末压最低点放气。

（2）用静脉肝素化，每隔 1h 冲洗导管，预防导管堵塞。APTT 控制在正常时间的 1.5～2 倍，活化凝血时间（ACT）180～250s，注意伤口出血情况及皮肤、黏膜、尿液等有无出血。

（3）严格卧床休息，适当限制术侧肢体的活动。

（4）根据患者一般状况、生命体征、冠状动脉缺血发作情况等综合因素决定撤机时机。

5. 并发症

（1）球囊插入期：主动脉内膜破裂，动脉破裂，血栓脱落，IABP 导管无法通过。

（2）反搏期：血栓形成，气栓，血小板减少，出血，主动脉破裂，下肢缺血，肾缺血，球囊漏气 / 破裂。

（3）撤出期：血小板减少，穿刺部位出血及感染，血栓形成。

（宋　雷）

第三节　血管内超声、光学相干断层显像、血流储备分数

1. 血管内超声（IVUS）

（1）基本介绍：IVUS 是通过导管技术将微型超声探头送入血管腔，显示血管横截面图像，从而提供在体血管腔内影像。IVUS 能够精确测定管腔、血管直径及判断病变严重程度及性质，在提高对冠状动脉病变的认识和指导介入治疗方面有非常重要的作用（图 18-3）。

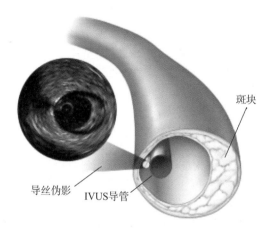

斑块

导丝伪影　IVUS导管

图 18-3　血管内超声（IVUS）导管及检查

IVUS 检查系统包括超声导管、自动回撤系统及超声成像主机三部分。超声导管上的探头发射超声波，部分超声波从组织折射返回传感器产生电脉冲，最后转换成图像。依照探头设计类型，IVUS 导管及其相应的成像系统可分为机械旋转型和相控阵型。

（2）适应证

1）诊断冠状动脉疾病：IVUS 不受投照体位与病变位置影响，对血管直径、管腔横断面积能够准确测量，还可以直接显示管壁结构，对临界病变与造影中发现的"模糊"病变具有较高的诊断价值。

2）指导冠状动脉介入治疗：IVUS 对于指导复杂冠状动脉介入治疗的价值更大。IVUS 能精确地反映左主干病变的程度、范围、性质并测量参考血管的直径，有助于术者选择最佳的治疗策略和介入器械，进而指导介入治疗

以达到最理想的治疗效果。在分叉病变中，IVUS 可评价管腔内斑块分布、精确测量参考血管直径、明确主支与分支血管间的成角角度和解剖关系，从而指导分叉病变治疗策略的选择。而在慢性完全闭塞性病变（CTO）介入治疗中，IVUS 可以辅助判断导丝是否位于血管真腔并指导内膜下导丝重入真腔，对无残端的 CTO，IVUS 可以辅助寻找病变入口，同时避免前向注射对比剂可能造成的损伤加重，指导支架的选择和定位。对于钙化病变，IVUS 可通过确定钙化斑块的位置、范围、分布及程度的判定指导介入策略与器械的选择，从而改善支架植入的临床疗效。CIN 或过敏的高危患者应用 IVUS 可显著减少甚至避免对比剂的使用。

3）评价介入术后效果：相比冠状动脉造影，IVUS 可提供更多支架术后即刻效果的评价信息，尤其是及时明确冠状动脉夹层/血肿、支架膨胀不全或贴壁不良等并发症，从而降低支架内血栓或再狭窄的发生率。对少见并发症如支架断裂/变形，IVUS 被认为是诊断的"金标准"。

（3）禁忌证：理论上 IVUS 没有绝对禁忌证，相对禁忌证与其他冠状动脉介入操作相同。

2. 光学相干断层显像（OCT）

（1）基本介绍：OCT 是目前分辨率最高的腔内影像学技术，是一种应用近红外光干涉的成像技术。2010 年，第 3 代频域 OCT（frequency domain OCT，FD-OCT）系统采用频域成像技术使成像速度提高达 10 倍，横向分辨率和图像质量更高。新一代 ILUMEIN OPTIS 系统成像速度更快，并整合血流储备分数（fractional flow reserve，FFR）功能，同时具备形态学和功能学评估功能，扩展了 OCT 的应用指征。OCT 应用中存在的主要问题是穿透力有限，当斑块负荷过大时，影响对病变严重性的评估、血管外膜的识别和斑块负荷的测定。OCT 与 IVUS 的对比见表 18-2。

表 18-2　血管内超声（IVUS）与光学相关断层显像（OCT）的对比

对比参数	OCT	IVUS
分辨率 /μm	12 ~ 15	80 ~ 120
成像原理	近红外光	超声波
回撤速度 /(mm·s^{-1})	20	0.5 ~ 1.0
探测深度 /mm	1.0 ~ 2.0	10
帧频 /(帧·s^{-1})	100	30

对比参数	OCT	IVUS
阻断血流	需要	不需要
学习曲线	短	长

（2）适应证

1）评价易损斑块：主要病理学特征是大的脂质坏死核心、薄纤维帽并伴有巨噬细胞浸润。OCT 检查有助于早期发现易损斑块并进行药物干预，有助于降低心血管事件风险。

2）评价 ACS 的发病机制：OCT 研究发现造成 ACS 的 3 个主要病理学机制为斑块破裂、斑块侵蚀和钙化结节，其他 OCT 可见的 ACS "罪犯"病变包括自发性冠状动脉夹层和冠状动脉痉挛等。

3）优化和指导 PCI：术前 OCT 检测可以对预处理的病变进行精确评估，帮助术者选择合适的支架及支架释放位置。同时，OCT 可以提供参考血管的管腔及直径大小，有利于术者选择合适的支架长度和直径。根据参考血管的大小选择安全的后扩张球囊，以预防膨胀不全。此外，PCI 术前进行OCT 可评价斑块形态，预测患者 PCI 术后的疗效。PCI 术后行 OCT 检测可对支架膨胀、支架贴壁、支架内组织脱垂、支架边缘夹层及支架内血栓等情况进行准确评估，为术者提供更多有用的解剖学信息，帮助术者优化 PCI策略。

4）PCI 术后随访：推荐利用 OCT 准确评估支架失败的原因。支架内膜覆盖不全、支架贴壁不良、支架内新生动脉粥样硬化斑块破裂等因素与支架内晚期血栓形成相关。

（3）禁忌证：一般禁忌证与 IVUS 类似。特殊的相对禁忌主要是对比剂过敏，严重的心功能不全与肾功能不全等，严重狭窄尤其是血流 TIMI 分级在 2 级及以下者行 OCT 检查应特别慎重，以避免加重缺血。

（4）并发症：与其他 PCI 相似，详见本章第一节。

3. 血流储备分数（FFR）

（1）基本介绍：冠状动脉 FFR 是评估冠状动脉血流的功能学和生理学指标，定义为存在狭窄病变情况下该冠状动脉提供给心肌的最大血流量与理论上无狭窄情况下心肌所能获得最大血流量的比值。基于与负荷试验的对比，FFR > 0.80（阴性）认为无显著心肌缺血，FFR < 0.75（阳性）认为存在心肌缺血，FFR 在 0.75～0.80 为灰区，需要加大血管扩张药物剂量进一步测量，并结合临床症状与其他辅助检查综合判断（图 18-4）。

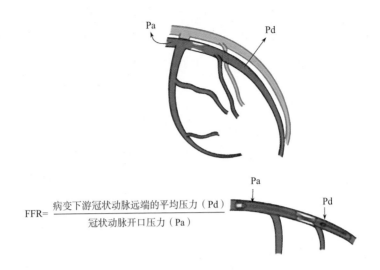

$$FFR= \frac{病变下游冠状动脉远端的平均压力（Pd）}{冠状动脉开口压力（Pa）}$$

图 18-4　血流储备分数（FFR）的基本原理

（2）适应证：FFR 的主要适应证是单靠影像难以确定病变功能学意义的病例，除局限的临界病变，也用于串联病变、弥漫病变、分叉病变、多支病变。但 FFR 并不能直接替代临床决策。

（3）禁忌证：一般介入禁忌证与其他冠状动脉介入操作类似，FFR 检查的禁忌证主要与术中应用的扩血管药物（腺苷和 ATP）相关，包括：①二度及以上房室传导阻滞或病态窦房结综合征（起搏器植入者除外）；②血流动力学不稳定；③痉挛性支气管哮喘；④对腺苷或 ATP 过敏。

（4）并发症：同其他导丝操作。

4. 其他冠状动脉生理学检查方法　压力导丝除测量 FFR 外，还可用于测量冠状动脉血流储备（coronary flow reserve，CFR）和微循环阻力系数（index of microcirculatory resistance，IMR）。CFR 则反映了心外膜血管和微循环的整体情况，心外膜血管和微血管病变都会影响 CFR 的数值；IMR 反映了冠状动脉微循环的情况，与病变狭窄严重程度无关。除 FFR 外，目前还有一些不需要使用血管扩张药物的生理学检测方法，如瞬时无波型比率（instantaneous wave-free ratio，iFR）和静息全周期比率（resting full-cycle ratio，RFR）等，能提供与充血状态下压力导丝检测的 FFR 相类似的效果，iFR 或 RFR 结果 < 0.86 为阳性，> 0.93 为阴性，0.86 ~ 0.93 为灰区，需要进一步通过传统的 FFR 方法验证。冠状动脉生理学检查的另一个发展方向为基于影像学的计算生理学检测方法，如 CT-FFR、基于冠状动脉造影的定量血流分数（quantitative flow ratio，QFR）及超声血流分数（ultrasonic flow ratio，UFR）和光学血流分数（optical flow ratio，OFR）等，但目前还处于临床验证阶段。

（宋　雷）

第四节　先天性心脏病介入治疗

1. 经导管房间隔缺损封堵术

（1）适应证

1）年龄通常≥3岁。

2）直径5～36mm的继发孔型ASD，左向右分流。

3）缺损边缘至冠状静脉窦、上腔静脉、下腔静脉及肺静脉开口的距离≥5mm；距离房室瓣的距离≥7mm。

4）房间隔的总长大于封堵器左心房侧伞的直径。

5）外科ASD修补术后残余漏。

（2）禁忌证

1）原发孔型ASD及静脉窦型ASD。

2）重度肺动脉高压伴双向分流。

3）导管路径中有血栓形成。

4）合并其他需手术矫治的心内畸形。

5）活动性心内膜炎、心内赘生物、败血症、菌血症及其他全身感染性疾病。

6）对镍钛合金过敏。

（3）器械准备：包括6Fr端侧孔导管、0.038in加硬交换导丝（长260cm）、0.035in普通直头导丝、房间隔缺损封堵伞（atrial septal defect occluder，ASO）及配套传输系统等。

（4）术前准备

1）10岁以下儿童需要全身麻醉，术前12h禁食、禁水。10岁以上儿童及成人局部麻醉不需要禁食、禁水。

2）术前建立静脉通道。

3）右侧腹股沟区备皮。

（5）操作步骤

1）局部麻醉或全身麻醉（10 岁以下儿童全身麻醉）下穿刺右股静脉，先常规行右心导管检查。

2）静脉推注肝素 100U/kg，将端侧孔导管跨过 ASD 送入左心房，并将交换导丝置于左上肺静脉。

3）沿交换导丝将输送鞘管送入左心房。

4）选择合适的封堵器经输送鞘管送至左心房，在 TTE 或 TEE 监测下，先打开左心房侧伞盘，然后回撤至贴住房间隔左心房面，固定输送钢缆释放封堵器腰部和右心房侧伞盘。

5）可轻轻用力推拉输送钢缆和鞘管，当封堵器位置不变，且经超声和透视反复核实封堵器形态位置满意、无残余分流、未影响房室瓣运动时，可逆时针旋转输送钢缆螺杆，释放封堵器。

（6）术后处理

1）术后局部穿刺部位沙袋压迫 4h，卧床 12h。

2）术后常规应用抗生素 2d。

3）术后 2h 开始每 12h 皮下注射低分子量肝素（100U/kg）一次，共两次。

4）术后第 2 日口服阿司匹林 6 个月（3~5mg/kg，每日一次），成人可考虑双抗 6 个月（100mg 阿司匹林 +75mg 氯吡格雷，每日一次）。

5）术后 3 个月内避免剧烈运动。

6）术后 24h 及 1、3、6、12 个月复查胸片、TTE、ECG。

2. 经导管室间隔缺损封堵术

（1）适应证

1）年龄通常 ≥ 3 岁。

2）有血流动力学意义的心室水平左向右分流。

3）膜周部 VSD 直径 3~14mm；肌部 VSD 直径 5~20mm。

4）VSD 上缘距主动脉右冠瓣的距离 ≥ 2mm。

5）无轻度以上的主动脉瓣反流及右冠瓣脱垂。

6）外科修补术后残余分流。

7）创伤性 VSD 及急性心肌梗死后室间隔穿孔。

（2）禁忌证

1）重度肺动脉高压伴双向分流。

2）缺损解剖位置不良，封堵器放置后影响瓣膜功能（如干下型 VSD）。

3）导管路径中有血栓形成。

4）合并其他需外科手术矫治的心内畸形。

5）活动性心内膜炎、心内赘生物、败血症、菌血症及其他全身感染性疾病。

6）对镍钛合金过敏。

（3）器械准备：包括 6Fr 端侧孔导管、5Fr 猪尾导管，Judkins 5Fr 右冠导管、0.035in 泥鳅导丝（长 150cm）、0.035in 普通直头导丝、0.035in 或 0.032in 泥鳅导丝（长 200cm 或 260cm）、圈套器、VSD 封堵伞及配套传输系统等。

（4）术前准备

1）15 岁以下儿童需要全身麻醉，术前 12h 禁食、禁水。15 岁以上成人局部麻醉不需要禁食、禁水。

2）术前建立静脉通道。

3）术前给予地塞米松静脉推注（成人 10mg、小儿 3～5mg）。

4）右侧或双侧腹股沟区备皮。

（5）操作步骤

1）血管穿刺：局部麻醉（15 岁以下儿童全身麻醉）下穿刺右股动静脉（肌部 VSD 通常要穿刺右颈内静脉），先常规行右心导管检查，并将端侧孔导管置于肺动脉。

2）血管造影：送入 5Fr 猪尾导管依次行左心导管检查、左心室造影及升主动脉造影（通常取 LAO 60°加足头位 20°），以确定 VSD 的位置及大小、有无主动脉瓣反流等。静脉推注肝素 100U/kg。

3）建立动静脉轨道：用右冠导管或其他导管（如修剪过的猪尾导管）经主动脉、左心室配合导丝探查 VSD 左心室开口，并穿过 VSD 入右心室，然后将长泥鳅导丝（200cm 或 260cm）经导管送入右心室、肺动脉。由股静脉侧经端侧孔导管送入圈套器，在肺动脉套住交换导丝头端，由股静脉侧拉出，建立股静脉（右颈内静脉）- 右心房 - 右心室 -VSD- 左心室 - 股动脉导丝轨道。

4）放置鞘管：由股静脉端沿导丝轨道插入输送鞘（带扩张管）至右心房与右冠导管相接，将输送鞘及扩张管一起沿导丝送至主动脉弓顶部，后撤扩张管头端至右心室，然后缓慢回撤输送鞘管至主动脉瓣下，然后由动脉端推送交换导丝及右冠状动脉导管至左心室心尖，使左心室内输送鞘头端顺势指向心尖部。

5）放置封堵器：选择合适大小的封堵器并与装载系统和输送导丝螺杆连接好，沿输送鞘送至鞘管头端，固定输送钢缆回撤输送鞘在左心室腔内打开左心室盘，然后将输送鞘和输送钢缆一起后撤使封堵器左心室盘紧贴室间隔左心室面。TTE 监测确认无明显残余分流和主动脉瓣反流、封堵器位置形态位置良好后再固定输送钢缆并迅速回撤鞘管，打开封堵器腰部及右心室盘，使其腰部卡在 VSD 处，双盘紧紧"夹住"室间隔。

6）检查确认后释放封堵器：重复左心室造影、升主动脉造影及 TTE 检查，确认无明显残余分流、主动脉瓣关闭不全（AI）、二尖瓣和三尖瓣关闭不全或狭窄后，可逆时针旋转输送钢缆螺杆，释放封堵器。

（6）术后处理

1）术后局部穿刺部位沙袋压迫 6h，卧床 12h。

2）连续心电监护 3d。

3）术后常规应用抗生素 3d，静脉注射地塞米松 3d（200μg/kg，每日一次，共 3 日）。

4）术后 2h 开始每 12h 皮下注射低分子量肝素一次，共两次。

5）术后第 2 日口服阿司匹林 6 个月（3～5mg/kg，每日一次）。

6）术后 3 个月内避免剧烈运动。

7）术后 24h 及 1、3、6、12 个月复查胸片、TTE、ECG。

3. 经皮动脉导管未闭封堵术

（1）适应证

1）年龄通常 ≥ 6 个月，体重 ≥ 4kg。

2）直径 14mm 以下的 PDA，左向右分流。

3）外科 PDA 结扎术或缝扎术后残余漏。

（2）禁忌证

1）重度肺动脉高压伴右向左为主的双向分流。

2）导管路径中有血栓形成。

3）合并其他需外科手术矫治的心内畸形。

4）活动性心内膜炎、心内赘生物、败血症、菌血症及其他全身感染性疾病。

5）对镍钛合金过敏。

（3）器械准备：包括 6Fr 端侧孔导管、5Fr 猪尾导管、0.035in 或 0.038in 加硬交换导丝（长 260cm）、0.035in 普通直头导丝、PDA 封堵伞及配套传输系统等。

（4）术前准备

1）10 岁以下儿童需要全身麻醉，术前 12h 禁食、禁水。10 岁以上儿童及成人局部麻醉不需要禁食、禁水。

2）术前建立静脉通道。

3）右侧腹股沟区备皮。

（5）操作步骤

1）股静脉顺行封堵法

①局部麻醉（10 岁以下儿童全身麻醉）下穿刺右股动静脉，先常规行

左右心导管检查。

②送入猪尾导管行主动脉弓降部造影，以明确 PDA 形态、位置、大小

③将端侧孔导管通过 PDA 送入降主动脉，并将交换导丝置于降主动脉下方（肾动脉水平以下）。

④沿交换导丝将输送鞘管及扩张管送入降主动脉远端（膈肌水平），并撤出扩张管。

⑤选择合适的封堵器经输送鞘管送至鞘管头端，在透视下先打开主动脉侧伞盘，然后回撤输送鞘管及封堵器入 PDA 处，固定输送钢缆，回撤鞘管至 PDA 的肺动脉侧，使封堵器的腰部卡在未闭的动脉导管肺动脉侧最窄部。

⑥ 10min 后重复主动脉弓降部造影，若无残余分流或仅有微量分流、听诊无明显杂音，测量左肺动脉 - 主肺动脉和升主动脉 - 降主动脉无明显压差，封堵器形态位置合适时可逆时针旋转输送钢缆，释放封堵器。

⑦重复右心导管检查，撤出导管压迫止血。

2）股动脉逆行封堵法（针对细小管型 PDA）

①局部麻醉（10 岁以下儿童全身麻醉）下穿刺右股动脉，先常规行左心导管检查及降主动脉造影。

②采用 5Fr JR4 或 5Fr Cobra 导管配合泥鳅导丝探查主动脉弓降部，通过动脉导管逆行将导管送入主肺动脉，并测肺动脉压力。

③撤出泥鳅导丝，交换长导丝（200cm 或 260cm 0.035in 泥鳅或普通交换导丝）进入肺动脉或右心系统，退出导管，送入输送鞘管进入主肺动脉。

④选择合适的封堵器经输送鞘管送至鞘管头端，在透视下先打开肺动脉侧伞盘，然后回撤输送鞘管及封堵器入 PDA 处，固定输送钢缆，回撤鞘管至 PDA 的主动脉侧，使封堵器的腰部卡在未闭的动脉导管内。

⑤封堵后经输送鞘管内行主动脉弓降部造影，以了解有无残余分流等情况，如封堵器位置、形态满意，无明显残余分流，可逆时针旋转输送钢缆，释放封堵器。

（6）术后处理

1）术后局部穿刺部位沙袋压迫 6h，卧床 12h。

2）术后常规应用抗生素 2d。

3）术后 3 个月内避免剧烈运动。

4）术后 24h 及 1、3、6、12 个月复查胸片、TTE、ECG。

4. 经皮肺动脉瓣球囊扩张术

（1）适应证

1）单纯性肺动脉瓣狭窄（Milo Ⅰ型），肺动脉瓣跨瓣压差（pressure gradient，PG）≥ 35mmHg。

2）肺动脉瓣狭窄继发轻度 RVOT 狭窄、不合并右心发育不良。

3）重症肺动脉瓣狭窄伴心房水平右向左分流（法洛三联症）。

4）轻、中度发育不良型肺动脉瓣狭窄（Milo Ⅱ型），部分病例可先扩张，如效果不佳再行外科手术。

5）复杂先天性心脏病伴肺动脉瓣狭窄的姑息疗法，缓解缺氧，为根治术创造条件。

6）外科矫治术后肺动脉瓣再狭窄。

7）重症新生儿肺动脉瓣狭窄。

（2）禁忌证

1）重度发育不良型肺动脉瓣狭窄，包括瓣叶明显增厚、二瓣化、无瓣窦、瓣孔偏离中心等。

2）合并明显瓣上狭窄，无肺动脉干狭窄后扩张。

3）合并明显瓣下流出道肌性狭窄。

4）婴幼儿极重度肺动脉瓣狭窄，瓣口过小（无法通过常规球囊导管）。

5）合并有其他需外科手术矫治的心内畸形。

6）其他原因不适合导管操作。

（3）器械准备：普通导管主要包括 4～6Fr 端侧孔导管、猪尾导管、右冠导管等；导丝包括长 260cm 的 0.032in、0.035in 普通导丝、0.038in 加硬交换导丝等。根据患者年龄、体重及瓣环直径选用不同类型及规格的球囊。一般对于体重 20kg 以下的小儿采用聚乙烯单球囊（直径通常有 10mm、12mm、15mm、18mm、20mm、25mm，球囊长度分 20mm、30mm、40mm 三种）。对体重 20kg 以上的大儿童和成人则采用 Inoue 球囊（直径 24～28mm）导管系统。

（4）术前准备

1）15 岁以下儿童需要全身麻醉，术前 12h 禁食、禁水。15 岁以上及成人局部麻醉不需要禁食、禁水。

2）术前建立静脉通道。

3）右侧腹股沟区备皮。

（5）操作步骤（包括聚乙烯球囊法和 Inoue 球囊法）

1）聚乙烯单球囊法

①右心室造影：经皮穿刺右侧股静脉，用 4～6Fr 猪尾导管（婴幼儿可用 Berman 漂浮球囊导管）行右心室造影，左侧位投照，了解狭窄的程度、瓣膜形态、测量瓣环及瓣口直径。

②右心导管检查：选用合适型号的端侧孔导管（或其他右心导管）行右心导管检查，测量肺动脉压、右心室压并记录肺动脉至右心室连续测压结

果，了解压差大小及有无压力移行区（漏斗部狭窄）。

③放置交换导丝：将端侧孔导管再次送入肺动脉（可配合普通导丝操作），通过端侧孔导管送入长 260cm 的交换导丝并固定于左下肺动脉远端，撤出端侧孔导管。扩张穿刺部位，退出普通动脉鞘管，更换球囊导管专用鞘管（7～12Fr）。

④送入球囊导管：将选择好的球囊导管沿交换导丝送入肺动脉，使球囊中部固定于狭窄瓣口处。送入前球囊要检查有无破损及漏气，并用对比剂排尽球囊内的空气。

⑤扩张肺动脉瓣：通过推注稀释的对比剂（1∶3 稀释）使球囊快速充盈直至球囊的"腰形切迹"消失，然后迅速回抽对比剂使球囊排空，回抽过程中将球囊导管顺势前送至肺动脉远端，以防阻塞右心室使排血时间过长，通常从开始扩张至吸瘪球囊的总时间应 < 10s。如此可以重复数次，每次间隔 3～5min，直到效果满意。

⑥重复测压观测效果：如"切迹"消失满意则可同时撤出导丝及球囊导管、重复右心导管检查，观察右心压力下降情况，以及有无 RVOT 激惹等，如效果不满意可再次送入交换导丝及球囊导管行扩张术，直至压力下降满意。一般跨肺动脉瓣压差（transvalvular pressure gradient，TPG）下降至30mmHg 以下或较术前下降 50% 以上为效果满意。

⑦效果满意后停止扩张，撤出导管导丝，局部压迫止血，绷带加压包扎。

2）Inoue 球囊法：Inoue 球囊器械与行二尖瓣球囊扩张术相同，但不需要房间隔穿刺设备。

①常规行右心室造影及右心导管检查（同前）。

②置入环形导丝：沿端侧孔导管将环形导丝送入右心房内成圈，并沿环形导丝送入黑色扩张管对穿刺点局部进行扩张。

③送入 Inoue 球囊导管：将 Inoue 球囊导管核对好直径后沿环形导丝送入右心房，同时撤出环形导丝及延伸器后由球囊导管内腔送入操纵导丝。球囊前端轻轻充盈后，在操纵导丝的配合下将球囊导管经右心室送入肺动脉远端。

④扩张肺动脉瓣：将 Inoue 球囊远端球囊完全充盈后下拉至肺动脉瓣口，使其"腰部"卡在狭窄的瓣膜上。迅速推注注射器使球囊完全充盈，直至"腰部"消失，然后迅速回抽注射器使球囊排空，同时可轻轻前送球囊导管至肺动脉远端。

⑤测压观察扩张效果：直接利用 Inoue 球囊测压或换用端侧孔导管测压，如效果不满意可重复扩张。

停止扩张，撤出球囊导管后（撤出导管时注意使用环形导丝和延伸器），局部压迫止血，绷带加压包扎。

（6）术后处理

1）术后局部穿刺点压迫 6h，卧床 12h（不需要绝对制动）。

2）口服抗生素 2 ~ 3d 预防感染。

3）术后 24h 及 3 个月、6 个月复查胸片、超声、ECG（以后每年复查一次）。

5. 经皮卵圆孔未闭封堵术

（1）适应证

1）年龄 16 ~ 60 岁，卵圆孔未闭（PFO）伴右向左分流，具有 PFO 相关性脑卒中（或脑缺血）症状和 / 或影像学证据（头颅磁共振或 CT）。PFO 形态学诊断方法为 TEE。右向左分流功能学诊断方法：经颅多普勒超声发泡试验（contrast transcranial Doppler，cTCD）、经胸超声心动图检查发泡试验（contrast TTE，cTTE）或经食管超声心动图检查发泡试验（contrast TEE，cTEE）。

2）PFO 伴右向左分流，合并临床高危因素，如下肢深静脉血栓形成（DVT）、反复肺栓塞（PE）等。

3）PFO 伴右向左分流，合并解剖高危因素，如房间隔膨出瘤（ASA）、希阿里氏网、下腔静脉瓣 > 10mm、大型 PFO（ > 4mm）、长隧道型 PFO（ ≥ 8mm）等。

4）特殊职业从业者合并 PFO 伴右向左分流，预防减压病发生（如潜水员、飞行员、空乘人员等）。

（2）禁忌证

1）无任何 PFO 相关病史及症状的单纯中小 PFO（直径 ≤ 4mm）。

2）PFO 不伴右向左分流。

3）抗血小板或抗凝治疗禁忌证。

4）全身或局部感染。

5）中度及以上肺动脉高压。

（3）操作流程

1）器械准备：5 ~ 6Fr 端侧孔导管（MPA2 导管）、0.035in 直头导丝（150cm）、0.035in 加硬交换导丝（260cm）、PFO 封堵器（直径 18mm、25mm、30mm）及配套输送系统。

2）准备封堵器：术前 TTE 再次核对房间隔、瓣膜、心包情况。根据术前 TEE 及 TTE 结果预先准备好合适的封堵器。

3）封堵器型号的选择：PFO 封堵器一般根据右心房侧伞盘直径的不同

分为 3 个型号，封堵时依据卵圆孔距离上腔静脉口及主动脉根部后壁的距离来选择封堵器，要求封堵器右心房伞盘半径不得大于上述两距离中的最小距离。一般最小距离 9～12.4mm 选择 18mm 伞，12.5～17.4mm 选择 25mm 伞，大于 17.5mm 以上（或合并 ASA）选择 30mm 伞。

4）入路途径：常规局部麻醉下穿刺右股静脉。

5）常规行右心导管检查。

6）导丝导管配合使端侧孔导管通过 PFO，并将端侧孔导管送入左上肺静脉，并交换加硬导丝入左上肺静脉。

7）选择配套输送鞘管（8～10Fr），沿加硬导丝将输送鞘管送入左心房。

8）装载选择好的封堵器，沿鞘管送入左心房（鞘管尾端在水盘中操作注意排气），在左心房释放左心房侧伞盘和细腰，将输送鞘和封堵器推送杆同时后撤至房间隔，然后在右心房侧释放右心房伞盘。

9）经透视及 TTE 监测观察封堵器形态、位置良好，无残余分流，且不影响房室瓣运动，无触碰房顶，无心包积液后，反复轻轻推拉封堵器后其形态、位置无变化时，逆时针旋转推送杆、释放封堵器。

10）撤出输送鞘管，局部穿刺点压迫止血包扎。

（4）术后处理

1）术后局部穿刺点压迫 4h，卧床 12h（不需要制动）。

2）口服抗生素 2～3d 预防感染。

3）术后 2h，低分子量肝素 100U/kg，每 12h 一次，共两次；术后第 2 日口服阿司匹林 3mg/（kg·d）＋氯吡格雷 75mg，共 6 个月；伴心房颤动者需口服华法林。

4）术后心电监测 1～2d。

5）术后 1、3、6 个月复查胸片、ECG、TTE；术后 6 个月头颅磁共振平扫复查。

（胡海波）

第五节　经皮二尖瓣球囊成形术

1. 适应证

（1）单纯性二尖瓣狭窄（MS）为主的患者。

（2）二尖瓣瓣口面积（MVA）0.5～1.5cm^2，瓣膜活动度好，瓣下结构病变轻（如 Wilkins 超声评分 < 8 分），无明显钙化。

（3）伴或不伴轻度二尖瓣反流、主动脉瓣反流、心房颤动。

（4）NYHA 心功能分级Ⅱ～Ⅳ级，有明显活动受限的症状。

（5）不适宜或不耐受外科换瓣术的 MS 患者。

2. 禁忌证

（1）合并中度及以上的二尖瓣反流和 / 或主动脉瓣反流。

（2）左心房有血栓或 3 个月内有脑 / 体循环栓塞史。

（3）瓣下结构病变重，二尖瓣叶有明显钙化，Wilkins 超声评分 12 分以上。

（4）有未控制的感染性心内膜炎及合并其他部位感染者。

（5）风湿活动期。

3. 操作流程

（1）器械准备：5～6Fr 穿刺鞘、6Fr 端侧孔导管、150cm 导丝、5Fr 猪尾导管、房间隔穿刺器械、Inoue 球囊导管系统。

（2）术前 TTE：核对 MVA、压差、反流情况、房间隔、心包情况。

（3）局部麻醉下穿刺右股动脉和股静脉，先常规行左、右心导管检查，将猪尾导管置于升主动脉根部作定位标志。

（4）房间隔穿刺：采用 Ross 法行房间隔穿刺。

（5）输送导丝：房间隔穿刺成功后，沿穿刺针套管将左心房环形导丝送至左心房顶部，使其在左心房内弯曲成圈，这时撤出穿刺套管。应尽量避免将左心房导丝送入左心房耳部。

（6）扩张皮肤入口和房间隔：以蚊式钳扩张穿刺点处皮肤和皮下组织，沿左心房环形导丝送入扩张管（俗称"黑管"），依次扩张皮肤入口处、股静脉及间隔穿刺处直至左心房导丝近端即将弯曲处。房间隔穿刺处扩张后，将穿刺管撤至右心房侧，同时观察患者心率和血压有无变化，并询问患者的感觉，如无异常情况，再将扩张管撤出体外。

（7）送入 Inoue 球囊导管：在送入前可以将少量对比剂涂抹于球囊表面减少球囊与皮肤及皮下组织间的摩擦阻力，然后将球囊导管与皮肤呈 60°～90°沿左心房导丝送入，直到其球囊大部分通过房间隔（通常此时球囊导管尖端已达到左心房导丝的近弯曲处），将延伸器与球囊尾端内导管松开并回撤延伸器 4～5cm，继续推送球囊导管使球囊完全进入左心房，将球囊内导管和延伸器同时回撤，使球囊恢复至原始长度，继续推送球囊导管使其在左心房内呈反"C"形，这时同时撤出左心房导丝及延伸器。在球囊导管送入左心房后，通过内导管给予肝素抗凝（100U/kg）。

（8）球囊导管跨过二尖瓣口：将透视体位由正位改为 RAO 30°，在透视下将操纵导丝送至球囊导管顶端，采用直接法使球囊导管跨过二尖瓣口指向心尖部，部分充盈远端球囊。

（9）扩张二尖瓣口：当球囊进入左心室与左心室长轴平行，在心尖部与二尖瓣口间移动自如后，由助手进一步充盈远端球囊，同时术者将球囊导管回撤使之卡在二尖瓣口，此时助手迅速将注射器中剩余的对比剂全部推入球囊，然后迅速回抽（通常整个充盈和回抽的时间不应超过 5s）。回抽过程中，术者先前送后回撤导管，球囊导管自动脱入左心房，然后嘱患者用力咳嗽，询问其感觉，观察心率和血压变化，并重新测定左心房、左心室压力。

（10）扩张效果的判定：一般来说，如果球囊中间的切迹完全消失、左心房压及跨瓣压差显著下降、心尖部舒张期杂音减弱或消失而无收缩期杂音、超声监测二尖瓣口面积（MVA）显著增大（MVA > 1.5cm^2 或增加 50% 以上）而无二尖瓣反流出现，患者自觉胸部呼吸轻松感则提示扩张成功，可以终止扩张，如不满意则可在综合评价后决定是否再次扩张或增加球囊直径再次扩张。

（11）撤出球囊导管：完成扩张后同时回撤左心房导丝及球囊导管，重复右心导管检查后，局部穿刺点压迫止血后加压包扎。

4. 术后处理

（1）术后局部穿刺点压迫 6h，卧床 12h（不需要绝对制动）。

（2）口服抗生素 2 ~ 3d 预防感染。

（3）术后 24h 及 3、6 个月复查胸片、TTE、ECG（以后每年复查一次）。

（胡海波）

第六节　经导管主动脉瓣置换术

1. 适应证

（1）重度主动脉瓣狭窄（AS）患者，超声心动图示跨主动脉瓣平均压力梯度 ≥ 40mmHg，或跨主动脉瓣血流速度 ≥ 4.0m/s，或主动脉瓣口面积 < 0.8cm^2，或有效主动脉瓣口面积指数 < 0.6cm^2/m^2。对于低流速 - 低压差患者，需要根据 LVEF 是否正常进行进一步评估。

（2）患者有 AS 导致的临床症状（分期 D 期）或心功能减低，包括 LVEF < 50% 及 NYHA 心功能分级 II 级以上。

（3）对于胸外科医师学会（STS）评分 ≥ 8 分、预期寿命大于 1 年的重度症状性 AS 患者，不考虑年龄，首选经导管主动脉瓣置换术（transcatheter aortic valve replacement，TAVR）。对于 STS 评分 < 8 分患者（外科手术低危、中危风险患者），年龄是选择治疗方式的重要参考因素：年龄 < 65 岁者首选外科主动脉瓣置换术（surgery aortic valve replacement，SAVR）；年龄 > 80 岁首选 TAVR；而 65 ~ 80 岁根据患者具体情况经多学科讨论后由医患共同决定。

（4）主动脉根部及入路解剖符合 TAVR 的要求（目前已包括主动脉瓣二叶畸形患者）。

（5）术后预期寿命 > 1 年。

2. 禁忌证

（1）绝对禁忌证：导管入径或主动脉根部解剖形态上不适合 TAVR（如冠状动脉堵塞风险高）；纠治 AS 后的预期寿命小于 12 个月。

（2）相对禁忌证：左心室内血栓；LVOT 梗阻。

3. 操作流程　建议在具备杂交手术功能的介入导管室或手术室进行，根据术前影像学评估选择合适的入路。

股动脉途径入路的患者，可以选择穿刺或切开，建议术前细致评估穿刺位置，可在超声引导下进行主入路血管穿刺，或先进行副入路穿刺，然后在造影指导下完成主入路穿刺并预置预缝合装置进行缝合。

根据术前影像学评估选择合适的跨瓣角度，利用直头导丝进行跨瓣，跨瓣成功之后交换为超硬导丝进入左心室，并选择合适的球囊进行预扩张，球囊扩张时需要进行快速起搏配合，应同时进行根部造影，观察球囊膨胀效果、反流情况及冠状动脉灌注情况。

根据不同瓣膜设计规划好瓣膜合理的置入深度，在术前 CT 测量的最佳术中投照角度及术中根部造影下进行释放。瓣膜释放时需要快速起搏，常规球囊扩张瓣膜起搏频率 160 ~ 220 次 /min。自膨胀瓣膜释放时起搏频率为 100 ~ 120 次 /min 即可。瓣膜膨胀不全或移位有时可采用球囊后扩张来进行纠正。后扩球囊尺寸不应超过瓣环的平均直径。

4. 术后处理

（1）严密观察心率（律）、血压、血氧，常规超声心动图观察瓣膜功能。

（2）住院期间每日进行 ECG，警惕束支传导阻滞等并发症。

（3）个体化制订抗栓策略。

（4）警惕感染、血小板减少、出血、卒中等并发症。

（5）术后第 1、3、6 及 12 个月时门诊复查；第 6 个月进行主动脉 CTA。

（6）加强康复管理。

（宋光远）

第七节 左心耳封堵术

1. **适应证** 根据 2019 年我国制定的《中国经导管左心耳封堵术临床路径专家共识》，CHA$_2$DS$_2$-VASc 评分 ≥ 2 分（女性 ≥ 3 分）的非瓣膜性心房颤动患者，同时具有下列情况之一：①不适合长期规范抗凝治疗；②长期规范抗凝治疗的基础上仍发生血栓栓塞事件；HAS-BLED 评分 ≥ 3 分。

2. **禁忌证**

（1）左心房前后径 >65mm，经 TEE 发现心内血栓 / 疑似血栓。

（2）严重二尖瓣进展性病变或不明原因的心包积液 >5mm 或急慢性心包炎。

（3）预计生存期小于 1 年。

（4）需华法林抗凝治疗的除心房颤动外其他疾病；合并尚未纠正的已知或未知高凝状态的疾病，如心肌淀粉样变。

（5）孕妇或计划近期受孕者、心脏肿瘤、30d 内新发脑卒中或 TIA、14d 内发生的大出血。

（6）需要接受择期心外科手术或心脏机械瓣置入术后临时起搏器植入。

目前虽无直接证据证实心功能低下为经皮左心耳封堵术的不利因素，但对于 LVEF < 30% 或 NYHA 心功能分级Ⅳ级且暂未纠正，不建议左心耳封堵。

3. **术前准备**

（1）经 TEE 除外左心房及左心耳血栓。

（2）通过多角度二维或三维 TEE 对左心耳解剖结构进行评估，包括心耳形态、长度、口部尺寸、颈部形状、是否存在分叶、分叶数目、形态及部位。

（3）有脑卒中病史应行基线状态下的头颅 CT 或 MRI 检查。

（4）术前 1h 给予预防性抗生素。

4. **术后处理**

（1）常规超声检查除外心包积液。

（2）次日胸片检查以明确封堵器位置。

（3）术后 45d 复查 TEE 评估封堵器在左心耳的位置、封堵器中间和 / 或周围有无血流、封堵器的稳定性、有无残余房间隔分流及左心耳内或封堵器表面是否有潜在血栓。

（4）术后第 3、6 及 12 个月时建议复查 TEE 以排除封堵器血栓形成可能，同时确认封堵效果（是否存在残余漏）；左心房 CT 可作为左心耳封堵术后血栓形成和 / 或残余漏的替代。

（5）根据 PROTECT 心房颤动研究，术后抗凝治疗至少 45d。

（6）如封堵器植入 45d 后 TEE 确认封堵成功（完全封堵或残余血流宽度 < 3mm），可停用华法林改为双联抗血小板治疗（阿司匹林加氯吡格雷），直至术后 6 个月时停用氯吡格雷，仅阿司匹林终身服用。

（7）如术后 45d 随访时复查 TEE 未达到封堵成功，则继续抗凝治疗。

（8）少数出血高危风险患者，术后不抗凝也可接受。

5. 并发症

（1）心包积液 / 心脏压塞。

（2）封堵相关脑卒中（气体栓塞、脑出血）。

（3）封堵器脱落栓塞。

（4）封堵器血栓形成。

（5）残余漏。

（6）出血。

（7）血管穿刺并发症。

需要紧急心外科手术干预的患者比例为 1.1%（0.2% ~ 6.3%），主要是由于心包积液 / 心脏压塞，其次是封堵器脱落栓塞所致。

左心耳封堵术死亡率相对较低，现有的文献显示，围手术期平均死亡率约 1.1%（0 ~ 1.6%）。

造成死亡的原因包括术中麻醉诱发充血性心力衰竭，封堵器脱落后回撤造成髂动脉破裂引起失血性休克，封堵器脱落栓塞引起 LVOT 急性闭塞。

（孙　奇）

第八节　梗阻性肥厚型心肌病经皮室间隔心肌消融术

1. 适应证　经皮室间隔心肌消融术（PTSMA）适应证包括临床适应证、有症状患者血流动力学适应证和形态学适应证，具备这些适应证的患者建议行 PTSMA 治疗，建议在三级医疗中心由治疗经验丰富的专家团队进行。

（1）临床适应证

1）经过严格药物治疗 3 个月、基础心率控制在 60 次 /min 左右、静息或轻度活动后仍出现临床症状，既往药物治疗效果不佳或有严重不良反应、NYHA 心功能分级Ⅲ级及以上或加拿大胸痛分级Ⅲ级。

2）尽管症状不严重，NYHA 心功能未达到Ⅲ级但左心室流出道压差（LVOTG）高及有其他猝死的高危因素，或有运动诱发的晕厥。

3）外科室间隔切除或植入带模式调节功能的双腔（DDD）起搏器失败。

4）有增加外科手术危险的合并症。

（2）有症状患者血流动力学适应证：TTE 和多普勒检查，静息状态下 LVOTG ≥ 50mmHg，或激发后 LVOTG ≥ 70mmHg。

（3）形态学适应证

1）超声心动图示室间隔肥厚，梗阻位于室间隔基底段，并合并与 SAM 征有关的 LVOT 及左心室中部压力阶差，排除乳头肌受累和二尖瓣叶过长。

2）冠状动脉造影有合适的间隔支，间隔支解剖形态适合介入操作。

3）心肌声学造影可明确拟消融的间隔支为梗阻心肌供血，即消融靶血管。

4）室间隔厚度 ≥ 15mm。

2. 禁忌证

（1）非梗阻性 HCM。

（2）合并必须进行心脏外科手术的疾病，如严重二尖瓣病变、冠状动脉三支病变等。梗阻性 HCM 合并二尖瓣中量以上反流，应注意排除结构异常，如乳头肌异常或二尖瓣脱垂。梗阻性 HCM 合并 CAD，若合并多支病变，应行外科血运重建加肥厚心肌切除。

（3）室间隔弥漫性增厚。

（4）终末期心力衰竭。

根据 2011 年美国心脏病学会基金会（ACCF）/AHA 的 HCM 指南，对于年龄 <21 岁的梗阻性 HCM 患者可行外科手术则不行 PTSMA（Ⅲ类适应证）。

对于室间隔厚度 > 30mm 的梗阻性 HCM 患者，PTSMA 效果不肯定，通常不考虑，而建议行外科手术（Ⅱb 类适应证）。

由于 PTSMA 后 RBBB 发生率高，如术前已存在完全性 LBBB，多数会面临三度房室传导阻滞，需要安装永久心脏起搏器，所以进行 PTSMA 要慎重。

3. 术前准备
同一般介入治疗（术前 ECG，血、尿、便三大常规，凝血功能，生化全套，乙型肝炎五项、丙型肝炎抗体，梅毒及艾滋病抗体，NT-proBNP，心脏超声，胸片，CMR，动态 ECG 检查），术前 1d 停用影响心率药物，如 β 受体拮抗剂、非二氢吡啶类 CCB 等。术前酌情行碘过敏试验。

4. 操作流程

（1）术前植入临时起搏电极至右心室心尖部，调试临时起搏器工作良好，备用。

（2）用左冠状动脉导引导管和置于左心室的猪尾型导管持续监测

LVOTG。

（3）根据间隔支选择合适的 OTW（over the wire）球囊，加压扩张球囊封堵拟消融的间隔支动脉，通过球囊中心腔快速注射心肌声学造影剂六氟化硫微泡（商品名：声诺维）1～2ml，在 TTE 监测下明确消融靶血管。

（4）消融操作前 10min，静脉注射吗啡 5～10mg 以减轻术中疼痛，经球囊中心管腔连续缓慢匀速（0.5～1ml/min）注入96%～99%的无水乙醇（实际操作中一般用量 1～2ml）。

（5）术中监测注意事项：操作过程应在 X 线透视下进行，应严密观察患者的血压、LVOTG、ECG 变化（心率、心律、ST-T 等）及胸痛的严重程度。注射无水乙醇过程中如出现房室传导阻滞或严重室性心律失常或血流动力学变化，应立即暂停注射。

（6）消融成功终点：通常认为 LVOTG 下降 ≥ 50% 或 LVOTG < 30mmHg，是手术成功的标志。

5. 术后处理

（1）消融术后常规做 ECG（注意与术前比较，有无新发 RBBB）。

（2）复查血常规、尿常规和肾功能，注意监测心肌酶情况（达峰及下降）。

（3）根据临时起搏器植入情况酌情应用抗生素和低分子量肝素。

（4）术后应密切监护心电、血压 24～48h，若有出现三度房室传导阻滞等异常情况，应延长心电、血压监护及临时起搏电极保留时间。三度房室传导阻滞长时间不恢复（一般认为术后 2 周），需植入永久起搏器。

（5）恢复顺利者一般可于术后第 7 日出院，出院前建议复查心脏超声和动态 ECG。

（罗晓亮）

第九节　经静脉临时心脏起搏

1. 适应证

（1）影响血流动力学或症状明显的心动过缓，药物治疗无效或不适用，病因或诱因短时难以去除时，应尽快经静脉临时心脏起搏。

（2）新发交替性束支传导阻滞、双分支或三分支传导阻滞。

（3）RR 长间歇依赖性持续性室性心动过速。

（4）与心动过缓相关的尖端扭转型室性心动过速（TdP）。

（5）生命体征稳定的持续性室性心动过速行心室超速抑制（配合抗心律失常药物治疗）。

（6）心脏手术围手术期使用（如 TAVR、HCM 化学消融等）。

2. 禁忌证

（1）在出现血流动力学不稳定甚至危及生命的心动过缓时，经静脉临时心脏起搏无绝对禁忌。

（2）在以下情况应谨慎使用经静脉临时心脏起搏

1）心动过缓症状轻微或几乎无症状。

2）三尖瓣置换术后患者，临时起搏电极可能会影响人工瓣功能甚至损坏人工瓣。

3）凝血功能明显异常，或已接受溶栓治疗的患者。

4）未控制的血行感染。

5）谵妄、躁狂、痴呆等不能配合手术的患者。

6）低体温伴心动过缓，应复温后再评估起搏指征。

3. 手术方式 见表 18-3。

表 18-3 经静脉临时心脏起搏手术方式选择

推荐方案	转运风险[1]	手术地点	指引方式[2][3]	血管入路[4][5]
方案 1	高危	床旁	超声引导	右颈内静脉或锁骨下静脉
方案 2	高危	床旁	心电图引导	右颈内静脉
方案 3	非高危	介入导管室	X 线引导	右颈内静脉 / 股静脉 / 锁骨下静脉

注：[1]转运高危因素包括生命体征不稳定，机械通气，主动脉球囊内反搏或体外膜肺氧合辅助状态，连续性肾脏替代治疗，血管活性药物依赖等。

[2]超声引导首选心尖四腔心切面，若心尖部声窗欠佳可考虑剑突下切面。

[3]心电图引导，是根据十二导联心电图推测电极位置，典型右心室心尖部起搏图形为左束支传导阻滞（LBBB）+ 电轴左偏（$-30°\sim-90°$）；典型右心室流出道起搏图形为 LBBB+ II、III、aVF 导联呈 R 波。

[4]血管入路，首选右颈内静脉，其优点包括穿刺并发症发生率低，血栓及感染风险小，对患者活动限制较小，起搏电极进入分支血管的可能性低。股静脉途径仅限于导管室 X 线引导下，其血栓、感染风险高，术后需严格制动。锁骨下静脉气胸风险较高，电极头端容易进入分支，且会影响后续永久起搏器植入，不作为临时起搏常规入路。

[5]经股静脉选择固定弯电极；经颈内静脉及锁骨下静脉选择漂浮球囊电极。

4. 术前准备

（1）术者准备：熟练掌握心脏解剖，掌握床旁超声定位、引导，掌握 X 线下心内导管操控；具备临时起搏电生理，熟练血管穿刺及具有急诊心包穿刺能力。

（2）耗材准备：6Fr 带锁动脉鞘、5Fr 漂浮球囊起搏电极、5Fr 固定弯起搏电极、临时起搏脉冲发生器（包括备用电池）、除颤电极贴片及深静脉穿刺用物。

（3）相关科室准备：通知介入导管室护士、技师就位，或通知床旁超声医生就位。

（4）其他：术前完善知情同意，建立静脉通路，行心电监测，并备好急救物品和设备。

5. 操作流程

（1）上腔静脉途径：穿刺右颈内静脉或锁骨下静脉，置入 6Fr 带锁鞘并固定。体外检查球囊是否漏气，经鞘管送入漂浮球囊电极（15～20cm），至上腔静脉处球囊充气，X 线透视或床旁超声引导（图 18-5）下顺血流方向推送电极至右心室近心尖部，球囊放气，电极尾端接临时起搏器，以快于自身心室率 10～20 次 /min 的起搏频率发放脉冲，若能稳定夺获心室，提示电极与右心室心内膜已良好接触。根据起搏 ECG 判断电极位置，理想位置为右心室心尖部（LBBB+ 电轴左偏）。顺时针旋紧带锁鞘，固定好电极（图 18-6）。测试起搏阈值、感知，设置起搏参数。

（2）下腔静脉途径：穿刺左 / 右股静脉，置入 6Fr 带锁鞘并固定，透视下送入已塑形的固定弯起搏电极，全程透视下送入右心房，避免进入分支，正位或 RAO 30° 透视下推送电极跨过三尖瓣抵达右心室近心尖部。其余步骤同上。

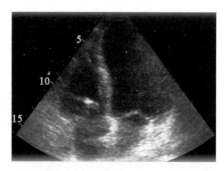

图 18-5　床旁超声引导漂浮球囊电极头端跨越三尖瓣环

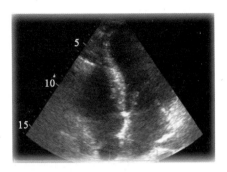

图 18-6　电极头端定位于右心室游离壁

6. 术后程控

（1）起搏模式选择：缓慢型心律失常起搏模式常选择 VVI 模式，室性心动过速超速抑制选择 VOO 模式。

（2）起搏阈值：调整起搏频率快于自身 10～20 次 /min，调整起搏电流 5～7mA，待稳定夺获后缓慢减少输出，直至不能夺获，最小夺获心肌输出电流即为起搏阈值。为保证起搏安全稳定，输出电流应为阈值的 2～3 倍，常将输出电流设定为 5～7mA。

（3）感知：患者有自身心律时可以测试感知功能。降低起搏频率至完全不起搏，调整感知灵敏度数值至最大，逐渐下调感知灵敏度，观察感知指示灯，待指示灯随自身心搏闪烁，说明已感知患者自身心搏。设定感知灵敏度低于此数值，通常设置在 2～5mV。

（4）起搏频率：通常设置为 60 次 /min；合并心力衰竭且无自身心律应适当提高起搏频率；尖端扭转型室性心动过速（TdP）设置起搏频率≥ 80 次 /min；室性心动过速超速抑制设定为室性心动过速频率的 1.25 倍，每次发放刺激＜ 5s。

7. 术后注意事项

（1）定期监测起搏 ECG、胸片及床旁超声心动图，测试起搏参数，观察电池电量。

（2）低分子量肝素抗凝，尤其是股静脉途径。若存在抗凝禁忌，优选颈内静脉临时起搏。

（3）预防性使用抗生素，穿刺部位每日换药，观察局部感染情况。

（4）定期评估自身心律，在保证安全的前提下早期拔除临时起搏器。

8. 并发症

（1）电极脱位：表现为不能起搏或间歇起搏，怀疑电极脱位应立刻完善床旁胸片、床旁超声心动图，酌情予药物提升心室率，在床旁超声引导下或转运至导管室重新调整电极位置。

（2）心律失常：心室腔内操作容易诱发心律失常，以室性期前收缩、室性心动过速最为多见，操作中出现室性心动过速或频发室性期前收缩应警惕电极对室壁张力过高，可适度回撤电极后观察。

（3）心肌穿孔：经股静脉途径、心脏大、室壁薄、心肌梗死急性期是穿孔的高危因素。临床表现为心前区疼痛、膈肌刺激、间歇失夺获、起搏阈值升高、感知不良，起搏 ECG 变为 RBBB 图形。体格检查可能闻及心包摩擦音，超声心动图可见心包积液，胸片显示导管头端伸出心影外。心肌穿孔后应暂停抗凝治疗，将电极回撤至心室内，重新调整电极位置。密切监测生命体征及心包积液量，若心脏压塞需穿刺引流。

（4）膈肌刺激：表现为膈肌随起搏规律收缩，首先除外心肌穿孔。应降低输出电流观察，必要时重新调整电极位置。

（5）其他：包括气胸、血胸、感染（穿刺部位感染、血流感染及 IE）、静脉血栓形成、PE、空气栓塞等。

（金元昊）

第十节　永久起搏器植入

1. 术前准备

（1）病史及体格检查：了解与植入位置及电极导线入路相关情况，右利手还是左利手，胸壁情况（如乳腺外科手术史）；中心静脉置管，三尖瓣相关手术病史等。

（2）辅助检查：超声，胸片，ECG，实验室检查（血常规、电解质、肝功能、肾功能、凝血、BNP、心梗三项，传染病指标）。

（3）患者准备：局部麻醉；如特殊需静脉麻醉或全身麻醉，术前 6 ~ 8h 禁食、禁水，补液；备皮。

（4）药物方面：抗凝药是否停用需要权衡利弊；目前公认的是手术 1h 前静脉滴注抗生素预防囊袋感染。

2. 术中参数测定及理想数值　术中需要测定的电学参数有导线的起搏阈值、感知功能及阻抗。

（1）起搏阈值：术中测试阈值脉宽均为 0.5ms；术中理想数值为心房导线阈值 ≤ 1.5V/0.5ms，心室导线阈值 ≤ 1.0V/0.5ms，具体数值因患者不同而异。

（2）感知功能：即心房导线和心室导线分别感知自身 P 波和 R 波能力，术中理想数值一般心房 P 波 ≥ 1.0mV，心室 R 波 ≥ 5.0mV，具体数值因患者不同而异。

（3）阻抗：提示导线的完整性及术中其与心肌固定是否牢靠的情况，术中理想数值为 400～1 200Ω，因导线生产商不同略有差异。

3. 术后观察

（1）ECG、心电监测 24h。

（2）胸片：了解导线位置、形态；有无气胸、血气胸。

（3）起搏器程控：起搏阈值、导线阻抗及感知功能等。

（4）次日换药：观察切口、囊袋区有无肿胀及皮肤张力。

（5）出院前宣教：起搏器植入侧上肢避免负重、剧烈/频繁地伸张及牵拉活动；囊袋相关感染并发症；术后定期程控。

4. 长期随访

术后 3、6、12 个月门诊复查，程控；此后每年常规起搏器程控测试一次；如有异常，再行胸片等检查。

5. 常见并发症

（1）急性期并发症

1）囊袋血肿：临床较常见，囊袋区肿胀疼痛明显，皮肤张力增加，切口渗血。轻者局部压迫，止痛药对症处理；重者则需要手术止血、清除积血。根据具体病情酌情减少或停用抗凝、抗血小板药物。

2）气胸/血胸：小量气胸/血胸，患者无明显症状，术后常规胸片发现，可自行吸收；重者可出现胸闷、气短等呼吸困难，胸片检查可明确，肺压迫 > 70% 或持续进展者，需要胸腔闭式引流。

3）导线脱位、移位：术后心率小于起搏低限频率（一般为 60 次/min）、RR 长间歇等，起搏器程控测试和胸片检查可确诊；一般需再次手术调整电极。

4）心脏穿孔：术后出现明显胸痛、起搏器失夺获、低血压高度怀疑心脏穿孔，进一步床旁超声、起搏器程控测试、胸片检查可明确。明确穿孔，需要手术复位。通常导线导致心脏穿孔，较少发生心脏压塞，但一旦血流动力学不稳定则需要紧急心包穿刺。

5）膈肌刺激：患者出现与起搏频率一致的上腹部跳动，通常是由于起搏脉冲刺激膈神经所致，起搏器程控测试降低起搏输出电压可缓解，个别情况需要手术调整电极导线位置。

6）急性期囊袋感染：多发生于术后 3d 至 4 周，较少见，局部囊袋红、肿、热、痛，血常规白细胞计数和中性粒细胞百分比等感染指标明显升高，给予抗生素静脉滴注，药物无法控制者需要手术清创，甚至移除起搏系统。

（2）慢性期并发症

1）起搏系统感染：术后数年，发生囊袋区红肿、脓性分泌物、囊袋破溃，甚至 IE，菌血症；轻者抗生素静脉滴注或囊袋清创；重者移除整个起搏器系统。

2）导线故障（断裂、绝缘层磨损）：表现为 ECG 异常，起搏和感知功能障碍，起搏器程控测试及胸片检查可进一步确认；通常需植入新的导线。

3）静脉血栓形成：植入侧上肢水肿、疼痛、有沉重感；多数自身已建立充分的侧支循环，保守治疗、抬高患肢、适当活动即可；锁骨下静脉、腋静脉血栓症状严重者，需要抗凝药物治疗；上腔静脉内血栓严重者需要介入治疗，但少见。

6. 常用器械

（1）永久起搏器分类（NBG）代码：见表18-4。

表18-4　永久起搏器分类（NBG）代码

位置	I	II	III	IV
分类	起搏心腔	感知心腔	对感知的反应	频率应答
使用字母	O:无	O:无	O:无	O:无
	A:心房	A:心房	T:触发	R:频率应答
	V:心室	V:心室	I:抑制	
	D:双腔(A+V)	D:双腔(A+V)	D:双重(T+I)	

（2）单腔起搏器

1）单心室起搏器：心室起搏（VP），心室感知（ventricular sensing，VS），感知到自身 QRS 波群后发放抑制脉冲，主要用于永久性心房颤动患者。

2）单心房起搏器：心房起搏（AP），心房感知（AS），感知到自身 P 波后发放抑制脉冲，目前较少用，用于房室传导良好的病态窦房结综合征患者。

（3）双腔起搏器：可同时起搏心房和心室，并感知心房和心室。

7. 报告书写　
主要包含患者基本信息（病案号、姓名、性别、年龄），手术日期，手术名称，麻醉方式，脉冲发生器植入位置，电极导线的入路（锁骨下静脉或腋静脉），术中程控测试的导线电学参数（导线起搏阈值、阻抗、感知）。

8. 起搏 ECG

（1）单腔起搏 ECG：VP 的 ECG，最常见为 VVI 模式（图 18-7），此外还有 VOO，VVT 较少见。AP的 ECG，最常见为 AAI 模式（图 18-8），此外还用 AOO，AAT 较少见。

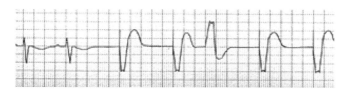

图 18-7　心室起搏心电图（VVI）

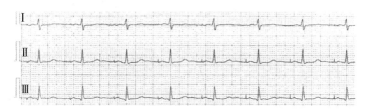

图 18-8　心房起搏心电图（AAI）

（2）双腔起搏 ECG：有四种 ECG 表现形式。

1）AP-VP（图 18-9）。

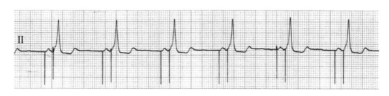

图 18-9　心房起搏 - 心室起搏（AP-VP）

2）AP-VS（图 18-10）。

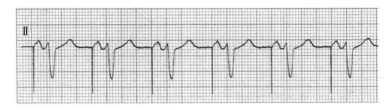

图 18-10　心房起搏 - 心室感知（AP-VS）

3）AS-VP（图 18-11）。

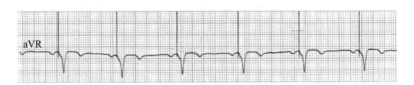

图 18-11　心房感知 - 心室起搏（AS-VP）

4）AS-VS（图 18-12）。

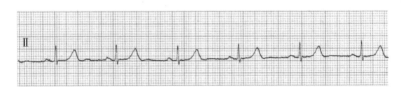

图 18-12　心房感知 - 心室感知（AS-VS）

（闫丽荣）

第十一节　永久起搏器程控

起搏器程控测试参数，普通起搏器主要了解起搏比例和自身心律情况、起搏器及导线的工作状态及参数的设置及优化，主要包括以下内容。

（1）房室起搏比例：心房起搏比例（AP%）和心室起搏比例（VP%）。

（2）导线阻抗：反映导线的完整性，一般为 400 ~ 1 200Ω，短时间内改变不应超过 200Ω。

（3）感知功能：即自身的 P 波和 R 波，起搏器感知自身心律的能力。

（4）起搏阈值：持续夺获心肌的最小能量，设定安全的起搏电压，保障起搏夺获。

（5）电池电量："OK"提示电池电量充足，"RRT/ERI"建议更换起搏器，"EOS/EOL"电池电量达到终末期。

（6）参数优化调整：包括起搏输出电压、感知灵敏度、起搏频率、优化 AV 等。

（闫丽荣）

第十二节　导管消融术

1. **适应证**　导管消融可以破坏快速型心律失常的起源病灶或维持心动过速的关键折返位置，进而达到根治或减少心律失常的目的（表 18-5、表 18-6）。

表 18-5　心动过速导管消融适应证

适应证	手术条件	治疗目的
阵发性室上性心动过速		
房室结折返性心动过速	术中诱发	根治
预激综合征或房室折返性心动过速	存在旁路传导的电生理证据	根治
房性心动过速或频发房性期前收缩	术中自发或诱发	根治
典型心房扑动	临床心电图确诊	根治
不典型心房扑动	持续发作或术中诱发	根治(可能再发其他类型的心房扑动或心房颤动)
心房颤动[①]	临床心电图确诊	控制症状

适应证	手术条件	治疗目的
单形性室性期前收缩、室性心动过速	术中自发或诱发	根治
器质性心脏病室性心动过速①	术中自发或诱发	控制症状、改善预后、减少 ICD 放电、改善 CRT 心室起搏比例

注：①心房颤动和器质性心脏病室性心动过速机制较复杂，可因手术方案的不同，对心动过速的发作有不同的要求，可查阅相关指南和著作。

CRT，心脏再同步化治疗；ICD，植入式转律除颤器。

表 18-6　目前推荐的心房颤动导管消融指征

（2017 HRS/EHRA 心房颤动导管和外科消融专家共识）

指征	推荐等级	证据等级
症状性阵发性心房颤动，至少尝试过一种 I 类或Ⅲ类抗心律失常药物无效	I	A
症状性持续性心房颤动，至少尝试过一种 I 类或Ⅲ类抗心律失常药物无效	Ⅱa	B
症状性长程持续性心房颤动，至少尝试过一种 I 类或Ⅲ类抗心律失常药物无效	Ⅱb	C
症状性阵发性心房颤动，尝试 I 类或Ⅲ类抗心律失常药物之前	Ⅱa	B
症状性持续性心房颤动，尝试 I 类或Ⅲ类抗心律失常药物之前	Ⅱa	C
症状性长程持续性心房颤动，尝试 I 类或Ⅲ类抗心律失常药物之前	Ⅱb	C
无症状阵发性或持续性心房颤动	Ⅱb	C

注：HRS/EHRA，心律学会 / 欧洲心律学会。

2. 禁忌证

（1）全身感染性疾病、败血症、IE。

（2）穿刺部位局部感染、穿刺入路血管闭塞或畸形。

（3）出血性疾病及显著出血倾向。

（4）严重心力衰竭不能平卧、严重肝功能和肾功能障碍、严重电解质紊乱及酸碱失衡。

（5）恶病质、疾病临终期。

（6）心房或心室血栓禁忌行心房颤动导管消融或器质性室性心动过速的导管消融。

（7）入路困难、心力衰竭、肝功能和肾功能不全、出血倾向、内环境紊乱等禁忌证是相对的，需要权衡利弊。

3. 术前准备

（1）病史采集：心律失常的发生和终止方式、伴随症状、治疗反应和相应心电资料，合并病、心脏病外科手术史和既往导管消融、器械植入史。

（2）常规体格检查：注意穿刺部位血管杂音。

（3）客观检查：ECG、胸片、超声心动图和 / 或动态 ECG，血常规、尿常规、便常规、出 / 凝血功能、电解质及肝、肾功能等。

（4）排除血栓：心房颤动或持续性心房扑动患者术前 TEE 或左心房 CTA 排除心耳血栓，器质性心脏病室性心动过速患者术前心脏彩色多普勒超声或 CTA 排除心室血栓。

（5）抗心律失常药物：绝大多数情况需要停用 I 类和 III 类抗心律失常药物至少 5 个半衰期（胺碘酮至少停用 2 周）。例外情况：如术中不依赖诱发来判断靶点的心房颤动，器质性室性心动过速在维持抗心律失常药物治疗时仍有发作，希望通过导管消融进一步减少室性心动过速发作，可不停用原使用的抗心律失常药物。

（6）多数电生理检查及导管消融手术可在局部麻醉或联合清醒镇静条件下进行，因此术前不需要禁食。不能配合手术的儿童或可能引起难以耐受的疼痛（如部分心房颤动射频消融、心外膜室性心动过速）时，可考虑静脉 - 吸入复合全身麻醉手术，需术前禁食、禁水 8h。

（7）获取知情同意：告知患者手术的必要性、手术过程、风险及注意事项。

4. 基本操作

（1）设备器械：X 线透视设备、电生理记录仪、程序性刺激仪、血管穿刺工具和血管鞘、不同解剖位置的多极标测导管。导管消融还需要消融导管、射频消融仪器、三维导航设备。

（2）标测入路：右颈内静脉、锁骨下静脉、股静脉。

（3）导管放置：高位右心房、冠状静脉窦、希氏束、右心室。

（4）消融入路：见表 18-7。

表 18-7　消融入路

消融靶点	举例	入路
右心房、右心室或三尖瓣环	房室结折返性心动过速 右侧旁路 右心房房性心动过速 典型心房扑动 右心室流出道室性期前收缩、室性心动过速	股静脉 偶经右颈内静脉
二尖瓣环或左心室	左侧旁路 左心室室性心动过速	股动脉逆行 或经股静脉穿房间隔
左心房	左心房房性心动过速 心房颤动	经股静脉穿房间隔
主动脉窦内	主动脉窦室性期前收缩、室性心动过速 无冠窦房性心动过速	股动脉逆行
心外膜	心外膜旁路 心外膜室性心动过速	股静脉经冠状静脉窦及属支 或剑突下穿刺心包途径

（5）术中用药

1）肝素：仅右侧标测消融时，肝素用量 50U/kg；左侧标测消融时，肝素用量 100U/kg，并维持 ACT 在 300s 左右。

2）异丙肾上腺素：易化心动过速的自发或诱发。

3）ATP 或腺苷：阻断房室结或特殊旁路的传导用于鉴别诊断，易化普通旁路传导、兴奋静止心肌的传导能力、触发心房颤动等帮助指导消融。

（6）电生理检查：导管消融前需要行电生理检查诱发心律失常并鉴别诊断，或对已经存在的心律失常进行鉴别诊断，消融后需重复电生理检查以验证消融急性期消融效果（详见第十七章第三节）。

（7）常见消融能源

1）射频消融：高频交流电在导管尖端接触的组织中产生阻抗热形成凝固性坏死。

2）冷冻消融：低温产生组织损伤，其中冷冻球囊专门用于肺静脉电隔离。

（8）常见靶点和终点：见表 18-8。

表 18-8　常见靶点和终点

心动过速类型	常见靶点	消融终点
房室结折返性心动过速	房室结慢径区域,即 Koch 三角底部	心动过速不再诱发
预激综合征或房室折返性心动过速	二尖瓣环或三尖瓣环附近的旁路前传和 / 或逆传最早激动点	旁路前传和逆传阻断
局灶性房性心动过速	标测证实的心房内最早激动点	房性心动过速终止且不再诱发
典型心房扑动	三尖瓣环和下腔静脉之间的右心房峡部	消融线双向传导阻滞
不典型心房扑动	标测证实的折返环关键路径	消融线双向传导阻滞
心房颤动[①]	环肺静脉前庭	肺静脉传入及传出电隔离
非器质性心脏病室性期前收缩、室性心动过速	多为局灶性质,靶点为标测证实的心室内最早激动点	室性期前收缩消失或室性心动过速终止且不再诱发
器质性心脏病室性心动过速[①]	多为大折返性质,靶点为标测证实的传导峡部	室性心动过速终止且不再诱发

注:①心房颤动和器质性心脏病室性心动过速机制较复杂,可存在其他额外的消融方案及相应终点,可查阅相关指南和著作。

5. 常用操作

(1)动静脉穿刺:有共同的操作步骤,具体如下。

1)备物(作用):碘附(消毒),2% 利多卡因对半稀释成 1%(局部麻醉),肝素盐水(1:100,冲洗穿刺物品和鞘管),深静脉穿刺针,短钢丝,6Fr、7Fr 或 8Fr 鞘管(组装内鞘、肝素盐水冲洗),5ml 注射器(接深静脉穿刺针并冲洗)、10ml 注射器(抽适量的利多卡因)及 20ml 注射器(抽冲管的肝素盐水),无菌纱布(擦拭血液及压迫)。

2)体位:仰卧位。

3)消毒铺巾:以穿刺点为中心,消毒范围足够大(直径 15cm 以上),铺巾要充分暴露穿刺点及附近解剖标志。

4)麻醉:逐层麻醉。

5)穿刺方法:改良 Seldinger 法(图 18-13)。

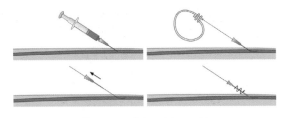

图 18-13　改良 Seldinger 法

　　见穿刺血管回血通畅，判断回血为静脉血或动脉血（静脉血为暗红色，持续缓慢流动；动脉血为鲜红色，呈搏动性），固定穿刺针位置，经穿刺针留置短钢丝后退出穿刺针，尖刀沿钢丝旁做皮肤小切口，沿钢丝留置鞘管，拔出鞘芯及钢丝，肝素盐水回抽空气并冲洗管腔，锁闭鞘管三通。

　　（2）右颈内静脉穿刺

　　1）体位：去枕平卧，头向左侧稍偏斜。

　　2）穿刺进针点和进针方向：进针点位于胸锁乳突肌中点、颈总动脉外侧旁开 0.5 ~ 1cm（前路）或胸锁乳突肌的胸骨头、锁骨头与锁骨上缘构成的颈内三角定点（中路），针尖与皮面夹角 30° ~ 40°，朝向同侧乳头方向进针。

　　3）先用细针头穿刺寻找，探及静脉血管后替换成深静脉穿刺针向相同的方向穿刺。

　　4）一般进针 2 ~ 3cm 可抽到静脉血，如回抽未能见血，则退针至皮下选定第二次尝试进针角度，先尝试调整为朝外侧，后尝试调整为朝内侧，在一个扇形区域内依次寻找。

　　5）确认进入静脉系统：X 线下透视明确钢丝可经过心影进入下腔静脉。

　　（3）锁骨下静脉穿刺

　　1）体位：去枕平卧，头向穿刺对侧稍偏斜。

　　2）穿刺进针点和进针方向：进针点位于锁骨中点的下缘或锁骨的内中 1/3 交界处下方 1cm（锁骨下入路），针尖与皮面夹角约 30°（恰可进入锁骨后的角度），向胸骨上凹或偏上 2cm 方向进针。

　　3）可穿刺左侧或右侧锁骨下静脉。

　　4）一般进针 5 ~ 6cm 可抽到静脉血，如回抽未能见血，则退针至皮下选定第二次尝试进针角度，可在朝向胸骨上凹至胸骨上凹偏上 2cm 的扇形区域内寻找。

　　5）确认进入静脉系统：X 线下透视明确钢丝可经过心影进入下腔

静脉。

（4）股静脉穿刺

1）体位：平卧位，穿刺侧下肢伸直稍外展。

2）穿刺进针点和进针方向：腹股沟韧带（即髂前上棘和耻骨结节连线）下方2.5cm触诊动脉搏动最明显处内侧0.5cm进针，针尖与皮面夹角30°~45°，平行于股动脉走行方向进针。

3）可穿刺左侧或右侧股静脉。

4）一般进针3~4cm可抽到静脉血，如回抽未能见血，则退针至皮下选定第二次尝试进针角度，可稍偏向动脉方向，即朝外调整。

（5）股动脉穿刺：见图18-14。

1）体位：平卧位，穿刺侧下肢伸直稍外展。

2）穿刺进针点和进针方向：腹股沟韧带（即髂前上棘和耻骨结节连线）下方2.5cm触诊动脉搏动最明显处进针或在X线透视下确认在股骨头中内1/3交界处、股骨头水平中线稍下方进针，针尖与皮面夹角30°~45°，平行于股动脉走行方向进针。

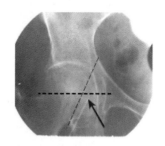

图18-14　透视下选定股动脉穿刺进针点

3）可穿刺左侧或右侧股动脉。

4）一般进针3~4cm可见动脉血喷出，如未能成功，退针至皮下选定第二次尝试进针角度，可先后朝内及朝外调整。

（6）常见问题、可能原因和解决方法

1）回血不畅及送入导丝困难可能原因（解决方法）：进针太深或太浅或没有刺中血管正中，针尖空腔部分在血管壁外（微调深度和方向直至回血通畅）；静脉塌陷（保持充足血容量、调低穿刺部位）；钢丝进入侧支或贴壁（压低针头即与皮面夹角变小或回退钢丝旋转后重新送入）。

2）送入鞘管困难可能原因（解决方法）：导丝未在血管真腔（重新穿刺）；血管迂曲（透视观察导丝走行，必要时更换对侧重新穿刺）；切皮不充分（确认切开皮下坚韧组织），或皮肤松弛（绷紧皮面入鞘）。

3）置入鞘管后回抽未见血液可能原因（解决方法）：管腔末梢贴壁（穿刺与皮面夹角避免大于45°可减少贴壁，重新置入钢丝调整深度后再尝试回抽）；未进入真腔（重新置入钢丝困难，可拔除鞘管压迫后再考虑原位置或对侧穿刺）。

4）穿刺静脉时误入动脉可能原因（解决方法）：穿刺时过于偏向动脉

方向（穿刺针刺中动脉、导丝进入动脉：拔出后压迫，可原位重复尝试或更换穿刺部位；鞘管置入动脉：颈内静脉与股动脉尚可术后拔除鞘管并压迫止血，锁骨下动脉需尝试交替管径较小的鞘管直至完全撤除进行保守治疗或考虑外科手术）。

（7）右心室电极和希氏束电极放置（X线指导）（图18-15）

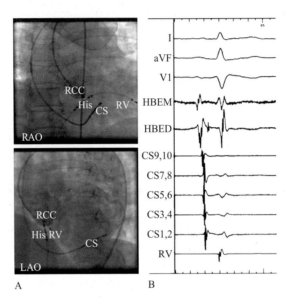

RAO，右前斜位；LAO，左前斜位；HBE，希氏束电图；RV，右心室电图；

RCC.右冠窦；RV.右心室；CS.电极；His.希氏束。

图18-15　希氏束和右心室电极放置

A.X线透视下放置好的希氏束和右心室电极（可见主动脉右窦造影）；B.腔内电图。

1）预塑型：根据患者体型及心脏大小在导管近段塑形以获得下腔静脉附近的良好支撑。

2）RAO 30°~45°。

3）保持透视下导管展开（极间距最大）向右心室推进，遇到阻力时可稍撤退后顺时针或逆时针微调再重新推进。

4）右心室电极：送达靠近心尖部位置，导管近端出现形变提示导管接触良好，接尾线后记录局部电位高低及起搏夺获情况。

5）希氏束电极：送至Koch三角顶端跨瓣后顺时针贴靠间隔，接尾线后记录局部电位，顺时针可继续贴靠间隔结合推送或回拉，记录到尖锐的 H 波及较大的 A 波，即近端希氏束电位。

6）LAO 45°：作为 RAO 的互补，在判断导管偏向间隔或游离壁有困难时采用。

6. 报告书写　主要包含以下内容：患者基本信息（病案号、姓名、性别、年龄），手术日期，手术目的，麻醉方式，基础疾病，穿刺入路，所使用的导管，使用三维系统情况，电生理检查内容（基础心律、AH/HV 间期、前传文氏点、逆传途径、诱发心律失常情况等），检查结论，消融过程（入路、靶点判定方法、消融能源、消融次数、功率和时间等），消融结论，术者及助手签字。

7. 术后处理和观察

（1）穿刺血管处理：静脉鞘管直接拔除后压迫包扎，动脉鞘管拔除后可采用缝合器或闭合器止血或手动压迫 15min 止血，加压包扎。之后卧床 4 ~ 6h，次日拆除绷带。

（2）术后测量血压。如全身麻醉术后已苏醒拔管者需继续禁食，进行血压、脉搏血氧饱和度监测直至患者完全清醒。

（3）复查 ECG，住院期间持续心电监护发现心律失常并发症或合并症（如持续性房性心律失常转复后窦性停搏、窦性心动过缓）和心律失常早期复发。

（4）发现和处理穿刺并发症（出血、血肿、假性动脉瘤、动静脉瘘、气胸或血气胸）。

（5）发现和处理导管操作相关并发症（房室传导阻滞、束支传导阻滞、心脏穿孔、心脏压塞、下肢 DVT 或 PE、脑梗死等）。

（6）术后抗栓：术后床旁心脏超声排除心脏压塞或积液后继续抗栓治疗。持续性心房扑动转复后至少抗凝 1 个月，心房颤动消融后至少抗凝 2 个月，其余无抗凝指征患者单抗血小板 1 ~ 3 个月。心房颤动患者远期抗凝方案根据患者血栓风险评分而定，$CHA_2DS_2\text{-}VASc$ 评分男性 ≥ 1 分，女性 ≥ 2 分，无论远期心房颤动是否复发均建议长期口服抗凝药物。

（7）心房颤动消融术后应用质子泵抑制剂 2 个月以减少心房食管瘘风险。

（郭晓刚）

第十三节 植入型心律转复除颤器与心脏再同步化治疗

1. 植入型心律转复除颤器

（1）适应证：植入型心律转复除颤器（ICD）可有效终止恶性室性心律失常，是心脏性猝死（SCD）有效的防治手段。目前，传统的经静脉 ICD 应用最为广泛，具有抗心动过缓起搏、抗心动过速起搏、低能量转复和高能量除颤的功能。其在猝死一级及二级预防中的地位被充分认可（表 18-9）。

表 18-9　植入型心律转复除颤器（ICD）适应证

适应证	推荐级别	证据等级
因非可逆原因的室性心动过速/心室颤动导致心脏骤停或出现血流动力学不稳定的室性心动过速,预期生存时间 > 1 年	I	B
结构性心脏病合并自发持续性室性心动过速,预期生存时间 > 1 年	I	B
结构性心脏病出现不明原因晕厥,电生理检查诱发出持续性单形性室性心动过速(SMVT),预期生存时间 > 1 年	I	B
缺血性心脏病导致的左心室射血分数(LVEF)≤ 35%,心肌梗死后至少 40d 或血运重建后至少 90d,经最佳药物治疗后纽约心脏协会(NYHA)心功能分级Ⅱ级或Ⅲ级,预期生存时间 > 1 年	I	A
缺血性心脏病导致的 LVEF ≤ 30%,心肌梗死后至少 40d 或血运重建后至少 90d,经最佳药物治疗后 NHYA 心功能分级 I 级,预期生存时间 > 1 年	I	A
既往心肌梗死导致的非持续室性心动过速(NSVT),如 LVEF ≤ 40%,电生理检查能够诱发出持续性室性心动过速或心室颤动,预期生存时间 > 1 年	I	B
非缺血性心脏病导致的 LVEF ≤ 35%,经最佳药物治疗后 NHYA 心功能分级Ⅱ级或Ⅲ级,预期生存时间 > 1 年	I	A
致心律失常型右心室心肌病(ARVC)患者,合并至少 1 项猝死危险因子,如心脏骤停幸存者、持续性室性心动过速、RVEF 或 LVEF ≤ 35% 的显著心功能不良,预期生存时间 > 1 年,推荐植入 ICD	I	B
症状性长 QT 综合征、儿茶酚胺敏感性多形性室性心动过速患者,若优化 β 受体拮抗剂治疗无效或不能耐受,仍有反复持续性室性心动过速或晕厥发作	I	B

传统的经静脉ICD植入需要有静脉入路，存在一定比例的操作和/或器械相关并发症，因此，部分患者应用受限。目前，针对没有静脉通路或具有高感染植入风险的患者，可考虑应用全皮下植入型心律转复除颤器（subcutaneous implantable cardioverter defibrillator，S-ICD）。S-ICD脉冲发生器及导线均为皮下走行，可提供80J的双相除颤波，已被研究证实可有效转复心室颤动。此外，针对由于感染等原因需要移除ICD系统、等待心脏移植或尚不满足ICD植入适应证的猝死高危患者，可应用穿戴式除颤器（wearable cardioverter defibrillator，WCD）。

（2）经静脉植入式心律转复除颤器（trans-venous implantable cardioverter-defibrillator，TV-ICD）

1）植入技术

①术前准备：ICD植入需在有X线透视设备的导管室进行，常规配备心电监护、体外除颤设备及抢救药物。

②手术入路：手术切口一般选择左侧锁骨下横切口或斜切口，常规消毒铺巾后在局部麻醉下进行操作。

③电极导线植入：穿刺锁骨下静脉或腋静脉成功后，制作皮下囊袋，经可撕开鞘送入除颤电极导线，除颤电极导线顶端通常置于右心室心尖部或右心室心尖间隔部。对于植入双腔ICD的患者则需将心房电极导线常规植入右心耳。

④术中起搏测试：右心室起搏参数一般要求为R波感知≥5mV，阻抗$400 \sim 1\,200\Omega$，起搏阈值≤1V/0.5ms，除颤阻抗$30 \sim 100\Omega$。其中需重点关注R波感知，因为该参数关系到ICD是否可准确识别心律失常。目前临床上对于TV-ICD患者常规不进行除颤阈值测试。

⑤固定电极导线及ICD植入：测试起搏参数满意后，将电极导线固定于囊袋底部，并将其与脉冲发生器连接，将脉冲发生器置于囊袋中，再次进行起搏参数及除颤阻抗测试，参数满意后逐层缝合伤口。注意连接插头和缝合皮肤时，应确保ICD是关闭的。

⑥除颤阈值测试：既往是ICD植入的必要步骤，但根据近期的研究进展，目前大部分中心都已经不进行此项测试。

⑦ICD程控：根据患者情况进行心律失常识别及治疗参数设置，并在伤口包扎完毕后开启ICD的治疗功能。

2）术中可能出现的技术问题及解决方案

①R波感知不满意：部分ICD适应证患者合并心肌病，心室肌弥漫瘢痕或纤维化会导致R波感知<5mV，此时需重新将单极导线置于右心室心尖部以外的其他位置，如间隔部或流出道等。

②诱发心律失常：除颤电极导线在右心室内操作可能诱发室性心律失常，可通过程控仪向除颤电极导线发放快速心室起搏（VP），多数可被中止。对于快速 VP 仍无法转复者则需采用体外电除颤进行转复。

（3）皮下植入式心律转复除颤器（subcutaneous implantable cardioverter-defibrillator，S-ICD）

1）植入技术

①术前准备：术前应进行体表 ECG 筛查，分别在静息、运动状态下及不同体位时评估 S-ICD 对患者皮下信号的感知能力。ICD 植入需在有 X 线透视设备的导管室进行，常规配备心电监护、体外除颤设备及抢救药物。患者全身麻醉下进行手术。

②手术入路及体表定位标记（图 18-16）：术前采用 ICD 模拟器及除颤电极导线在体表定位，通过 X 线透视确定 ICD 装置和电极导线的位置是否满意（透视下可见心脏位于除颤线圈和 ICD 装置之间），并在相应位置进行标记。常规消毒铺巾。

③制作皮下囊袋、剑突下切口、胸骨上切口及皮下隧道：左侧第 5～6 肋间和腋中线附近制作囊袋用于埋藏 ICD 装置，沿剑突下切口向囊袋及胸骨上切口分别打隧道用于植入除颤导线，并分别在剑突下切口及胸骨上切口处固定导线。

④放置 ICD 装置和缝合囊袋：将 ICD 装置与除颤导线连接后放入囊袋，缝合第一层组织，注意缝合时排空皮下组织内的残余空气，以确保装置与组织之间的良好接触。

⑤除颤阈值测试：用 50Hz 的快速刺激脉冲持续 3s 诱发心律失常，随后 S-ICD 进行感知、充电及放电治疗，若低能量电击治疗未能转复，则自动进行更高能量的电击治疗。

⑥缝合伤口：除颤阈值测试及感知 R 波测试均满意后逐层缝合囊袋、剑突下及胸骨上切口。

2）ICD 程控：根据患者术中测试情况进行恰当的感知向量、除颤向量、心律失常的识别及治疗参数设置。

3）术中可能出现的技术问题及解决方案：除颤阈值测试失败，首先通过体外除颤中止心律失常。并排除故障，更换除颤极性再次进行除颤阈值测试；X 线透视评估装置和导线的植入位置是否合适；确保电极导线尾端完全插入 ICD 装置；排空皮下组织内的残余空气确保装置与周围组织有良好的接触。

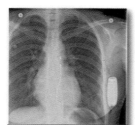

感知环平行且位于胸骨中线左侧1cm处

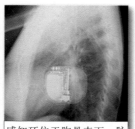

感知环位于胸骨表面，脉冲发生器位于腋中线

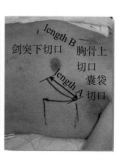

图 18-16　皮下植入式心律转复除颤器（S-ICD）手术入路及体表定位标记

2. 心脏再同步化治疗

（1）适应证：2018 年中国心力衰竭诊断和治疗指南中，建议心力衰竭患者在药物优化治疗至少 3 个月后仍存在以下情况应该进行心脏再同步化治疗（CRT）治疗，以改善症状及降低病死率（表 18-10）。

表 18-10　心脏再同步化治疗适应证

适应证	推荐级别	证据等级
窦性心律,LVEF ≤ 35%、QRS 波时限 ≥ 150ms、LBBB,优化药物治疗后的有症状的心力衰竭	I	A
窦性心律,QRS 波时限 130 ~ 149ms,LBBB,LVEF ≤ 35% 的症状性心力衰竭	II a	B
窦性心律,LVEF ≤ 35%,QRS 波时限 ≥ 150ms,非 LBBB,优化药物治疗后有症状的心力衰竭	II a	B
窦性心律,LVEF ≤ 35%,QRS 波时限 130 ~ 149ms,非 LBBB,优化药物治疗后的有症状的心力衰竭	II b	B
需要高比例(> 40%)心室起搏的 HFrEF	I	A
LVEF ≤ 35%,药物优化治疗后 NYHA 心功能分级 III ~ IV级,心房颤动,QRS 波时限 ≥ 130ms 的心力衰竭,应考虑 CRT,若双室起搏比例小于 90% ~ 95%,建议房室结消融治疗	II a	B
有心力衰竭症状的心房颤动且心率无法控制,适合房室交界区消融,HFrEF	I	B

适应证	推荐级别	证据等级
有心力衰竭症状的心房颤动且心率无法控制,适合房室交界区消融,HFrEF	Ⅱa	C
已植入起搏器或ICD的HFrEF,心功能恶化伴高比例右心室起搏	Ⅱa	B

注:LVEF,左心室射血分数;LBBB,左束支传导阻滞;HFrEF,慢性射血分数降低的心力衰竭;NYHA,纽约心脏协会;ICD,植入型心律转复除颤器;CRT,心脏再同步化治疗。

（2）植入技术

1）术前准备:CRT植入需在有X线透视设备的导管室进行,常规配备心电监护、体外除颤设备及抢救药物。

2）手术入路:手术切口一般选择左侧锁骨下横切口或斜切口,常规消毒铺巾后在局部麻醉下进行操作。

3）冠状静脉窦造影:穿刺左侧锁骨下静脉或腋静脉成功后,制作皮下囊袋,经可撕开鞘放入左心室长鞘,在冠状动脉导丝或冠状窦电生理诊断电极导引下将左心室长鞘送入冠状静脉窦,撤出冠状动脉导丝或冠状窦电生理诊断电极,推注少量对比剂证实长鞘在冠状静脉窦内。随后经左心室长鞘进行冠状静脉窦造影,选择靶静脉,一般按照以下优先顺序进行选择:侧静脉、侧后静脉、后静脉、心中静脉、心大静脉,其中后两者临床上较少采用。

4）左心室电极导线植入:通过冠状动脉导丝导引法将左心室电极导线送入靶静脉。植入到位后进行起搏参数测试,一般要求阻抗400～1 200Ω,起搏阈值≤2.5V/0.5ms,感知R波≥5mV,并通过高输出验证是否有膈神经刺激。

5）右心室及右心房电极导线植入:常规植入右心室和右心房电极导线。一般右心室电极导线植入部位尽量与左心室电极导线相距较远,以实现较好的心脏再同步化。

6）固定电极导线及连接CRT装置:测试起搏参数满意且无膈神经刺激后,撤出左心室长鞘。再次评估起搏参数并X线透视下确定撤鞘后电极导线无移位后,将电极导线固定于囊袋底部,并与CRT装置连接,将CRT装置置于囊袋,逐层缝合切口。

（3）术中可能出现的技术问题及解决方案

1）寻找冠状静脉窦口困难:多数CRT适应证患者基础心脏疾病可引起

心脏解剖改变，如右心房扩大、心脏转位、冠状静脉窦开口扭曲等，从而导致冠状静脉窦口寻找困难。对于该部分患者可术前提前行 CT 冠状静脉窦成像，以了解冠状静脉窦开口位置、走行及分支情况。术中寻找困难者可采用冠状动脉造影延迟成像来显示冠状静脉窦开口，也可采用导引钢丝进行探寻。

2）冠状静脉窦夹层或穿孔：主要原因为造影导管直径偏大、与冠状静脉窦不匹配，造影导管进入冠状静脉窦分支内及造影导管和冠状动脉导丝反复在心脏静脉内走行等。主要表现为冠状静脉窦造影后对比剂滞留。可通过造影前先少量注入对比剂进行"冒烟"判断长鞘是否位于冠状静脉窦内及静脉管腔大小来进行预防。一旦出现冠状静脉窦夹层或穿孔，血流动力学稳定时，可在夹层或穿孔的远端继续完成 CRT；如出现心脏压塞，可行心包穿刺。

3）左心室电极导线起搏高阈值或致膈神经刺激：可依次采用在相同静脉内更换电极导线位置，变换起搏极性，更换靶静脉的策略。

4）无合适的靶静脉：部分患者左心室靶静脉（侧静脉、侧后静脉或后静脉）较细或缺如。可通过反复行冠状静脉窦造影以发现可能遗漏的靶静脉，可考虑采用希浦系统起搏或心外膜导线代替左心室电极导线。

5）左心室导线脱位：可能在撤出左心室长鞘时发生。可选择与靶静脉粗细合适的左心室电极导线、熟悉撤鞘流程来避免左心室导线脱位。但一旦发生则需重新植入。

（陈若菡　孙　奇）

第十四节　心内膜心肌活检

1. **临床意义**　心内膜心肌活检（EMB）是一种常用的直接评价心肌组织的诊断方法，除常规用于移植心脏排斥反应监测外，还可用于心肌炎（又称炎症性心肌病）、心肌病、心律失常、药物心脏毒性和系统疾病累及心脏的诊断评价。

2. **适应证**　2007 年美国心脏学会提出了建议 EMB 的 14 种临床情况，见表 18-11。

表 18-11　心内膜心肌活检的临床情况

临床情况	推荐等级	证据等级
不明原因的新发心力衰竭 < 2 周,左心室大小正常或扩张伴血流动力学受损	I	B
不明原因的新发心力衰竭 2 周至 3 个月,左心室扩张,伴新发室性心律失常,二度或三度房室传导阻滞,常规治疗 1 ~ 2 周无效	I	B
> 3 个月的心力衰竭,左心室扩张,伴新发室性心律失常,二度或三度房室传导阻滞,常规治疗 1 ~ 2 周无效	IIa	C
怀疑过敏反应和 / 或嗜酸性粒细胞增多症引起的心力衰竭,不论病程长短	IIa	C
怀疑蒽环类抗癌药心肌病相关心力衰竭	IIa	C
不明原因的限制型心肌病相关心力衰竭	IIa	C
可疑心脏肿瘤	IIa	C
儿童不明原因心肌病	IIb	C
新发心力衰竭 2 周至 3 个月,左心室扩张,不伴新发室性心律失常,二度或三度房室传导阻滞,常规治疗 1 ~ 2 周有效	IIb	B
> 3 个月的心力衰竭,左心室扩张,不伴新发室性心律失常,二度或三度房室传导阻滞,常规治疗 1 ~ 2 周有效	IIb	C
不明原因肥厚型心肌病相关心力衰竭	IIb	C
怀疑致心律失常型右心室心肌病	IIb	C
不明原因的室性心律失常	IIb	C
不明原因的心房颤动	III	C

　　2011 年欧洲心血管病理学协会和心血管病理学会提出了针对心肌病特异病因或疾病的病理诊断潜力与 EMB 推荐建议（表 18-12），有可能会提高临床获益。

表 18-12 心内膜心肌活检的病理诊断潜力与推荐等级

拟诊疾病	病理诊断潜力	推荐等级
心肌炎 / 炎症性心肌病	确诊	支持
心脏结节病	确诊	支持
药物或有毒化学品引起的心肌疾病	高度怀疑 / 怀疑	支持(过敏性心肌炎)/混合(药物毒性)
产后心肌病	怀疑	混合
心脏淀粉样变性	确诊	支持
铁沉积或过载	确诊	支持
糖原蓄积病	怀疑 / 电镜确诊	支持
Fabry 病	怀疑 / 电镜确诊	支持
结蛋白心肌病	非特异 / 电镜与免疫组化确诊	支持
肌营养不良蛋白心肌病	确诊 / 怀疑	混合
核纤层蛋白病(Lamin A/C)	非特异	不支持
线粒体心肌病	电镜高度怀疑 / 怀疑	混合
致心律失常型右心室心肌病	高度怀疑 / 非特异	支持(部分病例)
Löeffler 心内膜炎 / 心内膜心肌纤维化	确诊 / 怀疑	支持(急性或亚急性期)
心脏肿瘤	确诊	支持
肥厚型心肌病(肌小节基因突变)	怀疑 / 非特异	混合
特发性限制型心肌病	怀疑 / 非特异	混合
特发性扩张型心肌病	怀疑 / 非特异	混合
心脏移植	确诊	支持

3. 操作步骤

（1）操作人员应为心血管介入医师。每例患者应至少钳取 3～5 块组织，每块直径 1～2mm。一般钳取部位在室间隔和心尖部，应避免在游离壁、流出道取材，以防心脏穿孔。

（2）操作过程

1）经股静脉或颈内静脉途径穿刺，置入鞘管，将包含猪尾导管的长引导管送入右心房，逆时针旋转通过三尖瓣口进入右心室。长引导管顶端指向室间隔，撤出猪尾导管保留引导管并保持位置稳定。可注入少量对比剂，确定引导管顶端在室间隔中部。经引导管送入活检钳，适当回撤引导管，活检钳对准室间隔取材。每次钳取后应冲洗引导管。

2）经股动脉或桡动脉途径至左心室活检的应用很少，仅限于病变局限在左心室或不能在右心室活检的患者行左心室活检时，必须给予肝素抗凝。其他器械操作同右心室操作。术后应观察患者临床表现及血流动力学是否稳定，及时发现并发症并早期处理。术后常规行胸部 X 线胸片检查，复查超声心动图；复查心肌损伤标志物，包括心肌酶和肌钙蛋白。

4. 并发症及处理

（1）心肌穿孔、急性心脏压塞：是最严重的并发症，发生率为 0.3% ~ 0.5%。与 EMB 操作粗暴、用力过猛及取材部位不当，取材过多、过深有关。右心室游离壁、右心室流出道（RVOT）和下壁等处室壁较薄，钳取时容易发生穿孔。一经发现必须立即终止手术，紧急行心包穿刺引流，解除压塞症状。对于心肌穿孔较大者，请心外科手术修补。

（2）三尖瓣损伤：操作相关，若为轻度损伤，一般可不做特殊处理；若为严重损伤，按急性三尖瓣关闭不全处理，必要时行外科三尖瓣修补术或瓣膜置换术。

（3）栓塞：主要原因为心腔内原有血栓脱落、心肌活检组织或组织碎屑脱落及操作中气栓。术前仔细检查排除心腔内血栓，术中规范操作，适当抗凝，有助于避免和减少栓塞发生。

（4）心律失常：与活检钳触碰刺激心室壁，以及钳夹部位损伤影响传导系统有关，应注意选择活检部位，通常在钳夹时可以适当观察，如心电监测已经出现房室传导阻滞，建议松开钳夹，不再继续钳取。若出现影响血流动力学的严重心律失常，应积极对应处理。

（5）与穿刺损伤有关的并发症：包括气胸、血管损伤、神经麻痹、穿刺部位出血、血肿、动静脉瘘形成等，规范熟练操作可减少上述并发症。

（蒋 文）

推荐阅读资料

[1] 冠状动脉血流储备分数临床应用专家共识专家组．冠状动脉血流储备分数临床应用专家共识．中华心血管病杂志, 2016, 44(4): 292-297.

[2] 黄从新，张澍，黄德嘉，等．左心耳干预预防心房颤动患者血栓栓塞事件：目前的认识和建议 -2019. 中国心脏起搏与心电生理杂志, 2019, 33(5): 385-401.

[3] 胡盛寿，高润霖，杨跃进，等．中国冠状动脉血运重建适宜性标准的建议 (试行). 中国循环杂志, 2016, 31(4): 313-317.

[4] 张澍．心律失常介入诊疗培训教程．北京：人民卫生出版社, 2018.

[5] 血管内超声在冠状动脉疾病中应用的中国专家共识专家组．血管内超声在冠状动脉疾病中应用的中国专家共识 (2018). 中华心血管病杂志, 2018, 46(5): 344-351.

[6] 中华医学会心血管学病分会介入心脏病学组，心血管病影像学组．光学相干断层成像技术在冠心病介入诊疗领域的应用中国专家建议．中华心血管病杂志, 2017, 45(1): 5-12.

[7] 中华医学会心血管病学分会介入心脏病学组，中国医师协会心血管内科医师分会血栓防治专业委员会，中华心血管病杂志编辑委员会．中国经皮冠状动脉介入治疗指南 (2016). 中华心血管病杂志, 2016, 44(4): 382-400.

[8] 中华医学会心血管病学分会中国成人肥厚型心肌病诊断与治疗指南编写组，中华心血管病杂志编辑委员会．中国成人肥厚型心肌病诊断与治疗指南．中华心血管病杂志, 2017, 45(12): 1015-1032.

[9] CALKINS H, HINDRICKS G, CAPPATO R, et al. 2017 HRS/EHRA/ECAS/APHRS/SOLAECE expert consensus statement on catheter and surgical ablation of atrial fibrillation. Heart Rhythm, 2017, 20(1): e1-e160.

[10] GLIKSON M, WOLFF R, HINDRICKS G, et al. EHRA/EAPCI expert consensus statement on catheter-based left atrial appendage occlusion - an update. EuroIntervention, 2020, 15(13): 1133-1180.

[11] OMMEN S R, MITAL S, BURKE M A, et al. 2020 AHA/ACC guideline for the diagnosis and treatment of patients with hypertrophic cardiomyopathy: a report of the American College of Cardiology/American Heart Association Joint Committee on Clinical Practice Guidelines. J Am Coll Cardiol, 2020, 76(25): e159-e240.

缩略语

缩写	英文全称	中文全称
LQTS	long QT syndrome	长 QT 综合征
%MAP	percentage of mean arterial pressure	平均动脉压百分比
ΔPsupp	pressure support	压力支持
^{18}F-FDG	fluoro-18-deoxyglucose	^{18}F- 氟代脱氧葡萄糖
3D-CE-MRA	contrast-enhanced three-dimensional magnetic resonance angiography	对比剂增强三维磁共振血管造影
AAS	acute aortic syndrome	急性主动脉综合征
AB	actual bicarbonate	实际碳酸氢根
ABI	ankle-brachial index	踝臂指数
ABPM	ambulatory blood pressure monitoring	动态血压监测
ACC	American College of Cardiology	美国心脏病学会
ACEI	angiotensin-converting enzyme inhibitors	血管紧张素转化酶抑制剂
ACLS	advanced cardiac life support	高级心脏生命支持
ACM	arrhythmogenic cardiomyopathy	致心律失常型心肌病
ACS	acute coronary syndrome	急性冠脉综合征
ACT	activated clotting time	活化凝血时间
AD	aortic dissection	主动脉夹层
AED	automated external defibrillator	自动体外除颤器
AG	anion gap	阴离子间隙

缩写	英文全称	中文全称
AHA	American Heart Association	美国心脏协会
ESC	European Society of Cardiology	欧洲心脏病学会
AHI	apnea-hypopnea index	呼吸暂停低通气指数
AI	aortic insufficiency	主动脉瓣关闭不全
AL-CM	AL-associated cardiomyopathy	轻链蛋白淀粉样变心肌病
ALVC	arrhythmogenic left ventricular cardiomyopathy	致心律失常性左心室心肌病
AME	apparent mineralocorticoid excess	拟盐皮质激素增多症
AMI	acute myocardial infarction	急性心肌梗死
AP	atrial pacing	心房起搏
APE	acute pulmonary embolism	急性肺栓塞
APS	antiphospholipid syndrome	抗磷脂综合征
APTT	activated partial thrombin time	活化部分凝血酶时间
ARB	angiotensin receptor blocker	血管紧张素受体拮抗剂
ARNI	angiotensin receptor-neprilysin inhibitor	血管紧张素受体 - 脑啡肽酶抑制剂
ARVC	arrhythmogenic right ventricular cardiomyopathy	致心律失常型右心室心肌病
AS	aortic stenosis	主动脉瓣狭窄
ASA	atrial septal neoplasm	房间隔膨出瘤
ASD	atrial septal defect	房间隔缺损
ASE	American Society of Echocardiography	美国超声心动图学会
ASO	atrial septal defect occluder	房间隔缺损封堵伞
ATP	adenosine triphosphate	三磷酸腺苷
ATTR	transthyretin amyloidosis	转甲状腺素蛋白淀粉样变
ATTR-CM	ATTR-associated cardiomyopathy	转甲状腺素蛋白淀粉样变心肌病
AV	assisted ventilation	辅助通气
AVNRT	atrioventricular nodal reentrant tachycardia	房室结折返性心动过速

缩写	英文全称	中文全称
AVRT	atrioventricular reentrant tachycardia	房室折返性心动过速
BAI	brachial-ankle index	臂踝指数
baPWV	brachial-ankle pulse wave velocity	臂踝脉搏波传导速度
BB	buffer base	缓冲碱
BD	Behcet disease	白塞病
BE	base excess	剩余碱
BLS	basic life support	基础生命支持
BMS	bare metal stent	金属裸支架
BNP	brain natriuretic peptide	B 型钠尿肽
BrS	Brugada syndrome	Brugada 综合征
BRS	biodegradable stents	可降解支架
BUN	blood urea nitrogen	尿素氮
CABG	coronary artery bypass grafting	冠状动脉旁路移植术
CAC	coronary artery calcification	冠状动脉钙化
CAD	coronary artery disease	冠心病
CAS	carotid artery stenting	颈动脉支架术
CCB	calcium channel blockers	钙通道阻滞剂
CCO	continuous cardiac output	连续心排血量
CCS	Canadian Cardiovascular Society	加拿大心脏病协会
CCTA	coronary artery computerized tomography angiography	冠状动脉计算机断层扫描血管造影
CEA	carotid endarterectomy	颈动脉内膜剥脱术
CFD	computational fluid dynamics	计算流体力学
CFR	coronary flow reserve	冠状动脉血流储备
CI	cardiac index	心脏指数
CI-AKI	contrast-induced acute kidney injury	对比剂诱导的急性肾损伤
CIN	contrast-induced nephropathy	对比剂肾病
CK	creatine kinase	肌酸激酶

缩写	英文全称	中文全称
CKD	chronic kidney disease	慢性肾脏病
CK-MB	creatine kinase isoenzyme-MB	肌酸激酶同工酶 MB
CLTI	chronic limb-threatening ischemia	慢性严重肢体缺血
CMR	cardiovascular magnetic resonance	心血管磁共振
CMV	control mechanical ventilation	控制性机械通气
CO	cardiac output	心排血量
COPD	chronic obstructive pulmonary disease	慢性阻塞性肺疾病
CPAP	continuous positive airway pressure	持续气道正压通气
CPR	cardiopulmonary resuscitation	心肺复苏
CPVT	catecholaminergic polymorphic ventricular tachycardia	儿茶酚胺敏感性多形性室性心动过速
CRP	c-reactive protein	C 反应蛋白
CRRT	continuous renal replacement therapy	连续性肾脏替代治疗
CRS	cardiorenal syndrome	心肾综合征
CRT	cardiac resynchronization therapy	心脏再同步化治疗
CS	cardiogenic shock	心原性休克
CT	computerized tomography	计算机断层扫描
CTA	computed tomography angiography	CT 血管造影
CTEPH	chronic thromboembolism pulmonary hypertension	慢性血栓栓塞性肺动脉高压
CVP	central venous pressure	中心静脉压
DCB	drug coated balloon	药物涂层球囊
DCM	dilated cardiomyopathy	扩张型心肌病
DE-MRI	delayed enhancement magnetic resonance imaging	延迟强化 MRI
DES	drug eluting stent	药物洗脱支架
DM	dermatomyositis	皮肌炎
DPHCM	dilated-phase hypertrophic cardiomyopathy	扩张期肥厚型心肌病

缩写	英文全称	中文全称
DRC	direct rennin concentration	直接肾素浓度
DSA	digital substraction angiography	数字减影血管造影
DT	deceleration time	减速时间
DVT	deep venous thrombosis	深静脉血栓
EACVI	European Association of Cardiovascular Imaging	欧洲心血管影像协会
EAE	European Association of Echocardiography	欧洲超声心动图协会
EBV	epstein-barr virus	EB 病毒
ECG	electrocardiograph	心电图
ECLS	extracorporeal life support	体外生命支持装置
ECMO	extracorporeal membrane oxygenation	体外膜肺氧合
ECV	extracellular volume	细胞外容积
eGFR	estimated glomerular filtration rate	估算肾小球滤过率
EMB	endomyocardial biopsy	心内膜心肌活检
ERS	early repolariyation syndrome	早复极综合征
ESC	European Society of Cardiology	欧洲心脏病学会
ESR	erythrocyte sedimentation rate	红细胞沉降率
ESWL	extracorporeal shock wave lithotripsy	体外冲击波碎石术
FD-OCT	frequency domain OCT	频域 OCT
FFR	fractional flow reserve	血流储备分数
FH	familial hyperaldosteronism	家族性醛固酮增多症
FiO_2	fractional concentration of inspired oxygen	吸入气氧浓度
FMC	first medical contact	首次医疗接触
FMD	fibro-muscular dysplasia	纤维肌发育不良
FS	fractional shortening	短轴缩短率
Gd-DTPA	gadopentetate dimeglumine	钆喷酸葡胺
GFR	glomerular filtration rate	肾小球滤过率
GLS	global longitudinal strain	整体纵向应变

缩写	英文全称	中文全称
GM-CSF	granulocyte-macrophage colony-stimulating factor	粒细胞 - 巨噬细胞集落刺激因子
GRACE	global registry of acute coronary events	全球急性冠状动脉事件注册
HCM	hypertrophic cardiomyopathy	肥厚型心肌病
HFmrEF	heart failure with mid-range ejection fraction	射血分数中间值的心力衰竭
HFpEF	heart failure with preserved ejection fraction	射血分数保留的心力衰竭
HFrEF	heart failure with reduced ejection fraction	射血分数降低的心力衰竭
HRV	heart rate variability	心率变异性
HTAD	hereditary thoracic aortic disease	遗传性胸主动脉疾病
IABP	intra-aotic balloon pump	主动脉内球囊反搏
IASBPD	inter-arm systolic pressure difference	双臂间收缩压差
ICD	implantable cardiac defibrillator	植入型心律转复除颤器
ICM	insertable cardiac monitor	植入式心电事件长程记录仪
IE	infective endocarditis	感染性心内膜炎
iFR	instantaneous wave-free ratio	瞬时无波型比率
IL	interleukin	白介素
ILR	implantable loop recorder	植入式长程循环记录仪
ILSBPD	inter-leg systolic pressure difference	双踝间收缩压差
IMH	intramuscular hemorrhage	心肌内出血
IMR	index of microcirculatory resistance	微循环阻力系数
IMT	intima-media thickness	内中膜厚度
INR	international standardized ratio	国际标准化比值
IPAH	idiopathic pulmonary arterial hypertension	特发性肺动脉高压
IRA	infarct-related artery	梗死相关动脉
ISI	international sensitivity index	国际敏感指数
ITF	international task force	国际特别组
IVUS	intravenous ultrasound	血管内超声
LAO	left anterior oblique	左前斜位

缩写	英文全称	中文全称
LAO+Caud	left anterior oblique+caudal	左前斜足位
LAP	left atrial pressure	左心房压
LAVI	left atrial volume index	左心房容积指数
LBBB	left bundle branch block	左束支传导阻滞
LCSD	left cardiac sympathetic denervation	左心交感神经切除术
LDH	lactate dehydrogenase	乳酸脱氢酶
LDL-C	low-density lipoprotein cholesterol	低密度脂蛋白胆固醇
LEAD	lower extremity artery disease	下肢动脉疾病
LGE	late gadolinium enhancement	心肌延迟强化
LIMA	left internal mammary artery	左乳内动脉
LVAD	left ventricular assist devices	左心室辅助装置
LVEDd	left ventricular end diastolic diameter	左心室舒张期末内径
LVEDP	left ventricular end-diastolic pressure	左心室舒张末期压力
LVEDV	left ventricular end diastolic volume	左心室舒张末期容积
LVEF	left ventricular ejection fraction	左心室射血分数
LVESV	left ventricular end systolic volume	左心室收缩末期容积
LVFS	left ventricular short axis fraction shortening	左心室短轴缩短速率
LVH	left ventricular hypertrophy	左心室肥厚
LVMI	left ventricular mass index	左心室质量指数
LVOT	left ventricular outflow tract	左心室流出道
LVOTG	left ventricular outflow tract gradient	左心室流出道压差
MAP	mean arterial pressure	平均动脉压
MBF	myocardial blood flow	心肌血流量
MBV	myocardial blood volume	心肌血容量
MDCT	multislice spiral computerized tomography	多层螺旋 CT
MEN	multiple endocrine neoplasm	多发性内分泌肿瘤
MET	metabolic equivalent	代谢当量
MFS	Mafan syndrome	马方综合征

缩写	英文全称	中文全称
MI	mitral insufficiency	二尖瓣关闭不全
MIP	maximum intensity projection	最大密度投影
MP	multipurpose	多功能管
mPAP	mean pulmonary artery pressure	肺动脉平均压
MRA	magnetic resonance angiography	磁共振血管造影
MRI	magnetic resonance imaging	磁共振成像
MS	mitral stenosis	二尖瓣狭窄
MTT	mean transit time	平均通过时间
MVA	mitral valve area	二尖瓣瓣口面积
MVO	microvascular obstruction	微循环栓塞
NOAC	new oral anticoagulant	新型口服抗凝药
NSAIDs	non-steroidal antiinflammatory drugs	非甾体抗炎药
NSTE-ACS	non-ST-segment elevation acute coronary syndrome	非 ST 段抬高型急性冠脉综合征
NSTEMI	non-ST-segment elevation myocardial infarction	非 ST 段抬高型心肌梗死
NSVT	non-sustained ventricular tachycardia	非持续性室性心动过速
NT-proBNP	N-terminal pro-brain natriuretic peptide	N- 末端 B 型利钠肽原
NYHA	New York Heart Association	纽约心脏协会
OCT	optical coherence tomography	光学相干断层显像
OFR	optical flow ratio	光学血流分数
OSAS	obstructive sleep apnea syndrome	阻塞性睡眠呼吸暂停综合征
oxLDL	oxidized low-density lipoprotein cholesterol	氧化修饰的低密度脂蛋白
$PaCO_2$	partial pressure of carbon dioxide in arterial blood, arterial partial pressure of carbon dioxide	动脉血二氧化碳分压
PAD	peripheral arterial disease	周围动脉疾病
PH	pulmonary hypertension	肺动脉高压

缩写	英文全称	中文全称
PAH	pulmoanry arterial hypertension	动脉性肺动脉高压
PAP	pulmonary artery pressure	肺动脉压
PAWP	pulmonary artery wedge pressure	肺动脉楔压
PCV	pressure control ventilation	压力控制通气
PC-BiPAP	PC-biphasic positive airway pressure	双水平气道正压通气
PCI	percutaneous coronary intervention	经皮冠状动脉介入治疗
PCMs	physical counter-pressure maneuvers	肢体反压动作
PCR	polymerase chain reaction	聚合酶链反应
PCT	procalcitonin	降钙素原
PCWP	pulmonary capillary wedge pressure	肺毛细管楔压
PDA	patent ductus arteriosus	动脉导管未闭
PE	pulmonary embolism	肺栓塞
PEEP	positive end expiratory pressure	呼气末正压
PET	positron emission tomography	正电子发射断层成像
$PetCO_2$	arterial partial pressure of end-tidal carbon dioxide	呼气末二氧化碳分压
PET/CT	positron emission tomography-computed tomography	正电子发射计算机断层显像
PFO	patent foramen ovale	卵圆孔未闭
PGD	preimplantation genetic diagnosis	植入前遗传学诊断
PGL	paraganglioma	副神经节瘤
PCC	pheochromocytoma	嗜铬细胞瘤
PHT	pressure half-time	压差减半时间
Pinsp	inspiratory pressure	吸气压力
PLAX	para-sternal long axis	胸骨旁长轴
PM	polymyositis	多发性肌炎
PO_2	partial pressure of oxygen	氧分压

缩写	英文全称	中文全称
PPCM	peripartum cardiomyopathy	围生期心肌病
PPGL	pheochromocytoma and paraganglinoma	嗜铬细胞瘤和副神经节瘤
PR	pulmonary regurgitation	肺动脉瓣关闭不全
PSAX	para-sternal short axis	胸骨旁短轴
PSG	polysomnography	多导睡眠图
PSI	peak signal intensity	峰值信号强度
PSVT	paroxysmal supraventricular tachycardia	阵发性室上性心动过速
PTA	percutaneous transluminal angioplasty	经皮腔内血管成形术
PTCA	percutaneous transluminal coronary angioplasty	经皮腔内冠状动脉成形术
PTE	pulmonary thromboembolism	肺血栓栓塞症
PTSD	post-traumatic stress disorder	创伤后应激障碍
PTSMA	percutaneous transluminal septal myocardial ablation	经皮室间隔心肌消融术
PVE	prosthetic valve endocarditis	人工瓣膜心内膜炎
PVR	pulmonary vascular resistance	肺血管阻力
QCA	quantitative coronary angiography	定量冠状动脉造影
QFR	quantitative flow reserve	定量血流分数
RA	rotational atherectomy	冠状动脉旋磨
RA	rheumatoid arthritis	类风湿关节炎
RAO	right anterior oblique	右前斜位
RAP	right atrial pressure	右心房压
RAS	renal artery stenosis	肾动脉狭窄
RBBB	right bundlebranch block	右束支传导阻滞
RCA	right coronary artery	右冠状动脉
RCM	restrictive cardiomyopathy	限制型心肌病
RF	regurgitant fraction	反流分数
RFR	resting full-cycle ratio	静息全周期比率

缩写	英文全称	中文全称
RIMA	right internal mammary artery	右乳内动脉
RIMP	right ventricular index of myocardial performance	右心室心肌做功指数
RV/LV	ratio of right ventricular/left ventricular diameter	右心室/左心室直径的比值
RVEF	right ventricular ejection fraction	右心室射血分数
RVFAC	right ventricular fractional area change	右心室面积变化分数
RVOT	right ventricular outflow tract	右心室流出道
RVP	right ventricular pressure	右心室压
S1	the first heart sound	第一心音
S2	the second heart sound	第二心音
SAM	systolic anterior motion	收缩期前向运动
SaO_2	oxygen saturation in arterial blood	动脉血氧饱和度
SAVR	surgical aortic valve replacement	外科主动脉瓣置换术
SB	standard bicarbonate concentration	标准碳酸氢根浓度
SBT	spontaneous breathing test	自主呼吸试验
SCD	sudden cardiac death	心脏性猝死
SDANN	standard deviation of the average normal RR intervals	窦性心搏RR间期平均值标准差
SDNN	standard deviation of the normal-to-normal RR intervals	窦性心搏RR间期标准差
SDNN index	standard deviation of the normal-to-normal RR intervals index	窦性心搏RR间期标准差指数
sFLC	serum free light chain	血清游离轻链
SI	smoothness index	平滑指数
S-ICD	subcutaneous implantable cardioverter defibrillator	全皮下植入型心律转复除颤器
SIMV	synchronized intermittent mandatory ventilation	同步间歇指令通气
SITCU	signal intensity time curve upslope	信号-时间曲线上升支斜率

缩写	英文全称	中文全称
SLE	systemic lupus erythematosus	系统性红斑狼疮
SMVT	sustained monomorphic ventricular tachycardia	持续性单形性室性心动过速
SpA	spondyloarthritis	脊柱关节病
SPECT	single-photon emission computed tomography	单光子发射计算机体层摄影
SS	Sjögren syndrome	干燥综合征
STEMI	ST-segment elevation myocardial infarction	ST 段抬高型心肌梗死
SV	supported ventilation	支持通气
SVG	saphenous vein graft	大隐静脉桥血管
SVR	systemic vascular resistance	体循环阻力
SVT	supraventricular tachycardia	室上性心动过速
T_1WI	T_1 weighted images	T_1 加权成像
T_2WI	T_2 weighted images	T_2 加权成像
TA	takayasu arteritis	大动脉炎
TDC	time-density curve	时间密度曲线
TAPSE	tricuspid annular plane systolic excursion	三尖瓣环收缩期位移
TAVR	transcatheter aortic valve replacement	经导管主动脉瓣置换术
TC	total cholesterol	总胆固醇
TCFA	thin-cap fibroatheroma	易破裂斑块
TDI	tissue Doppler imaging	组织多普勒成像
TdP	torsade de pointes	尖端扭转型室性心动过速
TEE	transesophageal echocardiography	经食管超声心动图检查
Ti	timed inspiration	吸气时间
TIA	transient ischemic attack	短暂性脑缺血发作
TIMI	thrombolysis in myocardial infarction	心肌梗死溶栓
TLOC	transient loss of consciousness	短暂意识丧失
TMA	thrombotic microangiopathy	血栓性微血管病

缩写	英文全称	中文全称
TNF	tumor necrosis factor	肿瘤坏死因子
TPSI	time of peak signal intensity	达峰时间
TTE	transthoracic echocardiography	经胸超声心动图检查
TTR	transthyretin	转甲状腺素
TTS	Takotsubo syndrome	Takotsubo 综合征
TV	tidal volume	潮气量
TV-ICD	trans-venous implantable cardioverter-defibrillator	经静脉植入式心律转复除颤器
UA	unstable angina	不稳定型心绞痛
UFH	unfractionated heparin	普通肝素
UFR	ultrasonic flow ratio	超声血流分数
ULN	upper limit of normal	正常参考值上限
UT	up time	脉搏波上行时间
VCV	volume control ventilation	容积控制通气
VF	ventricular fibrillation	心室颤动
VHD	valvular heart disease	瓣膜性心脏病
VKA	vitamin K antagonists	维生素 K 拮抗剂
VP	ventricular pacing	心室起搏
VR	volume rending	容积再现
VS	ventricular sensing	心室感知
VSD	ventricular septal defect	室间隔缺损
VT	ventricular tachycardia	室性心动过速
VTE	venous thromboembolism	静脉血栓栓塞症
WCD	wearable cardioverter defibrillator	穿戴式除颤器

55检